聂莉芳
中医辨治肾病验案 450 例

聂莉芳　编著

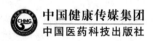

中国健康传媒集团
中国医药科技出版社

图书在版编目（CIP）数据

聂莉芳中医辨治肾病验案 450 例 / 聂莉芳编著 . — 北京：中国医药科技出版社，2021.8

ISBN 978-7-5214-2673-1

Ⅰ . ①聂⋯　Ⅱ . ①聂⋯　Ⅲ . ①肾病（中医）—中医临床—经验—中国—现代　Ⅳ . ① R256.5

中国版本图书馆 CIP 数据核字（2021）第 161251 号

美术编辑　陈君杞
版式设计　也　在

出版　**中国健康传媒集团**｜中国医药科技出版社
地址　北京市海淀区文慧园北路甲 22 号
邮编　100082
电话　发行：010-62227427　邮购：010-62236938
网址　www.cmstp.com
规格　710×1000mm $\frac{1}{16}$
印张　25 $\frac{3}{4}$
字数　406 千字
版次　2021 年 8 月第 1 版
印次　2021 年 8 月第 1 次印刷
印刷　三河市万龙印装有限公司
经销　全国各地新华书店
书号　ISBN 978-7-5214-2673-1
定价　**79.00 元**

获取新书信息、投稿、为图书纠错，请扫码联系我们。

前言

　　根据既往的国内数个地区普通人群的慢性肾脏病的流行病学调查结果，其发病率为 10%~13%。国际肾脏病学会曾统计，慢性肾衰竭在自然人群的发病率为 98~198 人 / 百万人口。因而慢性肾脏病在我国为常见病，且后期肾衰竭需要进行肾脏替代治疗，给患者和社会带来沉重的经济负担。

　　笔者从事肾脏病的中医临床研究至今已 50 年，积累了丰富的中医治疗肾脏病的经验，并取得了较好的疗效。对于蛋白尿及肾病综合征，长期坚持的治疗原则：①能中不西；②撤减及撤停西药，运用中药，并配合经验食疗方。对于 IgA 肾病慢性迁延期，总结并提出了益气滋肾、气阴双补为主的治法及经验方。

　　对于早、中期的慢性肾衰竭，早在 20 世纪 80 年代初期，笔者就已提出了中医临床分期（虚损期、关格期）的学术观点，并拟定了相应的中医治疗方案。

　　本书主要精选了近年来笔者单纯运用中药治疗的验案 450 例，涵盖了多种肾脏病，如 IgA 肾病、慢性肾衰竭、原发性肾病综合征、紫癜性肾炎、糖尿病肾病、慢性肾炎、隐匿型肾炎、尿路感染、乙肝肾炎等，并对这些验案进行了点评，其中融入了笔者的治疗思路及选方用药经验，可供后学参考。

笔者为自己能从事中医肾病的临床与研究工作而感到幸运和自豪。值此从医 50 年之际编撰本书，旨在展示中医药治疗慢性肾脏病的优势与特色，望对后学有所启迪与帮助，同时也希望能够增强广大肾脏病患者坚持中医治疗的信心。在 2016 年 11 月出版《聂莉芳肾病验案精选》时，得到了学术继承人孙红颖，刘涛、邵鑫、张晶晶博士的大力支持与帮助。本书在此基础上进一步扩增、改进，在收集整理验案方面，得到了刘涛、邵鑫博士及学术继承人武麟、段锦绣、禹田的大力支持与帮助。在此一并致谢。

聂莉芳

2021 年 5 月

目录

第一章　IgA肾病验案

第二章　慢性肾衰竭验案

第三章　原发性肾病综合征验案

第四章　紫癜性肾炎验案

第五章　慢性肾小球肾炎验案

第六章　隐匿型肾炎验案

第七章　糖尿病肾病验案

第八章　乙型肝炎病毒相关性肾炎验案

第九章　尿路感染验案

第十章　尿道综合征验案

第十一章　其他验案

第十二章　肾脏病患者的调养要点

附录

第一章　IgA 肾病验案

一、概述

  IgA 肾病是最常见的原发性肾小球肾炎，在我国约占原发性肾小球疾病的 50%，儿童和青年多发。IgA 肾病的肾脏组织病理特点以系膜细胞和基质增生为主，免疫病理特点是系膜区以 IgA 沉积为主。血尿是本病最主要的临床表现，其表现的形式有肉眼血尿和镜下血尿两种，肉眼血尿的发作特点是感染后即发，血尿与感染的间隔时间为 72 小时内，即所谓的"咽炎同步血尿"。本病以单纯血尿和血尿伴轻、中度蛋白尿患者居多，但也有少数患者表现为肾病综合征。

  根据 IgA 肾病的临床表现特点，中医学可归属于"溺血""溲血""尿血""腰痛""虚损"等病症名的范畴。其病因有主因和诱因之分，主因源于先天不足、饮食失常、七情内伤等耗伤正气，诱因责之外邪与过劳。

  鉴于 IgA 肾病的血尿有反复发作和慢性迁延的特征，笔者将 IgA 肾病的中医临床分期分为急性发作期与慢性迁延期两期。急性发作期的中医病机以邪实为主，责之于肺胃风热毒邪、肠胃或膀胱湿热，即所谓"热迫血妄行"。其中又以肺胃风热毒邪壅盛，迫血下行证较为多见。慢性迁延期的中医病机以正虚为主，脾不统血，肾失封藏，以致尿血。该期可见气阴两虚证、肝肾阴虚证、肺脾气虚证、脾肾阳虚证。其中又以气阴两虚证最为多见。

  关于血尿是否需要治疗，学者们是有争议的。有的学者认为，血尿不必治疗，可放任不管，仅强调蛋白尿治疗的必要性。笔者认为血尿是肾脏疾病常见的临床表现之一，而且预后也不是完全良好，何况患者往往拿着有血尿的化验单，求医心切，需要医生解决这一问题。

  关于 IgA 肾病血尿的治疗，目前国内外尚无特效西药。笔者通过长期的临床实践认为，本病可以单纯运用中药进行治疗，而且已经取得了较为满意的疗效。中医治疗 IgA 肾病的优势在于能改善患者的体质状态、控制诱发因素、减少肉眼血尿的反复发作、阻断病程的迁延发展，从而不仅可以减轻和消除血尿，更重要的是控制病情，有利于保护肾功能，改善患者的预后。

笔者主张将中医临床分期与辨证论治相结合，宗中医学"急则治标，缓则治本"的原则，急性发作期的治疗以祛邪为主，慢性迁延期则以扶正为主。并均需酌加止尿血之品。选用止血药注意将通用的止血药与专用的止血药相结合。由于血尿因瘀而致者少见，故应慎用活血化瘀药，以免血尿迁延难愈。宗中医学"止血不留瘀"之训，可于止血剂中加入少量散血、和血之品。同时对于血尿伴有蛋白尿的患者，可以两者兼顾治疗。以下共选取 IgA 肾病验案 52 例。

二、验案

（一）急性发作期验案

以下选取了 IgA 肾病急性发作期验案 2 例，均属肺胃风热证。

肺胃风热证

验案 1

北京某男，19 岁。4 年来频繁感冒，感冒后即诱发血尿及蛋白尿。2001 年 5 月在外院肾穿刺为 IgA 肾病。

此次又因感冒而出现血尿，为求中医药治疗于 2008 年 9 月 1 日住入我科，9 月 10 日邀余会诊。当时尿红细胞满视野，尿蛋白（++）。肾功能正常。症见：肉眼血尿伴发热，恶寒，咽痛不适，时有咳嗽，舌红苔薄白，脉浮数。该患者为 IgA 肾病急性发作期。中医辨证：肺胃风热毒邪壅盛，迫血下行。拟疏散风热，解毒利咽，凉血止血法。予银翘散加减。

处方：金银花、小蓟各30g，连翘、淡竹叶、牛蒡子、薄荷、荆芥、桔梗各10g，白茅根20g，芦根15g，生甘草6g，三七粉（冲入）3g。每日1剂，水煎服。

5剂后，患者已无肉眼血尿，恶寒发热消失，无咽痛。但患者自诉乏力，自汗出，活动后加重，伴口干纳差，畏寒肢冷。舌淡红苔薄白，脉细弱。尿液分析：红细胞0~1个/HPF，尿蛋白（+）。此为邪实已去，继以脾肾气阴双补为主，佐以止血摄精。方用经验方益气滋肾汤加味。

处方：太子参、生地黄、白芍各15g，生黄芪、芡实各20g，小蓟、金银花各30g，当归、鸡内金、丹参、麦冬、五味子各10g，旱莲草12g，炒栀子6g，三七粉（冲入）3g。每日1剂，水煎服。

7剂后，患者乏力、自汗等症状明显减轻，复查尿液分析：红细胞阴性，尿蛋白阴性。守上方续进7剂，上述症状基本消失。复查尿常规及镜检无异常。后以益气滋肾为法，巩固治疗1月余，随访至今患者病情无反复。

【点评】本例IgA肾病表现为大量血尿，此次血尿因感冒而急性发作。急则治其标，予银翘散加味疏风散热、清热解毒利咽、凉血止血，使血尿得以控制。急性期缓解后，改以脾肾气阴双补法扶正固本而善后。

验案2

山西某男，26岁。患者于2011年7月体检发现血尿、蛋白尿，平素易感冒，2011年11月肾穿刺结果为IgA肾病，同年12月初为求中医药治疗至我处首诊，一直以益气滋肾汤加减治疗，病情稳定。2012年4月22日患者不慎外感，咽痛，鼻塞，流浊涕，自服阿莫西林胶囊未见明显缓解，遂再次来诊。症见：咽痛乏力，时感头痛，鼻塞，流浊涕，口干渴，喜冷饮，舌红苔薄黄，脉浮数。查尿红细胞60个/HPF。中医辨证：肺胃风热，毒邪壅盛，迫血下行。治以疏散风热，解毒利咽，凉血止血法。予银翘散加减。

处方：金银花、淡竹叶、薄荷（后下）、太子参各10g，连翘、牛蒡子各15g，蔓荆子、桔梗各12g，玄参、生石膏各20g，芦根30g，生甘草6g。每日1剂，水煎服。

一周后患者复诊，查尿红细胞4.5个/HPF，诉诸症皆明显改善，唯感乏力，继予益气滋肾汤调治之。

【点评】本例IgA肾病在中医治疗的过程中，患者不慎感冒而诱发血尿。"急则治标"，可以迅速截断病程。鉴于患者有咽痛，口干渴，喜冷饮，鼻流浊涕之症，选用了银翘散加减。我在临床上运用银翘散，若发热而无恶风寒者，常去荆芥、淡豆豉，以防二药性温助热。若肺热盛者，常加生石膏。

上方加用的玄参是我治疗咽痛的常用药物。本品味甘、苦，性寒，入肺、胃、肾经。功效为滋阴降火解毒。用量一般为10~15g。笔者用其治疗肾炎血尿患者伴发的咽干喉痛之症，其义有二：①咽干因肾阴亏耗，津液难以上承所致，本品滋养肾阴且能启肾水上行而润咽喉。②阴亏火炎灼伤咽喉而痛，本品具降火之功。

（二）慢性迁延期验案

以下选取了IgA肾病慢性迁延期验案50例，其中气阴两虚证40例，肺脾气虚证3例，阴虚内热证1例，湿热证5例，湿热下注、气虚血瘀证1例。

1.气阴两虚证

验案1

内蒙古某女，19岁。2000年6月无明显诱因发现肉眼血尿，至当地医院诊治，查尿红细胞满视野，10月在该院肾穿刺结果为IgA肾病，经中西医结合治疗（具体不详）疗效欠佳。

同年12月来我处门诊治疗，查尿红细胞满视野，尿蛋白（＋）。症见：乏力，易感冒，咽干痛，纳眠可，尿色红，大便调。舌红，苔黄腻，脉沉细。中医辨证：气阴两虚，拟益气养阴法。予经验方益气滋肾汤加减。

处方：太子参、生地黄、旱莲草、金银花、芡实、车前草各20g，小蓟、白芍各30g，生黄芪、牛蒡子、仙鹤草各15g，炒栀子、当归各10g，

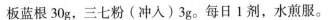

板蓝根 30g，三七粉（冲入）3g。每日 1 剂，水煎服。

2011 年 2 月 10 日复诊，查尿红细胞 372.6 个 /HPF，尿蛋白阴性，患者乏力、咽痛、尿赤均改善，略感腰酸，舌红苔薄黄，脉沉细，上方加续断 20g，嘱服 3 个月。

1 年后患者复诊，诸症消失，查尿红细胞 13.6 个 /HPF，继以此方加减调理。2013 年春复查尿检阴性。随访至今，相关理化指标均正常。

【点评】本例为 IgA 肾病大量血尿的患者。鉴于乏力、咽干痛易感冒的症状，中医辨证为气阴两虚，血不归经，兼夹风热。予经验方益气滋肾汤加减益气养阴而取效。本方生黄芪、太子参、生地黄、旱莲草、当归益气滋肾柔肝，意在气阴双补，扶正固本以摄血；小蓟、炒栀子凉血止血；金银花解毒利咽；芡实补脾涩精兼顾蛋白尿；方中稍佐丹参活血，俾止血而无留瘀之弊。全方共奏益气滋肾柔肝、凉血止血涩精之功，标本兼顾，效如桴鼓。

验案 2

北京某女，25 岁。患者 2001 年 6 月 21 日发热、咽痛一天后，出现肉眼血尿，在某医院肾穿刺诊断为"轻度系膜增生性 IgA 肾病"，肉眼血尿消失后一直未予治疗。

2002 年 5 月 9 日来我处门诊要求中医治疗。查尿红细胞 120 个 /HPF，尿蛋白阴性，肾功能及血压均正常。症见：乏力腰酸痛，怕冷，盗汗，纳、眠、便均可，易感冒，屡发咽痛，舌偏红，苔薄白，脉细数。中医辨证：气阴两虚，血不归经。拟气阴双补，兼凉血止血，予经验方益气滋肾汤加减。

处方：生黄芪、太子参、生地黄、白芍各 15g，小蓟、金银花各 30g，牛蒡子、生杜仲、旱莲草、芡实各 12g，炒栀子、丹参、三七粉（冲入）各 6g。每日 1 剂，水煎服。

守方治疗 2 个月后，尿检阴性，自觉症状亦消失，随访至今未反复。

【点评】本例 IgA 肾病其临床特点为屡发咽炎同步血尿。治疗在气阴双补、扶正固本的基础上，加用牛蒡子、金银花等清热解毒利咽的药物。治疗仅 2 个月，血尿即转阴，疗效显著。

验案 3

大连某男，31 岁。2005 年 7 月体检发现血肌酐升高，一般在 122~177μmol/L，同时伴有血尿。曾在大连医科大学附属医院住院治疗，肾穿刺结果为轻度系膜增生性 IgA 肾病、肾间质轻度纤维化。

2006 年 2 月 8 日患者为寻求中医治疗来我处初诊，查血肌酐 136μmol/L，尿红细胞 107.1 个 /HPF。症见：腰酸乏力，尿频尿急，偶有头晕，纳可，眠不实，大便可。舌淡红，苔薄黄，脉沉细。中医辨证：气阴两虚，兼夹湿热。拟益气养阴，清利湿热为法，予经验方益气滋肾汤加减。

处方：太子参、白芍、金银花、芡实、续断、金樱子各 20g，生黄芪、小蓟各 30g，当归、天麻各 10g，蒲公英、石韦各 15g，生地黄 12g，丹参 6g，紫河车 3g。每日 1 剂，水煎服。

此后患者一直坚持在我院门诊口服中药汤药治疗，尿红细胞逐渐下降，症状也随之减轻。2010 年 9 月 6 日复查尿红细胞 4.73 个 /HPF，血肌酐 119μmol/L，无明显不适。

【点评】本例为 IgA 肾病出现早期肾衰竭的患者。辨证为气阴两虚证，兼夹下焦湿热。治疗在益气养阴的基础上，加用凉血止血及清利湿热的药物。患者坚持治疗 4 年余，尿检明显好转，肾功能亦得到改善。

小蓟味甘、性凉。其功效为凉血止血，是治疗血尿的要药。对于多种慢性肾脏病的血尿，笔者首选小蓟这味药，用量一般为 30g，还常与炒栀子、生地黄、仙鹤草、黄芩炭等同用。

验案 4

北京某女，28 岁。2006 年 3 月 5 日出现颜面及双下肢水肿，至某医院就诊，查血压 150/100mmHg，尿红细胞 329.8 个 /HPF，24 小时尿蛋白定量 8.09g，肾功能正常，诊断为肾病综合征。3 月 31 日肾穿刺结果为局灶增生性 IgA 肾病。该院予醋酸泼尼松 60mg/d+ 环磷酰胺 200mg/d 隔日静脉滴注。因治疗期间多次发现血糖升高，故醋酸泼尼松服用 6 周后即开始减量。查 24 小时尿蛋白定量最低为 3.76g，其后多次查尿蛋白定量均不见降低。

患者为求治中医药，遂于 2006 年 8 月 14 日来我处就诊，症见：满月脸，乏力，腰膝酸软，时感咽痛，潮热，双下肢不肿，舌红，苔薄黄，脉细。24小时尿蛋白定量3.82g，尿红细胞122.6个/HPF。中医辨证：气阴两虚。拟益气养阴法，以经验方益气滋肾汤加减。

处方：太子参、金樱子、菟丝子、芡实各20g，生黄芪、小蓟、金银花各30g，炒白术、生地黄、旱莲草、白芍、鹿角胶（烊入）、竹叶各12g，当归、牛蒡子、沙苑子各10g，炒栀子、紫河车、丹参各6g，仙鹤草15g，三七粉（冲入）3g。每日1剂，水煎服。

2006年10月11日复诊，患者时感双目干涩，余无不适，舌红，苔黄，脉细。24小时尿蛋白定量2.68g，尿红细胞38.5个/HPF。上方加密蒙花12g，杭菊花12g。

2007年1月8日复查患者无明显不适。尿红细胞25.5个/HPF，24小时尿蛋白定量1.05g。2008年5月12日患者复诊，尿红细胞6个/HPF，24小时尿蛋白定量0.7g。

【点评】本例为局灶增生性IgA肾病，临床表现为肾病综合征伴大量血尿，外院使用激素及其他西药无效。笔者以经验方益气滋肾汤加味化裁，气阴双补，取得了血尿及蛋白尿显著下降的满意疗效。

三七为通用止血药，可用于各种原因引起的尿血，《医学衷中参西录》中的化血丹就配用本品治疗二便下血。本药不入煎剂，宜为末冲服。用量为1~6g。

验案5

山西某女，28岁。2006年6月因劳累而出现双下肢水肿，查24小时尿蛋白定量3.0g，自诉有镜下血尿但具体数值不详。当年在北京某三甲医院肾穿刺结果为IgA肾病。即予醋酸泼尼松50mg/d及骁悉（吗替麦考酚酯胶囊）。1年6个月后，尿蛋白转阴，激素及骁悉均已撤停。但停药后3个月病情复发。2008年12月2日尿蛋白定量1.43g。

2009年1月12日为寻求中医治疗而来我处初诊，当时查24小时尿蛋白定量5g，尿红细胞120.8个/HPF，肾功能正常。症见：乏力腰酸，双下肢微肿，皮肤瘙痒，口干，纳可，眠不实，便调。舌红苔薄黄，脉细数。中医辨证：气阴两虚，偏于阴虚内热，血不归经。拟益气养阴止血法，予经验方益气滋肾汤加减。

处方：太子参、生地黄、乌梅、麦冬、泽泻各12g，生黄芪、茯苓、白蒺藜各15g，山茱萸、五味子、牡丹皮各10g，炒酸枣仁、芡实、菟丝子、金银花各20g，小蓟、冬瓜皮、生石膏各30g，紫河车5g，三七粉3g（冲入）。每日1剂，水煎服。

上方治疗1个月后患者于2009年2月2日复诊，上述诸症减轻，查尿红细胞14.32个/HPF，24小时尿蛋白定量1.66g，嘱继服上方。2009年12月7日复查尿红细胞14.93个/HPF，尿蛋白转阴。随访至今尿检阴性。

【点评】本例IgA肾病在当地使用激素及免疫抑制剂治疗后有效，但撤停后病情反复。笔者运用经验方益气滋肾汤化裁而取得了显著的疗效。处方中选用的生石膏是为口干症而设，本品味辛、甘，性寒，入肺胃经，具有清热止渴之功。笔者在临床上用生石膏的经验：①清热止渴，适用于口干甚者；②清热止汗，适用于因热而汗出者；③清退肺胃之热，适用于里热证；④玉女煎中有生石膏，该方对口腔溃疡有显著效果；⑤对于糖尿病患者食欲旺盛者（即中消证消谷善饥）有明显的抑制作用；⑥清胃化斑，适用于皮肤紫癜顽固不退者。生石膏的用量为30~60g。

验案6

北京某女，21岁。2009年5月因双下肢水肿于某三甲医院查24小时尿蛋白定量5.97g，尿红细胞280个/HPF，予对症治疗后仅肿消，但尿检仍异常。2009年6月在该院肾穿刺结果为局灶增生性肾小球肾炎伴部分新月体形成，IgA肾病可能性大。

患者拒绝使用激素，遂于2009年10月14日来我处初诊。查尿红细胞268.54个/HPF，24小时尿蛋白定量5.3g。症见：乏力腰酸并伴双膝关节疼痛，纳眠可，二便调，舌淡红，苔薄黄，脉细数。中医辨证：气阴两虚。拟益气养阴法，予经验方益气滋肾汤加减。

处方：太子参、生黄芪、青风藤、旱莲草各12g，生地黄、白芍、知母、黄柏、仙鹤草、秦艽各15g，丹参、芡实、金银花各20g，大蓟、小蓟各30g，炒栀子10g，当归6g。每日1剂，水煎服。

患者服药2周后查尿红细胞16个/HPF，24小时尿蛋白定量2.25g，

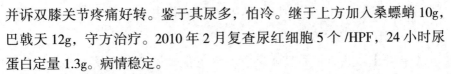

并诉双膝关节疼痛好转。鉴于其尿多，怕冷。继于上方加入桑螵蛸 10g，巴戟天 12g，守方治疗。2010 年 2 月复查尿红细胞 5 个 /HPF，24 小时尿蛋白定量 1.3g。病情稳定。

【点评】本例肾穿刺病理为局灶增生性肾炎伴部分新月体形成，IgA 肾病可能性大。临床表现为肾病综合征及大量血尿。患者拒绝使用激素，来我处仍以 IgA 肾病经验方益气滋肾汤加味化裁而取效。经治疗 5 个月后，蛋白尿由 5.3g 降为 1.3g，血尿由 268.54 个 /HPF 降至 5 个 /HPF，疗效显著。

炒栀子是笔者治疗肾性血尿的常用药物。栀子味苦，性寒，入心、肝、肺、胃经。具有凉血止血、清利湿热之功。笔者常用本品治疗热伤血络而致的尿血，常伍小蓟、仙鹤草等药。应用时炒炭效果更佳，用量为 6~10g。

验案 7

吉林某男，19 岁。因 IgA 肾病当地建议使用激素，患者拒绝，欲寻求中医药治疗而于 2011 年 6 月来我处初诊。就诊时肾功能及血压正常，唯尿检有蛋白尿和血尿，北京某三甲医院检查 24 小时尿蛋白定量为 1.8g，尿红细胞 159 个 /HPF。症见：腰酸乏力较重（不能上班），咽痛，易感冒，面部痤疮较重（未用激素），眠差，便调。舌淡红，苔薄白，脉沉细弱稍数。中医辨证：气阴两虚。拟益气养阴法，以经验方益气滋肾汤加减调治。

处方：太子参、白芍、紫花地丁各 15g，生地黄、牛蒡子、青风藤、天麻各 12g，生黄芪、金银花、杜仲、芡实、炒酸枣仁各 20g，小蓟 30g，炒栀子 10g，三七粉（冲入）3g。每日 1 剂，水煎服。

治疗 1 个月后，上述诸症均减轻，复查尿红细胞为 66 个 /HPF，24 小时尿蛋白定量为 1.046g。守方治疗 2 个月后，尿红细胞 31.8 个 /HPF，24 小时尿蛋白定量为 0.7g。

2011 年 10 月 21 日复查尿红细胞 15~25 个 /HPF，24 小时尿蛋白定量为 0.72g。6 个月后患者体力增进，较前感冒次数减少，面部痤疮较前减退，咽已不痛。于 2012 年 5 月嘱其上班，并坚持治疗。

同年 10 月查尿红细胞 0~2 个 /HPF，24 小时尿蛋白定量为 0.5g，正常上班无不适。2013 年 7 月 15 日 24 小时尿蛋白定量为 0.26g，尿红细胞 0~1 个 /HPF，随访至今病情稳定。

【点评】本例 IgA 肾病临床表现为大量血尿伴中等量的蛋白尿。中医证候为气阴两虚，兼夹内热。以气阴双补，兼清内热、止血涩精法而取效。

方中所选用的紫花地丁是为面部痤疮而设，虽然患者未使用激素，但也是热毒内蕴的表现。紫花地丁味苦、辛，性寒，入心、肝二经。其功效为清热解毒，消痈肿。张山雷谓"地丁为痈肿疔毒通用之药"。对于肾炎患者使用激素后，热毒内蕴而致的皮肤痤疮，或屡发皮肤疮毒及咽喉肿痛等症，笔者常用本品治疗，用量为 15~30g。

验案 8

北京某男，49 岁。2011 年 1 月因发现尿中泡沫增多，7 月 8 日至某医院尿检发现镜下血尿，尿红细胞 70.8 个 /HPF，24 小时尿蛋白定量 0.93g，肾功能正常。2011 年 7 月 11 日行肾穿刺结果为局灶增生性 IgA 肾病。2011 年 8 月 15 日复查尿红细胞 65.2 个 /HPF，9 月 1 日尿红细胞 150~170 个 /HPF。

为求中医药治疗，患者于 2011 年 9 月 7 日来我处初诊。症见：乏力腰酸，偶感咽痛，纳可，眠不实，二便调。舌红，苔薄白腻，脉沉细。中医辨证：气阴两虚，摄血无权。拟气阴双补以止血为法，予经验方益气滋肾汤加减。

处方：太子参、生黄芪、金银花、续断、炒芡实、丹参各 20g，生地黄、仙鹤草、天麻、炒酸枣仁、白芍各 15g，旱莲草、连翘各 12g，炒栀子、当归各 10g，小蓟 30g，紫河车 6g。每日 1 剂，水煎服。

1 个月后复查尿红细胞 8~10 个 /HPF，24 小时尿蛋白定量 0.42g，自诉上述诸症均好转，嘱继服上方。2011 年 11 月 9 日复查尿红细胞 15~30 个 /HPF，已无明显不适。2012 年 6 月初复查尿红细胞 6.20 个 /HPF，24 小时尿蛋白定量 0.23g。

【点评】本例 IgA 肾病以血尿为主。中医辨证为气阴两虚，摄血无权。拟气阴双补以止血为法，仍以经验方益气滋肾汤加减化裁而取效。

西医学认为肝脏对 IgA 免疫复合物的清除具有重要的作用。因而在治疗 IgA 肾病的经验方益气滋肾汤中，笔者常选用当归与白芍，中医理论认为"肝体阴而用阳""肝藏血""肝主疏泄"，藏血充足则疏泄功能正常。所以归芍的选用，意在养阴柔肝，以加强肝的疏泄功能。这有利于肝脏对 IgA 免疫复合物的清除。这也是我在肾脏病的治疗中，中西医结合的思路之一。

验案 9

江苏某男，18 岁。2012 年 4 月患者感冒后出现肉眼血尿，当地医院查尿红细胞 150 个 /HPF，24 小时尿蛋白定量 2.1g。经对症处理后效果不显。同年 4 月 28 日在北京大学第一医院肾穿刺结果为局灶增生坏死性 IgA 肾病。

2012 年 5 月患者来我处初诊。症见：乏力腰酸，咽痛，易感冒，纳眠可，便调。舌淡红，苔薄白，脉沉细。中医辨证：气阴两虚，拟益气滋肾为法。以经验方益气滋肾汤加减调治。

处方：太子参、生黄芪、生地黄、仙鹤草、白芍各 15g，芡实、牡丹皮、金樱子、板蓝根各 20g，金银花、小蓟各 30g，连翘、炒栀子各 12g，旱莲草、牛蒡子各 10g，三七粉（冲入）、丹参各 3g，当归 6g。每日 1 剂，水煎服。

患者坚持服药 3 个月后，上述诸症减轻，期间未感冒。于同年 8 月 1 日查尿红细胞 9 个 /HPF，24 小时尿蛋白定量 0.81g。此后患者每月查尿红细胞，均小于 35 个 /HPF，24 小时尿蛋白定量均在 1g 以下。

2013 年 3 月 6 日患者来我处复诊查尿红细胞 13 个 /HPF，24 小时尿蛋白定量 0.63g。2014 年 2 月复查尿红细胞 3 个 /HPF，24 小时尿蛋白定量 0.20g。

【点评】本例为局灶增生坏死性 IgA 肾病患者，以肉眼血尿为主要表现。中医证候为气阴两虚，兼夹肺胃热毒。以益气养阴、清热解毒利咽法治疗而取效。本例患者咽痛较重，故笔者在方中选用了金银花、连翘、板蓝根、牛蒡子等清热利咽之品，以清肺胃热毒。

咽喉炎与扁桃体炎反复发作是 IgA 肾病血尿的重要和常见诱因，应积极防治。因而在临床上对于屡发咽炎及扁桃体炎的患者，应加用清热解毒利咽的中药调治。

验案 10

北京某男，31 岁。2013 年 2 月发现血尿，在北京某医院就诊，查尿红细胞 200 个 /HPF，血压偏高。肾穿刺结果为 IgA 肾病（Ⅲ～Ⅳ级）。经治疗后好转出院。

2013 年 4 月 1 日患者为求治于中医药来我处首诊，查尿红细胞 7～10个 /HPF，血肌酐正常，血压偏高。症见：头晕头痛，偶有胸闷，乏力腰酸，夜眠可，二便调。舌红，苔薄黄，脉细数。中医辨证：气阴两虚。拟益气养阴法，予经验方益气滋肾汤加减。

处方：太子参、生黄芪、天麻、金银花、炒杜仲、全瓜蒌、芡实、金樱子各 20g，生地黄、仙鹤草各 15g，旱莲草、当归、炒栀子各 10g，小蓟30g，桑螵蛸 5g，丹参 3g。每日 1 剂，水煎服。

2 周后，患者因感冒，咽痛，尿红，查尿红细胞满视野。在上方基础上加牛蒡子 12g，黄芩 12g，板蓝根 15g，鱼腥草 30g，每日 1 剂，水煎服。2 周后，患者复查仍尿红细胞满视野。嘱坚持守方治疗。2013 年 6 月 2 日患者诸症好转，查尿红细胞 2～4 个 /HPF，随访至今指标正常。

【点评】本例病理为 IgA 肾病Ⅲ～Ⅳ级，临床表现为大量血尿。且因感冒咽痛血尿加重。予益气养阴、清热解毒利咽法，守方治疗后血尿得以控制。

方中选用的全瓜蒌是针对胸闷症而设。本品味甘性寒，归肺、胃、大肠经，具有理气宽胸化痰、润肠通便的作用。对于肾脏病患者伴有胸闷、胸痛、憋气或大便干燥的症状，常选用全瓜蒌 30g。若痰多者可选用瓜蒌皮 12～20g。

验案 11

山西某女，23 岁。2003 年初患者 12 岁时体检发现蛋白尿、血尿，当地医院查 24 小时尿蛋白定量 4g，肾功能正常。肾穿刺结果为 IgA 肾病。使用激素后尿蛋白转阴，2011 年激素撤停后反复，尿蛋白逐渐升高。

2012 年 10 月 24 日为寻求中医药治疗至我处首诊。已停激素半年，当

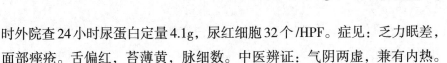

时外院查 24 小时尿蛋白定量 4.1g，尿红细胞 32 个/HPF。症见：乏力眠差，面部痤疮。舌偏红，苔薄黄，脉细数。中医辨证：气阴两虚，兼有内热。拟益气滋肾，兼清内热法。予经验方益气滋肾汤加减。

处方：生黄芪、生地黄、白芍、连翘、酸枣仁各 15g，芡实、金银花、青风藤各 20g，旱莲草、当归、紫花地丁各 10g，天麻、太子参各 12g，桑螵蛸、炒栀子各 6g，小蓟 30g。每日 1 剂，水煎服。

患者坚持中医药治疗，笔者一直予本方加减。同年 12 月 6 日复查 24 小时尿蛋白定量 2.44g。尿红细胞 24 个/HPF。

2013 年 7 月 5 日复查 24 小时尿蛋白定量 2.044g。尿红细胞 18 个/HPF。

2014 年 2 月 10 日复查 24 小时尿蛋白定量 0.844g。尿红细胞 8 个/HPF。患者已无明显不适。同年 12 月 24 小时尿蛋白定量 0.42g。尿红细胞 3 个/HPF。

【点评】本例 IgA 肾病为大量蛋白尿伴有血尿，对激素呈现依赖性，激素撤停后病情即反复。鉴于其气阴两虚，热毒偏盛（痤疮较重）的表现，在益气养阴的基础上，加用清热解毒之品。守方治疗，疗效满意。

黄芪是笔者治疗肾脏病常用的一味药物。本品味甘，性温，具补气固表、利水消肿、托疮生肌的功效。其辨证要点为患者必须有肺脾气虚的症状。笔者一般喜用生黄芪，气虚甚者选用炙黄芪。现代药理也证实，黄芪有减少蛋白尿的作用。但使用黄芪不应局限在治疗蛋白尿。慢性肾脏病无论是蛋白尿、血尿、肾功能不全、肾性水肿等，凡有气虚证者，均可用黄芪。其用量一般不超过 30g。笔者认为黄芪用量不宜过大，以免壅中恋邪。

验案 12

北京某男，38 岁。因"双下肢水肿 10 个月"于 2007 年秋来我处就诊。患者 2006 年年末无明显诱因出现双下肢中度水肿，血压最高 160/100mmHg，服药后可控制。2007 年秋于外院肾穿刺结果为局灶增生性 IgA 肾病。

同年 9 月为求中医治疗来我处就诊。症见：双下肢水肿，尿少，神疲乏力，咽喉肿痛，口腔溃疡反复发作，伴气短、胸闷，平素易感冒。舌红苔黄腻，脉沉滑微数。查 24 小时尿蛋白定量 7.34g，尿红细胞 111.5 个 /HPF，肾功能正常。并配合西药降压治疗。中医辨证：脾肾气阴两虚，兼有内热。拟益气健脾，补肾摄精，兼清内热法，予参芪地黄汤合生脉饮加减。

处方：太子参、生黄芪、冬瓜皮、金银花、大蓟、小蓟、生石膏各30g，生地黄、山药、仙鹤草、青风藤、黄芩各15g，山茱萸、牡丹皮、泽泻、佩兰、连翘、麦冬各12g，五味子、炒栀子各10g。每日 1 剂，水煎服。

并配合经验食疗方黄芪鲤鱼汤：生黄芪、赤小豆、冬瓜皮、薏苡仁、芡实各30g，砂仁、当归各10g，茯苓20g。上述药物用纱布包好，选活鲤鱼或活鲫鱼250g，加葱姜少许同煎，不入盐，文火炖 30 分钟后，弃去药包，吃鱼喝汤，每周 2 剂。

患者服药 3 个月后尿量增加，每日 1900~2000mL，双下肢呈轻度水肿，已无胸闷、气短，精神好转，体力渐增，咽喉肿痛及口腔溃疡均较前明显好转。检查指标亦有改善：24 小时尿蛋白定量 3.61g，尿红细胞 59.5 个 /HPF。继续以上方加减配合鲤鱼汤调治。

2008 年 7 月下旬，患者水肿完全消退，诸症皆除。24 小时尿蛋白定量 1.5g，尿红细胞 25.36 个 /HPF。继续守方服用。至 2009 年秋患者 24 小时尿蛋白定量减至 0.24g，尿红细胞 3.96 个 /HPF。患者治疗全程未使用激素。之后嘱患者继续门诊服中药以巩固疗效，多次检查 24 小时尿蛋白定量一直在 0.3g 以下，尿检阴性，肾功能正常。

【点评】本例 IgA 肾病临床表现为肾病综合征伴大量血尿。中医辨证为心肾气阴两虚、兼夹湿热。治疗以经验方参芪地黄汤合生脉饮加味化裁气阴双补，并配合经验食疗方黄芪鲤鱼汤治疗水肿。患者坚持治疗 2 年，尿检完全转阴。

验案 13

北京某男，44 岁。2009 年在外院体检发现尿蛋白（＋）；未做 24 小时尿蛋白定量。尿红细胞 180 个 /HPF，无明显不适未加注意，为明确诊断2011 年在北京某三甲医院肾穿刺结果为 IgA 肾病（Ⅰ级）。予缬沙坦胶囊

80mg/d 治疗。镜下血尿一直存在，蛋白尿少量。

2012 年 10 月 17 日求诊我处，查尿红细胞 42.4 个 /HPF，24 小时尿蛋白定量 0.44g，肾功能正常。症见：乏力腰酸，纳可，夜眠不实，时有便溏。舌红，苔薄黄，脉沉细。中医辨证：气阴两虚，血不归经。拟益气养阴止血法，方用参芪地黄汤加味。

处方：太子参、生地黄、炒白术、巴戟天、仙鹤草各 15g，生黄芪、茯苓、金银花、酸枣仁各 20g，山茱萸、牡丹皮各 10g，泽泻、天麻各 12g，小蓟 30g。每日 1 剂，水煎服。

2 周后，患者复诊查尿红细胞 7.91 个 /HPF，上述诸症均好转，嘱继服上方。2012 年 11 月，查尿红细胞 7.7 个 /HPF，24 小时尿蛋白定量 0.2g，予上方加芡实、续断、生薏苡仁各 20g，黄芩、夏枯草各 15g，每日 1 剂，水煎服。守方调治。

【点评】本例 IgA 肾病临床表现为镜下血尿伴少量蛋白尿。中医辨证为脾肾气阴两虚，统摄无权。予参芪地黄汤加减治疗。笔者运用参芪地黄汤时，遇大便溏薄者，一般以炒白术易山药，因炒白术具有健脾祛湿止泻的功能。

验案 14

安徽某男，19 岁。患者 2009 年感冒发热后出现肉眼血尿，间断出现蛋白尿，2010 年在当地医院肾穿刺结果为 IgA 肾病。当地医院曾予激素及来氟米特治疗无效。

2015 年 7 月 29 日为求中医药治疗至我处首诊。当时外院查尿红细胞 245.6 个 /HPF，尿蛋白（﹣），血肌酐 87.5μmol/L。症见：乏力心烦，皮肤痤疮，纳眠可，二便调。舌红，苔薄黄，脉细数。中医辨证：气阴两虚，兼有内热。拟益气养阴清热法，予经验方参芪知芩地黄汤加味。

处方：太子参、泽泻各 12g，生黄芪、茯苓各 20g，知母、山茱萸、牡丹皮、炒栀子各 10g，黄芩炭、生地黄、山药、仙鹤草各 15g，三七粉（冲服）3g，小蓟 30g。每日 1 剂，水煎服。

同年 8 月 26 日复诊，查尿红细胞 39.7 个 /HPF，仍有乏力，偶有咽痛。于上方基础上加板蓝根 15g 利咽，地榆 12g 凉血止血，太子参加至 20g，生黄芪加至 30g 以增益气之力。

同年 10 月 14 日三诊，查尿红细胞 36.08 个 /HPF，余症均减轻，时有腰酸。故于上方中加续断 20g、巴戟天 15g 补肝肾、壮腰膝。2016 年 1 月 10 日复查尿红细胞 12 个 /HPF。随访至今病情稳定。

【点评】本例为 IgA 肾病单纯大量血尿的患者，当地医院使用激素及免疫抑制剂治疗无效。初诊时患者有乏力心烦、皮肤痤疮、舌苔黄等气阴两虚，兼夹内热的表现，治以经验方参芪知芩地黄汤气阴双补，以固其本，酌加凉血止血药，标本兼顾，收效甚捷。

方中的巴戟天、续断是为腰酸痛而设。巴戟天味辛甘，性微温，入肾经，具有补肝肾、强腰膝之功。适用于腰膝冷痛者。《本草正义》谓："巴戟天隆冬不凋，味辛气温，专入肾家，为鼓舞阳气之用。温养肾元，则邪气自除，起阳痿，强筋骨，益精，治小腹阴中相引痛，皆温肾散寒之效。"一般用量为 12~20g。

续断，味苦，性微温，入肝、肾经。主要功效为补肝肾、强腰膝，兼能疏通血脉。缪仲淳称其为"理腰肾之要药"。故笔者对肾虚腰痛者，续断与杜仲相须而用，配入补益肝肾之剂中。续断一般用量为 10~15g。

验案 15

山西某女，39 岁。患者 2009 年因心慌、头晕至当地医院检查发现蛋白尿以及血压升高（220/120mmHg），使用降压药控制不理想，肾穿刺结果为 IgA 肾病，24 小时尿蛋白定量最多 1.8g。当地医院予激素治疗无效遂逐渐撤停。

为求中医药治疗于 2014 年 9 月 26 日至我处首诊。当时外院查 24 小时尿蛋白定量 1.8g，血肌酐 122μmol/L。血压 155/100mmHg。症见：眩晕头胀，乏力腰酸，心烦怕热，口苦，纳眠可，大便干，夜尿 2 次。舌红，苔黄腻，脉弦细数。中医辨证：气阴两虚，肝阳上亢，湿热内蕴。拟益气养阴，平肝潜阳，清化湿热法。予经验方参芪麻菊地黄汤加味。

处方：天麻、生地黄、山药、泽泻、生黄芪各 15g，菊花、黄芩、炒栀子、竹茹、川牛膝、怀牛膝、灵芝各 12g，山茱萸、牡丹皮、黄连各 10g，茯苓、芡实、续断、杜仲、金银花各 20g，火麻仁、丹参各 30g，五味子 10g，桑螵蛸 5g。每日 1 剂，水煎服。

患者多次复诊，笔者一直予本方加减化裁治疗。2015 年 9 月 13 日复查血肌酐 70μmol/L，24 小时尿蛋白定量 0.85g。偶有头晕，余无不适，仅血压不稳定，为 150/90mmHg，原方基础上加生石决明 30g（先煎）、炒蔓荆子 12g 以平肝潜阳。

【点评】本例 IgA 肾病中等量蛋白尿伴高血压及早期肾功能不全，外院予激素治疗无效。初诊时中医辨证为气阴两虚，偏于肝肾阴虚，肝阳上亢。以经验方参芪麻菊地黄汤（即参芪地黄汤加天麻、杭菊花）益气养阴，平肝潜阳，并随症化裁。守方治疗 1 年余，患者尿蛋白减少，肾功能恢复正常。

该患者有高血压的表现，但用降压药控制不理想。有头晕头痛的表现，中医认为属肝肾阴虚，肝阳上亢。天麻与杭菊花、石决明有平肝潜阳的作用，合入参芪地黄汤中，加强了平肝降压的作用。蔓荆子是为头痛而设。

验案 16

内蒙古某男，36 岁。2009 年体检发现蛋白尿及血尿，四处求医，疗效不佳，在北京某三甲医院肾穿刺结果为 IgA 肾病，用激素治疗后效果不显。

2010 年 6 月 28 日来我处首诊，就诊时尿红细胞 218.42 个 /HPF，24 小时尿蛋白定量 0.71g。症见：乏力腰酸，时有胸闷憋气，纳可，夜眠欠佳，大便调，尿频。舌红，苔稍黄腻，脉滑数。中医辨证：气阴两虚，兼有内热。拟益气养阴清热法，予经验方参芪知柏地黄汤加味。

处方：太子参、生黄芪、茯苓、丹参、天麻、炒酸枣仁各 20g，知母、黄柏、当归、鹿角胶（烊入）、枳壳各 12g，山茱萸、牡丹皮、薤白各 10g，山药、泽泻、车前草、青风藤、生地黄各 15g，小蓟、全瓜蒌、金银花各 30g，三七粉（冲入）3g。每日 1 剂，水煎服。并逐渐撤减激素。

2010 年 8 月 4 日复诊诸症明显减轻，查尿红细胞 47.21 个 /HPF，24 小时尿蛋白定量 0.56g。上方去黄柏、全瓜蒌、薤白、三七粉，加通草 3g、炒白术 12g。6 个月后患者复查尿红细胞 35.38 个 /HPF，24 小时尿蛋白定量 0.094g。2011 年 5 月初查尿红细胞 6.12 个 /HPF，尿蛋白阴性。

【点评】本例 IgA 肾病以血尿为主。其临床表现除血尿外，有尿频尿急及胸闷憋气的症状，故而在气阴双补的基础上，兼顾清利下焦湿热和通阳行痹。知柏地黄汤出自《医宗金鉴》，是由六味地黄汤加知母、黄柏而成。对于血尿阴虚而兼下焦湿热的患者可选用本方。

验案 17

湖北某男，17 岁。患者 2011 年 3 月因感冒在当地医院检查发现血尿及蛋白尿（+++），当地医院肾穿刺结果为 IgA 肾病Ⅲ级，予激素及雷公藤多苷片治疗 2 个月，尿蛋白转阴，而血尿未缓解。

为求中医药治疗遂于 2014 年 8 月 18 日至我处首诊。当地医院查尿红细胞 70.88 个 /HPF，尿蛋白（－），肾功能及血压正常。症见：乏力口干，偶有咽痛，纳差，时有胃中嘈杂，夜眠可，二便调。舌淡，苔薄黄，脉细数。中医辨证：气阴两虚，兼有内热。拟益气养阴，兼清内热法。予经验方益气滋肾汤加味。

处方：太子参、生黄芪、芡实、旱莲草、金银花、炒栀子、生地黄、白芍、板蓝根、竹茹、紫苏梗、鸡内金、牛蒡子、灵芝各 10g，丹参、三七粉（冲服）各 3g，小蓟 30g，当归 5g，仙鹤草 15g。每日 1 剂，水煎服。

患者坚持中医药治疗，笔者一直以上方加减化裁。2015 年 7 月 6 日患者复查尿红细胞 8~12 个 /HPF，症见：乏力伴恶心呕吐，咽痛咳痰，纳差眠差，二便调。舌淡边有齿痕，苔薄黄，脉沉弱。中医辨证：脾胃虚弱，兼夹肺热。拟健脾养胃，兼清肺热法。予香砂六君子汤加减。

处方：木香 10g，砂仁、法半夏、牛蒡子、三七粉（冲服）各 3g，茯苓、白术、仙鹤草、天麻、酸枣仁各 20g，太子参、生黄芪、金银花、鸡内金各 12g，小蓟 30g，黄芩炭、板蓝根、杭菊花、瓜蒌皮各 15g，防风、陈皮各 6g。每日 1 剂，水煎服。

患者坚持在我门诊中医药治疗。2016 年 8 月 8 日复查尿红细胞转阴，患者已无不适。

【点评】该例 IgA 肾病以血尿为主要表现。患者初起中医病机为气阴两虚，兼有内热，故以经验方益气滋肾汤加味，益气养阴，兼以清热，药后患者血尿减轻。其后因中医证候转变为脾胃虚弱，兼夹肺热，故改拟香砂六君子汤健脾养胃，兼清肺热。取得了控制血尿的满意效果。

验案 18

甘肃某男，33 岁。患者 2017 年 3 月出现肉眼血尿，并伴蛋白尿，当地肾穿刺结果为 IgA 肾病。同年 7 月发现血肌酐升高为 130μmol/L，用降压药控制血压，未用激素。有慢性鼻炎病史。

2017 年 10 月患者为求中医药治疗至我处首诊。当时血肌酐 142μmol/L，24 小时尿蛋白定量 2.28g，尿红细胞 55~60 个 /HPF。症见：乏力心慌，咽痛易感冒，纳眠及二便尚可。舌淡，苔薄黄，脉沉细无力。中医辨证：心肾气阴两虚，偏于阴虚内热，热迫血妄行。拟心肾气阴双补，兼以凉血止血法。予经验方加味参芪地黄汤与生脉饮合方化裁。

处方：太子参、山药、黄芩炭、仙鹤草、青风藤、冬葵子、板蓝根各 15g，生黄芪 40g，生地黄、牡丹皮各 10g，茯苓、金银花、紫苏梗、麦冬各 12g，小蓟 30g，芡实 20g，辛夷 6g，五味子、乌梅、山茱萸各 5g，三七粉（冲服）2g。每日 1 剂，水煎服。

服药后患者诸症减轻，且上述指标均明显减轻。2017 年 11 月 18 日复查血肌酐 98.1μmol/L。2018 年 1 月 17 日复查血肌酐 100μmol/L，24 小时尿蛋白定量 1.92g。同年 3 月 20 日复查血肌酐 99μmol/L。2019 年 4 月 21 日复查血肌酐 95μmol/L，24 小时尿蛋白定量 0.98g，尿红细胞 6~10 个 /HPF。随访至今病情稳定。

【点评】因该例 IgA 肾病患者处于慢性肾衰竭早期，其症状以乏力心慌等心肾气阴两虚的表现为主，故治疗从慢性肾衰竭虚损期的思路入手，以参芪地黄汤合用生脉散，心肾气阴双补，酌加凉血止血之品，取得了血肌酐下降、尿蛋白及尿红细胞明显减少的效果。

验案 19

河北某女，25 岁。患者 2016 年 10 月 23 日因腰痛在当地医院检查发现尿红细胞满视野，24 小时尿蛋白定量最多 2.56g。2017 年 3 月 1 日患者至北京某医院行肾穿刺结果为 IgA 肾病（Lee 分级 Ⅲ 级），建议患者用激素及免疫抑制剂，但患者拒绝。之后用雷公藤多苷片治疗，尿蛋白可减少但尿红细胞仍为满视野。

2017年9月4日患者为求中医药治疗至我处首诊。当时尿红细胞满视野，24小时尿蛋白定量0.8g，肾功能及血压正常。症见：乏力腰酸痛，月经量少有血块，纳眠可，二便调。舌淡，苔薄白，脉沉弱。中医辨证：气阴两虚、兼夹瘀血。拟益气养阴、兼以活血为法，予经验方加味参芪地黄汤化裁。

处方：太子参、巴戟天、茯苓各12g，生黄芪、芡实各20g，生地黄、山药各15g，山茱萸、牡丹皮、泽泻各10g，小蓟、益母草各30g，三七粉（冲服）3g，防风5g。每日1剂，水煎服。并嘱患者停用雷公藤多苷片。

患者坚持中医药治疗，笔者一直予上方加减化裁，药后患者诸症消失。同年12月9日复查24小时尿蛋白定量0.66g，尿红细胞10~15个/HPF。

2018年3月31日复查24小时尿蛋白定量0.72g，尿红细胞（－），同年11月24日复查24小时尿蛋白定量0.36g，尿红细胞0~1个/HPF。随访至今，尿检阴性。

【点评】该例IgA肾病以血尿为主，在益气养阴、扶正固本的基础上加止血药以标本兼顾，取得了尿检转阴的显著效果。方中的益母草具有化瘀调经的作用，笔者在临床上对于血尿兼有月经有血块或痛经的患者，常在止血的基础上加活血调经药，而且在妇女经期停用止血药。平时仅用止血药，俾止血活血并行不悖。

验案 20

吉林某男，10岁。患者2018年11月感冒后出现肉眼血尿，在北京某医院查尿红细胞满视野，24小时尿蛋白定量1.99g，血肌酐285.7μmol/L。肾穿刺结果为轻中度系膜增生性IgA肾病伴急性重度肾小管损伤。予激素口服加环磷酰胺冲击治疗后血肌酐正常。

2019年2月23日患者为求撤减西药，改为中医药治疗至我处首诊。当时口服醋酸泼尼松30mg/d，每月用环磷酰胺冲击1次。24小时尿蛋白定量1.99g，尿红细胞911个/HPF。症见：尿色稍赤，汗出咽痛，乏力纳

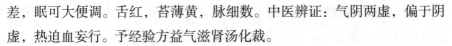

差，眠可大便调。舌红，苔薄黄，脉细数。中医辨证：气阴两虚，偏于阴虚，热迫血妄行。予经验方益气滋肾汤化裁。

处方：太子参、金银花、黄芩炭、浮小麦、白芍、竹叶、鱼腥草各12g，板蓝根15g，小蓟、生石膏30g，生地黄、焦山楂、焦神曲、牡丹皮、紫苏梗、鸡内金各10g，芡实、仙鹤草各20g，三七粉（冲服）2g。每日1剂，水煎服。并嘱患者停用环磷酰胺及撤减激素。

同年4月4日复诊时诸症减轻，仍有乏力及纳食不馨，查尿红细胞降为213个/HPF，24小时尿蛋白定量0.06g。遂于上方去生石膏，三七粉减至1.5g，加砂仁6g，生黄芪15g。同年5月10日复查尿红细胞8~10个/HPF。同年7月27日复查尿红细胞5~7个/HPF，尿蛋白（-）。同年12月初激素已停用。随访至今，尿检阴性。

【点评】该患儿的IgA肾病临床突出表现为重度血尿伴血肌酐升高。在院外曾用激素及环磷酰胺，仅血肌酐降为正常，但对血尿及蛋白尿无效而来我处求治于中医药。笔者予经验方益气滋肾汤化裁，同时停用环磷酰胺及撤减激素取得了显著的效果，血尿由911个/HPF降至5~7个/HPF，24小时尿蛋白定量由1.99g降为0.06g，显示了中医药的明显优势。

验案 21

北京某男，42岁。患者2010年10月体检发现尿蛋白，查24小时尿蛋白定量3.9g，外院肾穿刺结果为局灶增生性IgA肾病，予激素及环磷酰胺治疗，24小时尿蛋白定量可降至0.7g，2012年5月患者自行停用激素。2014年12月复查24小时尿蛋白定量2.08g，最多时为4.58g。曾在两个中医院治疗3年疗效不显。

2016年6月20日来我处首诊。当时24小时尿蛋白定量4.22g，服用降压药控制血压不理想，肾功能正常。症见：乏力腰酸，头晕头痛，咽痛声哑，常咯黄痰，纳差，眠可便调。舌淡，苔薄黄，脉细数无力。中医辨证：气阴两虚，兼夹肺热及肝阳上亢。拟益气养阴，清肺化痰利咽，平肝潜阳法。予经验方加味参芪地黄汤化裁。

处方：太子参、生地黄、青风藤、瓜蒌皮各15g，生黄芪、金樱子、茯苓、芡实、金银花、鱼腥草、杜仲、天麻、石决明各20g，山茱萸、桑螵蛸、木蝴蝶、黄芩、紫苏梗、灵芝各 12g，牡丹皮、牛蒡子、益智仁、蔓荆子各 10g，砂仁 5g。每日 1 剂，水煎服。

患者坚持中医药治疗近 3 年，均以上方加减化裁，患者已无不适。2018 年 3 月 12 日复查 24 小时尿蛋白定量 1.45g，同年 10 月 28 日 24 小时尿蛋白定量 1.23g。

2019 年 2 月 2 日 24 小时尿蛋白定量 1.46g，同年 4 月 15 日 24 小时尿蛋白定量 0.65g。同年 11 月 4 日 24 小时尿蛋白定量 0.25g，随访至今尿检阴性。

【点评】该例 IgA 肾病患者初诊时 24 小时尿蛋白定量 4.22g，并伴有用降压药难以控制的高血压。笔者予经验方加味参芪地黄汤气阴双补的基础上兼以平肝潜阳、清肺利咽，取得了尿蛋白转阴的较好效果。

验案 22

山西某男，50 岁。患者 2017 年 9 月在当地医院检查发现蛋白尿、血尿，血肌酐升高为 120μmol/L，当地肾穿刺结果为 IgA 肾病，患者曾使用激素疗效不佳。

2018 年 1 月 3 日患者为求撤停西药而用中医药治疗至我处首诊。当时口服醋酸泼尼松 10mg/d，尿蛋白（++），尿红细胞 37 个 /HPF。血肌酐 125μmol/L，服用降压药控制血压。症见：乏力咳嗽，腰酸眠差，尿频急，纳食及大便正常。舌淡，苔黄腻，脉细数无力。中医辨证：气阴两虚，兼夹湿热。拟益气养阴，清热利湿法。予经验方加味参芪地黄汤化裁。

处方：太子参、金银花、牡丹皮、桑螵蛸、蒲公英各 10g，生黄芪、小蓟各 30g，生地黄、山药、佩兰、竹叶、酸枣仁、柏子仁、怀牛膝、黄芩各 12g，山茱萸、防风各 5g，鱼腥草、车前草各 15g，芡实、菟丝子各 20g。每日 1 剂，水煎服。并嘱患者淡素饮食。

药后患者诸症减轻，同年 7 月 12 日激素已停用，复查血肌酐 118μmol/L，尿红细胞 12 个 /HPF。

2019 年 4 月 4 日复查血肌酐 63μmol/L，24 小时尿蛋白定量 0.16g，尿红细胞 3 个 /HPF。随访至今尿检阴性。

【点评】本例 IgA 肾病患者血尿伴血肌酐升高，中医辨证为气阴两虚，

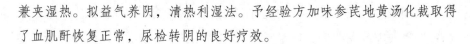

兼夹湿热。拟益气养阴，清热利湿法。予经验方加味参芪地黄汤化裁取得了血肌酐恢复正常，尿检转阴的良好疗效。

验案 23

北京某女，24 岁。患者 2015 年 8 月体检发现 24 小时尿蛋白定量为 1.065g，血肌酐正常。外院肾穿刺结果为局灶增生型 IgA 肾病（Lee 分级 Ⅲ级）。未服用激素。

2016 年 6 月 8 日患者为寻求进一步中医治疗来我处首诊。当时 24 小时尿蛋白定量为 1.1g，尿红细胞 5 个 /HPF，血压及肾功能均正常。咽后壁红肿，双侧扁桃体 Ⅰ 度肿大。症见：乏力腰酸，咽干咽痛，平素易感冒，纳眠可，二便尚调。舌红，苔黄腻，脉滑数。中医辨证：气阴两虚，拟益气养阴为法。方以经验方益气滋肾汤化裁。

处方：太子参 12g，生黄芪、续断、板蓝根、火麻仁、芡实、白芍各 20g，墨旱莲、炒栀子、当归各 10g，金银花、生地黄各 15g，小蓟 30g，丹参 3g，桑螵蛸 6g。每日 1 剂，水煎服。

患者服用上方 2 个月后，8 月 12 日复诊。自诉上述症状均明显减轻，复查 24 小时尿蛋白定量为 0.58g，尿红细胞 3 个 /HPF。

同年 10 月 28 日 24 小时尿蛋白定量为 0.36g。因其皮肤瘙痒，后背有散在红色丘疹，遂予上方加连翘 12g，乌梅 12g，五味子 6g，地肤子 12g 以清热解毒止痒。随访至今尿检阴性。

【点评】本例 IgA 肾病患者初诊时 24 小时尿蛋白定量为 1.1g，中医辨证为气阴两虚，拟经验方益气滋肾汤取得了尿检阴性的满意效果。

验案 24

北京某男，35 岁。患者 2015 年初无明显诱因曾出现肉眼血尿。2017 年 12 月血肌酐为 141μmol/L，24 小时尿蛋白定量为 0.94g，尿红细胞 30.3 个 /HPF。外院肾穿刺结果局灶增生性 IgA 肾病，建议患者服用激素但患者拒绝。

2018 年 1 月 17 日患者为寻求中医药治疗来我处初诊。当时查血肌酐 140μmol/L，24 小时尿蛋白定量为 1.5g，尿红细胞 30 个 /HPF，血浆白蛋白正常，血红蛋白 124g/L，用降压药控制血压。症见：乏力腰酸痛，口苦口黏，尿频尿急，纳可眠差，大便可。舌红，苔黄腻，脉细数无力。中医辨证：气阴两虚兼夹湿热。拟益气养阴，清利湿热为法。方以经验方加味参芪地黄汤化裁。

处方：太子参、淡竹叶、竹茹、金银花各 12g，生地黄、山药、茯苓、车前草、巴戟天、首乌藤、蒲公英、小蓟各 15g，炙黄芪 20g，山茱萸、牡丹皮、炒枣仁、灵芝各 10g，鹿角胶（烊入）6g。每日 1 剂，水煎服。并嘱患者清淡饮食。

2018 年 4 月 4 日复查血肌酐 105.3μmol/L，24 小时尿蛋白定量 0.8g，尿红细胞 15~20 个 /HPF。2019 年 3 月 8 日血肌酐 95μmol/L，24 小时尿蛋白定量 0.6g，尿红细胞 10~12 个 /HPF。患者诉口苦口黏明显减轻，尿频尿急症状好转，仍眠差多梦。遂于上方加柏子仁 12g，莲子心 3g，生石膏 20g。随访至今病情稳定。

【点评】本例 IgA 肾病主要表现为血尿、蛋白尿及轻度血肌酐升高，中医辨证属气阴两虚兼夹湿热，方选经验方加味参芪地黄汤化裁取得了一定的效果。

验案 25

河北某女，46 岁。患者 2016 年 5 月出现双眼睑及双下肢浮肿。当地做肾穿刺结果为局灶增生性 IgA 肾病，予激素配合环磷酰胺治疗后尿蛋白可减少但不能转阴。

2016 年 12 月 26 日为求中医诊治来我处首诊，当时醋酸泼尼松 20mg/d。24 小时尿蛋白定量 0.812g，血肌酐 131.3μmol/L，尿红细胞（－）。血压正常。右侧扁桃体 I 度肿大。症见：乏力怕热，口干喜冷饮，痛经，纳眠便均调。中医辨证：气阴两虚兼有内热。拟益气养阴兼以清热。予经验方参芪知芩地黄汤化裁。

处方：太子参、生地黄、山药 15g，生黄芪、茯苓、丹参、白芍、芡实 20g，知母、山茱萸、牡丹皮、红花、桑螵蛸 10g，黄芩、泽泻、补骨脂 12g，益母草 30g，生甘草 6g。每日 1 剂，水煎服。并嘱患者逐渐撤减激素。

患者坚持中医药治疗，笔者均以上方加减化裁。2017 年 5 月 15 日复查 24 小时尿蛋白定量 0.43g，血肌酐 113.7μmol/L。自诉已无不适。

2018 年 1 月已停用激素，复查 24 小时尿蛋白定量 0.23g。随访至今尿检阴性。

【点评】该例 IgA 肾病患者曾使用激素及环磷酰胺治疗，尿蛋白可减少但不能转阴。初诊时笔者根据气阴两虚、兼夹内热的病机，予经验方参芪知芩地黄汤治疗，并逐渐撤停激素取得了尿检阴性、血肌酐下降的较好效果。一般情况下患者使用激素后，其中医辨证多为气阴两虚、兼夹内热，经验方参芪知芩地黄汤是笔者常用的方剂。

验案 26

北京某男，30 岁。患者 2010 年 10 月查 24 小时尿蛋白定量 2.3g，血压 160/100mmHg。外院肾穿刺结果为 IgA 肾病，且 10% 肾小管萎缩或间质纤维化。予激素治疗 1 年。24 小时尿蛋白定量降为 0.6g。2012 年底停用激素。2016 年 12 月 24 小时尿蛋白定量上升至 2g。

2017 年 2 月 18 日患者不想用激素继续治疗而来我处求治于中医药，当时 24 小时尿蛋白定量 2.71g，尿红细胞 41.9 个 /HPF，肾功能正常。用降压药控制血压。症见：乏力腰酸痛，怕冷脚凉，易感冒，纳可眠安，大便调。舌淡红，苔薄白，脉沉弱。中医辨证：气阴两虚，偏于气虚，血不归经。拟益气养阴，止血涩精法。予经验方益气滋肾汤化裁。

处方：炙黄芪、党参、金银花、芡实、菟丝子各 20g，生地黄 12g，小蓟、白芍各 30g，旱莲草、栀子、桑螵蛸各 10g，当归、丹参、鹿角胶（烊入）各 6g，三七粉（冲服）3g。每日 1 剂，水煎服。

患者坚持中医药治疗，笔者均以上方加减化裁。药后患者上述诸症明显减轻。2017 年 6 月 21 日查 24 小时尿蛋白定量 1.38g，尿红细胞 4.9 个 /HPF。同年 11 月 5 日 24 小时尿蛋白定量 0.8g，尿红细胞（－）。随访至今病情稳定。

【点评】本例 IgA 肾病就诊前因停用激素后尿蛋白上升。在我处单纯运用中医药治疗，选用经验方益气滋肾汤治疗后，取得了尿蛋白减少及红细胞转阴的良好效果。益气滋肾汤是笔者治疗 IgA 肾病的常用方剂，气阴双补兼以止血涩精。

验案 27

北京某女，39 岁。患者 2010 年 6 月无诱因发现肉眼血尿伴蛋白尿及高血压，24 小时尿蛋白定量最多 7g，外院肾穿刺结果为 IgA 肾病（Lee 分级 V 级），予激素治疗，尿蛋白可减少但未转阴。撤减激素过程中病情易反复，2013 年 11 月激素已停用。

2019 年 3 月 8 日为求中医药治疗来我处诊治，当时 24 小时尿蛋白定量 2.5g，尿红细胞 140.7 个 /HPF，血肌酐 124μmol/L。服用降压药控制血压。症见：乏力腰痛怕冷，咽痛眠差，双下肢轻度水肿，大便偏溏，纳食尚可。舌淡，苔薄黄，脉沉弱。中医辨证：气阴两虚，血不归经。拟益气养阴，止血涩精法。予经验方益气滋肾汤化裁。

处方：党参、黄芩炭、天麻、灵芝各 12g，炙黄芪、小蓟、冬瓜皮、生薏苡仁各 30g，生地黄、炒白术、仙鹤草、巴戟天各 15g，芡实、酸枣仁、金银花各 20g，当归、白芍、桑螵蛸、野菊花各 10g，三七粉（冲服）3g，鹿角胶（烊入）6g。每日 1 剂，水煎服。

患者坚持中医药治疗，上述诸症均明显缓解。2019 年 3 月 24 日复查 24 小时尿蛋白定量 0.95g，尿红细胞 30.6 个 /HPF，同年 4 月 4 日复查 24 小时尿蛋白定量 1.06g，尿红细胞 21 个 /HPF，同年 5 月 5 日复查 24 小时尿蛋白定量 0.127g，尿红细胞 3 个 /HPF。随访至今尿检阴性。

【点评】本例 IgA 肾病患者血尿伴蛋白尿，在外院使用激素后疗效不佳，来我处单纯运用中药治疗。选经验方益气滋肾汤化裁，2 个月后取得了尿检阴性的显著疗效。一般笔者对于血尿较重的患者，选用三七粉冲服入药，剂量每日 1~3g。

验案 28

河北某女，10 岁。患者 2017 年 12 月 21 日因感冒发热后出现双下肢水肿，检查发现蛋白尿伴血尿，24 小时尿蛋白定量最多 4.06g。患者在北京某医院肾穿刺结果为局灶增生性 IgA 肾病，予激素口服治疗，虽然尿蛋白有一定程度的减少但未转阴。

患儿家长恐惧激素的副作用，为求中医药治疗于 2018 年 4 月 11 日至我处首诊。当时口服醋酸泼尼松 35mg/d，24 小时尿蛋白定量 1g，尿红细胞（－），血浆白蛋白 34.3g/L，血压及肾功能正常。症见：满月脸，乏力腰酸，怕热心悸，纳眠可，大便偏干日 1 次，尿频。舌红，苔薄黄，脉细弱。中医辨证：气阴两虚，兼有内热。拟益气养阴，兼清内热法，予经验方参芪知芩地黄汤化裁。

症见：太子参、生地黄、茯苓、蒲公英、火麻仁、山药各 15g，生黄芪、山茱萸、牡丹皮、麦冬、桑螵蛸各 10g，知母、黄芩、淡竹叶各 12g，五味子 6g，龟甲胶（烊入）8g（1 块）。每日 1 剂，水煎服。并嘱患者逐渐撤减激素。

患者服药后上述诸症均明显减轻。2018 年 8 月 8 日 24 小时尿蛋白定量 0.02g，9 月 17 日 24 小时尿蛋白定量 0.01g，11 月 20 日 24 小时尿蛋白定量 0.04g。2019 年 2 月 20 日已停用激素。随访至今尿检阴性。

【点评】本例 IgA 肾病外院运用激素治疗后，虽然尿蛋白有一定程度的下降，但出现了明显的副作用，患儿家长欲撤停激素而来我处求治于中医药。笔者予经验方参芪知芩地黄汤合生脉散化裁。在撤减及至撤停激素的情况下，半年左右时间取得了尿检阴性的良好效果。

验案 29

福建某女，30 岁。患者 2015 年春体检发现尿蛋白（++），24 小时尿蛋白定量 1.23g，尿红细胞满视野，血肌酐 133μmol/L，当地肾穿刺结果为局灶增生硬化性 IgA 肾病（Lee 分级Ⅳ级）。未用激素及免疫抑制剂。

2017 年 3 月患者为求中医药治疗来我处首诊，当时 24 小时尿蛋白定量 1.22g，尿红细胞 257.1 个 /HPF，血肌酐 144.8μmol/L，血红蛋白 114g/L，血压正常。有慢性鼻炎史 3 年。症见：乏力怕冷腰酸，眠不实，大便偏干。舌淡，苔薄白，脉沉弱。中医辨证：气阴两虚，偏于气虚，血不归经。拟益气养阴，止血涩精法，予经验方加味参芪地黄汤化裁。

处方：党参、山茱萸、牡丹皮、当归各 10g，炙黄芪、芡实、菟丝子各 20g，生地黄、泽泻、炒枣仁各 12g，山药、茯神、巴戟天各 15g，三七粉（冲入）3g，小蓟、麻子仁 30g，辛夷、桑螵蛸各 6g。每日 1 剂，水煎服。

药后 5 个月患者上述诸症均明显减轻。2017 年 8 月 3 日查 24 小时尿蛋白定量 0.22g，尿红细胞 3.5 个 /HPF，血肌酐 116.1μmol/L，血红蛋白 128g/L。随访至今病情稳定。取得了较好的疗效。

【点评】本例 IgA 肾病患者以大量血尿伴蛋白尿及早期肾功能不全。根据其中医辨证为气阴两虚，偏于气虚，血不归经，拟益气养阴，止血涩精法。仅 5 个月的时间，取得了尿检转阴及肾功能正常的明显效果。

验案 30

辽宁某女，47 岁。患者 2015 年 8 月体检发现血肌酐 110μmol/L，尿潜血（+++），伴血压升高，查 24 小时尿蛋白定量 3.1g，当地医院肾穿刺结果为 IgA 肾病Ⅳ期。未用激素及免疫抑制剂。

2016 年 6 月 6 日患者为求中医药治疗来我处首诊，当时尿红细胞 86 个 /HPF，24 小时尿蛋白定量 1.15g，血肌酐 108μmol/L。服用降压药控制血压。症见：乏力腰酸，眠不实，纳可二便尚调。舌淡，红苔薄白，脉沉弱。中医辨证：气阴两虚。拟益气养阴法，予经验方加味参芪地黄汤化裁。

处方：太子参、山茱萸、泽泻各 12g，生黄芪、小蓟各 30g，生地黄、山药、金银花、仙鹤草、巴戟天各 15g，茯苓、芡实、炒枣仁、青风藤各 20g，桑螵蛸各 10g。每日 1 剂，水煎服。

患者服药 1 个月后上述诸症明显减轻，一直坚持中医药治疗，笔者均以上方加减化裁。

2017 年 5 月 12 日查尿红细胞 72 个 /HPF，24 小时尿蛋白定量 0.86g，血肌酐 79μmol/L。2018 年 7 月 22 日查尿红细胞 42 个 /HPF，24 小时尿蛋白定量 0.47g。2019 年 5 月 24 日查尿红细胞 12 个 /HPF，24 小时尿蛋白定量 0.28g。随访至今病情稳定。

【点评】本例 IgA 肾病患者表现为重度血尿伴中等量的蛋白尿，选用经验方加味参芪地黄汤气阴双补、止血涩精法，取得了血尿明显减少及蛋白尿转阴的良好效果。

验案 31

北京某男，33 岁。患者 2003 年体检发现 24 小时尿蛋白定量 2g。同年 10 月外院肾穿刺结果为局灶节段硬化性 IgA 肾病。曾在外院服用激素及雷公藤多苷片无效，2016 年血肌酐为 140μmol/L。

2017 年 8 月 30 日患者为求中医药治疗来我处首诊。当时 24 小时尿蛋白定量 1.48g，尿红细胞 0~2 个 /HPF，血肌酐 180μmol/L，血红蛋白及血压正常。症见：乏力腰酸，咽干咽痛，纳眠可，二便尚调。舌淡红，苔薄黄，脉沉细弱。中医辨证：气阴两虚兼夹热毒。拟益气养阴，解毒利咽为法，予经验方加味参芪地黄汤化裁。

处方：太子参、生地黄、山药、茯苓各 15g，生黄芪、金银花、丹参、芡实、金樱子、怀牛膝各 20g，山茱萸、牡丹皮、桑螵蛸、益智仁各 10g，泽泻、牛蒡子、野菊花、沙苑子各 12g。每日 1 剂，水煎服。并嘱患者清淡饮食。

药后 1 个月患者上述诸症均明显减轻。其后患者复诊时我均以上方加减化裁。2018 年 1 月 8 日复查 24 小时尿蛋白定量 0.81g，血肌酐 156μmol/L。随访至今病情稳定。

【点评】本例 IgA 肾病服用激素及雷公藤多苷无效，来我处单纯运用中医药治疗，拟气阴双补兼以清热解毒为法，取得了一定的效果。方中的野菊花是为解毒利咽而设，常用剂量为 10~15g。

验案 32

河南某女，19 岁。患者 2015 年 9 月无明显诱因出现双下肢水肿，当地医院查 24 小时尿蛋白定量 1.2g，血浆白蛋白 40.3g/L，血肌酐及血压正常。北京某医院肾穿刺结果 IgA 肾病（Lee 分级 Ⅲ 级）。给予醋酸泼尼松 60mg/d 和骁悉治疗，45 天后复查 24 小时尿蛋白定量为 4.7g，血浆白蛋白 34g/L。药后水肿减轻，激素规律减量。

2016 年 10 月 31 日患者为求中医药治疗来我处首诊。当时 24 小时尿蛋白定量 5.04g，尿红细胞 10~15 个 /HPF，口服醋酸泼尼松 25mg/d。症见：面部及背部痤疮，乏力口干伴手足心热，纳眠便均尚调。舌红，苔白干，脉细数。中医辨证：气阴两虚偏于阴虚证。拟益气养阴清热为法，予经验方参芪知芩地黄汤化裁。

处方：太子参、知母、泽泻各 12g，生黄芪、茯苓、芡实、紫花地丁各 20g，黄芩、生地黄、山药各 15g，牡丹皮、山茱萸、金银花各 10g，小蓟 30g。每日 1 剂，水煎服。并嘱患者逐渐撤减激素。

药后 2 个月患者上述症状明显减轻，2017 年 1 月 4 日复查 24 小时尿蛋白定量为 0.81g，尿红细胞 3~8 个 /HPF。同年 8 月 12 日尿检阴性，激素已减为 5mg/d，同年 11 月 3 日激素撤停。随访至今病情稳定。

【点评】本例患者初诊时 24 小时尿蛋白定量 5.04g，为大量蛋白尿，并伴有血尿。在外院曾运用激素、吗替麦考酚酯胶囊（骁悉）等药后无效，而且出现了库欣综合征等副作用。笔者运用经验方参芪知苓地黄汤化裁并逐渐撤减及至撤停激素，取得了尿检转阴的显著效果。方中的紫花地丁具有清热解毒的作用，是为治疗痤疮而设，剂量常用 15~30g。

验案 33

新疆某女，48 岁。患者 2015 年春无明显诱因发现肉眼血尿，24 小时尿蛋白 0.93g，肾功能及血压正常。同年 7 月当地肾穿刺结果为局灶增生性 IgA 肾病。曾予激素治疗，24 小时尿蛋白定量波动在 0.5~1.3g，血肌酐上升至 126μmol/L。既往有糖尿病、冠心病支架植入术史。

2017 年 11 月 15 日患者为求中医药诊治来我处就诊，当时血肌酐94.7μmol/L，24 小时尿蛋白 2.2g，尿红细胞 4~6 个 /HPF。用降糖药控制血糖。症见：乏力腰酸怕冷，心悸口干，双下肢轻度水肿，头晕耳鸣，夜尿3~4/ 次，大便尚调。舌淡，红苔薄黄腻，脉沉细无力。中医辨证：心肾气阴两虚。拟心肾气阴双补法，予经验方加味参芪地黄汤和生脉饮化裁。

处方：太子参、生地黄、天麻、炒枣仁各 12g，炙黄芪、生石膏、瓜蒌、丹参各 30g，麦冬、黄连、山茱萸、牡丹皮、泽泻各 10g，五味子 5g，山药、当归、赤芍、夏枯草各 15g，茯苓、芡实各 20g，鹿角胶（烊入）6g。每日 1 剂，水煎服。

患者坚持中医药治疗，上述诸症均逐渐减轻，2018 年 7 月 19 日复查24 小时尿蛋白 1.52g，血肌酐 77μmol/L，尿红细胞阴性。同年 10 月 10 日复查 24 小时尿蛋白 1g。因患者诉时有脘腹胀满及胸闷，仍有耳鸣，便秘眠差，故改拟香砂六君子汤化裁调理脾胃。

处方：木香、砂仁各 5g，茯神、太子参、生黄芪、金银花、炒枣仁、山药各 15g，姜半夏 3g，陈皮、薄荷各 6g，黄连、紫苏梗、当归、桑螵蛸各 10g，竹茹、天麻、牛蒡子、薤白各 12g，芡实、夏枯草各 20g，瓜蒌、丹参、火麻仁各 30g。每日 1 剂，水煎服。

药后 3 个月患者上述症状明显减轻，继续予上方加减化裁。2019 年 9 月 7 日 24 小时尿蛋白 0.83g。随访至今病情稳定。

【点评】该例 IgA 肾病患者既往有糖尿病及冠心病，初诊时有中等量的蛋白尿，拟心肾气阴双补法，予经验方加味参芪地黄汤合生脉饮化裁。取得了尿蛋白下降的良好效果。其后因出现脾胃不和及胸痹证，故改拟香砂六君子汤化裁调理脾胃，方中的薤白、瓜蒌、丹参意在通阳行痹，宽胸理气。

验案 34

河北某女，55 岁。患者 2000 年无诱因出现颜面及双下肢水肿，检查发现尿检异常，24 小时尿蛋白定量最多 4g，当地肾穿刺结果为 IgA 肾病（牛津分型 M1E0S1T0C0），予激素治疗后尿蛋白可减少但不能转阴。

2019 年 9 月 11 日患者为求撤减及撤停激素，运用中医药治疗至我处首诊。当时口服醋酸泼尼松 45mg/d，24 小时尿蛋白定量 0.81g，尿红细胞 130.09 个 /HPF，血肌酐 106μmol/L，服用降压药控制血压。症见：双下肢轻度水肿但尿量可，乏力头晕，腰酸尿频，咽痛口苦，纳眠及大便尚可。舌淡，苔薄黄水滑，脉弱无力。中医辨证：气阴两虚。拟益气养阴法，予经验方加味参芪地黄汤化裁。

处方：太子参、生黄芪、芡实各 20g，炒牛蒡子、天麻、川牛膝、怀牛膝各 12g，黄连 6g，蒲公英、山药、仙鹤草各 15g，桑螵蛸、野菊花、山茱萸、牡丹皮各 10g，冬瓜皮、茯苓皮、小蓟各 30g。每日 1 剂，水煎服。并嘱患者逐渐撤减激素。

药后 1 个月患者诸症减轻，水肿消退。2019 年 10 月 10 日复查 24 小时尿蛋白定量 0.63g，尿红细胞 23.1 个 /HPF。同年 12 月 6 日 24 小时尿蛋白定量 0.4g，尿红细胞 12 个 /HPF。随访至今病情稳定。

【点评】本例患者发病时其临床表现为大量蛋白尿及血尿，院外使用激素后疗效不显著。来我处予经验方加味参芪地黄汤化裁，以气阴双补兼以止血涩精，标本同治取得了一定的效果。

验案 35

山西某男，32 岁。患者 2019 年 9 月发现双下肢水肿，当地查 24 小时尿蛋白 8.24g，尿红细胞 16.18 个 /HPF，血浆白蛋白 32.1g/L，血肌酐及血压正常。9 月 9 日中日医院肾穿刺结果为 IgA 肾病，予醋酸泼尼松 60mg/d 口服治疗，6 天后自行停用。

同年 9 月 23 日患者为求中医药治疗来我处首诊，当时 24 小时尿蛋白 6.66g，尿红细胞 93.2 个 /HPF，血浆白蛋白 28.2g/L。扁桃体 Ⅱ 度肿大。症见：乏力易感冒，胸闷多汗腹胀，咳嗽咽痛，口苦有痰，眼花眠差，无浮肿，二便尚调。舌淡红，苔薄黄，脉沉数无力。中医辨证：气阴两虚，兼有里热。拟气阴双补，清热止血法，予经验方益气滋肾汤化裁。

处方：太子参、墨旱莲、天麻、野菊花、杭菊花、薤白、枳壳、紫苏梗、密蒙花、浮小麦各 12g，生地黄、仙鹤草、蒲公英、瓜蒌皮各 15g，芡实、金银花、炒枣仁、黄芩炭各 20g，小蓟、生石膏各 30g，当归、五味子各 6g，牛蒡子、桑螵蛸、木香各 10g，黄连、三七粉（冲入）各 3g。每日 1 剂，水煎服。

患者每月规律复诊，笔者均以上方加减化裁。药后 1 个月上述诸症均明显减轻。2019 年 10 月 16 日复查 24 小时尿蛋白定量 3.76g，尿红细胞 16.18 个 /HPF。同年 12 月 11 日复查 24 小时尿蛋白 2.23g，尿红细胞 11.98 个 /HPF。短期内取得明显疗效，随访至今病情稳定。

【点评】该 IgA 肾病青年患者初诊时肾病综合征伴重度镜下血尿，予经验方益气滋肾汤化裁，不到 3 个月时间取得显效，24 小时尿蛋白定量由 6.66g 降为 2.23g，尿红细胞由 93.2 个 /HPF 降为 11.98 个 /HPF。

验案 36

内蒙古某男，57 岁。患者 2005 年发现下肢水肿，尿检异常，血肌酐正常，当地肾穿刺结果为 IgA 肾病（Lee 分级 Ⅲ 级），未用激素及免疫抑制剂。

2019 年 6 月 26 日患者为求中医药治疗而来我处首诊，当时血肌酐 136μmol/L，24 小时尿蛋白定量 0.86g，尿红细胞阴性。用降压药控制血压。症见：乏力腰酸痛，偶有口干头晕及恶心干呕，纳食一般，眠差，二便尚调。舌淡红，苔薄白，脉沉细无力。中医辨证：气阴两虚证。拟益气养阴法，予经验方加味参芪地黄汤化裁。

处方：太子参、竹茹、天麻、灵芝各 12g，生黄芪、炒枣仁、生石膏各 20g，生地黄、山药、茯苓、金银花各 15g，山茱萸、牡丹皮、桑螵蛸各 10g，鹿角胶（烊入）6g。每日 1 剂，水煎服。

药后 2 个月患者上述症状均减轻，同年 9 月 1 日复查血肌酐 121μmol/L。同年 10 月 30 日复查血肌酐 107μmol/L，24 小时尿蛋白定量 0.52g。同年 10 月 30 日复查血肌酐 90μmol/L，随访至今病情稳定。

【点评】该患者初诊时有轻度蛋白尿及血肌酐轻度升高，拟气阴双补法，予经验方加味参芪地黄汤化裁取得了一定的疗效。

验案 37

北京某女，30 岁。患者 2015 年 12 月体检查 24 小时尿蛋白定量为 7.58g，尿红细胞 40~50 个 /HPF，血浆白蛋白 31g/L，血肌酐正常。外院肾穿刺结果为轻度系膜增生性 IgA 肾病。建议用激素但患者拒绝。

2016 年 2 月 24 日患者为求中医治疗来我处初诊。当时 24 小时尿蛋白定量为 6.44g，白蛋白 33.9g/L，血肌酐及血压正常。症见：双下肢水肿，乏力腰酸痛，心烦口干，手足心热，晨起多汗，纳可多梦，大便调，尿频且多泡沫。舌红，苔黄腻，脉细数无力。中医辨证：心肾气阴两虚偏于阴虚，兼夹湿热。拟心肾气阴双补，兼以清热利湿为法，方以参芪地黄汤合生脉饮化裁。

处方：太子参、生地黄、山药、金银花、浮小麦各 15g，黄芩、泽泻、制首乌、炒栀子、淡竹叶、麦冬、青风藤各 12g，牡丹皮、牛蒡子、五味子、桑螵蛸各 10g，茯苓、蒲公英、白芍各 20g，冬瓜皮、生黄芪、生石膏各 30g。每日 1 剂，水煎服。

药后 1 个月患者诉诸症均明显改善，复查 24 小时尿蛋白定量 4.6g，尿红细胞 4.19 个 /HPF。鉴于患者阴虚内热之症有所好转，上方去生石膏，睡眠仍不实，遂于上方加杭菊花 12g、酸枣仁 20g 以清肝安神。

患者坚持中医药治疗，笔者均以上方加减化裁，2016 年 10 月 24 日复查 24 小时尿蛋白定量为 0.23g，尿红细胞 1.46 个 /HPF。同年 11 月 21 日复查 24 小时尿蛋白定量为 0.1g。随访至今尿检阴性。

【点评】该患者 IgA 肾病临床表现为大量蛋白尿伴血尿。笔者单纯运用中医药治疗，主要选参芪地黄汤合生脉散化裁，在短时间内取得了尿检转阴的显著效果。方中的桑螵蛸有补肾固精的作用，对蛋白尿有一定的效果。

验案 38

北京某男，36 岁。患者 2018 年 2 月体检发现血肌酐 128μmol/L，肾穿刺结果为 IgA 肾病。既往有冠心病史。

2018 年 3 月 1 日患者为求中医药治疗至我处首诊。当时尿红细胞 12~15 个 /HPF，血肌酐 130μmol/L，用降压药控制血压。症见：乏力腰酸伴下肢关节痛，时有心悸胸闷，易感冒，眠不实，纳可便调。舌淡，苔薄黄，脉沉细无力。中医辨证：心肾气阴两虚，兼夹瘀血。拟心肾气阴双补，通阳行痹法，予生脉饮加味。

处方：太子参、生黄芪、麦冬、薤白、枳壳、黄芩、冬葵子、杜仲、竹叶、茯神、威灵仙、酸枣仁各 12g，金银花、板蓝根、秦艽、五味子、天麻、牡丹皮各 10g，巴戟天、芡实各 20g，小蓟 30g。每日 1 剂，水煎服。并嘱患者淡素饮食。

药后 1 个月，同年 4 月 3 日复查尿红细胞阴性，血肌酐 80μmol/L。短期内取得了一定的疗效。随访至今尿检阴性及血肌酐正常。

【点评】该患者初诊时有血尿，血肌酐 130μmol/L，既往有冠心病史，鉴于其有心悸胸闷之症，拟生脉饮加味取得了较好效果，血肌酐降为 80μmol/L，尿红细胞阴性。

验案 39

内蒙古某女，26 岁。2019 年 8 月查 24 小时尿蛋白 2.07g，尿红细胞 119 个 /HPF。当地医院肾穿刺结果为 IgA 肾病（Lee 分级 III 级）。未用激素及免疫抑制剂。

同年 10 月 14 日患者为求中医药治疗来我处首诊，当时 24 小时尿蛋白 2.07g，尿红细胞 35 个 /HPF，肾功及血压正常。症见：乏力腰酸易感冒，纳眠便均尚调。舌淡红，苔薄白，脉沉弱。中医辨证：气阴两虚证。

拟益气养阴法，予经验方加味参芪地黄汤化裁。

处方：太子参 12g，生黄芪、茯苓、芡实、菟丝子、金银花各 20g，生地黄、山药、仙鹤草各 15g，山茱萸、牡丹皮、桑螵蛸各 10g，小蓟 30g，鹿角胶（烊入）6g。每日 1 剂，水煎服。

药后 1 个月，患者上述诸症明显减轻，同年 11 月 6 日复查 24 小时尿蛋白 0.59g，尿红细胞 19 个 /HPF。12 月 10 日 24 小时尿蛋白 0.54g。随访至今病情稳定。

【点评】该例患者初诊时 24 小时尿蛋白 2.07g，尿红细胞 35 个 /HPF，方拟经验方加味参芪地黄汤化裁，在气阴双补治本的基础上兼以止血涩精，经过 2 个月的治疗，尿蛋白降至 0.59g，尿红细胞降为 19 个 /HPF，取得了较好的效果。方中的仙鹤草为通用的止血药，笔者对于肾性血尿的患者常用本品与小蓟和三七粉配合应用。

验案 40

四川某女，41 岁。患者 2018 年 5 月初在当地医院体检查出蛋白尿（++），血肌酐 300μmol/L，当地医院肾穿刺结果为 IgA 肾病。

同年 6 月 6 日患者为求中医药治疗至我处首诊。当时血肌酐 310μmol/L，血红蛋白 86g/L，24 小时尿蛋白定量 3.65g，尿红细胞 15~20 个 /HPF。用降压药控制血压。症见：面色萎黄，乏力明显，纳差便溏，咳嗽有痰，易感冒。舌淡，苔薄黄，脉数无力。中医辨证：肺脾两虚，兼有痰热。拟健脾益肺，兼清肺化痰法，予经验方加味参芪地黄汤合玉屏风散化裁。

处方：太子参、生地黄、当归、冬葵子、金银花、瓜蒌皮各 12g，炙黄芪 30g，炒白术、山茱萸、桑螵蛸、防风各 6g，牡丹皮、紫苏梗、鸡内金、黄芩各 10g，茯苓、丹参、板蓝根各 15g，芡实、小蓟各 20g，西洋参（另煎兑入）5g。每日 1 剂，水煎服。并嘱患者淡素饮食。

药后 1 个月，同年 7 月 2 日复诊，上述症状明显减轻，血肌酐降为 225μmol/L，24 小时尿蛋白定量 3.01g，尿红细胞 3~5 个 /HPF。同年 10 月 15 日血肌酐降为 184μmol/L，24 小时尿蛋白定量 2.21g。随访至今病情稳定。

【点评】该患者初诊时处于慢性肾衰中期，根据辨证结果予经验方加味参芪地黄汤合玉屏风散化裁，健脾益肺，兼清肺化痰。标本同治，取得了一定的效果。玉屏风散是一首补益肺气，固表止汗的方剂，对于肺气虚易感冒者常配合应用。

2. 肺脾气虚证

验案 41

北京某男，32 岁。2008 年年中饮食不洁后出现腹泻、呕恶，伴发热恶寒，第 2 天即出现肉眼血尿，经肾穿刺诊断为轻中度系膜增生性 IgA 肾病。

2008 年 9 月来我处初诊。症见：神倦乏力，腰酸痛，便溏，平素易腹泻，手足不温，眠稍差。舌淡红，苔薄白，脉沉细无力。检查：尿红细胞 30~40 个 /HPF，24 小时尿蛋白定量为 0.66g，血肌酐 123.7μmol/L，血压正常。中医辨证：脾气虚弱，血不归经。拟健脾益气止血法，方用参苓白术散加味。

处方：党参、生黄芪、莲子、仙鹤草、金樱子、续断各 15g，小蓟、茯苓、薏苡仁、芡实、菟丝子各 20g，炒白术、白扁豆各 12g，陈皮、当归、防风各 10g，砂仁 6g，三七粉 3g 冲入。每日 1 剂，水煎服。

2008 年 10 月复诊，症状均减轻，尿红细胞 15~20 个 /HPF，24 小时尿蛋白定量 0.13g。2008 年 12 月检查尿红细胞 0~3 个 /HPF，24 小时尿蛋白定量 0.06g，血肌酐 83.2μmol/L。之后一直以上方加减化裁调治，随访至今，病情稳定，尿检阴性，肾功能正常。

【点评】本例 IgA 肾病以大量血尿为主，且血尿的加重与腹泻密切相关。中医证候为脾虚、血不归经，以参苓白术散健脾止泻止血而取得显著效果。参苓白术散出自宋代《太平惠民和剂局方》，是脾的气阴双补之剂，并兼能和胃渗湿止泻。对于 IgA 肾病血尿辨证属脾虚血不归经者，笔者在本方的基础上加止血药标本兼顾。

验案 42

四川某女，24 岁。2012 年患者体检发现镜下血尿，于当地医院查尿红细胞 600 个 /μl，无蛋白尿，肾功能正常。肾穿刺结果为 IgA 肾病（Lee

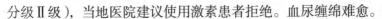

分级Ⅱ级），当地医院建议使用激素患者拒绝。血尿缠绵难愈。

2013 年 9 月患者为寻求中医诊治至我处首诊。外院查尿液分析：尿红细胞 97.83 个 /HPF，尿蛋白阴性，肾功能正常。症见：乏力腰酸痛，恶风，易感冒，咽干痛，纳食可，夜眠欠安，大便溏薄，小便调。舌淡红边有齿痕，苔白腻，脉沉弱。中医辨证：肺脾肾气虚，血不归经。拟补肺健脾益肾，益气摄血为法，予参苓白术散合玉屏风散加减。

处方：太子参、茯苓、生薏米、生黄芪各 20g，炒白术、莲子肉、炒扁豆、牛蒡子、淡竹叶、陈皮各 10g，山药、防风、黄芩、巴戟天、夜交藤各 15g，金银花、连翘、佩兰、续断、灵芝各 12g，小蓟 30g。每日 1 剂，水煎服。

患者坚持在我处复诊，笔者一直以本方加减化裁。2014 年 11 月 26 日复查尿红细胞 49.87 个 /HPF，同年 12 月复查尿红细胞 14.77 个 /HPF。2015 年 2 月 4 日复查尿红细胞 5.86 个 /HPF，诸症减轻。

【点评】本例 IgA 肾病单纯镜下血尿，初诊时尿红细胞 97.83 个 /HPF。其临床特点除了腹泻以外，平素易感冒、咽痛，因而予参苓白术散合玉屏风散肺脾同治，而使血尿明显得以控制。

感冒、咽痛是血尿的重要诱发因素。本例以玉屏风散加牛蒡子、金银花等清热解毒利咽药，清肺固表以控制诱发因素，从而减轻血尿的反复发作。玉屏风散由黄芪、白术、防风组成，为补中兼疏之剂，主要用于肾病患者肺脾气虚易感冒者。

验案 43

山东某男，25 岁，2008 年发现血压升高，最高为 140/90mmHg，服用降压药控制血压。2009 年 11 月患者体检时发现尿红细胞 3~5 个 /HPF，尿蛋白（++）。之后查 24 小时尿蛋白定量 1.8g，血肌酐 87μmol/L。

为求中医药治疗于 2010 年 9 月初至我科住院。9 月 19 日邀我会诊。患者在我院肾穿刺为局灶增生性 IgA 肾病。查 24 小时尿蛋白定量 2.26g，血肌酐 85μmol/L。腹部 B 超：脂肪肝。症见：形体肥胖，体重 98kg，头发稀少，乏力，口腔溃疡，手足心热，有腹泻，耳鸣。舌体胖大色淡红，苔白稍腻，脉沉弱。中医辨证：脾虚兼夹湿热。以健脾益气、清热化湿为法，予参苓白术散加减。

处方：生黄芪、薏苡仁各 30g，茯苓、何首乌各 20g，太子参、白芍各 15g，炒白术、知母、扁豆、莲子肉、怀牛膝、山药、夏枯草各 12g，砂仁、陈皮、竹叶、生甘草各 10g，黄连 3g。每日 1 剂，水煎服。药后诸症减轻，半月后好转出院。

出院后守方半年，2011 年 3 月 20 日到我门诊复诊，复查尿检（-），24 小时尿蛋白定量 0.09g，血肌酐 57μmol/L。体重已减至 86kg，仅见手足心热、烦躁之症，已无耳鸣及口腔溃疡。舌质偏胖，苔薄黄，脉沉弱。遂于上方竹叶增至 15g，黄连增至 6g。随访至今病情稳定。

【点评】本例局灶增生性 IgA 肾病以蛋白尿为主。根据其症状，中医辨证为脾虚湿热内蕴，以参苓白术散健脾渗湿，加黄连、竹叶、知母等清热。守方治疗半年余，其尿蛋白转阴，体重亦较前明显减轻，长期随访病情稳定。

3. 阴虚内热证

验案 44

山西某男，20 岁。2004 年体检时发现蛋白尿（+++），24 小时尿蛋白定量 6.8g。同年 11 月在当地肾穿刺为轻度系膜增生性 IgA 肾病，予醋酸泼尼松 60mg/d，3 个月后 24 小时尿蛋白定量降至 2.58g，但未转阴。

2005 年 7 月 6 日患者为求中医药治疗至我处初诊。当时口服醋酸泼尼松 45mg/d。查 24 小时尿蛋白定量 2.58g。肾功能正常。症见：精神亢奋，五心烦热，面部及背部痤疮，面赤口燥。舌红，少苔而干，脉细数。中医辨证：阴虚火旺。拟滋阴清热法，予知柏地黄汤加味。

处方：知母、黄柏、生地黄、泽泻、牡丹皮各 12g，山茱萸、连翘、白蒺藜、牛蒡子、桃仁、紫花地丁、天麻、续断各 10g，山药、生杜仲各 15g，茯苓、丹参、芡实、金银花各 20g。每日 1 剂，水煎服。并嘱患者逐渐撤减激素。

2 周后患者精神亢奋、五心烦热明显好转，有咽痛，金银花加至 30g，因大便偏干加制大黄 10g，半月后症状明显好转，背部痤疮基本消失，24

小时尿蛋白定量降至 1.2g。之后笔者以上方加减治疗 1 年余，患者尿蛋白转阴，激素已撤停。随访至今病情稳定。

【点评】本例 IgA 肾病表现为大量蛋白尿，当地予激素治疗有效，但尿蛋白未转阴，仍有 2.58g。初诊时患者一派阴虚热毒的症状，我以养阴清热解毒为法治疗。患者坚持治疗 1 年余，取得了尿蛋白转阴、激素撤停未反复的良好疗效。

4. 湿热证

验案 45

陕西某女，35 岁。患者 12 岁时因上呼吸道感染后出现肉眼血尿，此后多次反复，并出现蛋白尿，经中医药治疗后血尿、蛋白尿可转阴。32 岁妊娠时发现高血压和蛋白尿，24 小时尿蛋白定量 2.5~3.0g，血压130~160/80~100mmHg，当地医院肾穿刺为 IgA 肾病，予降压等治疗，病情未好转。

2010 年 1 月 6 日患者为求中医药治疗至我处初诊。当时外院查 24 小时尿蛋白定量 3.56g，血肌酐 55μmol/L。症见：乏力腰酸，头晕烦躁，面赤油腻，恶心，纳食不馨，皮肤湿疹。舌质淡红，苔薄白，脉弦。中医辨证：肝胆湿热，兼脾肾气虚。以清肝利湿，兼以益气法为主，予龙胆泻肝汤合逍遥散加减。

处方：龙胆草、栀子、当归、白术、太子参、薄荷各 10g，生地黄、天麻各 12g，金银花、茯苓、炒枣仁、白芍、芡实各 20g，黄芩、青风藤、泽泻、车前草各 15g，柴胡 5g，通草 3g。每日 1 剂，水煎服。

同年 2 月 3 日复诊，患者诉乏力、头晕、腰酸、烦躁诸症明显缓解，已无恶心，纳食可，面色红润，舌质淡红，苔薄白，脉弦细。24 小时尿蛋白定量 1.02g。效不更方，上方龙胆草减量为 6g 以防久用苦寒伤胃，余皆同前，继服。同年 10 月 18 日复诊，24 小时尿蛋白定量 0.8g。

【点评】本例 IgA 肾病表现为单纯蛋白尿伴高血压。初诊时有头晕烦躁、面赤油腻、皮肤湿疹等肝郁化火、湿热内阻的症状，予龙胆泻肝汤合逍遥散清肝柔肝、清热利湿。一般 IgA 肾病慢性迁延期的患者以气阴两虚证居多，该例则表现为肝胆湿热证，"法随证立"，因而选用了清肝利湿法治疗而取效。

验案 46

河北某女，62 岁。2011 年 12 月因乏力且尿中泡沫多，于当地医院检查发现血尿、蛋白尿，24 小时尿蛋白定量最多 2.68g，肾功能正常。肾穿刺为 IgA 肾病。予醋酸泼尼松 60mg/d 治疗，尿蛋白减少，但出现了腹胀、抽筋、身冷等不适症状，既往有高血压、2 型糖尿病、乳腺癌切除术后病史。

2013 年 4 月为求中医药治疗至我处首诊。患者当时口服醋酸泼尼松 40mg/d，查 24 小时尿蛋白定量 0.88g，尿红细胞 7.55 个 /HPF。症见：乏力腰酸，下肢抽筋，纳差恶心腹胀，颜面部有肿胀感，眼干涩，口干苦，心悸眠差，二便调。舌红，苔黄腻，脉细弱。中医辨证：湿热中阻，气阴两虚。拟清化湿热，益气养阴法，予黄连温胆汤加味。

处方：黄连 6g，姜半夏 5g，竹茹、枳壳、天麻、郁金、杭菊花、佩兰各 12g，苦参、山药、谷精草、蒲公英、秦艽、党参、巴戟天、灵芝各 15g，陈皮、当归、薄荷各 10g，茯苓、生石膏、酸枣仁、金樱子、芡实各 20g，炙黄芪、丹参、生薏苡仁各 30g。每日 1 剂，水煎服。并嘱患者逐渐撤减激素。

患者坚持来我处复诊，同年 5 月 28 日查 24 小时尿蛋白定量 0.61g，7 月 7 日复查 24 小时尿蛋白定量 0.39g。

2014 年 11 月 15 日复查 24 小时尿蛋白定量 0.13g，同年 12 月 16 日复查 24 小时尿蛋白定量 0.1g。

2015 年 1 月 27 日复查 24 小时尿蛋白定量 0.105g，同年 4 月 15 日激素减至 2.5mg/d，复查 24 小时尿蛋白定量 0.03g，尿红细胞阴性。同年 11 月患者激素已撤停，尿检阴性，病情稳定。

【点评】本例 IgA 肾病以中等量蛋白尿为主，外院予激素治疗有一定的效果，但副作用较大，患者为求撤停激素而至我处。中医辨证为湿热中阻，气阴两虚并重。拟先治其标，清化湿热为先，以黄连温胆汤加味而取效。坚持中医药治疗 2 年半，达到了尿蛋白转阴，激素撤停的显著效果。

黄连苦寒，入心、肝、胆、胃、大肠经。有清胃止呕、清心除烦的功效。笔者治疗慢性肾脏病湿热中阻证，见口干、口苦、口黏，呕恶纳差，舌苔黄腻，脉滑数者，即选用本品，用量一般为 3~10g。

验案 47

北京某女，43 岁。2008 年 7 月因双下肢水肿在外院住院，肾穿刺为轻度系膜增生性 IgA 肾病。予醋酸泼尼松 60mg/d，静脉滴注环磷酰胺 0.8g/d 无效，并出现左耳听力减退，之后逐渐停用西药。

2009 年 8 月 19 日为寻求中医治疗来我处初诊，症见：双下肢轻度水肿，四肢关节疼痛，项背拘急不舒，纳差，汗多。舌淡红，苔薄白，脉沉。查尿红细胞 250 个 /HPF，24 小时尿蛋白定量 5.54g，肾功能、血压均正常。中医辨证：脾肾气阴两虚。拟益气养阴法，予参芪地黄汤加减。

处方：太子参、生黄芪、秦艽、山药各 15g，芡实、杜仲、续断、茯苓、丹参各 20g，山茱萸、泽泻、牡丹皮各 10g，生地黄 12g，金银花、小蓟各 30g，三七粉（冲入）3g，冬瓜皮 30g。每日 1 剂，水煎服。并收入院。

上方治疗 2 个月后，水肿消退，复查尿红细胞 86 个 /HPF，因患者头痛，眼干涩，夜眠差，口苦、口黏，呕恶纳呆。舌淡红，苔黄腻，脉沉。遂改拟黄连温胆汤加减：黄连、佛手、陈皮、砂仁各 10g，茯苓、芡实、金樱子、杜仲各 20g，竹茹、枳壳、杭菊花、蔓荆子各 12g，小蓟、金银花各 30g，仙鹤草、谷精草、天麻各 15g，姜半夏 6g。每日 1 剂，水煎服。

2 周后患者诸症明显好转，复查尿红细胞 12.5 个 /HPF，24 小时尿蛋白定量 3.92g。守方治疗 6 个月后，患者自觉无明显不适，于 2010 年 9 月 29 日复查尿红细胞 11 个 /HPF，尿蛋白转阴。随访至今，尿检阴性。

【点评】本例 IgA 肾病表现为肾病综合征伴血尿，外院使用激素等西药无效，并出现听力减退等副作用而停用。初诊时患者中医辨证为气阴两虚证，以参芪地黄汤化裁治疗。药后 2 个月，水肿消退，但尿检改善不明显，之后根据患者有口苦、口黏，呕恶纳呆，苔黄腻等表现，中医辨证为湿热内蕴，遂改予黄连温胆汤加减清化湿热。患者坚持中医药治疗 1 年，尿蛋白转阴，血尿亦明显减少。

验案 48

北京某女，65 岁。2007 年发现蛋白尿及血压高，24 小时尿蛋白定量 1.8g，外院肾穿刺结果为 IgA 肾病。2014 年血肌酐 190μmol/L，24 小时尿蛋白定量 2g，予激素冲击 3 天后改用口服激素 3 个月，血肌酐由 190μmol/L 升至 220μmol/L。

2016 年 11 月为寻求中医药治疗而来我处诊治，当时血肌酐 327μmol/L，24 小时尿蛋白定量 1.62g，血红蛋白 104g/L，用降压药控制血压，激素已停用。症见：面色萎黄，呕恶纳呆，口干口苦，乏力伴双下肢轻度水肿，眠可便调。舌淡，苔黄腻，脉弦细无力。中医辨证：湿热中阻，气血两虚。拟清化湿热，益气补血为法，予黄连温胆汤化裁。

处方：冬瓜皮 30g，生黄芪、茯苓、生石膏、金银花各 20g，巴戟天、蒲公英、冬葵子各 15g，竹茹、枳壳、当归各 12g，黄连、陈皮各 10g，法半夏、生甘草各 6g。每日 1 剂，水煎服。并嘱患者淡素饮食。

药后 1 个月，上述诸症明显减轻，水肿已消退。复查血肌酐 257μmol/L，血红蛋白 110g/L。2017 年 3 月 6 日血肌酐 190μmol/L。随访至今病情稳定。

【点评】该例 IgA 肾病患者伴有中期慢性肾衰竭，外院用激素后血肌酐反而升高，笔者根据患者有呕恶纳呆的症状，中医临床分期诊断为关格病关格期。予黄连温胆汤化裁治疗，取得了一定的疗效。虽然该患者初诊时血肌酐 327μmol/L，但有呕恶纳呆的症状，故诊断为关格期。

验案 49

山西某男，35 岁。患者 2012 年开始出现血压升高未重视。2017 年 1 月底因胸闷气短头晕，在当地医院查血压 200/160mmHg，血肌酐 192μmol/L，尿蛋白（+++）。当地肾穿刺结果为轻度系膜增生性 IgA 肾病伴部分肾小球缺血硬化及中度慢性肾小管间质损伤。未用激素及免疫抑制剂治疗。仅服用降压药控制血压。

2017 年 3 月 20 日为求中医药治疗来我处首诊。当时 24 小时尿蛋白定量 0.8g，血肌酐 191.1μmol/L，血红蛋白 130g/L。症见：口苦口黏，乏力心悸，大便干结，3 日 1 行，纳眠尚可。舌淡，苔黄腻，脉沉细数而无力。

中医辨证：湿热中阻，心气阴两虚。拟清热化湿，心气阴双补法，方拟黄连温胆汤合生脉饮化裁。

处方：黄连、陈皮、熟大黄、麦冬各 10g，竹茹、枳壳、太子参、当归、板蓝根各 12g，茯苓、杜仲各 20g，法半夏、五味子各 6g，麻子仁、丹参各 30g，桑螵蛸 5g。每日 1 剂，水煎服。

药后 4 个月，上述诸症均明显缓解，同年 7 月 20 日复查血肌酐 141.9μmol/L，尿蛋白转阴。取得了一定的效果。

【点评】本例 IgA 肾病患者以轻度蛋白尿伴早期慢性肾衰竭为主要临床表现。根据患者有乏力心悸、口苦口黏之症，拟清热化湿，心气阴双补为法，选方拟黄连温胆汤合生脉饮化裁，取得了一定的效果。

5. 湿热下注，气虚血瘀证

验案 50

山东某男，46 岁。患者 2010 年体检发现尿蛋白（++），无血尿。当地医院肾穿刺结果为 IgA 肾病，用降压药控制血压，未用激素及免疫抑制剂。2017 年 10 月血肌酐升高。

2018 年 1 月为求中医药治疗来我处首诊，当时血肌酐 600μmol/L。有痛风病史 13 年。症见：乏力腰酸，足趾及踝关节红肿疼痛，皮肤瘙痒，纳可眠差，大便溏每日 3~4 次。舌淡红，苔薄黄，脉沉弱。中医辨证：湿热下注，兼有气虚血瘀。拟以清热利湿止痛，兼以益气活血为法，予民间验方四妙勇安汤化裁。

处方：金银花、薏苡仁、白芍、玄参、丹参各 30g，甘草 10g，当归、白蒺藜 12g，川牛膝、怀牛膝、秦艽、小蓟、路路通、炒白术各 15g，黄连、蝉衣 5g，生黄芪 20g。每日 1 剂，水煎服。并嘱患者清淡饮食。

药后 2 个月，同年 3 月 1 日复查血肌酐 459μmol/L。5 月 8 日复查血肌酐 400μmol/L。笔者一直予上方加减化裁，随访至今病情稳定。

【点评】该例 IgA 肾病患者处于慢性肾衰竭后期，初诊时痛风症状突出，选用四妙勇安汤化裁以清热解毒，活血通络止痛，取得了缓解痛风及血肌酐下降的良好效果。对于痛风的患者，笔者常用四妙勇安汤，收效甚捷。

第二章 慢性肾衰竭验案

一、概述

慢性肾衰竭是多种慢性肾脏疾病的终末阶段，由于肾脏排泌功能严重受损，致使氮质及其他代谢废物潴留体内，同时引起水、电解质及酸碱平衡失调，临床以机体自身中毒的危重综合征，即尿毒症为主要表现。根据国际肾脏病协会统计，它在自然人群的年发病率为98~198/百万人口，在我国慢性肾衰竭亦为内科常见病。由于其病程绵长及后期的肾脏替代治疗等均给患者与社会带来沉重的经济负担，因而积极探讨慢性肾衰竭早、中期的干预措施具有深远而重要的意义。

笔者根据古代文献，并结合临床实际，认为慢性肾衰竭可归属于中医"关格病"的范畴，是一种以"脾肾衰败，气化无权，湿浊上犯"，"下关上格"为特点的本虚标实的危重疾病。其病因有主因与诱因之分，主因多系脾肾虚损，与先天不足、饮食失常、七情内伤、久病失治、房劳过度等多种因素耗伤正气有关。其中尤以肾气衰惫，分清泌浊失职，致使湿浊内停为主。诱因则责之外邪与过劳。本病的病机为本虚标实、寒热错杂，且病位广泛。笔者通过五十年的临床观察，认为正虚以气阴两虚最为多见，邪实有外邪、水停、湿浊、瘀血等。从病位来看，五脏均有涉及，而以脾肾虚损为重心。

在复杂的病机中，笔者认为主要应抓住正邪这一关键环节，根据这一观点，于1984年首次在国内提出了关格病分为虚损期、关格期两期的中医临床分期的学术观点。

虚损期的中医病机以正虚为主，其诊断标准如下：①患者临床表现以虚损症状为主，如神疲乏力，心悸气短，动则尤甚，头晕目眩，耳鸣，畏寒或五心烦热，腰膝酸软，足跟作痛，自汗或盗汗，口干舌燥等；②面色

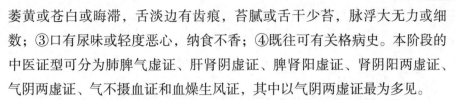

萎黄或苍白或晦滞，舌淡边有齿痕，苔腻或舌干少苔，脉浮大无力或细数；③口有尿味或轻度恶心，纳食不香；④既往可有关格病史。本阶段的中医证型可分为肺脾气虚证、肝肾阴虚证、脾肾阳虚证、肾阴阳两虚证、气阴两虚证、气不摄血证和血燥生风证，其中以气阴两虚证最为多见。

关格期的中医病机特点以邪实为主，且病势急骤多变，预后不良。诊断标准：①恶心呕吐，纳呆食减，小便不通或二便俱不通；②肢体无力，精神萎靡，或伴心悸怔忡，胸憋气喘，动则尤甚，眠不实善惊，甚或神昏惊厥不省人事；③面色萎黄或晦暗，口有尿味，舌淡苔腻，脉浮大无力或弦大至极。本期的中医证型主要为寒湿中阻证、湿热中阻证和湿浊上凌心肺证。

笔者治疗慢性肾衰竭的思路是：将辨中医病期与辨证有机地结合起来，继而选择有效的治法与相应的方药。虚损期的治疗重在缓则治本，扶助正气。还应进一步辨清究竟气、血、阴、阳何者虚损？而采用相应的益气、补血、滋阴、温阳之法。结合虚损期以气阴两虚为主的病机特点，治法以益气养阴为主。关格期的病机特点以湿浊、湿热中阻为主，治法以调理脾胃为主。

通过长期的临床实践，笔者认为对慢性肾衰竭早、中期患者，运用中医辨证论治为主进行治疗，确有较好的疗效，可以明显地减轻甚至消除症状，不同程度地改善患者的肾功能指标，改善生活质量及延缓肾衰竭的进程，从而延长患者的生命。下面通过慢性肾衰竭的验案进一步充分证明中医治疗慢性肾衰竭有较大的优势，也能满足广大患者的治疗需要，深受患者欢迎。

二、验案

（一）虚损期验案

以下选取了虚损期验案 105 例，其中气阴两虚证 91 例，脾肾阳虚证 1 例，肝肾阴虚证 1 例，气虚血瘀证 9 例，气虚阳虚，兼夹瘀血证 1 例，下焦湿热证 1 例，气血阴阳俱虚证 1 例。

气阴两虚证 91 例中，脾肾气阴两虚证 66 例，肝肾气阴两虚证 6 例，心肾气阴两虚证13例，气阴两虚，血不归经证1例，气阴两虚，兼夹湿热证3例，气阴两虚兼夹热毒证1例，气阴两虚，胸阳痹阻证1例。

1. 气阴两虚证

（1）脾肾气阴两虚证

验案 1

东北某男，22岁。2001年春发现高血压，血肌酐300μmol/L，血红蛋白125g/L，无血尿，无浮肿，24小时尿蛋白1.85g。2001年夏来我处就诊，当时症见：乏力腰酸痛，纳一般，大便稍干，平素易感冒及咽痛。舌淡红，苔薄黄腻，脉沉细稍弱。中医辨证：脾肾气阴两虚。拟益气养阴法，方以参芪地黄汤加味调治。

处方：太子参、生地黄、山药、牛蒡子、续断、冬葵子各15g，生黄芪、茯苓、天麻、炒枣仁、金银花、杜仲、丹参、麻子仁各20g，牡丹皮、泽泻、佩兰各12g，山茱萸、黄连各10g。每日1剂，水煎服。

10余年来一直坚持在我处就诊。治疗后血肌酐维持在180~280μmol/L，一直坚持正常工作，血红蛋白正常，服降压药控制血压。从未用过促红细胞生成素。2012年4月来京复诊，血肌酐稳定，未进行血液透析。

【点评】本例患者初诊时已处于慢性肾衰中期，鉴于临床症状以乏力腰酸为主，属于虚损期患者。予参芪地黄汤益气滋肾，加续断、杜仲壮腰膝，佩兰、黄连清化湿热，牛蒡子、金银花解毒利咽，麻子仁润肠通便，丹参以活血。患者坚持中医药治疗十余年，症状减轻，仍正常工作，血肌酐指标尚属稳定。

验案 2

北京某女，66岁。2003年发现血压高及2型糖尿病（非胰岛素依赖型糖尿病），血肌酐值为140μmol/L，未予重视，10个月后血肌酐为250μmol/L。

2005年春在我处初诊时血肌酐为285μmol/L，血红蛋白70g/L，症见：面色萎黄无华，重度乏力腰酸，大便干，2日1行，口干口苦，纳一般，眠不实。舌淡暗，苔黄腻，脉沉细弦弱。中医辨证：脾肾气阴两虚，拟益气养阴法。治疗方案拟中西医结合治疗，以西药控制糖尿病和血压，间断注射促红细胞生成素和铁剂。中医以参芪地黄汤加味长期调治。

处方：太子参、山药、夜交藤、续断各15g，生黄芪、麻子仁、生石膏各30g，生地黄、天麻、金银花、茯苓、炒枣仁各20g，泽泻、当归、生大黄后下各12g，山茱萸、牡丹皮、牛蒡子各10g，黄连6g。每日1剂，水煎服。

药后患者自觉诸症减轻，体力及纳、眠、便转佳，心情愉快。7年来血肌酐也较为稳定，2012年6月复查血肌酐265μmol/L，血红蛋白105g/L。

【点评】本例特点有2型糖尿病及慢性肾衰，患者属关格病虚损期，在气阴两虚证的基础上兼有内热及腑实证，故以参芪地黄汤益气养阴，扶正固本。并加生石膏、黄连清热泻火，加麻子仁、生大黄以通便泄毒。患者坚持中医药治疗7年余，血肌酐较为稳定。

验案3

河北某女，63岁，2005年7月27日初诊，患者因体检发现血肌酐升高而就诊，就诊时症见乏力，腰部酸痛不适，胸闷，纳眠差，胃胀，小便可，大便2~3日1行。舌暗红，苔黄腻，脉沉。查血肌酐516.3μmol/L。中医辨证：脾肾亏虚，浊瘀内阻。以补脾益肾、化瘀泄浊为法，予参芪地黄汤加减。

处方：丹参、金银花各30g，太子参、续断、天麻各20g，生黄芪、生地黄、山药、制大黄（另包）各15g，茯苓、广木香、枳壳、秦艽、当归尾各12g，紫河车、山茱萸、竹叶、黄芩、紫苏梗、薤白各10g。每日1剂，水煎服。

服药2个月后二诊，微感乏力，眠差，余无不适，查血肌酐190μmol/L。上方去薤白继服。此后长期以此方加减调治，至2006年11月20日来诊时已无不适，查血肌酐116μmol/L，病情明显好转。

【点评】本例患者为关格病虚损期，证属气阴两虚、浊瘀内停，鉴于患者有胸闷之症，故在参芪地黄汤的基础上加薤白、枳壳、丹参、当归尾通阳行痹、活血化瘀。

验案 4

北京某女，76 岁，2005 年 11 月初诊。症见面色萎黄，乏力腰酸，纳一般，眠差，口稍苦。舌淡，苔薄黄，脉沉细无力。查血肌酐 238μmol/L，血红蛋白 70g/L，血压正常。中医辨证：气阴两虚，兼有内热。拟以气阴双补，兼清内热法，予参芪地黄汤加味。

处方：太子参、生黄芪、金银花、天麻、杜仲、川牛膝、怀牛膝、炒枣仁各 20g，山茱萸、砂仁、白芍各 10g，紫河车 5g，黄连 3g，丹参、当归各 15g。每日 1 剂，水煎服。

坚持进上方 3 个月后血肌酐降为 179μmol/L，几年来均以上方略加调整，并注射促红细胞生成素。血肌酐一直在 85~90μmol/L，血红蛋白 110g/L，随访至 2012 年 7 月患者病情稳定。

【点评】本例为高龄肾衰患者，属关格病虚损期，拟脾肾气阴双补法为主扶正固本，酌加补精血的药物。患者坚持服药 6 年余，血肌酐一直稳定在正常范围内。

验案 5

山西某女，32 岁，该患者双下肢反复浮肿，伴尿少，腰痛已 10 年。因呕恶纳差，皮肤瘙痒 5 个月，于 1984 年 7 月 16 日以"慢性肾炎、慢性肾衰、肾性贫血"收入院。

入院时查：血尿素氮 19.9mmol/L，血红蛋白 72g/L。患者面色萎黄无华，神疲乏力，腰酸痛，少气懒言，双下肢微肿，尿量略少，大便偏干，呕恶纳差，口有尿味，口干欲饮。舌淡胖边有齿痕，苔薄白，脉沉细无力。中医辨证：脾肾气阴两虚，兼湿浊中阻。拟益气养阴，健脾除湿法，予参芪麦味地黄汤加减。

处方：人参（另煎兑入）、麦冬、山茱萸、牡丹皮、泽泻、陈皮、竹茹各 10g，生地黄、茯苓各 20g，生黄芪 30g，山药 15g，砂仁 6g。每日 1 剂，水煎服。

药进 10 剂后诸症皆减。共守方调治近 3 个月，未注射促红细胞生成素，患者面色转为红润，神振纳增，血尿素氮降至 10.8mmol/L，血红蛋白升至 104g/L，于 1984 年 10 月 11 日好转出院。

【点评】本例患者以乏力、口干为重，故属肺肾气阴两虚，故以参芪麦味地黄汤（即参芪地黄汤合生脉饮）双补心肺之气阴。

验案6

东北某男，62岁。2008年5月中旬初诊，该患者2005年体检时发现贫血，2008年3月在当地住院查血肌酐427μmol/L，血红蛋白117g/L，血尿素氮16.4mmol/L。初诊时症见：乏力，腰酸，畏寒，大便干，纳眠尚可。舌淡边有齿痕，苔薄白，脉沉弱。中医辨证：脾肾气阴两虚。拟益气养阴法，以参芪地黄汤加味。

处方：太子参、山药、冬葵子、麻子仁、车前草各15g，生黄芪、生地黄、茯苓、金银花、续断各20g，山茱萸、牡丹皮、天麻、桃仁、黄芩各10g，泽泻、当归、麦冬、竹茹各12g，丹参30g。每日1剂，水煎服。

因患者来京不便，以上方坚持服用，自觉诸症减轻，2008年9月初血肌酐256μmol/L，2009年4月中旬血肌酐233.5μmol/L，10月中旬血肌酐276.5μmol/L，血红蛋白123g/L。

2011年8月中旬，血肌酐187.9μmol/L，尿素氮12.3mmol/L，血红蛋白110g/L，因5月份外感2次，感觉乏力、纳差、舌苔白腻，拟调为香砂六君子汤，每日一剂，水煎服。药后纳食增进，已不乏力，病情稳定。

【点评】本例患者初诊时以乏力、腰酸为主症，属虚损期，故予参芪地黄汤加减；2011年5月外感后以纳差、舌苔白腻为主症，遂易方为香砂六君子汤加减。

验案7

北京某男，67岁。2009年8月中旬来我处初诊。该患者有2型糖尿病病史9年，之后因出现乏力而检查，尿蛋白（++），血肌酐324μmol/L。

2009年8月中旬查血肌酐405μmol/L，尿素氮21.7mmol/L。为求中医治疗而来我处初诊。症见乏力，腰酸，口干苦，纳差，大便干。舌淡红，苔薄黄，脉沉细弱。中医辨证：气阴两虚。拟气阴双补、通腑化浊之法调治。予参芪地黄汤加味。

处方：太子参、茯苓各20g，生黄芪、金银花、丹参、生石膏、麻子仁各30g，生地黄、山药、续断各15g，山茱萸、制大黄、砂仁各10g，牡丹皮、泽泻、鸡内金各 12g，黄连 6g. 每日 1 剂，水煎服。

服药 1 个月后，自觉诸症状均改善，查血肌酐 301μmol/L，尿素氮 18.9mmol/L。续守上方 1 个月后，血肌酐 143μmol/L，尿素氮 14.2mmol/L，查血红蛋白 120g/L，自觉亦无明显不适。

【点评】本例患者在气阴两虚证表现基础上兼有口干苦、大便干、舌苔薄黄的症状，表明其兼湿热、腑实证，故加黄连清热利湿，生石膏清火，制大黄通腑泄浊。

验案 8

河北某男，60 岁。主因双下肢水肿 2 个月余由门诊于 2010 年 3 月以"糖尿病肾病"收入院。该患者有 20 年糖尿病病史，平素未行常规体检。2010 年 1 月因无明显诱因出现双下肢水肿，查血肌酐 470μmol/L，为系统治疗入院。入院时症见：双下肢重度水肿，乏力，偶有咳嗽，无痰，畏寒，双目视物模糊，纳眠可，二便调。舌淡红，苔白腻，脉沉细。查血肌酐为 636.8μmol/L，遂作自体动静脉内瘘成形术，但一直未行血液透析。

西药诊断为糖尿病肾病 V 期，慢性肾衰竭。中医证候：脾肾气阴两虚，水湿内停证。治法拟健脾补肾，利水消肿，方以参芪地黄汤加减。

处方：太子参、生黄芪、冬瓜皮、车前子、丹参各 30g，生地黄、山药、泽泻、当归尾各 15g，芡实、冬葵子、茯苓、天麻、金银花、川牛膝、怀牛膝各 20g，杭菊花 12g，山茱萸、牡丹皮、黄连各 10g，生石膏 40g。每日 1 剂，水煎服。

以上方加减出入，至 4 月份患者水肿基本消退，复查血肌酐为 299μmol/L。之后转入门诊治疗，6 月份复查血肌酐为 307μmol/L，10 月份复查血肌酐为 235.1μmol/L。

【点评】笔者认为糖尿病肾病基本病机为气阴两虚，胃热瘀血，故治疗时在益气养阴的基础上重视清胃热、化瘀血。本例患者兼水湿为患，故以参芪地黄汤益气养阴，合生石膏、黄连清胃热，丹参、当归尾、牛膝活血，冬瓜皮、车前子利水。

验案 9

内蒙古某男，34 岁。2012 年 3 月工作单位体检时发现血肌酐

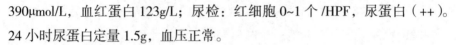

390μmol/L，血红蛋白 123g/L；尿检：红细胞 0~1 个 /HPF，尿蛋白（++）。24 小时尿蛋白定量 1.5g，血压正常。

同年 5 月 26 日在我处初诊前血肌酐升至 516μmol/L。患者症见：轻度乏力腰酸，咽稍干，大便欠爽，纳食及睡眠尚好，不浮肿。舌淡红，苔薄黄，脉沉细稍弱。中医辨证：脾肾气阴两虚。拟益气养阴法，予参芪地黄汤加味。

处方：太子参、生黄芪、生地黄、山药、茯苓、泽泻、冬葵子各 15g，山茱萸、牡丹皮各 10g，丹参、芡实、续断各 20g，金银花、竹茹各 12g，黄连 3g，麻子仁 30g。每日 1 剂，水煎服。

药后 5 周，7 月 2 日复查肾功，血肌酐降为 340μmol/L，患者自觉全身轻快，一直坚持全天工作。复诊时均以上方加减化裁，2013 年 4 月 6 号，血肌酐为 265μmol/L，病情稳定。

【点评】本例青年肾衰患者，初诊时血肌酐 516μmol/L，病情较重，根据辨证为气阴两虚兼夹湿热证，以参芪地黄汤加黄连、竹茹为基本方，随症化裁而取得了较好的效果。

验案 10

东北某女，62 岁。患者 2011 年于当地医院体检发现血肌酐 140μmol/L，之后血肌酐逐渐升高。既往有高血压、冠心病病史。

2013 年 4 月为求中医药治疗至我处首诊，查血肌酐 230μmol/L，血红蛋白 105g/L，尿检阴性。症见：乏力腰酸，畏寒伴膝关节痛，时有胸闷痛，纳差，尿急，大便偏干，眠安。舌暗，苔薄白，脉沉涩弱。中医辨证：气阴两虚，兼夹血瘀。拟益气养阴兼以活血法，予经验方参芪地黄汤加减。

处方：太子参、生黄芪、生地黄、山药、泽泻、冬葵子、威灵仙各 15g，山茱萸、桃仁、鸡内金、紫苏梗、当归各 10g，茯苓、丹参、金银花各 20g，红花 6g。每日 1 剂，水煎服。

患者一直守方治疗，2014 年 8 月 23 日查血肌酐 141μmol/L，2014 年 12 月 29 日复查血肌酐 138μmol/L，血红蛋白 110g/L，诸症减轻，从事正常工作。

【点评】本例患者为关格虚损期，其症状以纳差为主，故治疗上在参芪地黄汤的基础上加紫苏梗、鸡内金等理气消导之品。

验案 11

陕西某女，49岁。患者2013年9月因下玉米地过敏导致颜面高度水肿，至当地医院检查尿蛋白（++），血肌酐189μmol/L，血尿酸450μmol/L。

同年10月为求中医药治疗而至我处初诊，症见：颜面部重度浮肿，双眼难以睁开，双下肢不肿，尿量尚可，且伴有皮肤瘙痒，全身乏力，口苦，夜眠差，纳食可，大便调。舌红边有齿痕，苔黄腻，脉沉细数。中医辨证：气阴两虚，兼夹湿热。拟益气养阴，清热利湿为法，予参芪地黄汤加味治疗。

处方：太子参、生地黄、山药、泽泻、酸枣仁、白蒺藜各15g，生黄芪、茯苓、丹参、金银花20g，山茱萸、牡丹皮、当归、乌梅各10g，防风5g，黄连6g，竹茹12g，桑白皮、冬瓜皮各30g。每日1剂，水煎服。

患者用药后于2013年11月18日复查血肌酐降至145μmol/L，面部已经恢复正常，但自觉脸部发热，测量体温正常。在上方基础上加用淡竹叶12g，将生石膏增至40g。

以后患者坚持中医药治疗，笔者一直予上方加减，血肌酐持续下降，至2014年10月20日就诊时已经降至正常，93.7μmol/L，血尿酸亦降至正常，383μmol/L，尿蛋白降至（+）。2015年4月复查血肌酐61μmol/L，尿蛋白弱阳性。取得了较好的疗效。

【点评】本例患者在气阴两虚表现的基础上水肿较重，且伴口苦，根据中医辨证为气阴两虚，兼夹湿热。故予参芪地黄汤益气养阴的基础上加桑白皮、冬瓜皮以利水消肿，加黄连、竹茹以清化湿热。

验案 12

北京某男，40岁。2011年5月，患者因下肢水肿至某医院就诊，查24小时尿蛋白定量为8g，肾功能正常。并行肾穿刺，其结果为膜性肾病Ⅰ～Ⅱ期。先后予激素、环磷酰胺、他克莫司治疗均无效，24小时尿蛋白定量升至10g，血肌酐升至183μmol/L。

2014年10月，患者为寻求中医药治疗至我处首诊。当时外院查24小时蛋白定量 10.5g, 血肌酐 183μmol/L, 血浆白蛋白 34g/L, 血红蛋白 129g/L, 血尿酸 448μmol/L。症见：颜面水肿，腰膝酸软，神疲乏力，口干，二便尚可，纳眠可。舌红，苔水滑，脉沉濡无力。中医辨证：脾肾气阴两虚，兼夹湿热。拟益气养阴，清热利湿，方以参芪地黄汤加减。

处方：太子参、生黄芪、生地黄、山药、泽泻、桑白皮各 15g, 山茱萸、牡丹皮、当归各 10g, 茯苓、丹参、续断各 20g, 白芍 12g, 生石膏、冬瓜皮各 30g。每日 1 剂，水煎服。

服药 2 周后，患者颜面水肿及口干明显好转（每日尿量 1900mL）。复查 24 小时蛋白定量 6.17g, 血肌酐 178μmol/L, 血浆白蛋白 38g/L, 血红蛋白 137g/L, 血尿酸 356μmol/L。鉴于口干及水肿明显好转，笔者在上方基础上去山药、生石膏、冬瓜皮。患者诉大便偏溏，时有带血，遂加用炒白术 12g, 生地榆 15g 以健脾止血。并加芡实 20g 以增补肾摄精之力；根据膜性肾病的高凝特点，加红花 12g 以活血化瘀。

药后 2 周患者面部浮肿已退，复查 24 小时尿蛋白定量 3.468g, 血肌酐 140μmol/L, 血浆白蛋白 39g/L, 血红蛋白 134g/L, 血尿酸 308μmol/L。因患者诉咽痛，时有咳嗽，遂于上方加板蓝根 20g, 蒲公英、鱼腥草各 15g 以清肺解毒利咽。可喜的是随着患者肾功能的逐渐好转，尿蛋白及血尿酸也在逐渐下降，而治疗过程中一直未用相关西药。

【点评】本例患者表现为典型的气阴两虚证，兼夹水湿及肺胃之热，当以参芪地黄汤益气养阴，加冬瓜皮、桑白皮利水消肿，加生石膏清肺胃之热。后患者感冒肺胃风热加重，故加板蓝根、鱼腥草以清热。

验案 13

天津某男，31 岁。患者 2012 年体检发现蛋白尿、血尿、高血压，2014 年 6 月发现血肌酐升高，当地医院查 24 小时尿蛋白定量 4.2g, 血肌酐 146μmol/L, 予激素及来氟米特治疗，尿蛋白可下降，血肌酐无明显变化。

为寻求中医药治疗于 2015 年 4 月 22 日至我处首诊。当时已撤停激素，仅每日口服来氟米特 2 片。外院查 24 小时尿蛋白定量 0.34g, 血肌酐 152μmol/L, 血红蛋白 137g/L, 血压正常。症见：双下肢肿胀感，右膝关节痛，时有腰酸乏力，咽部不适，纳眠可，二便调。舌淡暗边有齿痕，苔薄黄，脉细数。中医辨证：气阴两虚，湿热瘀阻。以益气养阴，清热化湿活血为法，予参芪地黄汤加味。

处方：太子参、生地黄、山药、知母、秦艽各 15g，生黄芪、茯苓、生薏苡仁、续断、芡实、丹参各 20g，山茱萸、泽泻、牡丹皮、牛蒡子、当归各 10g。每日 1 剂，水煎服。并嘱患者停用来氟米特。

同年 6 月 14 日复诊时查 24 小时尿蛋白定量 0.27g，血肌酐 123μmol/L。7 月 20 日复查 24 小时尿蛋白定量 0.093g，血肌酐 120μmol/L，已无明显不适。2016 年 5 月复查血肌酐 105μmol/L，疗效满意。

【点评】本例患者表现为气阴两虚兼右膝关节痛及咽痛，苔薄黄，考虑其兼湿热痹阻及风热袭咽，故在方中加秦艽以清热祛湿，加牛蒡子以清热利咽。

验案 14

北京某男，85 岁。患者既往高血压病史 50 余年，2011 年起血肌酐逐渐升高，2014 年 3 月血肌酐升至 630μmol/L，在北京某医院行双肾动脉造影、双肾动脉腔内成形术，术后血肌酐降至 520μmol/L，2015 年 5 月血肌酐再次升至 600μmol/L 以上。

为求中医药治疗于 2015 年 6 月 3 日至我处初诊。当时外院查血肌酐 679μmol/L，血红蛋白 81g/L。症见：面色㿠白，双下肢中度可凹性水肿，尿量可、尿频、尿急、尿淋漓不尽，周身酸软乏力，头晕，口干，纳食可，眠差易醒，大便调。舌红，苔薄黄，脉沉细无力。中医辨证：气阴两虚，湿热下注。以益气养阴，清热利湿为法，予参芪地黄汤加味。

处方：太子参、茯苓、蒲公英、金银花各 20g，生地黄、山药、桑寄生、鹿角霜（先煎）、川牛膝、怀牛膝、巴戟天、车前草各 15g，山茱萸、牡丹皮、黄连各 10g，泽泻、淡竹叶、天麻、酸枣仁、当归、竹茹、佩兰各 12g，生黄芪、冬瓜皮、生薏苡仁、丹参各 30g。每日 1 剂，水煎服。并嘱患者清淡饮食。

二诊 2015 年 6 月 19 日复查血肌酐 635μmol/L，血红蛋白 83g/L。三诊 2015 年 7 月 20 日复查血肌酐 509μmol/L，血红蛋白 88g/L。期间笔者一直予上方加减化裁。患者水肿消退，面色已较前红润，余症减轻，加之看到血肌酐明显下降十分欣喜，更加坚定了中医治疗的信心。

【点评】本例患者在气阴两虚的基础上以水肿及尿频、尿急、尿不尽为主症，故以参芪地黄汤合用导赤散以清利下焦湿热，并合用利水消肿之品。

验案 15

辽宁某男，55 岁。患者 2011 年因为晕厥于当地医院查血压 180/90mmHg，血肌酐 290μmol/L，曾于当地某私立医院诊治疗效不佳，血肌酐逐渐升高。

为寻求中医药治疗遂于 2015 年 6 月 17 日至我处首诊。当时外院查血肌酐 772μmol/L，血尿酸 738μmol/L，血红蛋白 100g/L，血压 120/80mmHg，服用降压药控制血压。症见：乏力畏寒，口苦喜冷饮，大腿内侧可见散在瘀斑，纳眠可，二便调。舌淡，苔黄腻。脉沉细。中医辨证：气阴两虚，血虚湿热。以气阴双补，养血清热化湿为法，予参芪地黄汤加味。

处方：党参、茯苓各 20g，生地黄、山药、冬葵子各 15g，山茱萸、牡丹皮、当归、龙眼肉各 10g，泽泻、金银花、竹茹、天花粉各 12g，黄连 6g，三七粉（冲入）3g，炙黄芪 30g。每日 1 剂，水煎服。并嘱患者清淡饮食。

患者坚持服用上方治疗，同年 7 月 22 日二诊时查血肌酐 650μmol/L，血尿酸 740μmol/L，血红蛋白 107g/L，偶有咽痛，余无不适，原方党参 20g 易太子参 15g，炙黄芪 20g 易生黄芪 20g，益气生津而不助热，加野菊花 10g、牛蒡子、连翘各 12g 解毒利咽。

2015 年 9 月 16 日三诊，查血肌酐 560μmol/L，血尿酸 540μmol/L（一直未用降尿酸药），血红蛋白 110g/L，鉴于患者有过敏性鼻炎史，上方加辛夷 6g；又增冬葵子 15g 以通关泄浊。同年 11 月 6 日复查血肌酐 450μmol/L。指标明显下降。

【点评】本例患者乏力畏寒、舌淡，气血亏虚较重，故于参芪地黄汤基础上加当归、龙眼肉以补血，参用党参，黄芪用炙黄芪，以稍助方中温热之力。兼有口苦喜冷饮，说明中焦有湿热，故加黄连、竹茹清之。

验案 16

河南某男，33 岁。患者 2014 年 1 月体检时发现血肌酐升高，为 500μmol/L，且血压升高，为 140/90mmHg。目前服用降压药控制血压。

同年 1 月 23 日为求中医药治疗而来我处初诊。当时外院查血肌酐 579μmol/L，血红蛋白 133g/L，尿红细胞 7.5 个 /HPF，24 小时尿蛋白定量为 1.33g，B 超提示"双肾缩小"。症见：乏力腰酸，夜眠差，尿频尿急，夜尿 2 次，大便调，纳食尚可。舌质淡边有齿痕，苔薄白，脉沉弱。中医辨证：气阴两虚。拟益气养阴为法，予参芪地黄汤加味。

处方：太子参、生地黄、山药、冬葵子各 15g，天麻、炒枣仁、巴戟天、生黄芪、茯苓、炒杜仲各 20g，桑螵蛸 6g，金银花、泽泻各 12g，当归、山茱萸、牡丹皮各 10g。每日 1 剂，水煎服。并嘱患者清淡饮食。

服药 1 个月后，患者睡眠明显改善，夜尿减少，感觉良好，坚持复诊，笔者始终予上方加减。2014 年 4 月 18 日复查血肌酐 460μmol/L，2014 年 9 月 8 日血肌酐降为 340μmol/L。患者夜尿偶有一次，无明显不适。

【点评】该患者初诊时血肌酐 579μmol/L，为尿毒症前期患者，但其临床表现没有呕恶之证，呈现一派虚损的症状，故仍属虚损期，拟益气养阴法，取得了满意的效果。因此在临床上不能将血肌酐指标较高等同于关格期，还是要看是否有下关上格的症状，仍应坚持辨证论治的原则。

验案 17

北京某男，80 岁。患者 2011 年体检时发现血肌酐 107μmol/L，2015 年 1 月 16 日在外院检查血肌酐升至 330μmol/L。既往高血压 7 年余。

为寻求中医药治疗于同年 1 月 28 日来我处首诊。当时血肌酐 330μmol/L，血红蛋白 91g/L，常服降压药控制血压。症见：乏力纳差，口苦黏腻，偶有关节痛，眠可，大便调，夜尿 3~4 次。舌淡边有齿痕，苔黄腻，脉沉弱无力。中医辨证：气阴两虚，湿热内蕴。拟益气养阴，清热化湿法，予参芪地黄汤加味。

处方：太子参、生黄芪、金银花各 20g，生地黄、山药、茯苓、泽泻、威灵仙各 15g，当归、荷叶、淡竹叶、竹茹、佩兰、鸡内金各 12g，山茱萸、牡丹皮、紫苏梗各 10g，丹参 30g，黄连、桑螵蛸各 6g。每日 1 剂，水煎服。并嘱患者清淡饮食。

患者定期复诊，笔者一直予上方加减化裁。2015 年 7 月 6 日血肌酐降至 263μmol/L，血红蛋白 102g/L，诸症减轻。

【点评】本例患者在气阴两虚表现的基础上，兼有口苦黏腻，舌苔黄腻，说明兼有湿热，故予参芪地黄汤加黄连、竹茹益气养阴兼以清化湿热。

验案 18

重庆某女，45 岁。2012 年患者体检时发现血肌酐升高为 135μmol/L，尿蛋白（＋）。当地医院给予中成药治疗，未见好转。既往高血压病史，口服降压药控制尚可。

为寻求中医药治疗于 2014 年 8 月来我处首诊。当时仍服雷公藤多苷片，外院查血肌酐 202μmol/L，尿酸 429μmol/L，24 小时尿蛋白定量 0.46g。症见：双下肢轻度可凹性水肿，乏力怕热，口干、口苦、口黏，纳差，夜眠可，大便调，夜尿 2 次。舌质红边有齿痕，苔黄腻，脉沉细数无力。中医辨证：脾肾气阴两虚，湿热内蕴。以益气养阴，清热化湿为法，方予参芪地黄汤加味。

处方：太子参、生地黄、山药、蒲公英各 15g，生黄芪、茯苓、丹参各 20g，牡丹皮、泽泻、山茱萸、黄连、紫苏梗、砂仁、当归、麦冬各 10g；竹茹、淡竹叶、佩兰各 12g，冬瓜皮、生石膏各 30g，西洋参片（另煎兑入）3g。每日 1 剂，水煎服。建议停用雷公藤多苷片，并嘱清淡饮食。

患者服药半个月后，双下肢水肿完全消退，余症亦明显减轻。1 个月后，血肌酐降至 150μmol/L，之后血肌酐一直平稳。2015 年 5 月 26 日查血肌酐 135μmol/L，患者已无不适。

【点评】本例患者除气阴两虚表现外，兼有水湿内停。湿邪上干于脾胃，则脾失运化，胃失和降，表现为纳差；湿邪蕴久化热，变生湿热，故有眠差，口苦，口黏，舌苔黄腻等表现。由于脾胃损伤不甚，湿热不重，未出现恶心呕吐等关格期表现。治疗以参芪地黄汤加黄连、竹茹清化湿热，加紫苏梗、砂仁调理脾胃，加冬瓜皮利水，加生石膏清胃火。

验案 19

宁夏某女，50 岁。患者 2015 年 1 月体检发现血肌酐 432μmol/L，之后逐渐升高，血肌酐最高可达 570μmol/L，当地医院诊断为慢性肾衰竭，建议透析治疗。

患者不愿透析，于同年 5 月 25 日寻求中医药诊治至我处初诊。当时外院查血肌酐 540μmol/L，血红蛋白 75g/L，肾脏 B 超示：双肾萎缩，皮质回声增强。症见：乏力畏寒，腰部酸痛，手心热，胃寒、口干口苦，晨起恶心呕吐，纳食可，夜眠安，大便偏干，尿频。舌淡，苔薄黄，脉沉弱。中医辨证：气阴两虚，湿热中阻。拟益气养阴，清热化湿法，予参芪地黄汤加味。

处方：黄连 6g，山茱萸、牡丹皮各 10g，当归、泽泻、竹茹、淡竹叶、巴戟天、金银花、佩兰各 12g，生地黄、山药各 15g，太子参、茯苓各 20g，生黄芪、丹参、火麻仁各 30g，阿胶 6g 烊化。每日 1 剂，水煎服。并嘱患者清淡饮食。

用药 1 个月后复查，血肌酐降至 447μmol/L。腰酸痛缓解，手心热好转，患者继续治疗，患者诉口干咽痛，结合其糖尿病病史，笔者在原方基础上加用生石膏 30g 以清肺胃之热，同时加板蓝根 15g、玄参 20g 以养阴利咽。

患者数月来坚持中医药治疗，我一直以本方加减化裁。2015 年 7 月 30 日复查血肌酐 398μmol/L，血红蛋白 91g/L。同年 8 月 20 日复查血肌酐 372μmol/L，血红蛋白 96g/L。9 月 10 日复查血肌酐 316μmol/L，血红蛋白 103g/L。

【点评】患者在气阴两虚表现的基础上兼口干口苦、恶心呕吐不甚、舌苔薄黄，考虑兼有湿热；而患者血红蛋白较低，提示血虚较甚。故在参芪地黄汤的基础上加黄连、竹茹等清湿热之药，并加阿胶以养血。

验案 20

北京某女，42 岁。患者 2013 年初体检时查血肌酐 100μmol/L，血红蛋白 85g/L，在外院诊断为慢性间质性肾损害，肾性贫血。2015 年 2 月血肌酐升高为 165μmol/L，尿检阴性，予醋酸泼尼松 30mg/d 治疗无效，血肌酐逐渐升高。

2015 年 7 月 22 日为求中医药治疗至我处首诊。当时口服醋酸泼尼松

25mg/d，外院查血肌酐 268μmol/L，尿酸 418μmol/L，甘油三酯 2.68mmol/L，总胆固醇 6.26mmol/L，血红蛋白 94g/L。症见：双下肢轻度可凹性水肿，乏力，时有恶心，纳食不馨，眠可，大便干，2~3 日 1 行，小便调。舌淡边有齿痕，苔黄腻，脉沉弱。中医辨证：气阴两虚，兼夹湿热。拟益气养阴，清热化湿法，予参芪地黄汤加味。

处方：生黄芪、茯苓各 20g，生地黄、山茱萸、牡丹皮、泽泻、紫苏梗各 10g，火麻仁、冬瓜皮各 30g，当归、竹茹各 12g，制大黄、黄连各 6g，山药 15g。每日 1 剂，水煎服。并嘱患者清淡饮食及撤减激素。

患者复诊时笔者一直予本方加减化裁治疗。同年 8 月 22 日查血肌酐 194μmol/L，血尿酸 349μmol/L。9 月 21 日查血肌酐 170μmol/L，血尿酸 345μmol/L，血红蛋白 114μmol/L，总胆固醇、甘油三酯已恢复正常，患者醋酸泼尼松已减至 5mg/d。

【点评】本例患者在气阴两虚的基础上兼时有恶心、舌苔黄腻，说明兼有湿热内蕴，故加黄连、竹茹清热化湿，患者大便偏干，不利于浊毒从肠道排出，故加制大黄、麻子仁润肠通便。

验案 21

山西某男，27 岁。患者 2007 年发现高血压，血压最高达 160/100mmHg，未用降压药，2015 年 2 月因乏力于当地医院查血肌酐 500μmol/L，诊断为慢性肾衰竭、高血压性肾损害，西医治疗效果不明显。同年 4 月 27 日为求中医药治疗至我处求诊，当时外院查血肌酐 550μmol/L，血红蛋白 98g/L，24 小时尿蛋白定量 0.52g，血压 130/80mmHg，服用降压药控制。症见：乏力，面色㿠白，偶有恶心，纳眠可，大便偏干，日一次，小便调。舌淡暗，苔白腻，脉沉弱。中医辨证：气、阴、血俱虚，兼夹湿热。拟益气补血滋阴，清化湿热法，予参芪地黄汤加味。

处方：太子参、生地黄、山药、泽泻各 15g，生黄芪、茯苓、芡实、川牛膝、怀牛膝各 20g，山茱萸、龙眼肉、牡丹皮各 10g，黄连 5g，竹茹、金银花、灵芝、当归、佩兰各 12g，丹参、火麻仁各 30g，每日 1 剂，水煎服。并嘱患者清淡饮食。

患者坚持中医药治疗，笔者一直予上方加减化裁。同年 5 月 26 日复查血肌酐 280μmol/L，6 月 27 日查血肌酐 230μmol/L，血红蛋白 125g/L，2015 年 9 月 20 日复查血肌酐 228μmol/L，患者已无不适。

【点评】本例患者气阴两虚兼有湿热，故伴见恶心。其面色㿠白，为血虚；舌质暗，病久生瘀。故在参芪地黄汤加黄连、竹茹化湿清热，加龙眼肉养血，加牛膝、丹参活血化瘀。

验案 22

河北某女，44 岁。患者 2015 年 8 月感冒后出现乏力、纳差，检查发现血肌酐升高（426μmol/L），遂于当地医院住院，血肌酐降至 330μmol/L。

同年 9 月 23 日为求中医药治疗至我处首诊。外院查血肌酐 331μmol/L，血红蛋白 78g/L，24 小时尿蛋白定量 1.488g。症见：乏力腰酸，畏寒，易咽痛感冒，口淡无味，四肢关节时有疼痛，纳眠可，大便调，尿急。舌淡，苔黄腻，脉沉细数无力。中医辨证：气血阴阳俱虚，兼夹湿热。拟益气补血，养阴温阳，清热解毒利湿法，予参芪地黄汤加味。

处方：党参、生地黄、巴戟天、秦艽、茯苓、蒲公英各 15g，炙黄芪、板蓝根各 20g，山药、泽泻、当归、野菊花、竹叶各 12g，山茱萸、牡丹皮、龙眼肉各 10g，肉桂 5g。每日 1 剂，水煎服。并嘱患者清淡饮食。

同年 10 月 24 日复诊，查血肌酐降为 241μmol/L，患者诸症减轻，唯觉咽喉不利，舌红，苔黄，脉细数。原方去肉桂，加连翘 12g，以清热散结利咽。

【点评】本例患者畏寒乏力、舌淡、脉沉细无力，为气血阴阳俱虚的表现，故在参芪地黄汤中，参用党参，黄芪用炙黄芪，并加肉桂以加强在益气养阴的基础上加强温阳之力，并加龙眼肉以养血。其关节痛、尿急，表明其体内有湿热，以秦艽祛关节湿热，以竹叶清利下焦湿热。易咽痛说明其上焦热毒壅盛，加野菊花、板蓝根清热解毒利咽。

验案 23

东北某女，38 岁。患者 1987 年感冒后出现咽痛、肉眼血尿，于当地医院检查发现蛋白尿。1994 年肾穿刺结果为 IgA 肾病（肾小球球性硬化及局灶节段硬化），予醋酸泼尼松 20mg/d 治疗后血尿、蛋白尿消失，自行停药后未再复查。2001 年再次出现肉眼血尿，查 24 小时尿蛋白定量 2.06g。予醋酸泼尼松 50mg/d 口服，效果不佳而逐渐撤停。2009 年 6 月检查发现血肌酐升高。

2009年6月17日为求中医药治疗而至我处初诊。查尿液分析：红细胞3~5个/HPF，24小时尿蛋白定量1.8g，血肌酐167μmol/L。症见：面色少华，腰酸乏力，纳眠可，二便调。舌淡，苔薄白，脉沉弱。中医辨证：气阴两虚。以益气养阴为法，予参芪地黄汤加味。

处方：太子参、生黄芪、生地黄、山药、冬葵子各15g，续断、菟丝子、杜仲、茯苓各20g，牡丹皮、泽泻各12g，金银花30g，山茱萸10g，紫河车5g。每日1剂，水煎服。

同年7月1日二诊，患者诉乏力，纳欠佳，舌脉同前，查尿液分析：红细胞3~5个/HPF，血肌酐133μmol/L，予前方加生黄芪至20g，太子参至20g，鸡内金20g。

同年8月19日三诊，患者诉乏力腰酸明显，头晕、目干涩、月经周期提前，舌暗红，苔薄黄，脉细。查血肌酐125μmol/L，予前方加生黄芪至30g、当归尾12g以益气养血活血，杭菊花12g、天麻15g以祛风平肝明目，鹿角胶10g补精血、壮腰膝。

处方：太子参、茯苓、续断、菟丝子、杜仲、鸡内金各20g，金银花、生黄芪各30g，生地黄、山药、冬葵子、天麻各15g，牡丹皮、泽泻、当归尾、杭菊花12g，鹿角胶（烊化）、山茱萸各10g，紫河车5g。每日1剂，水煎服。

2009年12月23日四诊，患者诉目睛干涩，查尿常规：红细胞阴性，尿蛋白（++），血肌酐107μmol/L，予前方调整山茱萸剂量至12g，加黄芩12g，谷精草15g。

【点评】本例患者初诊时除气阴两虚表现外主症为面色少华，为肾精不足，故在参芪地黄汤的基础上加紫河车滋养肾精。三诊时患者头晕、眼干涩、月经周期提前，为肝肾阴虚，肝阳偏亢，虚火内炽，故先加杭菊花、天麻祛风平肝，再加黄芩清肝火，谷精草明目。

验案24

河南某女，61岁。2001年因双下肢水肿、腰痛，于当地医院检查发现尿蛋白（++++），24小时尿蛋白定量最多8g。患者拒绝肾穿刺及使用激素，于当地服用中成药治疗，水肿消退，但尿蛋白未下降。2010年检查发现血肌酐100μmol/L，之后逐渐升高，2015年8月升至470μmol/L。既往2型糖尿病8年余，目前使用胰岛素控制。高血压3年余，目前服降压药控制。

为求中医药治疗遂于2015年10月4日至我处初诊。当时外院查血肌酐470μmol/L。症见：眼睑及双下肢重度可凹性水肿，尿量600mL/d，尿频。乏力，时有胸闷憋气，纳眠可，大便调。舌淡暗，苔薄黄水滑，脉沉涩弱。中医辨证：气阴两虚，湿热瘀阻。拟益气养阴，清热活血利湿法，予参芪地黄汤加减。

处方：天麻、赤芍、冬葵子、生地黄、泽泻、山药15g，党参、杜仲、川牛膝、怀牛膝各20g，黄连10g，当归、薤白、金银花各12g，生黄芪、丹参、车前子（包煎）、冬瓜皮各30g。每日1剂，水煎服。并嘱患者清淡饮食。

2015年11月1日复诊，查血肌酐355μmol/L，患者水肿减轻，诸症缓解。

【点评】本例患者在气阴两虚表现基础上以水湿为重。湿邪有化热之象，故见苔薄黄；久病多瘀，闭遏胸阳，可见胸闷憋气，舌暗。治疗以参芪地黄汤加冬瓜皮、车前子以利水，加黄连清热，加丹参、牛膝以活血。

验案25

北京某男，57岁。患者2型糖尿病20余年，2012年起血压升高，2013年因发现双下肢水肿至当地医院查血肌酐升高至600μmol/L，当地医院建议其行动静脉内瘘成形术，准备透析，患者拒绝，用西药治疗效果不佳。既往有冠心病、陈旧性心肌梗死病史。

2015年3月25日患者为求中医药治疗至我处初诊。查血肌酐612μmol/L，血红蛋白96.5g/L。症见：面色萎黄，乏力口干，偶有腰酸。双下肢轻度可凹性水肿，尿量可，尿淋漓不尽。时有胸闷憋气，食欲佳，眠可，大便调。舌淡暗，苔薄黄腻，脉沉细弱。中医辨证：气阴两虚，兼夹湿热瘀阻。以益气养阴，清热利湿化瘀为法，予经验方参芪地黄汤加味。

处方：太子参、生地黄、山药、赤芍、冬葵子各15g，山茱萸、牡丹皮、黄连各10g，泽泻、竹茹、当归尾、薤白、枳壳各12g，生石膏、丹参、冬瓜皮各30g，生黄芪40g，茯苓各20g。每日1剂，水煎服。并嘱患者清淡饮食，低糖低盐饮食。

用药1个月后，2015年4月24日复查血肌酐479μmol/L，血红蛋白113g/L，水肿消退，面色较前红润，诸症减轻。患者坚持复诊，同年8月12日复查血肌酐440μmol/L，病情稳定。

【点评】本例患者为糖尿病肾病5期的重症患者，虽然血肌酐为612μmol/L，但没有关格的症状，临床表现以气阴两虚证为主，兼有水湿及胸痹，故仍属虚损期患者。因而以参芪地黄汤加味。一般有糖尿病基础疾病的患者，我常用黄连10~12g，生石膏30g。薤白、赤芍、枳壳、丹参是为胸痹而设。《伤寒论》中多次提到，"胸闷者去芍药"，指的是白芍酸敛，不宜于胸痹证。因而我在临床上，凡遇胸闷憋气者，用赤芍而不用白芍。薤白、枳壳、全瓜蒌、丹参为常用之品。

验案 26

河北某男，56岁。患者2型糖尿病病史15年，2011年检查发现血肌酐224μmol/L，并出现糖尿病性视网膜病变未重视。既往有高血压病史，血压控制尚可。

2014年4月初患者为求中医药治疗至我处初诊。查血肌酐411μmol/L，24小时尿蛋白定量4.5g，血浆白蛋白24.1g/L，血红蛋白115g/L。症见：乏力明显伴双下肢水肿，尿量少，尿频急，尿分叉，夜尿4~5次，口干口苦，食欲佳，眠安，大便调。舌淡，苔薄黄腻，脉细数无力。中医辨证：气阴两虚，兼夹湿热。拟益气养阴，清热利湿为法。予参芪地黄汤加味。

处方：太子参、生地黄、山药、泽泻、蒲公英各15g，生黄芪、茯苓、丹参、金银花各20g，山茱萸、竹茹、当归、王不留行各12g，牡丹皮、黄连各10g，生石膏、冬瓜皮各30g。每日1剂，水煎服。

配合经验食疗方黄芪鲤鱼汤：生黄芪、生薏苡仁、芡实20g，赤小豆、冬瓜皮各30g，砂仁6g，当归、金银花、黄精各10g，上述药物用纱布包好，选活鲤鱼或活鲫鱼250g，加葱姜少许同煎，不入盐，文火炖30分钟后，弃去药包，吃鱼喝汤，每周一次。并嘱患者低盐低糖清淡饮食。

药后同年4月21日复查血肌酐240μmol/L，血浆白蛋白30.6g/L。5月12日复查血肌酐222μmol/L，血红蛋白119g/L，血浆白蛋白30.6g/L，尿蛋白（+++），24小时尿蛋白定量1.5g。诉双下肢水肿消退，乏力减轻，夜尿每晚2次，大便每日2次。原方生黄芪加量至30g增强补气作用，并加冬葵子15g利水通淋，黄连减至6g以防苦寒败胃。2014年12月7日复查24小时尿蛋白定量0.8g。

【点评】本例患者虽然为糖尿病肾病5期的患者，但伴有肾病综合征的表现。因而用经验食疗方黄芪鲤鱼汤益气利水消肿。由于血肌酐升高，因而黄芪鲤鱼汤每周1次。同时患者有尿频、尿急的下焦湿热表现，选蒲公英、王不留行清利下焦湿热。经标本兼顾治疗后，水肿消退，白蛋白上升，尿蛋白下降，血肌酐亦得以改善。对于临床上糖尿病肾病后期伴有肾病型水肿的患者，笔者常配用上述经验食疗方每周1剂，药后常取得利尿消肿的明显疗效，一般不用利尿西药。

验案27

北京某女，46岁。2009年体检发现血肌酐359μmol/L，2010年起在我门诊服用中药，一直以参芪地黄汤加减治疗，病情稳定，血肌酐波动在190~260μmol/L之间。

2014年12月17日感冒后，来我处初诊，症见：身微热，咽痒咳嗽，有少量黏痰，不易咯出，大便偏干诸症。舌红，苔薄黄，脉浮滑数。中医辨证：风热犯肺。拟疏散风热兼以化痰降气止咳为法，予辛凉轻剂桑菊饮加减。

处方：桑叶、杏仁、薄荷后下、黄芩、金银花各10g，菊花、桔梗、象贝母、紫苏子各12g，连翘、瓜蒌皮各15g，芦根、麦冬各30g，生甘草6g。每日1剂，水煎服。

一周后患者咳嗽等症消失，之后继续以气阴双补法扶正固本治疗。

【点评】本例患者属虚损期，一直予参芪地黄汤治疗。但其突然为外邪所袭，发为表证。故此时当急则治标，兼于患者以身微热、咳嗽为主症，结合舌脉，辨证为风热袭表，予桑菊饮清宣肺热。

验案 28

北京某女，72 岁。患者 2002 年体检时发现双肾缩小，在外院查血肌酐 341μmol/L，空腹血糖 7.1~10.8mmol/L，血红蛋白 95g/L，年轻时常服龙胆泻肝丸，高血糖、高血压已 10 余年。已服用降压及降糖药，近年来血肌酐逐渐升高。

2016 年 3 月 10 日复查：血肌酐 568μmol/L，尿酸 458μmol/L，空腹血糖 7.5mmol/L，糖化血红蛋白 6.7%，血红蛋白 98g/L。为求中医药治疗于 2016 年 3 月 21 日来我处初诊，症见：乏力腰酸痛，偶有头晕，失眠，纳可，夜尿 3~4 次，大便调。舌淡略胖，苔薄白，脉沉弱。中医辨证：气阴两虚。以益气滋肾为法，予参芪地黄汤化裁治疗。

处方：生黄芪、茯苓、金银花、丹参、酸枣仁各 20g，太子参、生地黄、山药各 15g，牡丹皮、山茱萸、当归各 10g，泽泻、补骨脂、天麻、紫苏梗各 12g，桑螵蛸 6g。每日 1 剂，水煎服。

患者 2016 年 4 月 6 日复诊，乏力腰酸痛明显减轻，睡眠较前改善，夜尿减少为 2 次，大便偏干。处方略做调整，上方减生黄芪为 15g，加熟大黄 5g，黄芩 15g，阿胶 10g（烊入）。同年 4 月 18 日复查：血肌酐 473μmol/L，尿酸 434μmol/L，血红蛋白 101g/L。目前仍在继续治疗中。

【点评】该患者就诊时处于尿毒症前期，病情较重。虽然血肌酐指标较高，但临床表现结合舌脉辨证为气阴两虚，仍处于关格病虚损期阶段，以益气滋肾固本为法，予参芪地黄汤化裁治疗。血肌酐由 568μmol/L 降至 473μmol/L，取得了明显的效果。

验案 29

广东某男，54 岁。患者 1995 年发现尿路结石，1999 年行双侧输尿管切开术，术后出现输尿管粘连，并且血肌酐逐渐升高。2015 年 7 月 22 日查血肌酐 460μmol/L，血红蛋白 116g/L，尿蛋白（+），尿红细胞（－）。肾脏 B 超示：左肾萎缩 7.3cm×8.8cm，右肾增大 14.2cm×5.3cm，双侧输尿管上端扩张并双肾积液。

2015 年 7 月 29 日为求中医药治疗来我处初诊，症见：乏力伴左侧腰痛，声音嘶哑，口干，咽痛，咳嗽，平素易感冒，纳眠可，偶有尿分叉，大便时溏，次数多。舌尖红，苔薄黄，脉浮数无力。中医辨证：气阴两虚，兼夹风热。以益气滋肾，兼以疏散风热为法，予参芪地黄汤化裁治疗。

处方：生黄芪30g，太子参、生地黄、黄芩、蒲公英、冬葵子、北沙参、王不留行各15g，炒白术、山茱萸、牡丹皮、木蝴蝶、龙眼肉各10g，连翘、泽泻、金银花、板蓝根、当归各12g，茯苓、巴戟天各20g，防风5g。每日1剂，水煎服。

患者服用上方1周后，已无咽痛、咳嗽、声音嘶哑等风热表证。其后坚持2个月来门诊复诊一次，笔者均以上方加减化裁治疗，2015年8月13日查血肌酐393μmol/L，2015年11月6日血肌酐251μmol/L，2016年1月20日血肌酐294μmol/L。患者无明显不适，平素不易感冒。

【点评】患者就诊时血肌酐460μmol/L，处于慢性肾衰竭中后期阶段，中医临床分期属关格病虚损期，首诊时因兼夹风热，故中医辨证为气阴两虚，兼夹风热，治疗以益气滋肾，兼以疏风清热，正邪兼顾为法。患者坚持中医药治疗，用药半年后，血肌酐指标明显降低，由460μmol/L下降至294μmol/L，取得了明显的效果。

验案30

河南某男，37岁。患者20多年前有急性肾衰竭病史。2015年8月因双下肢抽筋，至当地医院检查发现血肌酐升高为330μmol/L，24小时尿蛋白定量6.28g，血浆白蛋白24g/L，当地医院肾穿刺结果为局灶增生硬化性IgA肾病伴亚急性肾小管间质疾病，曾使用激素治疗，因疗效不显著而停用。

2016年5月血肌酐升至500μmol/L。为求中医药治疗于2016年7月13日至我处初诊。当时外院查血肌酐548μmol/L，血红蛋白118g/L，24小时尿蛋白定量2.85g，服用降压药控制血压。症见：乏力腰酸明显，面色萎黄，夜尿多，纳眠可，大便可。舌淡，苔薄黄，脉细弱。中医辨证：脾肾气阴两虚。拟益气养阴法，予参芪地黄汤加味。

处方：西洋参（另煎兑入）5g，巴戟天、山药、泽泻、生地黄、丹参各15g，桑螵蛸、山茱萸、牡丹皮、茯苓、生黄芪各20g，黄连6g，竹茹、当归各 12g。每日 1 剂，水煎服。并嘱患者清淡饮食。

药后 1 个月诸症明显减轻，8 月 12 日复查血肌酐降为 434μmol/L，随访至今病情稳定。

【点评】本例慢性肾衰竭患者，肾穿结果为局灶增生硬化性 IgA 肾病伴亚急性肾小管间质疾病。中医证候为脾肾气阴两虚证，拟益气养阴法治疗。取得了良好效果。

验案 31

陕西某女，27 岁。患者 2016 年 6 月因恶心呕吐于当地医院检查发现血肌酐 400μmol/L，西医治疗无效。

同年 7 月 30 日患者为求中医药诊治至我处初诊。当时血肌酐 435.9μmol/L，血红蛋白 100g/L。症见：神疲乏力，咽干口黏，纳眠可，二便调，月经量少。舌淡暗，苔稍黄腻。脉沉细弱。中医辨证：气阴两虚，兼夹瘀热。拟益气养阴、活血清热法，予经验方加味参芪地黄汤化裁。

处方：太子参、生地黄、山药、冬葵子、板蓝根各 15g，生黄芪、丹参、茯苓各 20g，牡丹皮、泽泻、佩兰各 10g，黄连 5g，竹茹、当归尾各 12g，益母草 30g。水煎服日 1 剂。并嘱患者淡素饮食。

同年 9 月 19 日复诊，血肌酐降为 344μmol/L，血红蛋白 108g/L。患者诉上述症状均明显减轻，鉴于患者出现咽痛、时有纳差恶心及右侧胁肋痛之症。上方去黄连、佩兰。生地黄减至 12g，板蓝根增为 20g。加白芍 15g，郁金、牛蒡子、连翘各 10g，紫苏梗 12g，姜半夏 5g。

同年 12 月 8 日血肌酐为 260μmol/L，血红蛋白 110g/L。患者一般情况尚好。

【点评】本例患者初诊时血肌酐为 435.9μmol/L，因为其临床表现没有呕恶的症状，故属于关格病虚损期的范畴。根据中医辨证为气阴两虚，兼夹瘀热。予经验方加味参芪地黄汤化裁，仅 1 个半月血肌酐即降为 344μmol/L，之后血肌酐又续降为 260μmol/L，取效甚捷。

验案 32

黑龙江某男，47 岁。患者 2010 年体检发现尿蛋白（++）未重视。2013 年发现血肌酐升高及高血压。

患者为求中医药治疗于 2013 年 12 月 7 日至我处首诊。当时血肌酐256μmol/L，血红蛋白115g/L，尿蛋白（++），服用降压药控制血压。症见：乏力易感冒咽痛，心烦不寐，皮疹瘙痒，小便调，大便偏干。舌淡红，苔薄黄，脉沉弱。中医辨证：气阴两虚，湿热内蕴。拟益气养阴，清热化湿、利咽解毒法，予经验方加味参芪地黄汤化裁。

处方：太子参、生地黄、泽泻、冬葵子、白蒺藜、黄芩各 15g，生黄芪、金银花、牡丹皮、茯苓、酸枣仁、芡实、板蓝根各 20g，山茱萸、乌梅、地龙、连翘各 10g，火麻仁、白芍各 30g，竹茹、栀子各 12g，黄连、桑螵蛸各 3g，防风 6g。水煎服，日一剂。并嘱患者淡素饮食。

患者坚持中医药治疗，笔者均予上方化裁。2016 年 7 月 23 日复查血肌酐 171.2μmol/L，尿蛋白（-）。随访至今病情稳定。

【点评】本例为慢性肾衰竭虚损期的患者。鉴于其病机为气阴两虚兼夹湿热，予参芪地黄汤益气养阴，加用黄连、竹茹以清热化湿，板蓝根、金银花、连翘以解毒利咽，并随症加减化裁，取得了一定的疗效。

验案 33

河南某女，36 岁，患者 2018 年 2 月因血压高，在当地检查发现血肌酐 400μmol/L，血红蛋白 85g/L，诊断为慢性肾衰竭、肾性贫血、肾性高血压，当地治疗无效。

2018 年 3 月 2 日为求中医药至我处首诊。当时血肌酐 424μmol/L，血红蛋白 85g/L。用降压药控制血压。症见：面色萎黄，乏力腰酸，口苦口黏，心悸，纳眠可，大便调。舌淡，苔黄腻，脉沉细数无力。中医辨证：气阴两虚，兼夹湿热。拟益气养阴，清热化湿法，予经验方加味参芪地黄汤化裁。

处方：西洋参（另煎兑入）5g，生黄芪 30g，生地黄、山药、茯苓、冬葵子、巴戟天、杜仲各 15g，山茱萸、麦冬、五味子各 10g，当归、竹茹、苦参、川牛膝、怀牛膝各 12g，牡丹皮 20g，黄连 6g。每日 1 剂，水煎服。并嘱患者淡素饮食。

同年 4 月 2 日复查血肌酐 354μmol/L，血红蛋白 114g/L。6 月 9 日复查血肌酐 297μmol/L，8 月 11 日复查血肌酐 261μmol/L。随访至今病情稳定。

【点评】该患者为慢性肾衰中期患者，首诊时出现一派虚证表现，故中医诊断为慢性肾衰虚损期。拟经验方加味参芪地黄汤化裁，取得了较好疗效。西洋参为甘寒之补气药，因而补而不燥且有养阴作用，笔者运用剂量一般为5至15g，须另煎兑入。

验案 34

内蒙古某男，28 岁，患者 2018 年 2 月体检发现血肌酐 500μmol/L，当地医院治疗无效。

同年 3 月 23 日为求中医院治疗至我处首诊。当时血肌酐 508μmol/L，血红蛋白 115g/L。用降压药控制血压。症见：乏力腰酸，胸闷咳嗽，双下肢轻度水肿，时有四肢关节痛，纳眠可，二便调。舌淡暗，苔薄黄腻，脉细数弱。中医辨证：气阴两虚，湿热瘀阻。拟益气养阴，清热利湿活血为法，予经验方加味参芪地黄汤化裁。

处方：太子参、黄连、金银花、薤白各 10g，生黄芪、茯苓、杜仲各 20g，生地黄、山药、冬葵子、威灵仙、赤芍、川牛膝、怀牛膝各 15g，牡丹皮、竹茹、黄芩各 12g，冬瓜皮、生石膏各 30g，山茱萸、五味子各 6g。每日 1 剂，水煎服。并嘱患者淡素饮食。

同年 4 月 20 日复查血肌酐 474μmol/L，5 月 21 日复查血肌酐 357μmol/L。患者坚持中医药治疗，随访至今病情稳定。

【点评】该患者虽然血肌酐 508μmol/L，但首诊时以腰酸乏力，胸闷咳嗽为主要表现，故中医诊断为关格病虚损期。拟经验方加味参芪地黄汤化裁，在益气养阴的基础上，兼以清热利湿活血，取得了显著疗效。

验案 35

唐山某男，29 岁。患者 2016 年 12 月因血压升高、尿检异常及血肌酐升高，在当地医院肾穿刺结果为 IgA 肾病。予醋酸泼尼松 50mg/d 及降压药治疗，虽然血压得以控制，但血肌酐逐渐升高而停用激素。

2018 年 1 月 27 日患者为求中医药治疗至我处首诊。当时查血肌酐 222μmol/L，血红蛋白正常。症见：乏力腰酸，眠差多梦，头晕口苦，时有咳嗽。舌淡，苔薄黄腻，脉数无力。中医辨证：气阴两虚，兼夹湿热。拟益气养阴，清热化湿法，予经验方加味参芪地黄汤化裁。

处方：生黄芪 30g，太子参、生地黄、茯苓、冬葵子、金银花、竹茹、天麻、续断、川牛膝、怀牛膝各 12g，黄连、黄芩、山茱萸、山药、牡丹皮各 10g，杜仲、芡实各 20g，夜交藤、巴戟天、丹参各 15g。并嘱患者淡素饮食。

患者坚持中医药治疗，笔者一直予上方加减化裁。同年 2 月 26 日复查血肌酐 181μmol/L，3 月 26 日复查血肌酐 178μmol/L，4 月 25 日复查血肌酐 133μmol/L。上述诸症均明显减轻。随访至今病情稳定。

【点评】该患者因 IgA 肾病发展到肾衰中期，经运用经验方加味参芪地黄汤化裁，在 3 个月内血肌酐由 222μmol/L 下降至 133μmol/L，短期内取得了较好疗效。

验案 36

贵州某男，42 岁。患者 2018 年 3 月体检发现血肌酐升高为 300μmol/L，在当地治疗疗效不佳。

2018 年 6 月 10 日患者为求中医药治疗至我处首诊。当时查血肌酐 350μmol/L，血红蛋白 100g/L，尿蛋白（+++）（未做 24 小时尿蛋白定量）。服用降压药控制血压。症见：乏力伴双下肢轻度水肿但尿量可，时有皮肤紫斑伴瘙痒，怕热口干，纳眠及大便尚可。舌红，苔黄腻，脉细数无力。中医辨证：气阴两虚，湿热内蕴。拟益气养阴，清热化湿法，予经验方加味参芪地黄汤化裁。

处方：太子参、生地黄、山药、黄芩、冬葵子各 12g，生黄芪、芡实各 20g，茯苓 15g，桑螵蛸、金银花、乌梅各 10g，冬瓜皮、生石膏各 30g，防风、紫草各 5g，黄连 3g。每日 1 剂，水煎服。并嘱患者淡素饮食。

药后患者诸症均明显减轻。同年 7 月 12 日复查血肌酐 290μmol/L，8 月 11 日复查血肌酐 198μmol/L。随访至今病情稳定。

【点评】该患者初诊时处于慢性肾衰中期，以气阴双补兼以清热化湿法取得了一定的疗效。方中生石膏一能清胃化斑，二能清热生津止渴。

验案 37

山西某男，18 岁。患者 2012 年 4 月体检发现蛋白尿（+），2017 年 5 月发现血压升高，查血肌酐 269μmol/L。在当地治疗无效。

2018年8月12日患者为求中医药治疗至我处首诊。当时血肌酐295μmol/L，血红蛋白130g/L，24小时尿蛋白定量0.9g。肾脏B超：马蹄肾可能，左肾体积偏小。症见：乏力腰酸，偶有下肢关节痛，纳眠及二便尚可。舌淡，苔黄腻，脉沉细弱。中医辨证：气阴两虚，兼夹湿热。以益气养阴，兼以清化湿热为法。予经验方加味参芪地黄汤化裁。

处方：太子参、丹参、金银花、生地黄、山药各12g，生黄芪、芡实各20g，冬葵子、竹茹各10g，桑螵蛸、黄连各5g，杜仲、菟丝子、威灵仙各15g。每日1剂，水煎服。并嘱患者淡素饮食。

药后1个月，同年9月15日复查血肌酐236μmol/L，24小时尿蛋白定量0.24g。2019年2月14日血肌酐192μmol/L。患者一般情况较好，随访至今病情稳定。

【点评】该青年男性患者初诊时处于慢性肾衰中期，以益气养阴，兼以清化湿热为法，取得了一定的疗效。

验案38

辽宁某男，68岁。患者2018年6月体检发现血肌酐350μmol/L，在当地治疗，效不显。

2018年7月7日患者为求中医药治疗至我处首诊。当时查血肌酐402μmol/L，尿蛋白（++），血红蛋白101g/L，服用降压药控制血压。症见：乏力腰酸，双下肢轻度水肿，尿量尚可，尿频，纳眠及大便尚调。舌淡，苔薄黄腻，脉沉弱。中医辨证：气阴两虚，兼夹湿热。拟益气养阴，清热利湿法，予经验方加味参芪地黄汤化裁。

处方：太子参、生黄芪、金银花、冬葵子、怀牛膝、车前草各12g，生地黄、蒲公英、丹参各15g，山茱萸、竹茹、佩兰各10g，茯苓、冬瓜皮、薏苡仁各30g，黄连5g，芡实20g。每日1剂，水煎服。并嘱患者淡素饮食。

药后2个月，水肿已消退，诸症均减轻，同年8月31日复查血肌酐311μmol/L。同年12月5日，血肌酐292μmol/L。

【点评】该患者首诊时为中重度慢性肾衰患者，并伴有尿频尿急及轻度水肿，拟益气养阴，兼以清热利湿为法。取得了一定的效果。

验案 39

江西某男，44 岁。患者 1997 年因双下肢水肿，在当地检查发现蛋白尿，肾穿刺结果为"不排除 IgA 肾病"，服用雷公藤多苷片及中药汤剂治疗，尿蛋白控制在（＋）。2017 年 12 月患者因乏力在当地查血肌酐583.02μmol/L。

2018 年 8 月 28 日患者为求中医药治疗至我处首诊。当时血肌酐612.13μmol/L，血红蛋白 100g/L，尿蛋白（＋＋）。症见：乏力腰酸，口微苦且黏，眠可，二便尚调。舌淡，苔薄黄腻，脉沉弱。中医辨证：气阴两虚，兼夹湿热。拟益气养阴，兼以清化湿热法，予经验方加味参芪地黄汤化裁。

处方：太子参、生地黄、山药、茯苓各 15g，生黄芪、丹参各 20g，山茱萸、牡丹皮各 10g，黄连、鹿角胶（烊入）各 6g，竹茹、当归、金银花各 12g。每日 1 剂，水煎服。并嘱患者淡素饮食。

药后患者诸症减轻。同年 10 月 10 日复查血肌酐 503μmol/L，11 月 13 日复查血肌酐 432μmol/L。

2019 年 1 月 2 日复查血肌酐 379μmol/L，2 月 1 日复查血肌酐 325μmol/L。随访至今病情稳定。

【点评】该患者初诊时血肌酐 612.13μmol/L，但是患者临床表现为一派虚损症状，所以中医临床分期属于关格病虚损期，拟益气养阴，兼以清化湿热法，予经验方加味参芪地黄汤化裁。5 个月内血肌酐从 612.13μmol/L下降至 325μmol/L，在短期内取得了较好疗效。

验案 40

湖北某男，32 岁。患者 2018 年 1 月体检发现血肌酐升高为 300μmol/L，当地医院治疗无效。

2018 年 8 月 24 日患者为求中医药治疗至我处首诊。当时血肌酐321μmol/L，血红蛋白正常。服用降压药控制血压。症见：乏力腰酸，时有头晕口苦，纳眠可，夜尿多，大便尚调。舌淡，苔黄腻，脉沉弱。中医辨证：气阴两虚，兼夹湿热。拟益气养阴，兼清湿热法，予经验方加味参芪地黄汤化裁。

处方：天麻、太子参、茯苓、竹茹、金银花、川牛膝、怀牛膝各12g，生黄芪20g，生地黄、山药、冬葵子、丹参、杜仲各15g，牡丹皮、桑螵蛸、佩兰各10g，黄连5g，山茱萸6g。每日1剂，水煎服。并嘱患者淡素饮食。

药后患者诸症减轻。2018年9月22日复查血肌酐259μmol/L，同年12月20日复查血肌酐200μmol/L。随访至今病情稳定。

【点评】该患者为慢性肾衰中期患者，拟经验方加味参芪地黄汤化裁取得了一定效果。方中的冬葵子能凉血解毒，通利二便，在古代文献中有治疗关格病的记载，所以笔者在临床上对于肾衰的患者常用冬葵子，剂量为10~20g。

验案41

山东某男，53岁。患者2018年4月体检发现血肌酐升高。同年2018年7月15日患者为求中医药治疗至我处首诊。当时血肌酐147μmol/L，尿蛋白（++），服用降压药控制血压。症见：乏力腰酸怕冷，双下肢轻度水肿，尿频尿急伴右下腹疼痛。舌淡，苔黄腻，脉沉弱。中医辨证：气阴两虚，兼夹湿热。拟益气养阴，清热利湿法，予经验方加味参芪地黄汤化裁。

处方：党参、生地黄、茯苓、金银花、荔枝核各12g，炙黄芪、冬瓜皮各30g，冬葵子、牡丹皮、黄芩、黄柏各10g，芡实20g，车前草、丹参、蒲公英、川牛膝、怀牛膝各15g，山茱萸、黄连各5g，制附子3g。每日1剂，水煎服。并嘱患者清淡饮食。

药后患者诸症减轻。同年8月15日复查血肌酐106μmol/L，9月15日复查血肌酐98μmol/L。随访至今病情稳定。

【点评】该患者初诊时处于慢性肾衰早期，予经验方加味参芪地黄汤化裁气阴双补兼以清利湿热，取得了一定的效果。经验方加味参芪地黄汤是关格病虚损期的常用方剂，如果患者气阴两虚偏于气虚，则用党参和炙黄芪，如果气阴两虚偏于阴虚内热，则用太子参和生黄芪。上方中的荔枝核，是为右下腹疼痛而设，因为荔枝核有行气散结止痛的功效。

验案42

北京某女，65岁。2018年3月6日患者因尿量减少在外院检查发现血肌酐 186μmol/L，外院肾穿刺结果为局灶增生性 IgA 肾病伴重度缺血性肾损伤。外院治疗无效。

同年 8 月 27 日患者为求中医药治疗至我处首诊。当时血肌酐 162μmol/L，血尿酸 568mmol/L，丙氨酸氨基转氨酶 114U/L，血红蛋白 110g/L，尿检阴性。症见：乏力腰酸伴胸闷，尿急尿痛，眠可，大便偏干。舌淡，苔薄白，脉沉细弱。中医辨证：气阴两虚，兼夹下焦湿热。拟益气养阴，清热利湿为法，予经验方加味参芪地黄汤化裁。

处方：太子参、生地黄、当归、竹茹、川牛膝、怀牛膝各 12g，生黄芪、茯苓各 20g，山药、蒲公英、车前草各 15g，山茱萸、牡丹皮、紫苏梗、半边莲、半枝莲、薤白各 10g，火麻仁 30g，鹿角胶 6g。每日 1 剂，水煎服。并嘱患者淡素饮食。

药后 1 个月患者诸症减轻。同年 9 月 26 日复查血肌酐 147μmol/L，血尿酸 474mmol/L，丙氨酸氨基转氨酶 70U/L，血红蛋白 120g/L。2019 年 2 月 5 日血肌酐 134μmol/L，血尿酸 426mmol/L，丙氨酸氨基转氨酶 54U/L，随访至今病情稳定（全程未用西药）。

【点评】患者初诊时为慢性肾衰早期，拟经验方加味参芪地黄汤化裁气阴双补兼清热利湿，取得了一定效果。

验案 43

山西某女，66 岁。2016 年 12 月患者因咳嗽在当地医院检查发现血肌酐 186μmol/L，诊断为慢性肾衰竭。既往有高血压及甲状腺功能减退病史。

2017 年 8 月 4 日患者为求中医药治疗至我处首诊。当时查血肌酐 196μmol/L，血红蛋白 110g/L。服用降压药控制血压。症见：咳嗽伴咯白黏痰，咽痛口苦，乏力腰酸，眠欠安，尿频，纳可。舌红，苔黄腻，脉沉弱。中医辨证：气阴两虚，兼夹肺热。拟益气养阴，兼以清肺化痰法，予经验方加味参芪地黄汤化裁。

处方：太子参、茯苓、牡丹皮、佩兰、杏仁各 10g，生黄芪、丹参、金银花、芡实、鱼腥草各 20g，生地黄、当归、淡竹叶、竹茹、黄芩、枇杷叶各 12g，山药、蒲公英、酸枣仁各 15g，鹿角胶（烊入）、黄连、牛蒡子各 6g，山茱萸 5g。每日 1 剂，水煎服。

药后患者诸症减轻，笔者均予上方加减化裁治疗。2018 年 11 月 23 日复查血肌酐 157μmol/L，血红蛋白 128g/L。2019 年 3 月 1 日复查血肌酐 151μmol/L，血红蛋白 130g/L。同年 8 月 15 日复诊血肌酐 138μmol/L。随访至今病情稳定。

【点评】该患者初诊时为慢性肾衰早期，中医诊断为关格病虚损期，拟经验方加味参芪地黄汤化裁取得了一定效果。由于患者初诊时有咳嗽咯痰、咽痛口苦之症，故在气阴双补基础上兼以清肺化痰，选用黄芩、鱼腥草、枇杷叶、牛蒡子等药物。

验案 44

北京某女，75 岁。患者 2010 年体检发现左肾癌，行左肾切除术，术后发现血肌酐升高至 170μmol/L，其后血肌酐逐渐升高。曾服用龙胆泻肝丸半年。

2013 年 1 月患者为求中医药治疗至我处首诊。当时血肌酐 400μmol/L，血红蛋白 100g/L。服用降压药控制血压。症见：面色萎黄，乏力头晕，咽痛，胸闷眠差，胃胀纳差，大便干 2~3 日 1 行，尿频急。舌淡，苔薄白，脉沉细弱。中医辨证：气阴两虚。拟益气养阴法，予经验方加味参芪地黄汤化裁。

处方：生黄芪、丹参、杭菊花、紫苏梗、淡竹叶、生甘草、首乌藤、酸枣仁各 12g，太子参、生地黄、当归、金银花、板蓝根、佩兰各 10g，天麻、蒲公英、车前草、牛蒡子各 15g，火麻仁 30g，薤白 6g，木香 5g，生大黄 3g。每日 1 剂，水煎服。并嘱患者淡素饮食。

患者长期坚持在我处中医药治疗，药后诸症减轻。直至 2019 年 4 月血肌酐一直稳定在 350μmol/L，血红蛋白 110g/L 左右。患者对自己血肌酐长期稳定，生活质量较好，认为均是中医药的疗效，十分感谢我对她的治疗。

【点评】该患者初诊时为慢性肾衰中期，经过长达 6 年的中医药治疗，血肌酐由初诊时的 400μmol/L 降为 350μmol/L，血红蛋白从 100g/L 上升至 110g/L（未用促红素）。虽然血肌酐降低幅度不明显，但患者认为血肌酐长期稳定且生活质量较好，对疗效十分满意。该病例也说明血肌酐能长期稳定，生活质量提高，也是评价中医药疗效的标准之一。

验案 45

山西某女，65 岁。患者 10 年前体检发现尿蛋白，当地医院予激素治疗。使用激素后尿蛋白未见明显下降，并致血糖升高，当地医院诊断为类固醇相关性糖尿病。一直注射胰岛素，但血糖控制的也不理想，一般空腹血糖为 7~9mmol/L。2018 年 11 月发现血肌酐升高为 250μmol/L。

2018 年 12 月 22 日患者为求中医药治疗至我处首诊。当时血肌酐 253μmol/L，血红蛋白 107g/L，尿蛋白（+++），尿红细胞 15~20 个 /HPF。服用降压药控制血压。症见：面色萎黄，神疲乏力，纳差眠差，大便调，尿频急。舌淡，苔薄黄，脉沉弱。中医辨证：气阴两虚，兼夹下焦湿热。拟益气养阴，清热利湿法，予经验方加味参芪地黄汤加减。

处方：太子参、小蓟各 20g，生黄芪 30g，紫苏梗、天麻、金银花、冬葵子、当归、竹叶、白茅根各 12g，蒲公英、车前草、炒枣仁各 15g，鸡内金 10g，陈皮 6g，桑螵蛸 5g。每日 1 剂，水煎服，并嘱患者淡素饮食。

患者每月来我处复诊一次，我均以上方加减化裁。目前诸症均明显减轻，不仅血肌酐下降，且血糖控制满意，其空腹血糖一般稳定在 7.3μmol/L，当地医院嘱其停用胰岛素。2019 年 1 月 19 日复查血肌酐 181μmol/L，2019 年 2 月 23 日复查血肌酐 137μmol/L。随访至今病情稳定。

【点评】该患者因蛋白尿服用激素后导致药源性糖尿病，注射胰岛素后血糖仍不稳定，且血肌酐逐渐升高，初诊时为 253μmol/L。拟益气养阴，清热利湿法。治疗 2 个月后血肌酐降为 137μmol/L，且血糖控制满意，已停用胰岛素。

验案 46

北京某女，84 岁。2012 年夏患者体检发现血肌酐升高为 140μmol/L，2014 年秋左输尿管癌术后复查血肌酐 170μmol/L。

2016 年 7 月 6 日患者为寻求中医药治疗而至我处首诊。当时血肌酐 255μmol/L，血红蛋白 117g/L。症见：面色萎黄无华，乏力伴腰腿酸痛，双侧足踝部轻度水肿，口干苦，眠差，腹胀便秘。舌淡，苔白，脉沉细无力。中医辨证：气阴两虚兼夹湿热。以益气养阴，兼以清利湿热为法，方选经验方加味参芪地黄汤化裁。

处方：太子参、生黄芪、茯苓、酸枣仁各20g，生地黄、山药、山茱萸各15g，泽泻、竹茹、天麻、当归各12g，牡丹皮10g，黄连、制大黄6g，火麻仁、益母草、冬瓜皮各30g。每日1剂，水煎服，并嘱患者淡素饮食。

同年7月30日复查血肌酐231μmol/L，血红蛋白119g/L。同年9月10日查血肌酐202μmol/L，血红蛋白123g/L。患者坚持中医药治疗，笔者均以本方加减化裁，取得了一定的效果。随访至今病情稳定。

【点评】该患者初诊时处于慢性肾衰中期，中医临床分期为关格病虚损期。拟经验方加味参芪地黄汤化裁气阴双补，兼以清利湿热，取得了一定疗效。

验案47

福建某女，46岁。患者2013年体检发现血肌酐升高为127μmol/L但并未重视，2018年4月血肌酐133μmol/L，左肾8.8cm×3.1cm，右肾9.8cm×4.2cm，当地医院诊断为"慢性肾功能不全"。

同年9月19日患者为求中医药治疗至我处首诊。当时血肌酐149μmol/L，血红蛋白113g/L，尿检阴性。症见：乏力头晕伴四肢僵硬，颈项强痛，眠差多梦，时有胸闷痛，月经有血块，纳可便调。舌淡暗，苔薄白，脉涩无力。中医辨证：气阴两虚，兼夹瘀血。拟益气养阴，活血化瘀法，予经验方加味参芪地黄汤化裁。

处方：太子参、茯苓、生地黄、薤白、天麻、当归尾、夜交藤、赤芍、金银花各12g，生黄芪30g，山药、全瓜蒌、益母草各15g，牡丹皮、杭菊花、紫苏梗、灵芝、葛根、川牛膝、怀牛膝各10g，丹参20g，山茱萸、延胡索各5g，酸枣仁6g。每日1剂，水煎服。

患者药后诸症减轻，2018年11月17日复查血肌酐111.6μmol/L。2019年3月9日复查血肌酐99μmol/L。2020年6月26日复查血肌酐68μmol/L。随访至今病情稳定。

【点评】该患者初诊时为慢性肾衰早期。中医辨证为气阴两虚，兼夹瘀血，予经验方加味参芪地黄汤化裁取得了一定效果。处方中灵芝归心肺肝肾经，具有安神的作用。

验案 48

辽宁某女，73 岁。患者 2016 年春行右侧输尿管恶性肿瘤切除术。术后检查发现血肌酐升高 132~163μmol/L 之间。

2017 年 2 月 21 日患者为求中医药治疗来我处初诊。当时血肌酐 157μmol/L，血红蛋白 104g/L。症见：乏力腰酸，胸闷头痛，双下肢轻度水肿，尿量可，尿频尿急，口干眠差，纳可，大便偏干。舌淡，苔薄黄，脉细数无力。中医辨证：气阴两虚。拟益气养阴为法，方以经验方加味参芪地黄汤加减。

处方：太子参、巴戟天、鹿角霜、泽泻、薤白、淡竹叶各 12g，蒲公英、炒枣仁、生黄芪、生地黄、山药、赤芍、桑白皮各 15g，冬瓜皮、全瓜蒌各 30g，山茱萸、蔓荆子、天麻、牡丹皮各 10g。每日 1 剂，水煎服。并嘱患者淡素饮食。

患者坚持中医药治疗，笔者一直予上方化裁。2018 年 1 月 3 日复查血肌酐 91.3μmol/L，血红蛋白 118g/L。患者诉尿频尿急及乏力腰酸好转，眠安便调，因仍有胸闷，并诉下肢肿胀伴瘙痒，笔者遂于上方加白蒺藜 15g、丹参 30g、川牛膝、怀牛膝各 20g。随访至今病情稳定。

【点评】患者初诊时处于慢性肾衰早期，中医临床分期为关格病虚损期，予经验方加味参芪地黄汤化裁，气阴双补，取得了较好的疗效。

验案 49

北京某女，57 岁。患者 2015 年体检发现尿蛋白（+++），查 24 小时尿蛋白定量为 1.6g，血压 150/95mmHg。2016 年 11 月复查血肌酐升高为 130μmol/L。

2017 年 4 月 19 日患者为求中医药治疗而来我处初诊。当时血肌酐 148μmol/L，血红蛋白 111g/L，24 小时尿蛋白定量为 1.3g。用降压药控制血压。症见：情绪抑郁，乏力易感冒，口苦眠差，纳食及二便均可。舌淡，苔薄黄，脉沉细无力。中医辨证：气阴两虚，兼夹肝郁内热。拟益气养阴，兼以疏肝清热为法，方以经验方加味参芪地黄汤化裁。

处方：太子参、泽泻、竹茹、当归各 12g，生黄芪 20g，生地黄、山药、茯苓各 15g, 山茱萸、牡丹皮、金银花、郁金各 10g, 黄连 6g, 炒枣仁 20g。每日 1 剂, 水煎服。并嘱患者淡素饮食。

同年 5 月 13 日患者复查血肌酐 115μmol/L, 血红蛋白 117g/L, 24 小时尿蛋白定量 0.6g。患者乏力好转, 仍眠差及尿频急。遂于上方加夜交藤、柏子仁、蒲公英、车前草各 15g。8 月 12 日血肌酐 98μmol/L。随访至今病情稳定。

【点评】本例患者初诊时为慢性肾衰早期并伴有中等量蛋白尿, 中医辨证为气阴两虚兼夹湿热, 拟益气养阴, 清利湿热为法, 予经验方参芪地黄汤化裁取得了一定疗效。

验案 50

北京某女, 50 岁。患者 2006 年发现蛋白尿, 2015 年 3 月血肌酐升高为 370μmol/L 但未予重视。

2016 年 2 月 16 日为寻求中医药治疗而来我处首诊, 当时血肌酐 933μmol/L, 血红蛋白 84g/L, 用降压药控制血压。症见: 面色萎黄, 乏力畏寒, 时有恶心, 眠可, 二便尚调。舌淡边有齿痕, 苔薄白, 脉沉弱。中医辨证: 气、阴、血俱虚。拟益气养阴补血为法, 予经验方参芪地黄汤化裁。

处方: 炙黄芪、茯苓、丹参、冬瓜皮各 20g, 党参、生地黄、山药、车前子、当归、冬葵子各 15g, 巴戟天 12g, 山茱萸、牡丹皮、泽泻、生姜各 10g, 姜半夏 9g。每日 1 剂, 水煎服。并嘱患者清淡饮食。

药后 1 个月, 患者复查血肌酐降为 830μmol/L, 药后 3 个月, 2016 年 5 月 6 日复查血肌酐降为 681μmol/L。而且患者上述症状已明显减轻, 取得了较好的疗效。

【点评】该患者初诊时为尿毒症, 血肌酐 933μmol/L, 血红蛋白 84g/L, 病情较重, 但临床以一派虚损症状为主, 中医临床分期为关格病虚损期, 拟益气养阴补血法, 予经验方参芪地黄汤化裁。治疗 3 个月血肌酐由 933μmol/L 降为 681μmol/L, 取得了一定疗效。

验案 51

安徽某女, 63 岁。患者 2016 年 9 月 21 日因血肌酐 145μmol/L, 血红蛋白 116g/L 来我处寻求中医药治疗。一直用降压药控制血压。当时症见:

乏力口干，腰部不适，纳眠可，二便调。舌淡红，苔薄白，脉沉弱。中医辨证：气阴两虚。拟益气养阴法。拟经验方加味参芪地黄汤化裁。

处方：生黄芪、茯苓、丹参各20g，太子参、生地黄、山药各15g，山茱萸、牡丹皮各10g，泽泻、当归、金银花、荷叶各12g，生石膏30g。每日一剂，水煎服。并嘱患者清淡饮食。

患者坚持中医药治疗，笔者一直予上方加减化裁，同年12月5日复查：血肌酐107μmol/L，血红蛋白120g/L（未用促红素）。随访至今病情稳定。

【点评】该患者初诊时血肌酐145μmol/L为早期肾衰，拟气阴双补法，血肌酐降为107μmol/L，取得了一定效果。

验案52

北京某女，36岁。患者2003年24小时尿蛋白定量2.3g，血浆白蛋白29.89g/L，血肌酐93μmol/L，血压150/90mmHg，外院肾穿刺结果为不典型膜性肾病。予激素治疗后，2013年春血肌酐升高至200μmol/L。

2017年1月4日为求中医药治疗来我处首诊，当时24小时尿蛋白定量2.33g，血肌酐235μmol/L，血红蛋白101g/L。肾B超：右肾8.7cm×3.9cm×3.8cm，皮质0.5cm；左肾8.6cm×4.1cm×4.1cm，皮质0.6cm。

症见：面色萎黄，乏力腰酸，眠差纳可，大便偏干伴腹胀。舌淡暗，苔薄黄腻，脉细数无力。中医辨证：气阴两虚。拟益气养阴法，拟经验方加味参芪地黄汤化裁。

处方：太子参、山茱萸、牡丹皮、川牛膝、怀牛膝、佩兰、龙眼肉各10g，黄芪、巴戟天、芡实、生金樱子、酸枣仁、火麻仁各20g，生地黄、茯苓、山药、天麻、冬葵子、夜交藤各15g，泽泻、灵芝、竹茹各12g，厚朴6g，黄连5g。每日一剂，水煎服。并嘱患者淡素饮食。

药后2个月，同年3月6日复查血肌酐177μmol/L，血红蛋白112g/L。同年5月20日复查血肌酐153μmol/L。且上述症状明显改善。其后患者一直坚持中医药治疗，笔者均予上方加减化裁。随访至今病情稳定。

【点评】该患者初诊时血肌酐235μmol/L，拟气阴双补，选经验方加味参芪地黄汤化裁。血肌酐下降至153μmol/L，取得了一定的疗效。

验案 53

北京某男，41 岁。2011 年体检发现血肌酐 210μmol/L，24 小时尿蛋白定量 2.18g。肾 B 超：双肾缩小，皮质变薄。且患者血肌酐逐年升高。

2017 年 5 月 15 日为求中医药诊治来我处首诊，当时血肌酐 522μmol/L，24 小时尿蛋白定量 2.0g，血红蛋白 111g/L。用降压药控制血压。症见：乏力眠差，二便尚调。舌淡，苔薄黄，脉沉而无力。中医辨证：气阴两虚。拟益气养阴法，方拟经验方加味参芪地黄汤化裁。

处方：太子参、茯苓、竹茹、天麻、金银花、当归各 12g，生芪、酸枣仁、丹参各 20g，生地黄、山药、泽泻各 15g，山茱萸、牡丹皮各 10g，黄连 6g。每日 1 剂，水煎服。并嘱清淡饮食。

患者坚持中医药治疗，每半个月门诊规律复诊，笔者一直予上方加减化裁。同年 5 月 29 日复查：血肌酐 482μmol/L。6 月 11 日：血肌酐 460μmol/L。血红蛋白定量 110g/L。随访至今病情稳定。

【点评】该患者初诊时处于慢性肾衰后期血肌酐 522μmol/L，拟气阴双补法取得了一定的效果。方中的炒枣仁是为患者眠差安神而设，对于慢性肾脏病兼有失眠者，我常用炒枣仁、柏子仁、夜交藤、灵芝等安神药。属于内热盛者，常用生石膏、竹叶、栀子以清热除烦以安神。

验案 54

山西某女，56 岁。患者 2017 年 8 月 14 日因血肌酐 186μmol/L 求治中医来我处首诊，当时尿蛋白（-），血红蛋白 120g/L，用降压药控制血压。症见：乏力腰酸，咽痛咳嗽，眠差纳可，二便尚调。舌淡红，苔薄黄腻，脉沉弱。中医辨证：气阴两虚，风热犯肺。拟益气养阴，兼以疏散风热标本兼治法，予经验方加味参芪地黄汤化裁。

处方：太子参、牡丹皮、茯苓、佩兰各 10g，生黄芪、丹参、芡实、金银花各 20g，生地黄、当归、竹茹、竹叶、黄芩、枇杷叶各 12g，山茱萸 5g，山药、蒲公英、炒枣仁各 15g，鹿角胶（烊入）、黄连、牛蒡子各 6g，鱼腥草 30g。每日 1 剂，水煎服。并嘱患者清淡饮食。

患者药后 2 个月，同年 11 月 26 日复诊血肌酐 151μmol/L，血红蛋白 130g/L。上述诸症均明显减轻，咳嗽尿频消失。上方去蒲公英、枇杷叶、鱼腥草、竹叶。随访至今病情稳定。

【点评】患者初诊时为慢性肾衰早期患者，因初诊时在气阴两虚基础上，有咽痛咳嗽之症，故拟益气养阴，兼以疏散风热法，标本兼治，取得了一定疗效。

对于慢性肾衰的患者，就诊时如有上呼吸道感染，当急则治其标，常用银翘散、桑菊饮等；如标症不重，则在治本基础上兼顾治标，可加疏散风热和解毒利咽的药物。

验案 55

北京某女，68岁。患者2017年3月发现血肌酐300μmol/L，血红蛋白119g/L未予重视。2019年3月2日复查血肌酐1028μmol/L，血红蛋白49g/L，当地医院建议透析但患者拒绝。

2019年3月18日患者为求中医药治疗至我处首诊。当时血肌酐1028μmol/L，血红蛋白49g/L。服用降压药控制血压。症见：周身乏力嗜睡，双下肢水肿伴疼痛，尿量可但尿频，纳差，夜眠及大便尚可。中医辨证：气阴两虚。拟气阴双补法，予经验方加味参芪地黄汤化裁。

处方：太子参、金银花、川牛膝、怀牛膝各20g，西洋参5g，生黄芪、冬瓜皮各30g，车前草、生地黄、茯苓、山药、蒲公英、秦艽各15g，鸡内金、山茱萸10g，当归、牡丹皮、竹茹各12g，黄连3g。每日1剂，水煎服。并嘱患者淡素饮食。

药后患者诸症减轻。同年4月20日复查血肌酐693μmol/L，血红蛋白69g/L。同年5月22日复查血肌酐679.3μmol/L，血红蛋白64g/L。短期内取得了血肌酐明显下降的效果。

【点评】该患者初诊时血肌酐1028μmol/L要求保守治疗，其临床表现以一派虚损症状为主，拟气阴双补法，短期内取得了血肌酐下降的较好效果。服药2个月血肌酐降为679.3μmol/L。该患者虽然血肌酐较高，但无明显脾胃症状，故治疗仍以扶正为主。

验案 56

贵州某男，58岁。患者2017年11月发现血肌酐300μmol/L，既往2型糖尿病史2年余。

2018年8月16日患者为求中医药治疗至我处首诊。当时外院查血肌酐389μmol/L，24小时尿蛋白定量1.5g，服用降压药控制血压。症见：双下肢轻度水肿但尿量可，乏力畏寒，口微苦，纳眠可，大便调。舌淡，苔黄腻，脉细弱。中医辨证：气阴两虚，兼夹湿热。拟益气养阴，清热利湿法，予经验方加味参芪地黄汤化裁。

处方：党参、生地黄、山药、金银花、竹茹、川牛膝、怀牛膝各12g，炙黄芪、芡实各20g，当归、桑螵蛸、牡丹皮各10g，茯苓、丹参、冬葵子各15g，冬瓜皮、生薏苡仁各30g，黄连5g。每日1剂，水煎服。并嘱患者淡素饮食。

同年9月15日患者上述诸症明显减轻，查血肌酐205μmol/L。10月20日血肌酐191μmol/L，取得了一定的疗效。

【点评】该患者初诊时处于慢性肾衰中后期，中医辨证为气阴两虚，兼夹湿热。拟益气养阴，清热利湿法。治疗1个月后，血肌酐由389μmol/L下降至191μmol/L。短期内取得了显著下降实属不易，说明中医药治疗肾衰有一定的优势。

验案57

贵州某男，40岁。患者2014年6月体检血肌酐103μmol/L，尿蛋白（+++），伴血压升高，用降压药控制血压。

2017年8月14日患者为求中医药治疗来我处首诊，当时血肌酐150μmol/L，尿红细胞17~27个/HPF，24小时尿蛋白定量0.74g，血红蛋白124g/L。有过敏性鼻炎病史。症见：乏力腰酸，怕冷鼻塞，眠差多梦，纳眠便均调。舌淡红，苔薄白，脉沉弱。中医辨证：气阴两虚。拟益气养阴法，予经验方加味参芪地黄汤化裁。

处方：党参、生地黄、山茱萸、牡丹皮、泽泻、怀牛膝各10g，炙黄芪、冬葵子各15g，山药、茯神、竹茹各12g，炒枣仁、续断各20g，乌梅、辛夷各5g，小蓟30g，桑螵蛸6g。每日1剂，水煎服。并嘱患者清淡饮食。

药后1个月，2017年9月22日复查血肌酐125.8μmol/L，尿红细胞0~2个/HPF，24小时尿蛋白定量0.31g，血红蛋白129g/L。药后2个月，同年10月21日复查血肌酐95.2μmol/L，尿红细胞1个/HPF，24小时尿蛋白定量 0.283g。患者诉怕冷、腰酸、眠差症状均消失。笔者继续予上方化裁，随访至今病情稳定。

【点评】本病例首诊时为慢性肾衰早期患者并伴有血尿及少量蛋白尿，选经验方加味参芪地黄汤化裁，气阴双补取得了一定疗效，同时尿检转阴。

验案 58

北京某女，35 岁。患者 2008 年发现蛋白尿伴镜下血尿未予重视。2017 年血肌酐升高伴高血压，2018 年 8 月外院做肾穿刺结果为局灶增生硬化型 IgA 肾病。曾用激素及环磷酰胺治疗无效。

2019 年 4 月 22 日患者为求撤停激素及中医药治疗来我处就诊。当时血肌酐 640.91μmol/L，血红蛋白 68g/L，24 小时尿蛋白 2.7g。当时每日口服甲强龙 8mg，用降压药控制血压。症见：乏力腰痛，怕冷胸闷，夜尿频，尿量尚可，纳可眠安，大便尚调。舌淡，苔薄白，脉沉弱。中医辨证：气血阴俱虚，偏于气虚证。拟益气养阴补血法，予经验方加味参芪地黄汤化裁。

处方：党参、茯苓、菟丝子、瓜蒌各20g，炙黄芪30g，生地黄、当归、金银花、龙眼肉、补骨脂各12g，山药、薤白、秦艽各15g，山茱萸、牡丹皮、桑螵蛸各10g，鹿角胶（烊入）6g。每日 1 剂，水煎服。并嘱患者清淡饮食。

药后 1 个月，5 月 20 日复查血肌酐 523μmol/L，血红蛋白 87g/L，24 小时尿蛋白定量 1.82g。短期内取得了一定的效果。随访至今病情稳定。

【点评】该患者初诊时处于慢性肾衰后期，血肌酐为 640.91μmol/L，笔者拟益气养阴补血法，予经验方加味参芪地黄汤化裁。药后 1 个月血肌酐下降为 523μmol/L，短期内取得了一定的效果。对于接近或达到透析指标的患者，患者对透析犹豫欲保守治疗时，如果一般情况尚可，我仍用中医辨证论治，部分患者有一定的疗效。

验案 59

四川某女，43 岁。患者 2017 年 4 月无明显诱因出现双下肢水肿伴血压升高，当地医院查血肌酐 274μmol/L。

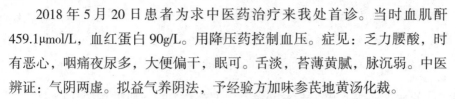

2018年5月20日患者为求中医药治疗来我处首诊。当时血肌酐459.1μmol/L，血红蛋白90g/L。用降压药控制血压。症见：乏力腰酸，时有恶心，咽痛夜尿多，大便偏干，眠可。舌淡，苔薄黄腻，脉沉弱。中医辨证：气阴两虚。拟益气养阴法，予经验方加味参芪地黄汤化裁。

处方：太子参、生地黄、山药、茯苓各15g，生黄芪20g，山茱萸、牡丹皮、牛蒡子、金银花、麦冬、野菊花各10g，黄连、鹿角胶（烊入）各6g，竹茹、当归各12g，火麻仁30g。每日1剂，水煎服。并嘱患者淡素饮食。

药后2个月上述诸症均明显减轻，同年7月18日复查血肌酐354μmol/L，血红蛋白112g/L（未用促红素），取得了一定的效果。

【点评】该患者初诊时血肌酐为459.1μmol/L，血红蛋白90g/L。拟益气养阴法，方选经验方加味参芪地黄汤化裁。药后2个月血肌酐降为354μmol/L，血红蛋白为112g/L（未用促红素），取得了较好的效果。

验案60

广东某男，30岁。患者2017年11月因头痛在当地检查并发现血肌酐升高为160μmol/L，血红蛋白126g/L，血压升高，尿蛋白（+++）（未做24小时尿蛋白定量）。

2018年12月3日患者为求中医药治疗而来我处首诊，当时血肌酐200.3μmol/L，用降压药控制血压。症见：乏力腰酸，双腿困重，咽痛伴胃部不适，腹胀大便干，眠差。舌淡红边有齿痕，苔薄白，脉沉细无力。中医辨证：气阴两虚。拟益气养阴法，予经验方加味参芪地黄汤化裁。

处方：太子参、酸枣仁、首乌藤、紫苏梗各15g，生黄芪、麻子仁各30g，山茱萸、牛蒡子各5g，山药、茯神、竹叶、金银花、灵芝各12g，生地黄、牡丹皮、陈皮、佛手各10g，黄连、制大黄各3g。每日1剂，水煎服。并嘱患者淡素饮食。

患者坚持中医药治疗，笔者均以上方化裁。2019年7月17日血肌酐154μmol/L，8月5日血肌酐131μmol/L。随访至今病情稳定。

【点评】患者初诊时血肌酐200.3μmol/L，拟气阴双补法，选用经验方加味参芪地黄汤化裁，坚持中医药治疗8个月，血肌酐降为131μmol/L。

该患者的特点为睡眠较差，大便偏干，故方中选用了炒枣仁、夜交藤、灵芝、茯神以安神，制大黄、麻子仁以通便。

验案 61

北京某男，62岁。患者2019年2月体检发现血肌酐升高为120μmol/L未重视，同年6月6日复查血肌酐180μmol/L。既往2型糖尿病病史10年。

2019年6月17日患者为求中医药治疗至我处首诊。当时血肌酐180μmol/L，血红蛋白及血压正常。症见：乏力腰酸，大便干，2日1行，尿频尿急，纳眠尚可。舌淡，苔薄黄，脉沉弱。中医辨证：气阴两虚，兼下焦湿热。拟益气养阴，清热利湿法，予经验方加味参芪地黄汤化裁。

处方：太子参、生地黄、山药、车前草、蒲公英、川牛膝、怀牛膝各15g，生黄芪、茯苓各20g，山茱萸、鹿角胶（烊入）、制大黄各6g，牡丹皮、泽兰各10g，当归、淡竹叶各12g，火麻仁、丹参各30g。每日1剂，水煎服。并嘱患者淡素饮食。

药后1个月患者诸症减轻，同年7月23日复查血肌酐111.3μmol/L。随访至今病情稳定。

【点评】该患者初诊时为慢性肾衰竭早期，拟益气养阴、清化湿热法，药后1个月血肌酐由180μmol/L降为111.3μmol/L。方中的鹿角胶有温肾、强壮腰膝的作用，需烊化入药。

验案 62

辽宁某男，32岁。患者2018年6月体检发现血肌酐400μmol/L，伴有蛋白尿，在当地肾穿刺结果为IgA肾病V期。

2019年3月15日为求中医药治疗至我处首诊。当时血肌酐525.8μmol/L，血红蛋白118g/L，尿蛋白（++），服用降压药控制血压。症见：乏力心烦，周身关节痛，偶有恶心伴胃胀，夜眠及二便尚可。舌淡，苔薄黄腻，脉沉弱。中医辨证：气阴两虚，兼夹湿热。拟益气养阴，清热化湿法，予经验方加味参芪地黄汤化裁。

处方：太子参、山药、茯苓、威灵仙、玄参、秦艽各15g，生黄芪、芡实、菟丝子、金银花各20g，生地黄、当归、冬葵子、黄芩12g，竹茹、牡丹皮各12g，桑螵蛸、紫苏梗各10g，黄连、莲子心各5g。每日1剂，水煎服。并嘱患者淡素饮食。

药后患者诸症减轻，同年4月20日复查血肌酐526.8μmol/L，7月27日复查血肌酐455μmol/L，血红蛋白114g/L。随访至今病情稳定。

【点评】该青年男性患者初诊时病情较重，血肌酐525.8μmol/L，拟益气养阴、清热化湿法，治疗4个月血肌酐降为455μmol/L，取得了一定的疗效。方中的威灵仙、秦艽是为该患者有周身关节痛而设，有祛风湿、止痛的效果。对于肾衰患者，我主张患者淡素饮食。

验案63

福建某女，49岁。2019年7月体检发现血肌酐192μmol/L，血红蛋白110g/L，尿蛋白（++），血压正常，未做肾穿刺。

同年7月27日为求中医药治疗来我处首诊，症见：乏力腰酸，腹胀纳差，大便偏干，时有尿频。舌淡，苔薄白，脉沉无力。中医辨证：气阴两虚。拟气阴双补法，予经验方加味参芪地黄汤化裁。

处方：太子参、冬葵子、大青叶、牡丹皮各10g，生黄芪、生地黄、山药、麻子仁、巴戟天、蒲公英各15g，茯苓、金银花、当归、杜仲、紫苏梗各12g，芡实20g。每日1剂，水煎服。并嘱患者淡素饮食。

药后1个月，2019年8月31日复查血肌酐141μmol/L，血红蛋白123g/L（未用促红素），尿蛋白（+）。同年10月20日复查血肌酐141μmol/L，随访至今病情稳定。

【点评】该患者初诊时处于慢性肾衰早期，中医辨病期为关格病虚损期，拟气阴双补法，予经验方加味参芪地黄汤化裁，药后1个月，血肌酐明显下降，血红蛋白明显升高，取得了较好的效果。

验案64

北京某女，61岁。患者2019年6月因为乏力心悸自汗，查血肌酐426μmol/L，血红蛋白70g/L。

同年8月2日患者为求中医药治疗来我处首诊，当时血肌酐410μmol/L，24小时尿蛋白1.19g，血红蛋白95g/L。症见：乏力腰痛，咳嗽咯痰易感冒，胸闷腹胀，心烦眠差，二便尚调。舌淡，苔薄白，脉沉弱。中医辨证：气阴两虚。拟气阴双补法，予经验方加味参芪地黄汤化裁。

处方：太子参、山药、黄芩、全瓜蒌各15g，生黄芪、生地黄、金银花、佩兰、紫苏梗各12g，山茱萸、鹿角胶（烊入）各6g，牡丹皮、当归各10g，茯苓、炒枣仁、鱼腥草各20g，黄连5g。每日1剂，水煎服，并嘱患者淡素饮食。

药后3周患者上述诸症均明显减轻，2019年8月29日复查血肌酐355.9μmol/L，血红蛋白112g/L。同年9月30日复查血肌酐300μmol/L。随访至今病情稳定。

【点评】该患者初诊时血肌酐为410μmol/L，血红蛋白95g/L。拟气阴双补法治疗，药后近2个月血肌酐下降为300μmol/L，取得了一定的疗效。方中的全瓜蒌是为患者胸闷咯痰而设。

验案65

山西某男，35岁。患者2019年7月发现血肌酐升高，血压正常。

同年8月10日患者为求中医药治疗来我处就诊，当时血肌酐419μmol/L，血红蛋白110g/L。症见：乏力怕冷伴腰痛，失眠腹胀便秘，小便尚调。舌淡，苔薄白，脉沉细无力。中医辨证：气阴两虚，偏于气虚。拟气阴双补法，予经验方加味参芪地黄汤化裁。

处方：党参、生地黄、山药、半边莲、茯神、天麻、黄精、金银花、夜交藤、冬葵子、续断、川牛膝、怀牛膝、紫苏梗、鱼腥草各12g，炙黄芪30g，山茱萸6g，当归、丹参各15g，牡丹皮、柏子仁、龙眼肉各10g，炒枣仁、巴戟天各20g。每日1剂，水煎服。并嘱患者淡素饮食。

药后1个月患者诉上述症状明显减轻，2019年9月7日查血肌酐355μmol/L，血红蛋白118g/L。同年10月19日查血肌酐335μmol/L。随访至今病情稳定。

【点评】该青年男性患者初诊时处于慢性肾衰竭中期，拟经验方加味参芪地黄汤化裁气阴双补，取得了一定的疗效。方中的当归、龙眼肉均为补血之品，对肾性贫血有一定的效果。

验案66

湖北某女，59岁。患者2019年5月在当地检查发现血肌酐升高为231μmol/L，24小时尿蛋白定量1.97g。

2019 年 9 月 17 日为寻求中医药治疗而来我科住院，2019 年 9 月 18 日邀余会诊，当时血肌酐 413μmol/L，血红蛋白 99g/L，24 小时尿蛋白定量 1.2g。服用降压药控制血压。患者症见：乏力口苦，尿频尿急，大便干，2 日 1 行，纳眠尚可。舌淡，苔黄腻，脉沉弱。中医辨证：气阴两虚，兼夹湿热。拟益气养阴，清利湿热法，予经验方加味参芪地黄汤化裁。

处方：太子参、生地黄、山药、蒲公英、车前草各 15g，生黄芪、茯苓、芡实、金银花各 20g，山茱萸、牡丹皮各 10g，黄连 6g，竹茹、当归、黄芩各 12g，熟大黄 3g，火麻仁 30g。每日 1 剂，水煎服。并嘱患者淡素饮食。

药后 3 个月患者诸症减轻，复查血肌酐 236.6μmol/L，血红蛋白 106g/L（未用促红素）。因患者诉偶有腰酸，纳食欠佳，故上方加桑螵蛸 10g、菟丝子 20g、紫苏梗 12g、鹿角胶（烊入）6g。随访至今病情稳定。

【点评】该患者 2019 年 9 月 17 日来我科住院时血肌酐为 413μmol/L，处于慢性肾衰竭中后期，笔者会诊时拟益气养阴，清利湿热法，予经验方加味参芪地黄汤化裁。药后 3 个月，血肌酐降为 236.6μmol/L，取得了一定的疗效。患者初诊时血红蛋白为 99g/L，治疗期间未用促红细胞生成素，血红蛋白升至 106g/L。关于肾性贫血的治疗，笔者对于重度贫血常配用促红细胞生成素。对于轻、中度贫血的患者，仍以中药为主，一般在复方中配入当归、白芍、龙眼肉、生地黄等，部分患者能起到升高血红蛋白的作用。

（2）肝肾气阴两虚证

验案 67

东北某女，53 岁，2006 年 8 月初来我处诊治。初诊时检查血肌酐为 660μmol/L，血红蛋白 106g/L，有高血压病史 15 年，用降压药控制。患者主症为面色萎黄，头痛头晕，乏力，纳差恶心，眠不实，大便尚可。既往有尿频史，口稍苦。舌淡，苔黄腻，脉沉细。中医辨证：气阴两虚，湿热内蕴。拟气阴双补，兼清热利湿化浊法，予经验方参芪麻菊地黄汤加味。

处方：太子参、生黄芪、生地黄、山药、车前草各 15g，山茱萸、牡丹皮各 10g，茯苓、泽泻、天麻、竹叶、杭菊花、紫河车、枳壳各 12g，金银花 30g，黄连 5g，全瓜蒌 20g。每日 1 剂，水煎服。

因患者来京困难，一直守方服用数月。期间检查：2006 年 12 月血肌酐为 277.1μmol/L，尿素氮 14.9mmol/L，血红蛋白 117g/L。2007 年 5 月血肌酐 300μmol/L。2007 年 10 月血肌酐 257μmol/L。2008 年 1 月血肌酐 248μmol/L。

2008 年 7 月底复诊，血肌酐 328μmol/L，症见稍乏力，口苦，时有恶心，大便偏干，头痛。舌淡，苔黄腻，脉沉滑。遂改拟黄连温胆汤加味调治。处方：黄连、陈皮、蔓荆子各 10g，法半夏、枳壳、竹茹、当归、紫苏梗各 12g，丹参、冬瓜皮、茯苓各 30g，天麻、杜仲各 20g。每日 1 剂，水煎服。

之后一直以上方略加调整。服药期间相关检查：2008 年 11 月血肌酐 270μmol/L。2009 年 3 月血肌酐 133.5μmol/L，血红蛋白 119g/L。2009 年 11 月血肌酐 145μmol/L，血红蛋白 121g/L。患者病情好转，自觉轻快有力，纳、眠、便均调。

【点评】本例患者初诊时以乏力、面色萎黄、头痛头晕为主，属虚损期肝肾气阴两虚证，予参芪麻菊地黄汤加味益气养阴，扶正固本。在病程中因患者临床表现有恶心、口苦、大便干、舌苔黄腻之证，转为关格期，为湿热中阻证，故改拟黄连温胆汤清化湿热，调理脾胃。虚损期和关格期为中医临床分期，期可分而不可定，本案患者先为虚损期，后转为关格期，故治疗方案随之而变。患者初诊时血肌酐为 660μmol/L，中医药治疗 3 年后降为 133.5μmol/L，说明中医药治疗慢性肾衰有一定的效果。

验案 68

北京某女，53 岁。2010 年 5 月初诊。该患者有高血压 20 余年，用降压药控制。2 个月前发现血肌酐升高，在外院住院查血肌酐为 387μmol/L，24 小时尿蛋白定量为 1.8g。主症为乏力腰酸，眠差，口苦黏，眼干涩，易自汗，大便调。舌淡，苔黄腻，脉沉细弱。中医辨证：气阴两虚，兼有内热。拟益气养阴清热法，拟参芪地黄汤加味治之。

处方：太子参、生黄芪、茯苓、炒枣仁、天麻、丹参、续断、白芍各 20g，生地黄、山药、泽泻、黄连、杜仲、浮小麦、黄芩各 15g，山茱萸、

牡丹皮、鸡内金、五味子各 10g，金银花 30g，佩兰、当归、谷精草、杭菊花各 12g。每日 1 剂，水煎服。

治疗期间一直以上方略作调整，2010 年 10 月血肌酐降为 129μmol/L，2011 年 1 月血肌酐为 131μmol/L，24 小时尿蛋白定量为 0.9g。随访至今病情稳定。

【点评】本例患者属虚损期气阴两虚兼有湿热、肝火之证，故兼有口苦、眼干涩、舌苔黄腻等表现，故在参芪地黄汤基础上加佩兰、黄连化湿清热，当归、白芍柔肝，黄芩清肝火，天麻、杭菊花、谷精草祛风平肝明目。

验案 69

内蒙古某男，36 岁，2009 年工作单位体检时发现血肌酐升高为 178μmol/L，以后逐渐升高。

2011 年 11 月 10 日患者为求中医药治疗来我处初诊，当时血肌酐为 359μmol/L，血红蛋白正常，血压 130/100mmHg，以降压药控制血压。症见：面暗，轻度乏力腰酸，头晕口稍苦，夜尿多，腹胀但大便调，纳佳眠安，既往有鼻炎。舌淡红，苔薄黄稍腻，脉弦滑。中医辨证：气阴两虚。拟益气养阴法，以经验方参芪麻菊地黄汤加味调治。

处方：天麻、当归尾、赤芍、生黄芪、山药、泽泻、冬葵子、巴戟天各 15g，杭菊花、太子参、竹茹各 12g，生地黄、茯苓、金银花、芡实各 20g，丹参 30g，牡丹皮、山茱萸、辛夷、鹿角胶（烊入）、厚朴各 10g，黄连、广木香、桑螵蛸各 6g。每日 1 剂，水煎服。

服药 3 个月后诸症消失。2012 年 3 月 1 日血肌酐降为 280μmol/L，继续坚持服上药。2012 年 4 月 16 日血肌酐降为 210μmol/L，随访至今病情稳定。

【点评】麻菊地黄汤是笔者治疗虚损期肝肾阴虚，肝阳上亢证的经验方。本例患者以头晕、口苦、乏力、腰酸为主症，其为脾肾气阴两虚、肝阳上亢证，故以参芪、麻菊地黄汤合方。加之患者口苦、面色暗，苔黄腻的表现，故知其兼有湿热、血瘀，遂加黄连、竹茹清热化湿，当归尾、赤芍活血。

验案 70

内蒙古某女，68 岁。2013 年初患者因体检发现血小板减少，于当地医院查24小时尿蛋白定量2.4g，血肌酐351.3μmol/L。肾穿刺结果为狼疮性肾炎。使用激素治疗疗效不佳。

同年5月患者为寻求中医药治疗至我处首诊。当时服用醋酸泼尼松30mg/d。外院查：24小时尿蛋白定量2.4g。血浆白蛋白30.7g/L，血肌酐256.6μmol/L，使用降压药控制血压，症见：乏力气短伴头晕，眼睑及下肢轻度水肿，四肢皮下见大量出血斑，口干口苦，眠差，记忆力差，大便偏干，尿频。舌红，苔薄黄腻，脉弦细无力。中医辨证：气阴两虚，兼夹湿热。拟益气养阴，涩精凉血，清热利湿，兼以安神为法，予经验方参芪麻菊地黄汤化裁。

处方：生黄芪、火麻仁、冬瓜皮各30g，茯苓、金银花、酸枣仁、夜交藤、芡实各20g，太子参、生地黄、山药、黄芩炭、蒲公英各15g，泽泻、当归、牡丹皮、天麻、杭菊花、紫草各12g，山茱萸、灵芝各10g，黄连6g。每日1剂，水煎服。并嘱患者逐渐撤减激素。

此后复诊时笔者均以本方加减化裁。2014年9月24日查24小时尿蛋白定量0.35g，血肌酐110μmol/L。2015年3月19日激素已减至1.25mg/d，复查24小时尿蛋白定量0.12g，血肌酐145μmol/L，患者无明显不适，目前仍在继续治疗中。

【点评】本例患者以头晕为主，其证候为气阴两虚偏于阴虚，肝阳上亢。本证候的患者多血压较高。其治疗以参芪、麻菊地黄汤合方益气养阴，平肝潜阳。

验案71

北京某男，27岁。2014年2月11日，患者感冒后自觉全身乏力，至北京某医院就诊，测血压220/150mmHg，查血肌酐650μmol/L。

同年2月24日为求中医药治疗至我处首诊。查血肌酐582μmol/L，血尿酸560μmol/L，血浆白蛋白32.7g/L，血红蛋白87g/L，服用降压药后血压仍为160/100mmHg。症见：乏力腰酸，头晕，口苦，纳眠可，二便调。舌红，苔黄腻，脉弦。中医辨证：气阴两虚，肝阳上亢，兼夹湿热。予经验方参芪麻菊地黄汤加减。

处方：天麻、山药、生地黄、泽泻各15g，杭菊花、太子参、竹茹各

12g，山茱萸、牡丹皮、黄连各 10g，生黄芪、茯苓、金银花、生杜仲、川牛膝、怀牛膝各 20g，丹参 30g。每日 1 剂，水煎服。

服用上方后，患者 3 月 3 日复诊时查血肌酐 467μmol/L，血浆白蛋白37.6g/L，血红蛋白 104g/L（未用促红素），尿蛋白（++），尿白细胞 29.65个 /HPF，血压 140/90mmHg（未加用其他西药）。患者看到治疗效果明显，心情甚愉悦，对中医治疗充满信心。因患者纳食欠佳，上方黄连减至 6g，加用紫苏梗 12g，陈皮 10g，鸡内金 10g，蒲公英 15g。同年 8 月初复查血肌酐 380μmol/L，一般情况尚可。

【点评】本例患者在气阴两虚表现基础上兼有头晕、舌苔黄腻，其中医辨证为气阴两虚，兼肝阳上亢、湿热内蕴。故其治疗以参芪地黄汤益气养阴，加天麻、杭菊花以平肝息风，加黄连、竹茹以清热化湿。

验案 72

内蒙古某女，28 岁。患者 2014 年体检发现血尿、蛋白尿及尿素氮升高，血肌酐不详，未重视。2015 年 4 月体检发现血红蛋白 109g/L，双肾体积缩小（右肾 9.0 cm×4.2 cm×3.9cm，左肾 9.2 cm×4.5 cm×4.1cm），至北京某医院查血肌酐升高 385μmol/L。

同年 4 月 22 日，为求中医药治疗至我处首诊。当时外院查血肌酐385μmol/L，血红蛋白 104g/L。症见：偶有双手肿胀感，乏力头晕，咽痛口苦，月经后期，痛经。舌淡暗，苔黄腻，脉沉涩。中医辨证：气阴两虚，湿热瘀阻。以益气养阴，清化湿热活血为法，予经验方参芪麻菊地黄汤加味。

处方：太子参、生地黄、山药各 15g，生黄芪、茯苓各 20g，山茱萸、牡丹皮、牛蒡子、黄连各 10g，泽泻、当归、天麻、金银花、竹茹、菊花、佩兰各 12g，益母草、小蓟各 30g。每日 1 剂，水煎服。并嘱患者清淡饮食。

患者坚持复诊，笔者一直予上方加减化裁。同年 6 月 18 日复查血肌酐 340μmol/L。7 月 7 日复查血肌酐 336μmol/L，血红蛋白 111g/L。8月 5 日复查血肌酐 312μmol/L，血红蛋白 112g/L。10 月 30 日复查血肌酐304μmol/L，血红蛋白 114g/L。自觉无明显不适。

【点评】本例患者为气阴两虚偏于肝肾阴虚，阴虚不敛肝阳，则头晕；湿热蕴于内，则口苦、苔黄腻；瘀血内阻，经血不畅，则月经后期、闭经。治疗以参芪麻菊地黄汤加味益气养阴，平肝潜阳；黄连、竹茹清热化湿；当归、益母草活血化瘀。

（3）心肾气阴两虚证

验案 73

内蒙古某男，16 岁。患者 2010 年感冒后出现颜面及下肢水肿，查尿红细胞 45 个 /HPF，24 小时尿蛋白定量 9g，血浆白蛋白 17.5g/L，总胆固醇 10.91mmol/L，甘油三酯 5.79mmol/L，血压不高，肾功能正常。当地医院肾穿刺结果为不典型膜性肾病。予醋酸泼尼松龙 35mg/d 加环磷酰胺口服，又曾加用环孢素 A、来氟米特，均无效，反而血肌酐升至 167μmol/L，血压亦升高。辗转多家医院，而于 2014 年 1 月至北京某医院再次行肾穿刺，电镜示：Alport 综合征。

同年 2 月患者为求中医药治疗而至我处首诊。当时口服醋酸泼尼松龙 12.5mg/d，外院查 24 小时尿蛋白定量 9g，尿红细胞：40.0 个 /HPF，血浆白蛋白 23.8g/L，总胆固醇 5.81mmol/L，甘油三酯 2.9mmol/L，血肌酐 169μmol/L，血压 135/100mmHg，用降压药控制血压。症见：乏力伴双下肢轻度水肿，咽干痛，咳嗽，鼻塞，周身关节痛，偶有心慌，恶心，面部瘙痒，抓挠后脱屑，纳食不馨。舌淡边有齿痕，苔微黄腻，脉细弱。中医辨证：心肾气阴两虚，兼夹湿热。拟心肾气阴双补，涩精止血，兼以清化湿热法，予生脉饮合加味参芪地黄汤化裁。

处方：太子参、生地黄、山药、泽泻、板蓝根、秦艽各 15g，麦冬、荷叶、佩兰、紫苏子各 12g，五味子、辛夷、牡丹皮、山茱萸、竹茹、乌梅、桑螵蛸、鸡内金、地龙各 10g，生黄芪、金银花、芡实、菟丝子各 20g，茯苓、小蓟、冬瓜皮、鱼腥草各 30g，木香 6g，三七粉 3g（冲入）。每日 1 剂，水煎服。并嘱患者逐渐撤停激素。

患者一直在我门诊坚持中医药治疗，所用方药均以上方加减化裁。同年 6 月激素已减停，2015 年 3 月 13 日复查 24 小时尿蛋白定量 3.65g，尿红细胞 11.59 个 /HPF，血浆白蛋白 34.3g/L，血肌酐 120μmol/L，血压及血脂恢复正常，水肿消退，已无不适。

【点评】本例患者因有心悸症状，故其本虚为心肾气阴两虚；因其下肢水肿，说明兼有水湿；其咳嗽、苔微黄腻，兼有肺热。故治疗以生脉饮合参芪地黄汤加以清肺利水之药以兼顾标本。

验案 74

陕西某男，59 岁。2014 年 1 月，患者体检时发现血肌酐 160μmol/L。既往有高血压病史，血压最高达 170/100mmHg，口服降压药血压可降至正常。高尿酸病史及肾结石病史多年。

同年 1 月 6 日为求中医药治疗至我处首诊。查血肌酐 160μmol/L，血尿酸 553μmol/L，尿蛋白（＋），肾脏 B 超提示肾结石 0.7cm。症见下肢轻度浮肿，乏力腰酸，活动后时感憋气，汗出，口干渴，纳可眠安，尿量可，大便调。舌淡边有齿痕，苔薄黄，脉沉濡。中医辨证：心、脾、肾气阴俱不足，兼有湿热。拟心脾肾气阴双补，兼清热利湿法，予生脉饮合参芪地黄汤加减。

处方：太子参、茯苓、金银花各 20g，麦冬、五味子、山茱萸、牡丹皮各 10g，生地黄、山药、冬葵子、浮小麦各 15g，泽泻、竹茹 12g，金钱草、小蓟、冬瓜皮、生石膏各 30g。每日 1 剂，水煎服。

治疗过程中一直予本方化裁，上述诸症完全消失。2014 年 10 月 17 日查血肌酐 94μmol/L，血尿酸 285μmol/L，尿蛋白转阴；复查肾结石大小为 0.5cm。看到此结果后患者十分高兴，随访至今血肌酐及尿酸均正常。

【点评】本例患者在脾肾气阴两虚证候基础上兼有口渴、自汗、憋气等症，可见其心气阴亦不足。故治疗以参芪、麦味地黄汤同补心、脾、肾之气阴，同时兼顾其余标实之邪。

验案 75

北京某女，64 岁。患者有多囊肝、多囊肾家族史。2012 年初发现血肌酐升高，之后不断升高，在外院治疗效果不佳。

2015 年 6 月 10 日患者为求中医药治疗至我处求诊。当时外院查：血肌酐 610μmol/L，血红蛋白 100g/L。B 超示：双肾明显增大，弥漫分布多个大小不等的无回声区，右肾内大者约 8.5cm×6.1cm，左肾大者约

5.3cm×5.6cm，提示多囊肾。查血压145/86mmHg（目前每日口服苯磺酸氨氯地平0.5片）。症见：双下肢中度可凹性水肿，晨起可见眼睑水肿，小便量可，乏力畏寒，口干，口中尿味较重，大便干，日1次，心悸，纳差，眠可。舌淡边有齿痕，苔薄黄，脉沉弱。中医辨证：心肾气阴两虚。以滋肾养心，气阴双补为法，予参芪麦味地黄汤加味。

处方：太子参、生地黄各15g，生黄芪、冬瓜皮各30g，山茱萸、佩兰、牡丹皮、五味子各10g，茯苓、金银花各20g，泽泻、麦冬、炒白术、鸡内金、竹茹、紫苏梗、当归各12g，黄连5g，砂仁3g。每日1剂，水煎服。并嘱患者避免压迫肾区，宜清淡饮食。

2015年8月4日复诊时血肌酐降至554μmol/L，患者水肿较前减轻，余症亦缓解。

【点评】本例患者为多囊肾患者，症状以气阴两虚表现兼心悸为主，故体现为心肾气阴两虚证。故选用参芪、麦味地黄汤合方以滋肾养心、气阴双补，兼用清热利湿及和胃之药。

验案76

贵州某男，60岁。患者慢性肾炎病史40余年，未做肾穿刺。发现血肌酐升高20年，痛风病史10年，血压正常。曾于多家医院治疗无效。

2014年11月19日为求中医药调治至我处首诊。查血肌酐327μmol/L，尿酸508μmol/L，血红蛋白115g/L，尿蛋白（+），尿红细胞（-）。症见：心悸气短、尿频、尿急、尿等待，下肢关节痛，偶有咽痛，纳眠可，大便调。舌红瘦，苔薄黄，脉细数稍弱。中医辨证：心气阴两虚，湿热下注。拟心气阴双补、清热利湿法，予经验方加味导赤汤合生脉饮化裁。

处方：生地黄、黄芩、车前草、蒲公英、太子参、威灵仙、秦艽、板蓝根各15g，通草3g，生甘草、柴胡、五味子、当归各10g，淡竹叶、制首乌、麦冬、石韦、川牛膝、怀牛膝各20g，白芍、丹参各30g。每日1剂，水煎服。并嘱患者饮食宜清淡，忌食海鲜、豆制品、啤酒等。

患者坚持中医药治疗，2015年4月1日复诊时，血肌酐232μmol/L，尿酸451μmol/L（未服用降尿酸药），血红蛋白120g/L，上述诸症消失。

【点评】本例患者以心悸气短及尿频、尿急、尿等待为主症，结合舌脉，辨证为心气阴两虚、湿热下注。当以生脉饮补心益气养阴，经验方加味导赤散清利下焦湿热。

验案 77

河北某男，50 岁。患者既往高血压 15 年但一直未服用降压药。2016 年初发现血肌酐 203μmol/L，尿蛋白（+++）。

患者为求中医药治疗于 2017 年 8 月 23 日至我处初诊，当时血肌酐 248μmol/L，服用降压药控制血压。症见：乏力心慌，怕热口干苦，时有尿频急。纳眠及大便尚调。舌淡，苔黄腻，脉沉细数而无力。中医辨证：心肾气阴两虚，湿热内蕴证。以益气养阴，清热祛湿为法，予经验方参芪知芩地黄汤合生脉饮化裁。

处方：太子参、牡丹皮、泽泻、麦冬、知母、佩兰、黄连各 10g，生黄芪、生石膏各 30g，生地黄、山药、蒲公英、丹参各 15g，茯苓、黄芩、竹茹各 12g，五味子 6g。每日 1 剂，水煎服。并嘱患者淡素饮食。

药后 1 个月患者诉上述症状均明显减轻，2017 年 9 月 29 日血肌酐 178μmol/L。因仍有乏力、口干、尿频。遂于上方去知母、黄芩、竹茹、佩兰。生黄芪加至 30g，生石膏加至 40g，并加车前草、竹叶各 12g。

患者一直坚持中医药治疗，2018 年 2 月 6 日血肌酐 158μmol/L. 随访至今病情稳定。

【点评】该患者初诊时处于慢性肾衰竭中期阶段，鉴于中医辨证为心肾气阴两虚偏于阴虚，选经验方参芪知芩地黄汤合生脉饮化裁取得了一定的效果。生脉饮是笔者常用的方剂，其辨证要点为患者有心悸、汗出等症时常配合运用。经验方参芪知芩地黄汤的辨证要点为气阴两虚偏于内热证宜选用。

验案 78

河北某男，58 岁，患者 2017 年 11 月体检发现血肌酐 140μmol/L。既往有冠状动脉粥样硬化性心脏病病史。

2018 年 1 月 6 日为求中医药治疗至我处首诊。当时血肌酐 141μmol/L，尿蛋白（++）。用降压药控制血压。症见：胸闷心悸乏力，口干口苦，纳食不馨，眠差多梦，大便干，2 日 1 行。舌淡暗，苔薄黄，脉细无力。中医辨证：心气阴两虚，瘀热互阻。拟心气阴双补，兼以清热活血法，予生脉饮化裁。

处方：太子参、紫苏梗、柏子仁、夜交藤、灵芝、金樱子、赤芍、冬葵子各12g，麦冬、五味子、苦参、生地黄各10g，生黄芪、丹参、芡实各20g，薤白15g，黄芩、黄连、制大黄各5g，全瓜蒌30g。每日1剂，水煎服。并嘱患者淡素饮食。

2018年2月10日复查血肌酐85μmol/L，2018年4月15日复查血肌酐82.1μmol/L。随访至今病情稳定。

【点评】该患者处于肾衰竭早期，但伴有冠心病病史，初诊时以胸闷、心悸、乏力为突出表现，故选生脉饮加味心气阴双补，兼以清热活血为法，取得了一定的疗效。生脉饮具有心气阴双补之功，其辨证要点为心悸、乏力、汗出。该患者有胸闷憋气之症，故加薤白、全瓜蒌通阳行痹。

验案79

山西某男，44岁。患者2018年3月中旬因头晕在当地医院就诊，检查发现蛋白尿及血肌酐轻度升高，24小时尿蛋白定量最多4.8g，血肌酐111μmol/L，血压升高。当地医院建议其肾穿刺及使用激素，患者均拒绝。予环磷酰胺片口服疗效不佳。

2018年3月27日患者为求中医药治疗至我处首诊。当时外院查血肌酐219μmol/L，血红蛋白152g/L，24小时尿蛋白定量3.32g。症见：乏力腰酸，自汗心悸，纳可，大便时溏，眠差，尿频尿急。中医辨证：心肾气阴两虚。拟心肾气阴双补法，予经验方参芪地黄汤合生脉饮化裁。

处方：太子参、天麻、竹茹、淡竹叶、续断、蒲公英、白术、白芍、青风藤、浮小麦、金银花各12g，生黄芪30g，生地黄、丹参、酸枣仁各15g，麦冬、山茱萸、牡丹皮、桑螵蛸各10g，茯苓20g，五味子5g。每日1剂，水煎服。并嘱患者淡素饮食。

患者用药1个月，2018年5月6日24小时尿蛋白定量2.51g，血肌酐160μmol/L。同年8月17日复查24小时尿蛋白定量0.39g，血肌酐76μmol/L。患者诸症消失，随访至今病情稳定。

【点评】该患者初诊时血肌酐高伴蛋白尿，鉴于其中医辨证为心肾气阴两虚，拟心肾气阴双补法，取得了显著疗效，血肌酐由 219μmol/L 下降至 76μmol/L，24 小时尿蛋白定量由 3.32g 下降至 0.39g。因其便溏，故以炒白术易山药。

验案 80

山西某男，33 岁。患者 2017 年 6 月体检发现尿蛋白未重视。2018 年 1 月体检发现血肌酐升高为 170μmol/L，在当地医院治疗疗效不佳。既往高血压病史。

2018 年 8 月 16 日患者为求中医药治疗至我处首诊。当时外院查血肌酐 173μmol/L，24 小时尿蛋白定量 2.77g，服用降压药控制血压。症见：乏力腰酸，汗出咽痛，纳食可，眠差，大便调，小便调，舌淡，苔薄黄，脉沉细数。中医辨证：心肾气阴两虚，兼有内热。拟益气养阴，清热安神法，予生脉散加味。

处方：太子参、冬葵子、竹叶、金樱子、荷叶、川牛膝、怀牛膝各 12g，生黄芪、生石膏各 30g，麦冬、生地黄各 10g，桑螵蛸、五味子各 6g，白芍、酸枣仁、芡实各 20g，浮小麦、板蓝根、丹参各 15g，续断 5g。每日 1 剂，水煎服。并嘱患者淡素饮食。

药后 1 个月上述诸症均明显减轻，同年 9 月 15 日复诊查血肌酐 145μmol/L，24 小时尿蛋白定量 0.31g。2019 年 5 月血肌酐 125μmol/L，随访至今病情稳定。

【点评】该例为慢性肾衰竭早期患者，根据其主症为汗出眠差，以生脉饮化裁取得了一定的疗效。

验案 81

山东某女，43 岁。患者 2016 年 6 月在当地医院体检发现血肌酐升高为 200μmol/L。既往有高血压病史，用降压药控制血压。

2017 年 1 月 15 日为求中医药治疗至我处首诊。当时血肌酐 326μmol/L，血红蛋白 88g/L。症见：面色萎黄，乏力腰酸，胸闷心悸，口干口苦，时有头痛，眠不安，偶有下肢关节痛，纳食及二便尚可。舌淡暗，苔微黄腻，脉沉细无力。中医辨证：心肾气阴两虚，兼夹湿热及瘀血。拟益气养阴，兼以清化湿热、活血化瘀法，予生脉饮加味。

组方如下：天麻、竹叶、当归、冬葵子各12g，酸枣仁、生黄芪、杜仲、丹参各20g，薤白、赤芍、麦冬、五味子、炙甘草、川牛膝、怀牛膝各10g，生石膏30g，太子参、秦艽各15g，黄连、蔓荆子各6g。每日1剂，水煎服。并嘱患者淡素饮食。

患者一直在我处坚持中医药治疗，笔者均以上方加减化裁，药后上述诸症明显减轻。血肌酐亦逐渐下降。2017年4月12日查血肌酐223μmol/L，同年6月18日查血肌酐197μmol/L，同年12月9日查血肌酐181μmol/L。2018年4月19日查血肌酐181μmol/L，血红蛋白100g/L。同年12月8日查血肌酐171μmol/L。随访至今病情稳定。

【点评】该患者初诊时处于慢性肾衰中期，拟生脉饮加味心肾气阴双补兼以清化湿热活血化瘀为法，血肌酐由326μmol/L降至171μmol/L，取得了较好的疗效。

验案82

河北某男，51岁。患者2003年查血肌酐121μmol/L，伴血压升高。

2017年5月17日因复查血肌酐148μmol/L，为求中医药治疗而来我处首诊，用降压药控制血压。症见：乏力明显，腰痛多汗，纳可眠安，二便尚调。舌淡红，苔薄白，脉沉细弱。中医辨证：心肾气阴两虚。拟心肾气阴双补法。拟经验方加味参芪地黄汤合生脉饮化裁。

处方：太子参、竹茹各12g，麦冬、山茱萸、黄连、牡丹皮、泽泻、竹叶各10g，五味子、鹿角胶（烊入）各6g，生黄芪、茯苓、丹参各20g，生地黄、山药、浮小麦各15g，生石膏30g。每日1剂，水煎服。并嘱其清淡饮食。

药后1个月，同年6月14日复查血肌酐111μmol/L。上述诸症均明显减轻。短期内取得了一定的效果。随访至今病情稳定。

【点评】该患者首诊时处于慢性肾衰早期，拟心肾气阴双补法，经1个月治疗，血肌酐明显下降，随访至今病情稳定。

验案83

重庆某女，35岁。患者2006年发现蛋白尿，当地医院做肾穿刺结果为IgA肾病（Lee分级Ⅲ级），予激素和免疫抑制剂治疗后尿蛋白转阴后患者自行停药。2013 年感冒后全身水肿，查 24 小时尿蛋白定量 5g，血浆白蛋白 23.2g/L，血肌酐 176.9μmol/L。当地医院行血液透析及血液滤过治疗 3 次以脱水消肿。2014 年发现股骨头坏死。

2016 年 8 月 22 日患者为求中医药治疗来我处首诊。当时血肌酐 500.2μmol/L，血红蛋白 79g/L，24 小时尿蛋白定量 5g，血浆白蛋白 39.2g/L。症见：面色萎黄，双下肢轻度可凹性水肿，尿量尚可。乏力腰酸，畏寒心悸，口干失眠，大便偏干。舌淡，苔薄白，脉沉弱。中医辨证：心肾气阴两虚。拟心肾气阴双补为法，予经验方加味参芪地黄汤合生脉饮化裁。

处方：党参、炙黄芪、茯苓、酸枣仁、芡实各 20g，生地黄、山药、金银花各 15g，山茱萸、牡丹皮、泽泻、当归、天麻各 12g，黄连 5g，火麻仁 30g，麦冬、五味子、桑螵蛸、龙眼肉各 10g。每日 1 剂，水煎服。并嘱患者淡素饮食。

药后 1 个月，同年 9 月 22 日复诊，血肌酐 370.7μmol/L，血红蛋白 81g/L（未用促红细胞生成素）。诉水肿减轻，失眠好转，大便转调。短期内取得了较好的效果，随访至今病情稳定。

【点评】此例青年女性患者，初诊时血肌酐 500μmol/L，处于慢性肾衰竭中后期，中医辨证为心肾气阴两虚，拟心肾气阴双补法。药后 1 个月血肌酐下降为 370.7μmol/L，短期内取得了明显疗效。

验案 84

北京某女，76 岁。患者 2011 年查血肌酐 100μmol/L，8 年以来血肌酐持续上升。既往糖尿病病史。

2019 年 6 月 12 日为求中医药治疗来我处首诊，当时血肌酐 498μmol/L，血红蛋白 99g/L。用降压药控制血压。症见：乏力腰酸，双下肢轻度水肿，头晕胸闷，心慌气喘，眠差大便干，尿量及纳食尚可。舌淡，苔薄白，脉沉而无力。中医辨证：心肾气阴两虚，兼血瘀水停。拟心肾气阴双补，兼以活血利水法，予经验方加味参芪地黄汤合生脉饮、加味当归芍药散化裁。

处方：太子参、生地黄、生竹茹、天麻、当归、金银花、紫苏子各 12g，生黄芪、冬瓜皮、丹参、全瓜蒌、火麻仁、车前子各 30g，山药 15g，山茱萸、牡丹皮、麦冬、桂枝各10g，茯苓、薤白、枳壳、熟大黄、炒枣仁、川牛膝、怀牛膝、赤芍各20g，黄连、五味子各6g。每日1剂，水煎服，并嘱患者淡素饮食。

患者每半个月复诊一次，笔者均以上方化裁。药后2个月，患者诸症明显减轻，2019年8月12日复查，血肌酐400μmol/L，血红蛋白109g/L。9月18日血肌酐333μmol/L，血红蛋白110g/L。随访至今病情稳定。

【点评】该患者初诊时血肌酐498μmol/L，血红蛋白99g/L，处于慢性肾衰竭中至后期，拟心肾气阴双补，兼以活血利水法，治疗3个月后患者症状明显减轻，同时血肌酐降为330μmol/L，血红蛋白升至110g/L。取得了一定的效果。

方中的紫苏子有降气平喘的作用，是针对该患者有气喘之症而设，我在临床上紫苏叶主要用于辛温透表，紫苏梗主要用于理气畅中。

验案85

北京某男，48岁。患者2012年发现糖尿病，2016年出现尿蛋白（++），2018年血肌酐139μmol/L。

同年2019年10月23日患者为求中医药治疗来我处首诊，当时血肌酐581μmol/L，血红蛋白76g/L，尿红细胞51个/HPF。症见：乏力腰酸，下肢水肿，心悸胸闷，在劳累及夜间平卧时加重，口苦口中有尿味，眼花便秘，尿量及睡眠尚可。舌淡，苔薄白，脉沉细无力。中医辨证：心肾气阴两虚，水凌心肺。拟益气养阴，通阳泄肺法，予生脉饮合瓜蒌薤白半夏汤化裁。

处方：西洋参（另煎兑入）、麦冬、葶苈子、黄连、谷精草各10g，五味子、姜半夏、陈皮、鹿角胶（烊入）各6g，薤白、枳壳、熟大黄、竹茹、杭菊花、佩兰、金银花、当归、川牛膝、怀牛膝各12g，瓜蒌、冬瓜皮各30g，茯苓20g，赤芍15g。每日1剂，水煎服。并嘱患者淡素饮食，限制入量。

药后1个半月，患者上述症状均明显减轻。12月1日查血肌酐519μmol/L，血红蛋白93g/L。取得了一定的疗效。

【点评】该患者初诊时处于慢性肾衰竭后期伴心衰，病情危重。选生脉饮合瓜蒌薤白半夏汤化裁，益气养阴，通阳泄肺。治疗月余，血肌酐有一定程度的下降。

（4）气阴两虚，血不归经证

验案 86

黑龙江某男，35 岁。患者 2016 年体检发现多囊肾伴镜下血尿。2017 年 11 月血肌酐升高为 140μmol/L。既往有糖尿病病史。

2018 年 8 月初患者出现肉眼血尿，于 8 月 18 日为求中医药治疗至我处首诊。当时外院查血肌酐 192μmol/L，血红蛋白 80g/L，尿红细胞满视野。症见：面色萎黄无华，肉眼血尿，极度乏力，口干口苦，纳食可，大便偏干，时有小便不畅。舌淡，苔薄黄，脉细弱。中医辨证：气阴两虚，偏于气虚，血不归经。拟补气摄血止血，兼以补血清热法，予经验方益气滋肾汤化裁。

处方：西洋参（另煎兑入）、黄连各 5g，生地黄、蒲公英、仙鹤草各 12g，三七粉（冲服）1.5g，小蓟、麻子仁、生石膏各 30g，当归、黄芩炭各 15g，炒栀子 6g，金银花、牡丹皮、龙眼肉各 10。每日 1 剂，水煎服。

药后 2 周肉眼血尿消失，尿检红细胞 10 个 /HPF，2018 年 9 月 15 日患者来我处复诊，当时血肌酐 169μmol/L，尿检阴性，血红蛋白 90g/L。随访至今病情稳定。

【点评】该患者因多囊肾伴肉眼血尿而来我处求治，初诊时尿红细胞满视野，拟补气摄血止血，兼以补血清热法，选经验方益气滋肾汤化裁，取得了控制血尿的明显效果。方中用西洋参是根据中医学"有形之血不能速生，无形之气所当急补"的理论，补气摄血止血，在两周内控制了肉眼血尿。

（5）气阴两虚，兼夹湿热证

验案 87

北京某男，81 岁。患者 2006 年体检发现血肌酐升高 150μmol/L，尿检阴性。2016 年 8 月复查血肌酐 218μmol/L。有高血压病史 20 余年。

2018 年 7 月 3 日患者为求中医药治疗来我处首诊，当时血肌酐

208μmol/L，血尿酸576μmol/L，血红蛋白121g/L，尿检阴性。用降压药控制血压。症见：双下肢轻度可凹性水肿，尿量尚可，乏力腰酸，怕热多汗，尿频急，眠差，食纳及大便均可。舌淡，苔黄腻，脉沉细弱。中医辨证：气阴两虚，兼有湿热。拟益气养阴，清热利湿，予经验方加味导赤散合黄连温胆汤化裁。

处方：太子参、黄连、补骨脂、陈皮、肉苁蓉各10g，姜半夏3g，茯苓、巴戟天、全瓜蒌、石韦各20g，生地黄、枳壳、金银花、天麻、炒枣仁、赤芍、淡竹叶各12g，川牛膝、怀牛膝、蒲公英、车前草、杜仲、黄芩各15g，生石膏30g，猪苓5g。每日1剂，水煎服。并嘱患者淡素饮食。

药后3周患者上述诸症均明显减轻，同年7月23日复诊查血肌酐191μmol/L，血尿酸504μmol/L。同年8月29日复查血肌酐166μmol/L，血尿酸351μmol/L。2019年1月11日复查血肌酐162μmol/L。同年4月26日复查血肌酐149μmol/L，血尿酸426μmol/L（一直未用降尿酸药）。随访至今病情稳定。

【点评】该老年肾衰患者初诊时处于慢性肾衰竭早至中期阶段，血尿酸较高，予黄连温胆汤合经验方加味导赤散化裁，坚持中医药治疗1年余，血肌酐及血尿酸明显下降，一直未用降尿酸的西药。

验案88

辽宁某男，16岁。患者2018年11月体检发现尿蛋白（+++），血肌酐300μmol/L，在当地治疗效果不显。既往有慢性鼻炎病史。

2019年2月11日患者为求中医药治疗至我处首诊。当时血肌酐326μmol/L，24小时尿蛋白定量2.6g，用降压药控制血压。症见：乏力纳差口苦，尿频尿急，夜眠及大便尚可。舌淡，苔薄黄腻，脉沉弱。中医辨证：气阴两虚，下焦湿热证。予经验方加味导赤散化裁。

处方：生地黄、鱼腥草、竹叶、冬葵子、金银花、灵芝、丹参各12g，生黄芪、菟丝子各20g，辛夷、防风各6g，太子参、车前草各15g，桑螵蛸、黄连各5g，鸡内金、紫苏梗、焦山楂、焦神曲各10g，通草3g。每日1剂，水煎服。并嘱患者淡素饮食。

患者坚持中医药治疗，药后诸症减轻。同年4月9日查血肌酐

342μmol/L，同年 6 月 8 日查血肌酐 242μmol/L，24 小时尿蛋白定量 0.914g。随访至今病情稳定。

【点评】该少年患者初诊时处于慢性肾衰中期，鉴于其尿频尿急症状突出，予经验方加味导赤散化裁，药后取得了一定的疗效。

验案 89

河北某男，62 岁。患者 2019 年 7 月因尿频、尿急，尿色浑浊就诊于当地医院，B 超提示肾积水，血肌酐升高。血压及血红蛋白正常。

同年 8 月 10 日患者为求中医药治疗来我处就诊，当时血肌酐 159μmol/L。症见：尿频急、涩、痛，尿色时有浑浊，乏力便秘，纳食尚可。舌淡红，苔薄黄，脉沉滑无力。中医辨证：下焦湿热，气阴两虚。拟清利湿热，益气养阴法，予经验方加味导赤散化裁。

处方：生地黄、竹叶、乌药、川牛膝、怀牛膝各 12g，通草 3g，生甘草 6g，生黄芪、黄芩、蒲公英、车前草、石韦、萆薢各 15g，柴胡 10g，麻子仁 20g。每日 1 剂，水煎服。

药后 1 个月，患者症状明显减轻，2019 年 9 月 7 日复查血肌酐 133μmol/L。继续予上方化裁。同年 10 月 5 日血肌酐 121μmol/L。患者诉怕冷明显，于上方中以炙黄芪易生黄芪，加肉桂 5g。随访至今病情稳定。

【点评】本例为慢性肾衰早期患者，中医辨证为下焦湿热，气阴两虚。拟清利湿热，益气养阴法。予经验方加味导赤散化裁取得了一定的疗效。经验方加味导赤散治疗尿频尿急有确切的疗效。

（6）气阴两虚兼夹热毒证

验案 90

安徽某女，47 岁。患者 2019 年 7 月体检发现血肌酐及血压升高。同年 8 月 1 日血肌酐为 250μmol/L，24 小时尿蛋白定量 2.6g，尿红细胞 8~12 个 /HPF，血红蛋白正常，当地肾穿刺结果为 IgA 肾病伴高血压性肾损伤，轻度系膜增生伴球性钙化及个别新月体。

同年 8 月 10 日患者为求中医药治疗来我处首诊，当时血肌酐 240μmol/L，24 小时尿蛋白定量 2.6g，双侧扁桃体 I 度肿大。服用降压药控制血压。症见：乏力腰痛，咽痛易感冒，纳眠便均尚调。舌淡红，苔白腻，脉沉细无力。中医辨证：气阴两虚兼夹热毒。拟益气养阴兼以解毒利咽法，予经验方加味参芪地黄汤化裁。

处方：太子参、生地黄、山药、野菊花、冬葵子各 12g，生黄芪、茯苓、金银花、白芍各 15g，山茱萸 6g，牡丹皮、牛蒡子 10g，杜仲、菟丝子、芡实、巴戟天、怀牛膝、丹参各 20g，小蓟 30g。每日 1 剂，水煎服。并嘱患者淡素饮食。

患者坚持每个月复诊一次，笔者均以上方加减化裁。药后 3 个月患者上述症状均明显减轻。11 月 15 日复查血肌酐 177μmol/L。12 月 5 日复查血肌酐 161μmol/L，24 小时尿蛋白定量 0.18g，尿红细胞 2~4 个 /HPF。短期内取得了较好的疗效。随访至今病情稳定。

【点评】该患者初诊时处于慢性肾衰竭中期，其原发病为 IgA 肾病且有中等程度的蛋白尿。以经验方加味参芪地黄汤化裁治疗 3 个月取得了较好的疗效。患者血肌酐由 240μmol/L 下降至 161μmol/L，24 小时尿蛋白定量由 2.6g 降为 0.18g。

方中的野菊花、金银花、牛蒡子是为该患者的咽痛易感冒之症而设，具有清热解毒利咽的作用，对于慢性肾脏病屡发咽痛的患者我常选用上述药物。

（7）气阴两虚，胸阳痹阻证

验案 91

山东某男，70 岁。患者 2005 年体检发现蛋白尿未重视。2011 年发现血肌酐 180μmol/L，之后血肌酐逐年升高。既往有冠心病病史。

2019 年 10 月 9 日患者为求中医药治疗至我院住院，同年 10 月 16 日邀余会诊。当时血肌酐 459μmol/L，血红蛋白 119g/L，24 小时尿蛋白定量 1.57g。服用降压药控制血压。症见：乏力腰酸，双下肢轻度水肿，时有胸闷胸痛，口稍苦，纳眠及二便尚调，舌淡暗，苔薄白，脉沉弱。中医辨证：气阴两虚，胸阳痹阻证。拟益气养阴，通阳行痹法，予经验方加味参芪地黄汤化裁。

处方：太子参、当归、竹茹、薤白各 12g，生黄芪、茯苓、冬瓜皮、芡实、巴戟天、金银花各 20g，生地黄、山药、连翘各 15g，山茱萸 6g，牡丹皮、泽兰各 10g，黄连 5g，丹参 30g。每日 1 剂，水煎服。并嘱患者淡素饮食。

患者出院后在门诊坚持复诊，药后患者诸症均明显减轻。2019 年 11 月 13 日复查血肌酐 376μmol/L，11 月 29 日复查血肌酐 330μmol/L，取得了一定的疗效。

【点评】该患者在我院住院期间邀我会诊时血肌酐 459μmol/L，拟益气养阴、通阳行痹法，经过 2 个月的治疗，血肌酐降为 330μmol/L，患者甚为满意。方中的薤白、丹参具有通阳行痹、活血化瘀的作用，是为胸闷胸痛而设。

2. 脾肾阳虚证

验案 92

北京某男，63 岁。患者慢性肾炎病史 50 余年，高血压病史 20 余年，2014 年 3 月体检发现血肌酐升高（140μmol/L），2015 年 5 月 20 日复查血肌酐升至 487μmol/L。

同年 5 月 27 日患者为求中医药治疗至我处初诊。当时外院查血肌酐 486μmol/L，尿酸 674μmol/L，血红蛋白 88g/L，尿蛋白（+++）。症见：双眼睑轻度浮肿，尿量可，尿频、尿急，夜尿 6~7 次，乏力，皮肤瘙痒，纳食尚可，夜眠欠安，大便溏，日两次。舌淡边有齿痕，苔薄黄腻，脉沉细无力。首诊时中医辨证：气阴两虚，湿热下注。拟清利湿热，益气养阴，予经验方加味导赤散加减。

处方：通草 3g，生甘草、柴胡、黄芩、当归各 10g，石韦、生黄芪、酸枣仁各 20g，太子参、生地黄、车前草、蒲公英、首乌藤各 15g，淡竹叶、川牛膝、怀牛膝、炒白术、紫苏梗、白蒺藜各 12g，冬瓜皮 30g。每日 1 剂，水煎服。并嘱患者清淡饮食。

用药 1 个月后复诊，查血肌酐 455μmol/L，血红蛋白 92g/L。患者诸症明显减轻。

2014 年 7 月 6 日三诊，患者就诊时诉恶心纳差，舌质淡，边有齿痕，苔薄，脉沉细。笔者在原方基础上将紫苏梗减为 10g，加用姜半夏 9g、陈皮 10g 以和胃降逆。

2014 年 7 月 20 日四诊，复查血肌酐 423μmol/L，诉恶心纳差明显缓解，可进食少量食物，畏寒较甚，喜热饮，进食寒凉食物后易腹泻。舌质淡，边有齿痕，苔薄，脉沉细。四诊时中医辨证为脾肾阳虚。拟健脾补肾，温阳益气法，予四君子汤、理中丸合参芪地黄汤加减。

处方：干姜 5g，肉桂 6g，牡丹皮、山茱萸各 10g，泽泻、鸡内金、当归、灵芝、龙眼肉各 12g，生地黄、冬葵子各 15g，党参、茯苓、炒白术各 20g，炙黄芪、丹参各 30g。每日 1 剂，水煎服。

2015 年 9 月 9 日复诊，当时血肌酐 391μmol/L。患者脾胃症状已明显缓解，未再腹泻，但畏寒未减轻，舌淡，苔白腻，脉沉弱。遂于上方加制附片 10g 以增温阳之力，并加焦楂曲、佩兰各 10g 以化湿和胃。

【点评】本例患者初起以尿频尿急、乏力水肿为主症，舌苔薄黄腻，以加味导赤散合太子参、生黄芪急则治标，兼以扶正。其后患者表现为纳差恶心，舌淡边有齿痕，苔薄白，考虑为湿邪阻胃，加陈皮、姜半夏和胃化湿。四诊患者表现为畏寒较甚，喜热饮，进食寒凉食物后易腹泻，是为脾肾阳虚之象，故以四君子汤、理中丸合参芪地黄汤健脾补肾温阳。

3. 肝肾阴虚证

验案 93

山东某男，45 岁。患者 2003 年出现恶心、头晕，血压 160/110mmHg，查尿蛋白：（++++），尿红细胞 10 个 /HPF，血肌酐 180μmol/L，于北京某医院肾穿刺结果为毛细血管内增生性 IgA 肾病，予醋酸泼尼松 60mg/d 口服治疗，无效。醋酸泼尼松减至 10mg/d 时患者自行停药，改服中药治疗，尿蛋白减为（+），红细胞：（−）。2008 年 9 月因感冒而病情反复，尿蛋白（++++），血肌酐 190μmol/L。

2009 年 3 月 4 日为求中医药治疗至我处求诊。当时服用雷公藤多苷片。查血压 140/80mmHg，尿蛋白（+++），血肌酐 200μmol/L。症见：头晕恶心，睡眠欠佳，皮肤瘙痒，纳食可，二便调。舌暗红，苔薄黄，脉沉涩。

中医辨证：肝肾阴虚，兼夹血瘀。以滋养肝肾，活血化瘀为法，予经验方归芍地黄汤加减。

处方：当归、山茱萸各 10g，牡丹皮、天麻各 12g，生地黄、山药、生黄芪、白蒺藜各 15g，白芍、茯苓、芡实、炒枣仁、丹参各 20g，金银花 30g。每日 1 剂，水煎服。并嘱患者停服雷公藤多苷片。

同年 3 月 18 日二诊，患者仍皮肤瘙痒，无头晕，纳食可，睡眠欠佳，口干不渴，二便调。舌红，苔薄黄，脉沉细数。查 24 小时尿蛋白定量 2.5g，予前方加连翘 12g，黄芩 12g，生石膏先煎 30g。

同年 4 月 1 日三诊，诸症缓解，血肌酐 113μmol/L，尿蛋白（＋），血压较平稳，血压 130/80mmHg，守前方去金银花，加青风藤 15g，蝉衣 3g。

【点评】本例患者为气阴两虚偏于阴虚，故其治疗以经验方归芍地黄汤加生黄芪滋养肝肾加以益气活血。次诊时，患者口干，为肺胃有热的表现，故加黄芩、生石膏清肺胃之热。

4. 气虚血瘀证

验案 94

北京某男，66 岁。2012 年患者体检时发现血肌酐升高，最高 136μmol/L，一直未系统诊治。既往心脏支架植入术 10 余年，共 4 枚。前列腺增生 3 年。

2014 年 6 月 25 日患者为求中医药调理至我处初诊。查血肌酐 152.3μmol/L，尿酸 476.6μmol/L，症见：乏力伴胸闷憋气，尿频尿急，夜尿 4 次，纳食可，大便调。舌质暗，有瘀斑，苔黄腻，脉弦。中医辨证：气虚血瘀，兼有下焦湿热。以益气活血，兼清利湿热为法，予血府逐瘀汤加味。

处方：太子参、生地黄、赤芍、蒲公英、车前草各 15g，桃仁、当归、生甘草、五味子各 10g，枳壳、淡竹叶、麦冬各 12g，丹参、瓜蒌各 30g，川芎 3g，柴胡 5g，红花 6g，川牛膝、怀牛膝各 20g。每日 1 剂，水煎服。

同年 7 月 28 日二诊，服上方 4 周后，患者复查血肌酐降至 102μmol/L，夜尿减少至 2 次，已无胸闷憋气，一般情况良好。

【点评】该老年男性患者，中医辨证当属关格—虚损期，但其症状以乏力、胸闷憋气为主，结合其既往胸痹、真心痛病史，从心入手，加之舌质暗，有瘀斑，脉弦，辨证为心气阴两虚，血瘀阻络。而其夜尿频，苔黄腻，乃下焦湿热所致，故合蒲公英、车前草、淡竹叶等清热利湿之品。方中柴胡用5g，恐其劫肝阴，川芎有升提作用，用量大易升高血压，故仅用3g。

验案 95

河北某男，46岁。患者2006年体检时发现尿蛋白（++++），于当地医院肾穿刺，提示为IgA肾病（Lee分级Ⅱ级），未用激素。2009年血肌酐开始升高，于当地口服中成药为主，疗效不佳。既往高血压病史8年。

2014年7月9日为求中医药治疗至我处初诊。查：尿蛋白（+++），血肌酐162μmol/L，尿酸487μmol/L，血红蛋白132g/L。症见：劳累后双下肢轻度水肿，小便量可，左足拇指关节疼痛，神疲腰酸，自觉口中异味，眠差，纳食可，大便调。舌红，苔黄腻，脉滑数。中医辨证：气虚血瘀，湿热阻络。治以益气化瘀，利湿解毒，予四妙勇安汤加味。

处方：金银花、玄参、冬瓜皮、丹参各30g，生甘草、当归各10g，太子参、芡实、川牛膝、怀牛膝各20g，蒲公英、巴戟天各15g，竹茹、炒白术各12g，黄连6g。每日1剂，水煎服。

服上方14剂后，患者关节疼痛消失，水肿消退，腰酸、乏力均明显缓解，复查血肌酐降至128μmol/L。此后一直以四妙勇安汤为基础方进行加减化裁。

【点评】本例患者以关节疼痛为主，兼神疲腰酸，其舌苔黄腻。中医辨证为湿热痹阻关节，久而化为热毒，血脉不行，形成血瘀。故治疗予四妙勇安汤加味清热解毒、活血化瘀，加太子参以扶助正气。

验案 96

北京某男，62岁。2014年春节，患者感冒后出现发热，咽部不适，时有喘憋，神疲乏力，10天后至附近医院查血肌酐117μmol/L。之后血肌酐逐渐升高，并出现尿检异常，自觉乏力加重。同年6月患者就诊于某医院，当时血肌酐240μmol/L，行肾穿刺结果为IgA肾病Ⅲ期，建议使用激素及免疫抑制剂治疗，患者拒绝。

2014 年 8 月为寻求中医药治疗而来我处初诊，当时外院查 24 小时尿蛋白定量 1.47g，尿红细胞满视野，血肌酐 280μmol/L。症见：双下肢轻度浮肿，小便量可，尿色深红，同时伴有鲜血便，全身乏力明显，恶心，纳差。舌淡暗，苔薄黄，脉沉涩无力。中医辨证：气虚血瘀，下焦湿热。拟益气活血，清热利湿为法，予经验方加味当归芍药散加减。

处方：太子参、蒲公英、车前草、仙鹤草、泽泻各 15g，生黄芪、赤芍、白芍、茯苓、炒枣仁、芡实、川牛膝、怀牛膝各 20g，当归、白术、天麻各 12g，三七粉（冲入）3g，小蓟 30g。每日 1 剂，水煎服。

药后患者尿血明显减轻，上述诸症亦改善。之后患者坚持复诊，笔者一直予上方加减化裁。血肌酐逐渐下降，2015 年 3 月血肌酐 189μmol/L，4 月血肌酐 179μmol/L，尿红细胞 20~25 个 /HPF。且服药后患者乏力明显减轻，二便调，余无明显不适。随访至今病情稳定。

【点评】本例患者以全身乏力、下肢水肿为主症，其舌暗，中医辨证为气虚血瘀水停证，故治疗以太子参、生黄芪合当归芍药散益气活血化瘀。

验案 97

陕西某男，49 岁。患者 2004 年体检发现血肌酐升高为 110μmol/L，2012 年在当地医院查血肌酐升至 300μmol/L，行肾穿刺结果为 IgA 肾病。既往痛风病史 10 年余，2 型糖尿病及高血压病史 4 年余。

2015 年 3 月 10 日为求中医药治疗至我处首诊。当地医院查血肌酐 536.4μmol/L，血尿酸 371.7μmol/L，血红蛋白 98g/L，血糖 6.11mmol/L，24 小时尿蛋白定量 4.326g，服用降压药控制血压。当时症见：双下肢中度可凹性水肿，尿量可，尿频，尿等待，夜尿 4~5 次，面色晦暗，乏力明显，腰酸，口干口苦，皮肤瘙痒，纳眠可，大便调。舌暗边有齿痕，苔薄黄腻，脉沉。中医辨证：气虚血瘀，湿热内蕴。拟益气活血，清热利湿法，予经验方加味当归芍药散加减。

处方：太子参、益母草、丹参、茯苓各 20g，当归尾、金银花、竹茹、地肤子、竹叶各 12g，白术、冬葵子、白蒺藜、川牛膝、怀牛膝各 15g，西洋参（另煎兑入）、川芎各5g，连翘10g，生黄芪40g，冬瓜皮30g。每日1剂，水煎服。并嘱患者清淡饮食。

患者已复诊三次，笔者一直予上方加减化裁。同年6月17日复查血肌酐518μmol/L。7月22日血肌酐降至470μmol/L，尿酸357μmol/L，血红蛋白110g/L，双下肢水肿基本消退，余症亦明显改善。

【点评】本例患者初诊时血肌酐536.4μmol/L，病情较重。其主症为乏力、下肢水肿，其面色晦暗，舌暗。中医辨证为气虚血瘀、水湿内停。以经验方加味当归芍药散活血利水，当归取当归尾，以益活血之力。加太子参、生黄芪益气，并加西洋参以增补气之功。患者以尿频、尿等待症状亦较明显，故加竹叶、冬葵子以利下焦湿热。

验案98

北京某男，57岁。患者有糖尿病病史10余年，血糖长期控制不佳。2011年8月诊为糖尿病视网膜病变及糖尿病肾病。此后，水肿间断发作，2012年1月至3月因糖尿病肾病、肾病综合征、心功能不全而出现全身重度水肿并伴有胸腹腔积液，两次于某医院住院治疗，均疗效不佳。

2012年9月26日为求中医药治疗至我处初诊。当时外院查血肌酐210μmol/L，24小时尿蛋白定量5.8g，血浆白蛋白31.6g/L，血红蛋白106g/L，腹部B超提示中度腹水。症见：颜面及周身中重度水肿，尿量偏少，每日尿量不足1000mL，神倦乏力，目干涩，纳可，腹胀，眠安，大便干。舌质淡暗体胖边有齿痕，苔薄白，脉弦细弱。西医诊断：糖尿病肾病、慢性肾功能不全。中医辨证：气虚血瘀水停。以益气活血利水为法，予经验方加味当归芍药散合五皮饮加减。

处方：太子参、赤芍、泽泻、天麻、白芍、泽兰、金银花各15g，生黄芪、火麻仁、川牛膝、怀牛膝各20g，当归、谷精草、杭菊花、白术各12g，川芎、猪苓各6g，茯苓、大腹皮、冬瓜皮、车前子（包煎）、丹参、薏苡仁各30g，广木香、黄芩各10g。每日1剂，水煎服。

并配合经验食疗方黄芪鲤鱼汤：生黄芪、茯苓各20g，赤小豆、炒白术各15g，冬瓜皮30g，砂仁10g。上药用纱布包，加葱姜，不入盐，与鲤鱼或鲫鱼250g同煎半小时，弃去药包，吃鱼喝汤，每周一次。并嘱患者清淡低盐低糖饮食。

患者坚持中医药治疗，笔者一直于上两方加减化裁调治。2012 年 10 月 31 日复诊，水肿明显消退，尿量增至每日 2000mL 左右，精神转佳，大便通利，每日 1~2 行。

2013 年 4 月 3 日复诊，精神佳，仅见双下肢轻度水肿，偶有双下肢抽筋，舌淡略胖，苔薄白，脉细。复查腹部 B 超腹水消失，血肌酐 175μmol/L，24 小时尿蛋白定量 5.1g，血浆白蛋白 35.6g/L，血红蛋白 116g/L。同年 6 月 7 日复查 24 小时尿蛋白定量 2.5g，血肌酐 166μmol/L，血红蛋白 118g/L。8 月 10 日复查 24 小时尿蛋白定量 1.4g，血肌酐 153μmol/L，血红蛋白 117g/L。8 月 10 日复查 24 小时尿蛋白定量 0.8g，血肌酐 127μmol/L，血红蛋白 118g/L。已无不适病情平稳。

【点评】本例为糖尿病肾病 V 期患者，大量蛋白尿与水肿并见，且合并胸腹水。笔者辨证为气虚血瘀水停，处方选用当归芍药散加味。临床中笔者常喜欢加用参、芪以扶正，并根据病情变化，随症加减，兼顾并发症，长期守方治疗，处方用药看似平和，但疗效持久可靠。

验案 99

北京某女，63 岁。患者 2013 年底在外院行心脏二尖瓣手术，术后出现急性心衰，经抢救治疗后病情缓解，检查血肌酐升高 800μmol/L，做血液灌流 7 天后改为每周两次血液透析，出院时血肌酐 300μmol/L，患者自行停止透析。

2014 年 4 月 8 日为求中医药治疗至我处初诊。当时外院查血肌酐 180μmol/L，血红蛋白 90g/L，服用降压药控制血压。症见：双下肢中度可凹性水肿，小便量可，乏力腰酸，大便溏薄，眠差，纳可。舌淡暗边有齿痕，苔薄白水滑，脉沉弱。中医辨证：脾气亏虚，血瘀水停证。拟益气健脾，活血利水法，予参苓白术散合补阳还五汤加减。

处方：太子参、白术、山药、板蓝根、夜交藤各 15g，茯苓、生薏苡仁、冬瓜皮、车前子（包煎）30g，陈皮、桃仁、地龙各 10g，当归尾、酸枣仁、赤芍各 12g，川牛膝、怀牛膝、丹参、芡实、巴戟天各 20g，红花 6g，砂仁 5g，生黄芪 40g。每日 1 剂，水煎服。并嘱患者清淡饮食。

患者坚持中医药治疗，笔者一直予上方加减化裁。患者症状逐渐减轻，血肌酐逐渐下降，血红蛋白逐渐上升。2016年3月10日复查血肌酐120μmol/L，同年6月17日复查血肌酐86μmol/L，血红蛋白129g/L，水肿完全消退，余无不适。随访至今病情稳定。

【点评】本例为慢性肾衰竭透析患者，就诊前患者自行停止透析。根据初诊时的患者的临床表现，属于虚损期，其中医辨证为脾气亏虚，血瘀水停。以参苓白术散合补阳还五汤化裁治疗。患者血肌酐逐渐恢复正常，取得了显著的效果。患者说是中医药挽救了她的生命，摆脱了透析。

验案100

山西某男，31岁。患者2016年体检发现蛋白尿未重视，2018年1月发现血肌酐升高为140μmol/L。

2018年6月患者为求中医药治疗至我处首诊。当时血肌酐151μmol/L，24小时尿蛋白定量3.57g，服用降压药控制血压。症见：乏力腰酸伴头痛胸闷，平素易感冒，纳差恶心，眠可，尿频，大便偏干。舌淡暗，苔薄黄腻，脉沉弱。中医辨证：气虚血瘀，兼夹湿热证。拟益气活血，清热化湿法，予玉屏风散加减。

处方：生黄芪30g，防风、天麻、鸡内金、薤白、生甘草各10g，金银花、竹茹、紫苏梗、蔓荆子、白芷、川牛膝、怀牛膝各12g，蒲公英、冬葵子、赤芍各15g，砂仁、桑螵蛸各5g，菟丝子、火麻仁、丹参各20g，姜半夏6g。每日1剂，水煎服。并嘱患者淡素饮食。

药后患者诸症减轻。同年7月1日复查血肌酐132μmol/L，9月1日复查血肌酐131μmol/L，24小时尿蛋白定量2.43g，10月2日复查血肌酐128.3μmol/L，11月3日复查血肌酐126μmol/L，24小时尿蛋白定量0.957g。随访至今病情稳定。

【点评】该患者为慢性肾衰早期患者，根据其平素易感冒，并伴有胸闷等症，予玉屏风散化裁而取效。玉屏风散有益气固表之功，对于平素易感冒者我常选用该方。薤白为通阳行痹之剂，常用于胸闷胸痛之症，蔓荆子对头痛患者常有较好效果。

验案 101

北京某男，76 岁。有糖尿病史 15 年，发现血肌酐升高 10 年。既往有右下肢深静脉血栓史。

2019 年 8 月 26 日患者为求中医药治疗来我处首诊。当时血肌酐 532μmol/L，血红蛋白 95g/L，尿蛋白（++）。症见：乏力，腰酸痛，右下肢水肿伴冷痛，行动不便，纳差，眠不实，夜尿 2~3 次，大便尚调。舌淡有瘀斑，苔薄白，脉沉细无力。中医辨证：气阴两虚，偏于气虚，血瘀水停证。拟益气养阴、活血利水法，予经验方加味参芪地黄汤合当归芍药散化裁。

处方：党参、炙黄芪、蒲公英、川牛膝、怀牛膝各 20g，生地黄、当归、金银花各 12g，山茱萸、牡丹皮、黄连、鸡内金各 10g，山药、茯苓、赤芍、车前草各 15g，鹿角胶（烊入）6g。每日 1 剂，水煎服。并嘱患者淡素饮食。

药后 2 个月，患者诉上述症状均明显好转。同年 10 月 16 日复查血肌酐 384.1μmol/L，血红蛋白 113g/L（未用促红素）。因患者怕冷腰酸痛明显减轻，仍有纳差，上方以太子参易党参，生黄芪易炙黄芪，去鹿角胶，加紫苏梗 12g，竹叶 12g。同年 12 月 10 日查血肌酐 370μmol/L，随访至今病情稳定。

【点评】该例初诊时处于慢性肾衰后期，拟益气养阴，活血利水法，予经验方加味参芪地黄汤合当归芍药散化裁取得了一定的疗效。

验案 102

贵州某男，50 岁。2012 年夏患者体检时发现血肌酐升高伴有蛋白尿，在当地医院做肾穿刺结果为膜增殖性肾炎。曾用激素及免疫抑制剂，后因出现十二指肠肠球部溃疡及消化道出血而停用西药。

为求中医药治疗，因疫情原因患者于 2020 年 5 月 6 日要求远程会诊。当时血肌酐 231μmol/L，24 小时尿蛋白定量 4.85g，血浆白蛋白 26.2g/L，用降压药控制血压。症见：面色暗，乏力腰酸疼，下肢轻度浮肿，偶有尿等待及分叉，纳可眠安，二便尚调，舌稍暗，苔薄白稍腻。中医辨证：气虚血瘀。拟益气活血，兼以利湿摄精法，选经验方参芪当归芍药散化裁。

处方：太子参、当归尾、杜仲、赤芍、冬葵子、威灵仙各12g，生黄芪、冬瓜皮、薏苡仁各30g，菟丝子、芡实各20g，蒲公英、川牛膝、怀牛膝、金银花、车前草各15g，川芎、桑螵蛸各6g，黄精10g。每日1剂，水煎服。并嘱患者淡素饮食。

患者坚持每月远程会诊一次，自觉上述诸症明显减轻，相关指标亦逐渐好转。2020年6月8日血肌酐217μmol/L，24小时尿蛋白定量4.14g，血浆白蛋白27.5g/L。同年7月6日血肌酐184μmol/L，24小时尿蛋白定量3.3g，血浆白蛋白28.6g/L。目前仍在随诊中。

【点评】西药对膜增殖性肾炎尚无特效，该患者曾用激素及免疫抑制剂，因副作用严重而停用，转而求治于中医。笔者据辨证选用益气活血、利湿摄精法，在短期内不仅症状方面，而且患者的血肌酐、24小时尿蛋白定量、血浆白蛋白均有一定程度的改善。患者较为满意。

5.气虚阳虚，兼夹瘀血证

验案103

辽宁某女，65岁。患者2011年9月体检时发现血肌酐升高，当时血肌酐为211.9μmol/L。2012年3月查尿蛋白（++），血糖轻度升高，并有腔隙性脑梗死，颈动脉狭窄，但血压不高。几年来仅服用中成药。

2016年1月29日查：血肌酐337.4μmol/L，尿蛋白（+），尿红细胞（-），24小时尿蛋白定量0.98g。同年3月7日为求中医药治疗来我处初诊。症见：畏寒，乏力腰酸痛，纳眠可，夜尿3次，大便尚调。舌淡暗，苔薄白，脉沉弱。中医辨证：气虚阳虚，兼夹瘀血。以益气温阳，兼以活血化瘀为法，予参芪地黄汤化裁治疗。

处方：党参、炙黄芪、茯苓、巴戟天、金银花、芡实、丹参各20g，生地黄、山药各15g，牡丹皮、山茱萸、桑螵蛸各10g，泽泻、当归各12g。每日1剂，水煎服。

药后1月余，2016年4月18日复诊，查血肌酐252.8μmol/L，畏寒、腰酸等症状明显减轻，夜尿减少，唯感纳食欠佳，遂上方以白术12g易山药，并加鸡内金12g。

【点评】该患者处于慢性肾功能衰竭中期阶段，初诊时中医证候为气虚阳虚，兼夹瘀血，属于关格病虚损期。予参芪地黄汤化裁治疗。虽然患者有畏寒等阳虚的表现，方中用党参与炙黄芪甘温益气之品，并未用桂附等温阳药物。笔者对于慢性肾脏病临床有阳虚表现的患者，轻者仅用党参与炙黄芪益气以温阳，阳虚重症方用桂附且用量不重，意在温阳而不伤阴血。

6. 下焦湿热证

验案 104

山东某男，43 岁。患者 2018 年 6 月检查发现血肌酐升高为 345μmol/L。既往有高血压、冠心病、脑出血、面神经炎病史。

同年 12 月 19 日为求中医药治疗至我处首诊。当时血肌酐 452μmol/L，尿蛋白（＋），服用降压药控制血压。症见：腰酸，尿频尿急，时有头晕、胸痛，纳眠可，大便偏干，日 1 次。舌红，苔薄黄，脉细数。中医辨证：下焦湿热，拟清热利湿法，予经验方加味导赤散化裁。

处方：生地黄、白芍、车前草、蒲公英各 15g，生甘草 10g，火麻仁、金银花、丹参、生杜仲、巴戟天各 20g，黄芩、天麻、淡竹叶、川牛膝、怀牛膝各 12g，瓜蒌、生石决明（先煎）各 30g，通草 3g，柴胡 5g。每日 1 剂，水煎服。并嘱患者淡素饮食。

药后患者诸症减轻，2019 年 1 月 15 日复查血肌酐 352μmol/L，血红蛋白 120g/L。3 月 12 日血肌酐 304μmol/L。随访至今病情稳定。

【点评】患者初诊时处于慢性肾衰中后期，鉴于其临床表现尿频尿急突出，故予经验方加味导赤散化裁取得了一定的疗效。方中的生石决明是为患者头晕之症而设，具有平肝潜阳的作用，以利于控制血压。

7. 气、血、阴、阳俱虚证

验案 105

河北某女，59 岁。患者 2019 年 10 月体检发现血肌酐升高为 350μmol/L。既往有慢性鼻炎史。

2019 年 11 月 5 日患者为求中医药治疗至我处首诊，当时血肌酐390μmol/L，服用降压药控制血压。症见：面色萎黄，乏力畏寒，纳差，口稍苦，眠差，大便干，3 日 1 行。舌淡，苔薄黄腻，脉沉细弱。中医辨证：气、血、阴、阳俱虚，兼夹湿热。拟温阳益气，养阴补血，清热通腑法，予经验方加味参芪地黄汤化裁。

处方：党参、生地黄、茯神、金银花、淡竹叶、鱼腥草各 12g，炙黄芪、酸枣仁、熟大黄（后下）各 20g，牡丹皮、紫苏梗、灵芝、黄芩、天麻、鸡内金各 10g，山药、当归各 15g，火麻仁 30g，辛夷、制附片、防风各 6g，黄连 2g，山茱萸 5g。每日 1 剂水煎服。并嘱患者淡素饮食。

药后 1 个月患者诸症减轻。2019 年 12 月 5 日复查血肌酐 352μmol/L，2020 年 1 月 3 日复查血肌酐 320μmol/L。随访至今病情稳定。

【点评】：患者初诊时处于慢性肾衰竭中期，根据辨证结果，拟温阳益气，养阴补血，清热通腑法。药后 2 个月，在诸症均减轻的同时，血肌酐也有一定程度的下降，取得了一定的疗效。

（二）关格期验案

以下选取了关格期验案 42 例，其中湿热中阻证 25 例，寒湿中阻证 12 例，水凌心肺证 1 例，水湿内停证 2 例，肝胆湿热证 1 例，湿瘀互阻，气、阴、血俱虚证 1 例。

1. 湿热中阻证

验案 1

安徽某男，42 岁。患者 2012 年发现高血压，开始未重视，2013 年 2 月于当地医院检查发现血肌酐 434μmol/L，当地治疗无效。

2014 年 11 月 19 日为求中医药治疗至我处初诊，当时血肌酐 406μmol/L，血红蛋白 98g/L。症见：纳呆时有呕恶，口苦眠差，心悸气短，腿酸软，大便调，尿频急。舌红，苔薄黄腻，脉弦数。中医辨证：心气阴两虚，湿热内蕴。拟益气养阴兼清化虚热法，予生脉饮合黄连温胆汤加减。

处方：太子参、金银花、板蓝根、生黄芪、茯苓、杜仲各20g，五味子、黄连、阿胶（烊化）、鸡内金、陈皮各10g，枳壳、竹茹、天麻、当归、麦冬各12g，丹参30g，冬葵子15g，法半夏5g。每日1剂，水煎服。并嘱患者清淡饮食。

患者坚持中医药治疗，笔者一直予本方加减化裁。2015年1月18日复查血肌酐291μmol/L，2015年3月27日复查血肌酐285μmol/L，血红蛋白105g/L。腿略酸软，余无不适。

【点评】本例患者纳呆，时有呕恶，口苦，舌红，苔黄腻，为湿热中阻之证，故为关格病关格期，用黄连温胆汤清化中焦湿热。兼有心悸气短，为心气阴两虚之症，因而合用生脉饮心气阴双补。笔者遇关格期患者兼有心气阴两虚证，常以上两方合用取效。

验案 2

北京某女，58岁。患者2014年7月因发热、恶心、呕吐至北京某医院检查，血肌酐280μmol/L，尿蛋白（－），肾穿刺结果为肾小管间质性肾损害。予醋酸泼尼松每日10片治疗，血肌酐降至180μmol/L。但使用激素期间患者出现面部、躯干部肿胀及下肢关节疼痛等副作用，并出现尿蛋白，遂于同年12月撤停激素。

2015年2月4日患者经人介绍至我处初诊，查血肌酐189μmol/L，尿蛋白（＋＋）。症见：乏力伴恶心呕吐，呃逆，纳差，眠欠安，大便干，1~2日1行，小便调。舌红，苔黄腻，脉沉弱。中医辨证：湿热内蕴，浊毒内停。拟清化湿热，通腑泄浊为法，予黄连温胆汤加减。

处方：枳壳、竹茹、柏子仁、佩兰、鸡内金各12g，茯苓、火麻仁、生黄芪各20g，当归、黄连、紫苏梗、旋覆花（布包煎）各10g，熟大黄、陈皮各6g，法半夏5g。每日1剂，水煎服。并嘱患者淡素饮食。

患者坚持中医药治疗，笔者一直予上方加减化裁。同年2月25日查血肌酐166μmol/L，尿蛋白（＋＋）；3月27日复查血肌酐152μmol/L，尿蛋白（＋＋）；4月28日复查血肌酐107μmol/L，尿蛋白（＋）。5月20日复查血肌酐105μmol/L。患者至今病情稳定。

【点评】本例患者虽然血肌酐不太高，但有恶心呕吐、呃逆、纳差等关格病的上格症状，故用黄连温胆汤清化湿热。方中大黄、麻子仁能通腑泄浊。一般慢性肾衰患者有大便秘结症，轻者用麻子仁润肠通便，重者加用制大黄或生大黄，具体剂量依据病情而定。部分慢性肾衰患者小便量并不少，但由于肾功能下降，不能排泄毒素，所以必须借助通腑泄浊以排毒。如果患者大便不干或腹泻，就不能用通腑之剂，必须在中医理论的指导下选择药物。

验案3

河北某男，农民，39岁。2010年5月患者劳累后出现咳嗽、喘憋，并发现高血压（180~190/90mmHg），当地医院查血肌酐800μmol/L，诊断为慢性肾衰竭，每周2次血液透析治疗。

患者因经济压力大而不愿长期透析，而于2010年9月8日至我处首诊要求中医药治疗。当时初诊时，因刚做完血液透析，血肌酐318μmol/L，尿素22.7mmol/L，血红蛋白89g/L。症见：面色萎黄，乏力恶心，双下肢轻度水肿，大便干结。舌质暗，苔黄腻，脉沉弱。中医辨证：湿热内蕴，兼以气血两虚。治以清热化湿，益气补血，予黄连温胆汤加减。

处方：黄连、陈皮各10g，枳壳、竹茹、当归各12g，茯苓、冬瓜皮、全瓜蒌、丹参、生黄芪各30g，金银花、太子参、麻子仁各20g，冬葵子各15g，姜半夏6g。每日1剂，水煎服。

患者其后3年半一直坚持服用上述中药，之后未再进行血液透析，且身体无明显不适，从事正常工作。

2014年2月18日来京复诊，查血肌酐113μmol/L，尿酸470μmol/L，血红蛋白120g/L。用降压药控制血压为120~130/80mmHg。患者腰略酸，纳可，眠安，二便调。舌质淡红，苔薄黄微腻，脉滑略数。原方去冬瓜皮，姜半夏由6g减至3g，加巴戟天15g，川牛膝、怀牛膝各20g，益母草15g。随访至今肾功能正常。

【点评】本例患者就诊时以恶心为主症，察其舌苔黄腻，为关格期湿热内蕴证。鉴于其面色萎黄、乏力，是气血两虚的表现，故在黄连温胆汤清化湿热的基础上，加太子参、生黄芪、当归益气养血。该患者因经济条件有限，来京复诊次数不多，在当地长期守方治疗，取得了摆脱透析的显著效果。

验案 4

山西某女，43 岁，因"慢性肾衰"于 1989 年 5 月 3 日入院，该患者有慢性肾盂肾炎病史 8 年，恶心、呕吐、乏力 4 个月，伴大便干结，4~5 日 1 行，纳差，口干喜冷饮。舌苔黄腻而干，脉弦细而无力。查血肌酐 773.5μmol/L，血尿素氮 38mmol/L。

初拟苏叶黄连汤加生大黄以清胃止呕通便，3 剂后呕恶减，大便每日 3 次。之后继按清化中焦湿热法调治，选黄连温胆汤加西洋参每日 6g 另煎兑入，共服 16 剂，中焦湿热已除，呕恶消失，大便调，神振纳增。继之以香砂六君子汤合生脉饮、参芪地黄汤交替运用，调理脾胃、益气滋肾以扶正固本。共调治 3 个月，血尿素氮降至 14.6mmol/L，血肌酐降至 353.6μmol/L，病情好转出院。

【点评】本例患者初诊时恶心呕吐、大便不通较重，急则治标，以苏叶黄连汤加大黄频频呷服以止呕通便。呕恶消失后，改以香砂六君子汤及参芪地黄汤交替运用，调理脾胃、益气滋肾以扶正固本。苏叶黄连汤出自《温热经纬》，临床上笔者常常紫苏叶、紫苏梗同用，意在理气醒胃，遇呕恶频作、药难收纳者，可浓煎频频呷服。黄连以清胃热止呕见长，大便干结者可加适量大黄。

验案 5

北京郊县某男，24 岁，1995 年 1 月底发现面色萎黄，神疲乏力，恶心呕吐，尿量多每日 4000mL 左右。查血肌酐 700μmol/L，血红蛋白 62g/L。

1995 年春节邀余会诊，诊为"尿毒症"。建议到外院行肾穿刺，并据患者呕恶，大便干，苔黑燥，脉细数，拟 7 剂黄连温胆汤加大黄以通腑降浊，药后黑苔褪，大便通，诸症略减轻，经某医院肾穿刺示：慢性间质性肾炎，建议血液透析，但患者拒绝，遂出院继续服用我开的中药，每 2 周诊治 1 次。主要依据辨证结果，以黄连温胆汤合生脉饮，或以参芪地黄汤加黄连、竹茹、制大黄调治半年，查血肌酐降至正常范围内，血红蛋白升至 120g/L。之后坚持服药 1 年而停药，随访至今肾功能一直正常，结婚后育有 1 子，并一直在单位坚持正常工作。

【点评】本例患者初诊时，以呕恶频频、大便干、苔黑燥为主症，故用清化湿热通腑法急调脾胃，继以益气养阴、扶正固本法以善后，取得了显著效果，从未用过促红素，也未透析。长期随访指标正常，实属不易。事实说明中医药治疗慢性肾衰有一定的疗效。这也要感谢患者对中医药治疗的信心和长期坚持中医药治疗的毅力。

验案6

东北某男，36岁。2010年5月中旬初诊。该患者腰痛3年余，喘憋1个月，因查血肌酐1027μmol/L，尿素氮34.3mmol/L，血红蛋白83g/L，血压210/130mmHg，诊为"尿毒症"，已在当地进行血液透析，并在某医院肾穿刺示：高血压性肾损害，肾小球硬化，肾小管萎缩，间质纤维化。经血透后血肌酐降为413.9μmol/L。患者来我处就诊时，自行停止透析，欲求中医治疗。

初诊时根据辨证予以黄连温胆汤加味调治，处方：黄连10g，枳壳、竹茹、陈皮各12g，大青叶、冬葵子、红景天各15g，姜半夏6g，茯苓30g，金银花、太子参各20g。每日1剂，水煎服。

并服用本人经验方制剂补肾泄毒颗粒。并嘱其应坚持血透，服用降压药和限制入量。但患者执意仅用中药，一直停透。6月初查血肌酐244μmol/L，血红蛋白106g/L。6月30日查血肌酐250μmol/L，7月28日查血肌酐244μmol/L，9月8日查血肌酐180μmol/L，10月20日查血肌酐161μmol/L，期间一直以上方加减调治，未再血透，患者尿量正常，无浮肿，体力增进，能干轻体力农活。

【点评】关格期多湿阻中焦，湿从热化者，可为湿热中阻，笔者多以黄连温胆汤清热化湿，畅达中焦，收效颇佳。本例患者一直用本方调治，虽然患者自行停止透析，但肾功能较前明显恢复，症状亦明显减轻，说明是中医药的疗效。

黄连温胆汤出自《六因条辨》，由黄连、竹茹、枳实、半夏、陈皮、生姜、茯苓、甘草组成。以二陈汤为基础燥湿化痰，理气和中，增黄连、竹茹清胃止呕，全方共成清化痰热、和胃止呕之剂。我治疗慢性肾衰竭关格期湿热中阻证常用本方化裁。

验案 7

山东某男，31 岁，患者 2008 年初在当地行主动脉夹层动脉瘤手术后发现血肌酐升高及血压高。

为求中医药治疗，2011 年 3 月 15 日来我处初诊，当时血肌酐为 600μmol/L，血压 170/100mmHg，血红蛋白 109g/L。症见：乏力，咽痛易感冒，恶心，纳差，口苦。舌淡，苔黄腻，脉沉滑。中医辨证：湿热中阻，脾胃不和。拟清热化湿法，予黄连温胆汤加减。

处方：黄连、陈皮各 10g，姜半夏 6g，茯苓、冬葵子、续断、金银花、板蓝根、生石膏、天麻各 20g，太子参、佩兰、当归、麻子仁、生黄芪各 15g，竹茹、枳壳、牛蒡子、黄芩各 12g，丹参 30g，生甘草 6g。每日 1 剂，水煎服。

治疗期间一直以上方调整化裁。2011 年 11 月血肌酐降为 445.6μmol/L，血红蛋白 117g/L，诸症明显减轻，每日仍坚持工作。

患者一直坚持中医药治疗，2015 年 6 月复查血肌酐 320μmol/L，血红蛋白 115g/L。

【点评】本例为关格病关格期患者。我在临床上运用黄连温胆汤的辨证要点为口干、口苦、口黏、呕恶、苔黄腻。黄连的用量为 3~10g。如伴有大便干结加通腑药，如伴有心气虚证合生脉饮。虽然中焦湿热内蕴的同时患者有一派气阴两虚证，应先清化湿热，而后顾及扶正固本。中医的治则"急则治标、缓则治本"，是指导医生在复杂的病症中应首先解决主要矛盾，之后再制定一个中长期的治疗方案。这也是取得疗效的关键。

验案 8

河北某男 47 岁。患者高血压病史 15 年，2 型糖尿病病史 13 年。2007 年检查发现蛋白尿（++），2008 年检查发现血肌酐升高，患者均未重视。2013 年 7 月，出现双眼睑及下肢水肿，于当地医院住院，查 24 小时尿蛋白定量 9.8g，血肌酐 105μmol/L，之后血肌酐不断升高，辗转多家医院治疗均未见效。既往有脑梗死病史。

为寻求中医药治疗于 2015 年 7 月至我处初诊，当时外院查血肌酐 304μmol/L，血红蛋白 81g/L，用降压药控制血压。症见：恶心伴口苦，怕热，自汗心悸，易感冒，纳眠可，二便调。舌淡，苔黄腻，脉沉细无力。中医辨证：湿热内阻，气阴两虚。拟清热化湿，气阴双补法，予黄连温胆汤合生脉饮化裁。

处方：黄连、麦冬、五味子各10g，茯苓、太子参、金银花各20g，枳壳、竹茹、当归各12g，丹参、生石膏各30g，生地黄15g，陈皮6g，姜半夏5g。每日1剂，水煎服。并嘱患者清淡饮食。

2015年8月14日二诊血肌酐降至208μmol/L，血红蛋白100g/L，上述诸症减轻。患者因疗效显著十分满意。

【点评】本例患者在湿热内阻的基础上兼心悸自汗表现，故亦有心气阴不足之象，其治疗当以黄连温胆汤清化湿热，合用生脉饮以养心之气阴。因为该患者的基础疾病为糖尿病，故方中黄连为10g，并加生石膏30g。

验案9

北京某男30岁。患者既往高血压病史，血压最高达200/100mmHg，口服降压药后血压可降至正常。2012年在某医院治疗脑梗死时发现血肌酐升高至210μmol/L，给予对症治疗后血肌酐变化不大。

2014年8月患者为求中医药诊治至我处初诊。查血肌酐200μmol/L，血红蛋白97g/L。症见：神疲乏力，呕恶纳差，口苦咽痛，眠可，大便稍干。舌淡红，苔薄黄腻，脉弦滑无力。中医辨证：湿热中阻，气血两虚。拟清化湿热，益气补血，予黄连温胆汤加减。

处方：黄连、陈皮、黄芩各10g，竹茹、佩兰、炒枳壳、当归各12g，姜半夏5g，火麻仁、太子参、生黄芪、冬葵子、板蓝根各15g，茯苓20g，丹参30g。每日1剂，水煎服。并嘱患者戒烟酒，清淡饮食。

服药1个月后复诊，查血肌酐149μmol/L，血红蛋白105g/L。患者诸症明显减轻。近一年来患者坚持中医药治疗，定期复诊，笔者一直以本方加减化裁，血肌酐逐渐下降。

2014年10月复查血肌酐131μmol/L，血红蛋白121g/L。2015年1月复查血肌酐123μmol/L，血红蛋白123g/L。同年5月，复查血肌酐119μmol/L，血红蛋白137g/L；2015年7月，复查血肌酐107μmol/L，患者已无不适。

【点评】虽然该患者血肌酐不太高，但因其有呕恶纳差的湿热中阻表现，故仍属关格病关格期，选黄连温胆汤为主方。方中加冬葵子意在通利二便，冬葵子是我治疗肾衰常用药物之一，本品性寒滑利，前贤谓之能"达诸窍"，《肘后备急方》载"关格胀满、大小便不通可单用冬葵子水煎治疗"，一般剂量为 10~15g。

验案 10

山东某男，43 岁。患者既往高血压 7 年余，自述血压控制不理想，2013 年 8 月因尿中发现泡沫于当地医院检查血肌酐 500μmol/L 左右，经治疗血肌酐曾降至 300μmol/L，并控制稳定。今年 7 月因乏力复查血肌酐升至 690μmol/L，于当地医院住院治疗无效，血肌酐升至 700μmol/L 左右，建议行动静脉内瘘成形术及透析治疗，患者拒绝。

为求中医药治疗于 2015 年 8 月 5 日至我处初诊。当时外院查血肌酐 724.8μmol/L，血红蛋白 108g/L。症见：双下肢及眼睑轻度水肿，尿量可，尿分叉，乏力困倦，心悸，口中尿味，口干口苦，恶心呕吐，眠尚可，大便调。舌淡，苔薄黄腻，脉沉数无力。中医辨证：气阴两虚，湿热内蕴。拟清热化湿，益气养阴法，予生脉饮合黄连温胆汤加减。

处方：太子参、淡竹叶、佩兰、枳壳、竹茹、金银花各 12g，麦冬、五味子、黄连、当归、陈皮各 10g，冬瓜皮、丹参各 30g，茯苓 20g，姜半夏 5g，车前草 15g。每日 1 剂，水煎服。并嘱患者清淡饮食。

患者同年 9 月 16 日二诊时查血肌酐降至 578μmol/L，血红蛋白 113.2g/L，诉困倦乏力及口中尿味减轻，背部皮疹，牙龈肿痛出血。遂于原方基础上金银花加至 20g，并加紫花地丁 15g、蒲公英 20g 以清热解毒。2015 年 12 月 17 日电话随访，患者半月前复查血肌酐降为 370μmol/L，一直守方服药。

【点评】本例患者初诊时处于尿毒症期，属关格期，以黄连温胆汤合生脉饮取效。方中选用金银花是为了预防感冒，以免加重病情。金银花为清热解毒、疏散风热之品。用量为 10~30g。临床上风热表证，咽喉肿痛，平素易感冒均是选用的依据。有时没有上述症状亦可选用，意在未病先防。

验案 11

河北某男，75 岁。患者 2 型糖尿病病史 20 余年，高血压病史 10 余年。

2014 年因双下肢水肿至当地医院检查发现血肌酐升高为 300μmol/L，治疗效果不佳，血肌酐逐渐升高。

2015 年 7 月 18 日为求中医药治疗而来我处首诊。当地医院查血肌酐 517.4μmol/L，尿酸 448μmol/L，血红蛋白 116g/L。症见：恶心呕吐，口干口苦，神疲乏力，双下肢中度可凹性水肿，尿频尿急，心悸，纳眠可，大便偏干，日一次。舌淡，苔黄腻，脉沉弱无力。中医辨证：湿热内蕴，胃失和降，气阴两虚。拟清热化湿，和胃通腑，益气养阴，予黄连温胆汤合生脉饮加减。

处方：黄连、陈皮、制大黄、麦冬、五味子各 10g，竹茹、灵芝各 12g，生黄芪、太子参、蒲公英、石韦、川牛膝、怀牛膝各 20g，麻子仁、冬瓜皮各 30g，金银花各 15g，猪苓、姜半夏各 5g，西洋参（另煎兑入）6g。每日 1 剂，水煎服。并嘱患者清淡饮食。

2015 年 8 月 14 日复诊，血肌酐降为 380μmol/L，尿酸 379μmol/L。患者上述诸症均明显减轻，鉴于尿频急消失，自诉时有胸闷，故于上方中减去石韦、蒲公英，加全瓜蒌 30g，西洋参加至 6g。

2015 年 9 月 20 日复诊，查血肌酐 317μmol/L，诉仍时有胸闷胸痛，视物模糊，咽干痒，大便干结，2~3 日 1 行，遂于原方中去猪苓、竹叶，制大黄易为生大黄 20g 通腑，加桃仁、红花各 10g 以活血化瘀，加决明子 15g 祛风平肝明目，加板蓝根 20g 利咽。

【点评】本例患者为糖尿病肾病 VI 期患者，初诊时血肌酐值达到透析标准，但患者不想透析，欲求中医治疗。其恶心、呕吐突出，属于关格期。其苔黄腻，为湿热内蕴之征，故以黄连温胆汤加减化裁。由于患者气虚症状较重，故在方中加用太子参、生黄芪及西洋参益气补虚。冬瓜皮可利尿消肿，蒲公英、石韦清利湿热，药后患者血肌酐下降，疗效满意。

验案 12

黑龙江某男，46 岁。因"慢性肾炎、慢性肾衰竭、肾性贫血"于 1983 年 2 月 28 日入院治疗。

入院时患者头晕头痛，精神疲惫，腰酸乏力，恶心呕吐，纳食不香，口黏发甜，口气秽臭，口干不欲饮，大便黏滞不爽，溺短灼痛，下肢微肿。唇干，舌胖，苔黄腻，中有裂纹，脉弦滑稍数。血压 200/140mmHg，血红蛋白 52g/L，尿素氮 47.12mmol/L，血肌酐 1025μmol/L。

鉴于病情危笃，住院期间在口服中药汤剂的同时，并配合血液透析、纠正酸碱平衡及输少量新鲜血液。虽然每次血透后尿素氮有所下降，但上升速度很快，而且患者自觉症状亦无明显改善。

1983 年 3 月 17 日尿量减少为 450mL，3 月 24 日患者出现身热烦躁，咳吐黄痰。白细胞总数 14.7×10⁹/L，中性粒细胞 80%，淋巴细胞 18%，嗜酸性粒细胞 2%，体温 37.4℃。右肺可闻及散在的湿性啰音，用青霉素静脉滴注一周未能控制。4 月 1 日尿量续减，患者极度烦躁，时有谵语，喉中痰鸣，甚或循衣摸床。苔仍黄腻。中医辨证：湿热痰浊内蕴，蒙蔽心包。拟清热化湿，豁痰开窍法，予菖蒲郁金汤加味化裁。

处方：石菖蒲、郁金、栀子、竹叶、牡丹皮、连翘、菊花、牛蒡子各 10g，滑石 15g，生姜 3g。每日 1 剂，水煎服，并配服玉枢丹 2 支 /d。

服药 2 剂，烦躁消失，神识复常。然仍咳吐黄痰，为湿热之邪阻于上焦，波及心肺之象。口黏发甜，口干不欲饮，呕恶纳呆，乃湿热中阻之症。大便黏滞，溺短灼痛，因湿热遏阻下焦，分清泌浊失职所致。苔黄腻，脉滑数亦为湿热内蕴之象。综观证候，系湿热交争，弥漫三焦。治当宣畅三焦，清利湿热。拟杏仁滑石汤加味。

处方：杏仁、黄芩、法半夏、橘红、郁金各 10g，车前子（包煎）、滑石、茯苓各 30g，象贝母、全瓜蒌各 15g，黄连 3g。每日 1 剂，水煎服。

进药 4 剂后，上述症状明显改善，患者纳增便调，夜能睡 4~6 个小时，精神转振，腻苔渐退，肺部啰音明显减少。复查：白细胞总数 7.8×10⁹/L，中性粒细胞 64%，淋巴细胞 32%，嗜酸性粒细胞 4%。后又调治 3 个月，于 1983 年 8 月 20 日好转出院。

【点评】肾为水脏，内寓元阳，司职气化，在维持机体水液代谢中起着重要的作用。关格病证，肾气衰败，气化无权，必致水湿内停。湿郁日久，易于化热，而成湿热。所以湿热之邪不仅见于肾病的早期和中期，在肾病的终末阶段亦不失为主要的病邪之一。辨治湿热，首当辨湿与热孰重孰轻，并与病变的部位结合起来，治疗才能有所遵循。本案湿热交蒸，弥漫三焦，甚至蒙蔽心包，是为重症。先予菖蒲郁金汤豁痰开窍，以安心君，继以杏仁滑石汤清利三焦，俾三焦湿热之邪得以分解，而使疾病转危为安。倘若一味扶正补虚，而置湿热之邪而不顾，势必增湿助热，以致病深不解。

验案13

陕西某男，24岁。2014年12月患者因恶心呕吐至当地医院检查发现血肌酐升高至320μmol/L，血压升高，用降压药控制血压。

2015年12月12日患者为求中医药治疗至我处初诊。当时外院查血肌酐282μmol/L，血红蛋白108g/L，24小时尿蛋白定量1.25g。症见：乏力腰酸，头晕，恶心呕吐，尿频尿急，纳食不馨，眠可，大便调。舌淡，苔黄腻，脉沉弱。中医辨证：湿热内蕴，气阴两虚。拟清热化湿，益气养阴法，予黄连温胆汤化裁。

处方：黄连6g，陈皮、紫苏梗、太子参、牡丹皮各10g，姜半夏、佩兰各5g，竹茹、天麻、杭菊花、枳壳、金银花、茯苓、川牛膝、怀牛膝各12g，冬葵子、蒲公英、车前草、丹参、杜仲各15g，芡实、续断各20g。每日1剂，水煎服。并嘱患者清淡饮食。

患者坚持在我处中医药治疗，笔者一直运用上方加减化裁。患者血肌酐逐渐下降，2016年1月15日复查血肌酐243μmol/L，2月28日复查血肌酐237μmol/L，4月13日复查血肌酐196.4μmol/L，6月5日复查血肌酐190.5μmol/L，血红蛋白110g/L，24小时尿蛋白定量0.8g。7月19日复查血肌酐173.9μmol/L。患者诸症减轻，随访至今病情稳定。

【点评】该例青年患者初诊时处于慢性肾衰竭中期，虽然血肌酐指标282μmol/L，但是有恶心呕吐、舌苔黄腻的表现，故从中医临床分期来看，属于关格期。故选用了黄连温胆汤清化湿热。药后血肌酐逐渐下降，疗效较好。

验案14

贵州某男，33岁。患者2015年7月不明原因出现恶心呕吐，至当地医院检查发现血肌酐230μmol/L，血压升高，在当地医院治疗后疗效不佳。

为求中医药治疗于2016年2月8日至我处首诊。当时外院查血肌酐261μmol/L，血尿酸716μmol/L，服用硝苯地平控释片60mmg/d控制血压。

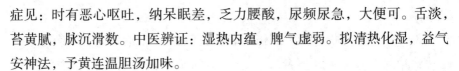

症见：时有恶心呕吐，纳呆眠差，乏力腰酸，尿频尿急，大便可。舌淡，苔黄腻，脉沉滑数。中医辨证：湿热内蕴，脾气虚弱。拟清热化湿，益气安神法，予黄连温胆汤加味。

处方：黄连、姜半夏各5g，竹茹、金银花、竹叶、酸枣仁、巴戟天、枳壳各12g，陈皮、黄芩、佩兰各10g，丹参、炙黄芪各20g，蒲公英、车前草、党参各15g，茯苓30g。每日1剂，水煎服。并嘱患者清淡饮食。

患者坚持中医药治疗，笔者一直予上方加减化裁。同年8月10日复查血肌酐157µmol/L，血尿酸471.5µmol/L（未用降尿酸药）。诸症减轻，随访至今病情稳定。

【点评】本例慢性肾衰竭患者，虽然初诊时血肌酐261µmol/L，但临床主症为时有恶心呕吐，纳呆，苔腻，根据中医临床分期的标准属于关格病关格期，拟清热化湿，益气安神法，予黄连温胆汤加味治疗，取得了血肌酐及血尿酸明显下降的良好疗效。

验案15

北京某男，86岁，患者2006年体检时发现血肌酐163µmol/L。2015年5月感冒后出现喘憋、双下肢及阴囊水肿，查血肌酐143µmol/L，水肿、喘憋经治疗后可缓解，但血肌酐逐渐升高。因反复感染及血肌酐升高在我院住院多次，病情不见缓解。

2017年5月4日患者为求中医药治疗至我处首诊，当时查血肌酐441µmol/L，血红蛋白65g/L。外院胸部CT提示胸腔积液，腹部B超提示腹腔积液。症见：双下肢重度可凹性水肿尿少，尿量300mL/d，全身乏力，喘憋心悸，胸痛，咳嗽咳痰，纳差胃胀，时有恶心，口干，夜尿6~8次，大便干，4~5日1行。舌淡暗，苔黄腻，脉沉结代。中医辨证：心肾气阴两虚、湿热内蕴，兼有瘀血。拟益气养阴、清热利湿、兼以活血法，予黄连温胆汤合生脉饮、瓜蒌薤白半夏汤化裁。

处方：茯苓、冬瓜皮、丹参、生石膏各30g，生黄芪、益母草、鱼腥草各20g，太子参、紫苏子、葶苈子、瓜蒌皮、苦参各15g，当归、竹茹、枳壳各12g，延胡索、薤白、麦冬、紫苏梗、生大黄、陈皮、黄芩各10g，姜半夏、五味子、黄连各6g。每日1剂，水煎服。并嘱患者淡素饮食，限盐。

药后半个月，患者自诉上述症状均明显减轻，之后一直在门诊坚持中医药治疗未再住院。2018年2月23日复查血肌酐252μmol/L，血红蛋白84g/L。取得了一定的疗效。

【点评】该例为高龄老年重症慢性肾衰竭患者。初诊时以全身重度水肿及心衰为主要表现，反复住院无效，经在我处拟心肾气阴双补，兼以清热祛湿及活血法，坚持中医药治疗，取得了缓解病情且血肌酐下降的较好疗效。

验案16

内蒙古某男，57岁，患者2009年无明显诱因出现下肢水肿，在当地医院查24小时尿蛋白定量2.5g，血压190/150mmHg，血肌酐正常。2011年3月肾穿刺结果为肾小球轻度系膜增生，节段性硬化，肾小管间质慢性化病变，血管病变明显。当地予激素及雷公藤治疗无效而停用激素。2013年1月查血肌酐升高为300μmol/L。

2018年4月11日患者为求中医药治疗至我处首诊。当时血肌酐496.91μmol/L，血红蛋白93g/L，24小时尿蛋白定量5.65g，用降压药控制血压。症见：面色萎黄，恶心纳差，口苦口黏，乏力较重，眠差易感冒，二便尚调。舌淡，苔黄腻，脉沉弱无力。中医辨证：湿热内蕴，气血两虚。拟清热化湿，补气养血法，予黄连温胆汤化裁。

处方：黄连、陈皮、佩兰、紫苏梗、鸡内金、西洋参、砂仁各10g，竹茹、枳壳、茯苓、冬葵子、当归、酸枣仁、龙眼肉各12g，芡实15g，生黄芪20g，金银花20g，姜半夏6g，防风5g。每日1剂，水煎服。并嘱患者淡素饮食。

同年5月11日复查血肌酐402.7μmol/L，同年6月19日复查血肌酐326.8μmol/L，血红蛋白96g/L。且患者上述诸症均明显减轻。随访至今病情稳定。

【点评】该患者初诊时血肌酐496.91μmol/L，处于慢性肾衰中后期，临床以恶心纳差为突出表现，属于慢性肾衰关格期患者。以黄连温胆汤化裁，取得了一定效果。

验案 17

山东某男 86 岁，患者 2016 年秋在当地检查发现左侧肾癌，行左肾切除术。术后半年发现血肌酐升高为 300μmol/L，并伴有肉眼血尿。在当地医院治疗无效。

2018 年 4 月 20 日为求中医药治疗至我处首诊。当时血肌酐 323μmol/L，尿红细胞 178 个 /HPF。服用降压药控制血压。症见：乏力心慌，恶心呕吐纳差，头晕咽痛，小便频急，大便干，2 日 1 行，眠尚可。舌淡，苔黄腻，脉沉弱。中医辨证：湿热内蕴，气阴两虚。拟清化湿热，益气养阴为法，予生脉饮合黄连温胆汤化裁。

处方：黄连、钩藤（后下）各 10g，太子参、竹茹、枳壳、蒲公英、紫苏梗、连翘各 12g，茯苓 20g，麦冬、陈皮、金银花、天麻、旋覆花（包煎）各 10g，车前草、生黄芪、制大黄、冬葵子各 15g，火麻仁、小蓟各 30g，五味子 6g，姜半夏 5g，三七粉 2g 冲服。每日 1 剂，水煎服。并嘱患者淡素饮食。

药后 1 个月，同年 5 月 18 日复查血肌酐 279μmol/L，尿红细胞 9.2 个 /HPF。药后 3 个月，8 月 12 日复查血肌酐 216μmol/L，随访至今病情稳定。

【点评】该患者首诊时虽然处于慢性肾衰中期，但患者恶心呕吐，乏力心慌症状突出，故中医临床分期为慢性肾衰关格期，拟生脉饮合黄连温胆汤化裁取得了一定疗效。

验案 18

辽宁某男，39 岁。患者 2014 年 5 月发现血肌酐 148μmol/L，24 小时尿蛋白定量 3.15g，尿红细胞 12 个 /HPF。当地医院肾穿刺结果为轻度系膜增生肾小球肾炎，肾间质损伤。

患者 2017 年 6 月 13 日为求中医药治疗来我处首诊，当时血肌酐 305μmol/L，24 小时尿蛋白定量 5.29g，尿红细胞 12 个 /HPF，血红蛋白 115g/L。症见：恶心纳差，尿频尿急，眠可，大便尚调。舌淡，苔薄黄腻，脉沉弱。中医辨证：脾胃不和，湿热中阻。拟调理脾胃，清热化湿法，方拟黄连温胆汤化裁。

处方：黄连、陈皮、金银花各 10g，姜半夏、生甘草、桑螵蛸各 6g，茯苓、芡实各 20g，竹茹、枳壳、当归、竹叶各 12g，丹参 30g，蒲公英、冬葵子、小蓟各 15g。每日 1 剂，水煎服。并嘱患者清淡饮食。

药后 1 个半月，同年 7 月 29 日复查血肌酐 277μmol/L，24 小时尿蛋白定量 2.17g，血红蛋白 125g/L，上述诸症亦明显减轻。患者坚持中医药治疗，笔者一直予上方加减。2018 年 6 月 8 日，血肌酐 201μmol/L，24 小时尿蛋白定量 1.62g，尿红细胞 3 个 /HPF。随访至今病情稳定。

【点评】该患者初诊时处于慢性肾衰中期阶段并伴有蛋白尿、血尿。拟调理脾胃，清热化湿法，方选黄连温胆汤化裁，取得了较好的疗效。方中的黄连具有清热化湿止呕的效果，其辨证要点为恶心呕吐、口干口苦口黏、苔黄腻，用量为 3~10g。为治疗肾衰的有效药物。

验案 19

北京某男，69 岁。2004 年患者体检发现多囊肾伴血压升高，2007 年查血肌酐 133μmol/L 未予重视。有多囊肾家族史。

2014 年 11 月 19 日，患者为求中医药治疗来我处首诊。当时血肌酐 183μmol/L，血红蛋白 112g/L，血尿酸 520μmol/L，尿蛋白（＋），尿红细胞 20~30 个 /HPF。用降压药控制血压。症见：恶心纳差，口苦口黏，乏力腰酸，睡眠及二便尚调。舌淡，苔黄腻，脉沉滑数。中医辨证：脾胃不和，湿热中阻证。拟调理脾胃，清化湿热法，予黄连温胆汤化裁。

处方：黄连、鸡内金各 10g，姜半夏、陈皮 5g，茯苓、续断、巴戟天、金银花、怀牛膝各 20g，竹茹、枳壳、佩兰各 12g，炙黄芪、小蓟各 30g，板蓝根、补骨脂、太子参、仙鹤草各 15g。每日 1 剂，水煎服。并嘱患者清淡饮食。

患者坚持中医药治疗 3 年半，笔者一直予上方加减化裁。2018 年 4 月 10 日复查血肌酐降为 40μmol/L，血红蛋白 133g/L，血尿酸 350μmol/L（未用降尿酸西药），尿检阴性。自觉已无明显不适。随访至今病情稳定。

【点评】该患者初诊时血肌酐 183μmol/L，血尿酸 520μmol/L，尿红细胞 20~30 个 /HPF。笔者拟调理脾胃、清利湿热法，予黄连温胆汤化裁。坚持治疗 3 年半，血肌酐降为 40μmol/L，血尿酸 350μmol/L（未用降尿酸药），尿检阴性。黄连温胆汤的辨证要点为恶心、口苦、口黏、苔黄腻。

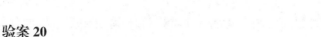

验案 20

辽宁某男，33 岁。患者有慢性肾炎病史 10 年，2019 年 3 月检查发现血肌酐升高为 600μmol/L。

同年 5 月 15 日患者为求中医药治疗至我处首诊。当时血肌酐 645μmol/L，血红蛋白 100g/L。服用降压药控制血压。症见：乏力心悸，纳差恶心，胸闷胸痛，眠差头痛，二便尚可。舌淡，苔黄腻，脉沉弱。中医辨证：气阴两虚、湿热中阻。拟益气养阴，清热化湿和胃法，予生脉饮合黄连温胆汤化裁。

处方：黄连、陈皮、蔓荆子各 10g，生黄芪、茯苓各 20g，枳壳、竹茹、麦冬、当归、天麻、佩兰、紫苏梗、鸡内金、薤白各 12g，冬葵子、酸枣仁、金银花、川牛膝、怀牛膝各 15g，姜半夏、五味子、西洋参（另煎兑服）各 6g，丹参 30g。每日 1 剂，水煎服。并嘱患者淡素饮食。

药后 1 个月患者诸症减轻。2019 年 6 月 15 日复查血肌酐 451μmol/L，血红蛋白 124g/L（未用促红素）。7 月 7 日复查血肌酐 361μmol/L，8 月 10 日复查血肌酐 307μmol/L，8 月 31 日复查血肌酐 297μmol/L。随访至今病情稳定。

【点评】该患者在我处初诊时血肌酐 645μmol/L，病情较重，中医辨病期为关格病关格期，予生脉饮合黄连温胆汤化裁，经过 3 个月的中医药治疗血肌酐降为 297μmol/L，取得了显著效果。

方中的西洋参具有益气养阴的良好作用，需另煎兑入。黄连的剂量一般为 3~10g，该患者因恶心、苔黄腻，故黄连用到 10g。一般情况下慢性肾衰患者应低蛋白饮食，由于患者计算起来比较困难，所以嘱患者以淡素饮食为宜。

验案 21

内蒙古某男，43 岁。2018 年 11 月患者发现血肌酐 244μmol/L，24 小时尿蛋白定量 4g，血压升高。既往有慢性肾炎病史。

2019 年 1 月 12 日患者为求中医药治疗来我处首诊。当时血肌酐 250μmol/L，24 小时尿蛋白定量 4g。用降压药控制血压。症见：乏力腰酸，恶心口干苦，双下肢轻度浮肿，尿量尚可，头晕眠差，尿频大便偏干。舌淡红苔黄腻，脉沉滑数。中医辨证：脾胃不和，湿热中阻。拟调理脾胃，清热化湿法。予黄连温胆汤化裁。

处方：生石膏、车前子、生石决明（先煎）各30g，黄连、陈皮各10g，姜半夏3g，蒲公英、酸枣仁、枳壳、冬葵子、川牛膝、怀牛膝各15g，天麻、黄芩、金银花、竹叶、杜仲、火麻仁、丹参、芡实20g，桑螵蛸5g。每日1剂，水煎服。并嘱患者淡素饮食。

药后1个半月，同年3月29日复查血肌酐200μmol/L，24小时尿蛋白定量1.86g。诉恶心、口干苦基本消失，双下肢水肿消退，仍有乏力腰酸，头晕尿频。舌淡，苔薄黄，脉沉弱。中医辨证：气阴两虚，兼夹内热。改拟益气养阴，兼清内热法，予经验方加味参芪地黄汤化裁。

处方：太子参、丹参、蒲公英各20g，生地黄、山药、茯苓、金银花各15g，山茱萸、牡丹皮、桑螵蛸各10g，天麻、菊花、沙苑子、川牛膝、怀牛膝各12g，鹿角胶（烊入）6g，生黄芪40g，生石决明（先煎）、生石膏各30g。每日1剂，水煎服。

药后1个月患者诸症减轻，同年5月5日复查血肌酐173.5μmol/L，24小时尿蛋白定量1.114g。取得了一定的疗效。

【点评】该患者初诊时处于慢性肾衰中期，并伴有大量蛋白尿，因为患者有恶心、口苦、苔黄腻之征，虽然血肌酐为250μmol/L，但中医辨病期应为关格病关格期。笔者先予黄连温胆汤调理脾胃、清化湿热，药后1个半月取得了较好疗效；其后因患者上格的症状已消失，仍有一派气阴两虚之症，其中医辨病期转为关格病虚损期，遂改拟经验方加味参芪地黄汤化裁以气阴双补，药后取得了血肌酐下降和24小时尿蛋白定量减少的良好效果。

验案22

辽宁某男，45岁。患者2018年7月体检发现血肌酐升高为400μmol/L。

2019年8月5日为求中医药治疗至我处首诊。当时血肌酐921μmol/L，血红蛋白100g/L，服用降压药控制血压。症见：时有双下肢轻度水肿但尿量可，乏力腰痛，头晕咽痛，纳差呕吐，胸闷胸痛，皮肤瘙痒，大便干，2日1行，舌淡，苔黄腻，脉数无力。中医辨证：湿热中阻、气阴两虚。拟清化湿热，益气通腑法，予黄连温胆汤化裁。

处方：黄连、陈皮、紫苏梗、牛蒡子、制大黄、竹茹、当归、杜仲、薤白、枳壳、金银花各12g，姜半夏5g，太子参、巴戟天各20g，火麻仁、冬瓜皮、丹参各30g，白蒺藜、天麻各15g。每日1剂，水煎服。并嘱患者淡素饮食。

药后2个月患者诸症减轻，同年10月12日复查血肌酐747μmol/L，水肿消退，纳差减轻，时有恶心，未再呕吐，大便尚可，时有视物模糊，上方去冬瓜皮、熟大黄，黄连减为6g，加枸杞子10g、杭菊花12g。2019年11月21日复查血肌酐708μmol/L，血红蛋白105g/L。同年12月25日复查血肌酐664μmol/L。

【点评】该患者初诊时血肌酐921μmol/L，为尿毒症患者，患者不想透析，欲求中医药治疗而来我处就诊。笔者拟清化湿热，益气通腑法，予黄连温胆汤化裁，经过4个月的治疗，血肌酐下降为664μmol/L，取得了一定的效果。本例患者选用薤白是为胸闷胸痛而设，该药具有通阳行痹的作用。

验案23

内蒙古某男，54岁。患者高血压病史20年。2010年发现血肌酐150μmol/L未予重视。

2019年9月23日为求中医药治疗来我处首诊，当时血肌酐297μmol/L，24小时尿蛋白定量6.07g，血浆白蛋白31g/L，血红蛋白118g/L。用降压药控制血压。症见：乏力腰酸，双下肢水肿，尿量尚可，口干有尿味，纳差眠可，大便秘结，2天1行。舌淡红，苔黄腻，脉滑沉取无力。中医辨证：气阴两虚，湿热中阻。拟清化湿热，益气养阴法，予黄连温胆汤化裁。

处方：黄连、陈皮、桑螵蛸各10g，竹茹、枳壳、太子参、川牛膝、怀牛膝各12g，茯苓、生黄芪、金银花、芡实各20g，法半夏5g，火麻仁30g，熟大黄6g，冬瓜皮30g，赤芍、板蓝根各15g。每日1剂，水煎服。并嘱患者淡素饮食。

药后1个月，患者双下肢水肿明显减轻，复查血肌酐258μmol/L，24小时尿蛋白定量3.52g，血浆白蛋白36.7g/L 血红蛋白122g/L。因仍有乏力，故于上方生黄芪加量至 30g，并加佩兰 12g，菟丝子 20g。同年 12 月 10 日查血肌酐 200μmol/L，随访至今病情稳定。

【点评】该例患者初诊时为慢性肾衰中期，中医辨证为湿热中阻，气阴两虚。拟清化湿热，益气养阴法。予黄连温胆汤化裁取得了一定的疗效。

验案 24

江苏某男，42 岁。患者 2015 年春体检发现血肌酐升高为 130μmol/L 未予重视。

2019 年 10 月 21 日患者为求中医药治疗至我处首诊。当时血肌酐 256μmol/L，血红蛋白正常，24 小时尿蛋白定量 1.59g。服用降压药控制血压。症见：恶心但食纳尚可，乏力腰酸，时有尿频急，睡眠及大便尚可，舌淡，苔黄腻，脉沉弱。中医辨证：湿热内蕴兼以气虚。拟清化湿热兼以益气为法，予黄连温胆汤化裁。

处方：黄连、桑螵蛸、生甘草、陈皮各 10g，竹茹、枳壳、蒲公英各 12g，金银花、芡实各 20g，生黄芪、太子参、茯苓各 15g，姜半夏、鹿角胶（烊入）各 6g。每日 1 剂，水煎服。并嘱患者淡素饮食。

药后患者诸症减轻，坚持每个月来我处复诊，笔者一直予上方加减化裁，2019 年 11 月 20 日复查血肌酐 220.1μmol/L，24 小时尿蛋白定量 0.8g，同年 12 月 22 日复查血肌酐 209μmol/L。随访至今病情稳定。

【点评】该患者初诊时处于慢性肾衰竭中期，并伴有中等程度的蛋白尿，拟清化中下焦湿热兼以益气为法，经过 2 个月的治疗取得了一定的效果。

验案 25

福建某男，25 岁。2020 年 3 月底患者自觉头晕伴呕恶，遂于当地医院检查发现血压高，血肌酐 682μmol/L，血红蛋白 109g/L，建议患者透析治疗，但遭患者拒绝。用降压药控制血压。

患者为求中医药保守治疗，经我的老患者介绍于同年 4 月 9 日通过远程会诊（因疫情无法面诊）进行诊治。症见：面色灰暗，乏力呕恶，纳食差，口苦口黏有尿味，眠差大便干。舌淡，苔薄黄腻。（因远程无法切脉）

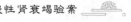

中医辨证：湿热中阻、气阴两虚。拟清化湿热、益气养阴为法，予黄连温胆汤合生脉饮化裁。

处方：西洋参 5g（另煎兑入），黄连、制大黄、陈皮、竹茹、麦冬、五味子、焦楂曲各 10g，姜半夏 6g，枳壳、当归、龙眼肉、金银花、灵芝、佩兰、冬葵子、天麻各 12g，茯神、麻子仁、杜仲、炒枣仁、夜交藤各 20g。每日 1 剂，水煎服。并嘱患者淡素饮食。

患者坚持两周远程会诊一次，自觉药后上述症状明显减轻，且血肌酐逐渐下降。同年 4 月 20 日血肌酐 491μmol/L，5 月 18 日血肌酐 444μmol/L 目前仍在随诊中。

【点评】该青年患者初诊时处于尿毒症阶段，病情较重，但患者不想透析，而求中医药治疗。笔者要求患者坚持服用降压药，要求其淡素饮食，并据中医辨证选用清化湿热，兼以益气养阴、通腑安神法，取得了显著的效果。同时也感谢患者对中医治疗的信心和与我的密切配合。

2. 寒湿中阻证

验案 26

河北某男，42 岁。患者 2013 年初因恶心呕吐于北京某医院检查发现血肌酐 700μmol/L，建议其行动静脉内瘘成形术，准备透析，患者拒绝。

同年 7 月 4 日患者为求中医药诊治至我处初诊。查血肌酐 716μmol/L，尿酸 595.5μmol/L，血红蛋白 105g/L。症见：恶心呕吐，纳差，神疲乏力，口不渴，手足不温，咳嗽有痰，眠安，大便调。舌淡边有齿痕，苔薄黄腻，脉沉细无力。中医辨证：脾胃气虚，胃失和降，兼以肺内蕴热。拟益气和胃，降逆化浊，兼清肺热法。予香砂六君子汤加减。

处方：广木香 6g，砂仁、白术、五味子、当归各 10g，陈皮、姜半夏各 5g，茯苓、丹参、太子参各 20g，冬葵子、黄芩各 15g，鸡内金、竹叶、麦冬、竹茹各 12g，金银花、鱼腥草各 30g，黄连 3g。每日 1 剂，水煎服。并嘱患者戒烟酒，清淡饮食。

同年 8 月 5 日复诊，查血肌酐 295μmol/L，尿酸 513.7μmol/L。患者诸症明显减轻。

近两年来患者坚持中医药治疗，定期复诊，笔者一直以本方加减化裁，血肌酐逐渐下降，患者一直坚持全日工作，疗效显著。

2014年1月15日复查血肌酐169μmol/L，尿酸359.8μmol/L。同年4月27日复查血肌酐155μmol/L，尿酸357.5μmol/L。10月26日复查血肌酐152μmol/L，尿酸336.1μmol/L。2015年1月24日复查血肌酐141μmol/L，尿酸330.5μmol/L。患者已无不适。

【点评】本例患者属关格期，辨证为脾胃虚弱、寒湿中阻。故以香砂六君子汤益气补中，和胃降逆。鉴于患者咳嗽有痰，舌苔黄腻，故于方中加鱼腥草、黄芩以清肺化痰，加黄连清化湿热。笔者对于关格病关格期，寒热均不突出的患者，一般选香砂六君子汤加黄连、竹茹寒热并用较为稳妥，黄连一般为3~5g。

验案27

河北某女，55岁。患者反复发作尿路感染30余年。慢性肾炎20余年。1997年夏肾穿刺结果：局灶系膜增生性肾小球肾炎。2012年2月外感后发现血肌酐300μmol/L，之后血肌酐逐渐升至857μmol/L（2014年2月9日）。

2014年4月3日为求中医药治疗至我处初诊。查血肌酐857μmol/L，血红蛋白80g/L。症见：乏力伴呕恶纳呆，大便干，双目干涩，双下肢轻度水肿。舌淡边有齿痕，苔白微腻，脉沉弱。中医辨证：脾胃虚弱，湿浊中阻。治以健脾和胃，化湿降浊，兼以通腑，予香砂六君子汤加减：

处方：木香、砂仁、陈皮、白术、当归、谷精草各10g，生黄芪、鸡内金、菊花、紫苏梗各12g，茯苓、金银花各20g，火麻仁、冬瓜皮各30g，制大黄3g，姜半夏5g，太子参15g。每日1剂，水煎服。并嘱患者淡素饮食。

同年5月7日复诊，患者呕恶纳呆明显减轻，大便日一次，舌红，苔黄腻，脉细数。查血生化：肌酐570μmol/L，尿酸436.2μmol/L，血红蛋白90g/L。因患者诉口苦、尿频，于上方加黄连3g，蒲公英15g。

【点评】本例患者呕恶纳呆，舌苔白腻，为寒湿中阻，脾胃气虚证。治疗以香砂六君子汤加减化裁而取效。香砂六君子汤载于《古今名医方论》卷一，本方特点重在理气补气，和胃降逆。方中补气之品一般选用党参，若气虚较盛，可加西洋参或东北人参；若中焦虚寒不明显，应改用太子参。亦可在方中加用生黄芪或炙黄芪。

验案 28

东北某女，58 岁，因"慢性肾衰竭，肾性贫血"于 1982 年 6 月 11 日第二次入院。入院时查血红蛋白 49g/L，血尿素氮 26.4mmol/L。其面色萎黄，呕恶频作，纳呆神疲。舌淡胖润，苔薄白，脉沉弱。中医辨证：脾胃不和。予降浊健脾醒胃为法，选方香砂六君子汤。

处方：人参 4.5g（另煎兑入），白术、陈皮、广木香各 10g，法半夏12g，茯苓 20g，砂仁 6g 后下，生甘草 3g。每日 1 剂，水煎服。

守方 10 余剂，未用促红素，患者精神转振，纳食增进，血红蛋白升至 87g/L，血尿素氮降为 20.7mmol/L，病情明显好转出院。

【点评】本例患者为典型的脾胃虚弱，寒湿中阻证，故治疗予香砂六君子汤。鉴于患者气弱较甚，方中选用人参另煎以大补元气。关于肾性贫血的中医治疗，若为轻中度的贫血，可单纯用中药，主要的治法是气血双补法，因中医理论认为"气能生血""阳生阴长""脾为气血生化之源"，因而通过益气补虚、调理脾胃后，患者的血红蛋白亦得到相应的改善。本例患者初诊时血红蛋白 49g/L，为重度贫血，经用调理脾胃法后，未用促红细胞生成素，血红蛋白升至 87g/L，取得了显著的疗效。

验案 29

北京某男，72 岁，患者乏力 10 余年。有冠心病、高血压病史 19 年。2012 年 2 月查血肌酐 463μmol/L，血尿酸 582μmol/L，血红蛋白 116g/L。

2012 年 3 月中旬来我处初诊，症见：面色萎黄，神疲乏力，坐轮椅由家人推入诊室，纳差少食，恶心呕吐，口不渴，手足不温，大便干，失眠。舌淡，苔稍薄黄腻，脉沉细弱。中医辨证：脾胃不和，湿浊中阻。治以调理脾胃、通腑降浊及安神为法，予香砂六君子汤加减。

处方：广木香、砂仁、陈皮、当归各 10g，太子参、制大黄（后下）各 15g，白术、天麻、生黄芪、鸡内金、竹茹各 12g，金银花、茯苓、炒枣仁各 20g，麻子仁、丹参各 30g，黄连、姜半夏各 5g。每日 1 剂，水煎服。并嘱患者淡素饮食。

守方1个月,上述诸症明显减轻,2012年4月18日复诊时能自行步入诊室,神振纳香,二便转调,眠安。查血肌酐降为355.5μmol/L,病情好转。

【点评】本例患者为关格期寒湿中阻证,治以香砂六君子汤为基础方。鉴于患者有苔黄、便干之症,故于上方加黄连、竹茹、制大黄、麻子仁清热通便,寒热并用而取效。

验案 30

北京某女,56岁。患者1997年因下肢皮疹至附近医院检查发现血尿及蛋白尿,24小时尿蛋白定量最多6g,肾穿刺结果为系膜增生性肾小球肾炎,曾予雷公藤多苷片治疗,疗效不佳。

2008年至我处改用中医药治疗1年余,24小时尿蛋白定量控制在2g左右,血压及肾功能均正常。后患者在其他医生处治疗,2010年血压升高,2014年夏血肌酐110μmol/L。

2015年5月6日患者再次至我门诊治疗,当时外院查血肌酐390μmol/L,血红蛋白102g/L。症见:乏力,腰膝酸软,大便溏,每日3~4次,时有呕恶,纳眠可,小便调。舌淡暗,边有齿痕,苔薄黄,脉沉弱。中医辨证:脾胃气虚,湿热内阻。拟健脾益气,清化湿热法,予参苓白术散加减。

处方:太子参、山药、巴戟天各15g,茯苓、炒白术、丹参各20g,生薏苡仁、冬瓜皮、生黄芪各30g,陈皮、黄连各10g,竹茹、当归、紫苏梗各12g,姜半夏3g。每日1剂,水煎服。并嘱患者清淡饮食。

同年6月24日二诊时血肌酐327μmol/L,血红蛋白128g/L。8月26日三诊时血肌酐284μmol/L,患者除轻度乏力外,已无其他不适。

【点评】本例患者在呕恶的同时伴见便溏症,因而选用参苓白术散合苏叶黄连汤脾胃同调,健脾止泻,和胃降逆。患者虽然大便溏泄,但见薄黄苔,故寒热平调方为合拍。

验案 31

北京某男,60岁。患者于1990年发现高血压,最高为200/100mmHg,血压控制不理想。2005年12月在某医院检查发现血肌酐489μmol/L,经住院治疗效不佳。

2006 年 8 月 9 日来我处初诊，症见：乏力，食欲不振，时有恶心，泛酸，口有异味，腹泻，每日 4~6 次，眠安，小便调。舌淡，苔黄腻，脉弦。查血肌酐 636.2μmol/L，血红蛋白 110g/L。中医辨证：脾不化湿，湿阻中焦。拟益气健脾化湿为法，以参苓白术散加味治疗。

处方：太子参、薏苡仁、丹参各 30g，茯苓 20g，白术、扁豆、莲子肉、紫苏梗、杭菊花各 12g，陈皮、山药、砂仁各 10g，清半夏 6g，黄连 3g。每日 1 剂，水煎服。并嘱患者淡素饮食。

2006 年 9 月 12 日复诊，患者乏力减轻，已无恶心、泛酸，大便基本正常，每日 1~2 次，唯纳食不馨，舌淡，苔白腻，脉弦。查血肌酐降为 379.8μmol/L。据其脾胃仍气虚，遂易方为香砂六君子汤加味。

处方：太子参、茯苓、芡实各 20g，白术 15g，竹茹、鸡内金、丹参、金银花、杭菊花各 12g，广木香、砂仁、陈皮、当归各 10g，清半夏 6g。每日 1 剂，水煎服。

其后以此方加减坚持服用。2006 年 11 月 23 日查血肌酐降为 235.6μmol/L，病情稳定，患者甚感欣慰。

【点评】初诊时患者呕恶与腹泻并见，苔黄腻，故选用参苓白术散化裁，方中黄连为清化湿热之品，亦为寒热平调之剂；药后患者呕恶腹泻已除，仅见纳食不馨，察舌淡苔白，遂改拟香砂六君子汤健脾和胃而收功。

验案 32

河北某女，63 岁。2017 年 3 月患者体检发现血肌酐升高为 243μmol/L，24 小时尿蛋白定量 0.9g。既往有高血压及慢性胃病史 10 余年。

2018 年 5 月 21 日为求中医药治疗至我处首诊，当时血肌酐 300μmol/L，血红蛋白 107g/L，尿蛋白（++），服用降压药控制血压。症见：恶心纳差伴乏力，胃胀吐酸，易感冒，睡眠及二便尚调。舌淡边有齿痕，苔白腻，脉沉弱。中医辨证：脾胃虚弱，寒湿中阻证。拟调理脾胃法，予香砂六君子汤化裁。

处方：木香、陈皮、佛手各 10g，生黄芪、白术、茯苓、紫苏梗各 15g，太子参、当归、鸡内金、枳壳、金银花各 12g，丹参 30g，煅瓦楞子（先煎）20g，砂仁 6g，姜半夏 5g。每日 1 剂，水煎服。并嘱患者淡素饮食。

药后诸症减轻，同年 7 月 25 日血肌酐 259μmol/L，9 月 28 日血肌酐 194μmol/L，血红蛋白 115g/L。

2019 年 1 月 10 日，血肌酐 189μmol/L，患者一般情况尚可，随访至今病情稳定。

【点评】尽管该患者初诊时血肌酐为 300μmol/L，但因其有恶心纳差等症，故中医临床分期为关格期，拟调理脾胃法选香砂六君子汤化裁而取效。

对于慢性肾衰的中医临床分期，笔者主张分为虚损期和关格期两期。一般情况下早中期患者多为虚损期，尿毒症期多为关格期，但如果患者在肾衰中期出现呕恶纳差等脾胃症时应定为关格期；如果尿毒症期的患者以一派虚损症状为主时则应定为虚损期。总之慢性肾衰中医临床分期，应以患者的临床表现为依据，而不能拘泥于血肌酐值的高低。

验案 33

山东某女，65 岁。患者 2019 年 5 月因乏力恶心纳差，在当地查血肌酐 416μmol/L，血红蛋白 104g/L。

同年 6 月 8 日为求中医药诊治来我处首诊，用降压药控制血压，症见：恶心呕吐纳差，乏力怕冷，大便偏干，睡眠及小便尚可。舌淡，苔薄白，脉沉弱。中医辨证：脾胃不和。拟调理脾胃，和胃降逆法，方拟香砂六君子汤化裁。

处方：木香、生白术、焦山楂、焦神曲、紫苏叶、陈皮各 10g，茯苓、紫苏梗各 15g，党参、鸡内金、佩兰、当归、竹茹、金银花各 12g，麻子仁、生黄芪各 20g，桑螵蛸、姜半夏各 5g，砂仁、厚朴各 6g。每日 1 剂，水煎服。并嘱患者淡素饮食。

药后 1 个月，患者诉上述诸症明显减轻，2019 年 7 月 6 日查血肌酐 342μmol/L。同年 8 月 3 日查血肌酐 297μmol/L，血红蛋白 11.6g/L（未用促红细胞生成素）。同年 10 月 5 日查血肌酐 238μmol/L，血红蛋白 14.6g/L。随访至今病情稳定。

【点评】该患者初诊时血肌酐 416μmol/L，处于慢性肾衰中后期。因患者有恶心呕吐之症，中医临床分期为关格病关格期，拟香砂六君子汤调理脾胃，仅用 3 个月时间血肌酐降为 297μmol/L，取得了较好的疗效。方中紫苏叶与紫苏梗，有芳化畅中醒胃的作用。对于恶心呕吐，西医学认为是酸中毒的表现，笔者一般不用纠酸药物，选用中药调理脾胃法，常有较好疗效。

验案 34

河北某男，24 岁。患者 2017 年 6 月因头晕查血压 190/130mmHg，血肌酐 400μmol/L，尿蛋白（++），当地医院肾穿刺结果为局灶增生硬化型 IgA 肾病伴恶性高血压肾损伤及亚急性肾小管间质肾病。予口服甲泼尼龙 48mg/d。既往有慢性十二指肠溃疡病史。

同年 7 月 19 日患者因惧怕激素副作用，故寻求中医药治疗来我处首诊，当时血肌酐 493μmol/L，血红蛋白 115g/L，尿蛋白（++）。口服甲泼尼龙 44mg/d，服用降压药控制血压。症见：恶心伴胃胀痛，大便偏溏，面部及背部少量痤疮，乏力腰痛，双下肢轻度水肿，时有尿频，眠可。舌淡，苔白腻，脉沉弱。中医辨证：脾胃不和，兼夹湿热。拟调理脾胃，和胃降逆，清热利湿法，方拟香砂六君子汤化裁。

处方：木香、陈皮、生甘草、鹿角胶（烊入）各 6g，砂仁、当归、佩兰各 10g，姜半夏 5g，太子参、紫苏梗、紫花地丁各 12g，茯苓、蒲公英各 15g，炒白术、生黄芪、冬瓜皮各 20g。每日 1 剂，水煎服。并嘱淡素饮食及逐渐撤减激素。

药后 1 个月，患者上述症状明显减轻，同年 8 月 1 日复查血肌酐 388μmol/L，血红蛋白 121g/L，尿蛋白（+）。12 月 6 日复查血肌酐 300μmol/L，随访至今病情稳定。

【点评】该患者初诊时为慢性肾衰中后期，因在当地服用激素后，故患者首诊时中医辨证为脾胃虚弱，胃气上逆，又兼夹湿热内蕴证，笔者以调理脾胃，和胃降逆，清热利湿法，方选香砂六君子汤化裁，取得了一定疗效。方中选用的紫花地丁及蒲公英是针对面部痤疮及尿频之症而设。

案例 35

北京某男，83 岁。患者 1998 年 11 月发现血肌酐 133μmol/L，2014 年

11月血肌酐182μmol/L。有高血压及糖尿病史20年。

2015年7月20日患者为求中医药治疗来我处首诊。当时血肌酐233μmol/L。症见：乏力恶心纳差，时有口苦，尿频尿急，大便偏干，眠可。舌淡，苔白，脉沉弱。中医辨证：脾胃不和，湿浊中阻。拟调理脾胃、化浊利湿。方拟香砂六君子汤化裁。

处方：木香、炙甘草各6g，砂仁、陈皮、黄芩、半边莲、当归各10g，半枝莲、太子参、白术、竹茹、淡竹叶各12g，蒲公英、车前草各15g，茯苓、丹参各20g，姜半夏、黄连各5g，火麻仁30g。每日1剂，水煎服。并嘱患者清淡饮食。

药后1个月，同年8月16日复查血肌酐159μmol/L。患者诉上述诸症均明显减轻。患者坚持中医药治疗，3个月后同年11月15日复查血肌酐135μmol/L。随访至今病情稳定。

【点评】此例慢性肾衰患者初诊时处于慢性肾衰中期，予香砂六君子汤化裁调理脾胃。治疗5个月，患者血肌酐有一定程度的下降。香砂六君子汤的辨证要点为呕恶纳差、口不渴、舌淡苔白，因该患者伴有口苦尿频等湿热的症状，故在上方中加黄连、蒲公英、车前草等兼以清利湿热。

验案36

山东某男，47岁。患者2015年10月体检发现血肌酐190μmol/L，血压升高。2017年10月11日血肌酐升至1238μmol/L，血红蛋白68g/L，而行血液透析，每周透析3次。

2017年10月25日患者为减少每周透析次数而来我处首诊。当时透析后血肌酐672.7μmol/L，血红蛋白78g/L。症见：恶心纳差，乏力伴双下肢水肿，尿量1000mL/d左右，眠差，大便尚调。舌淡，苔白，脉沉弱。中医辨证：脾胃不和，胃失和降。拟调理脾胃，降逆止呕为法，方拟香砂六君子化裁。

处方：木香、砂仁、陈皮各10g，姜半夏、生甘草各5g，茯苓、炒白术各20g，太子参、当归各15g，黄连6g，竹茹、鸡内金、紫苏梗各12g，丹参、炒枣仁各20g，冬瓜皮30g。每日1剂，水煎服。并嘱患者淡素饮食。

药后3个月2018年1月31日复诊，患者透析次数已减为每周1次，透前复查血肌酐 588.3μmol/L，血红蛋白 135g/L，每日尿量 1200mL 左右。恶心消失纳可，乏力减轻，自诉仍腰酸及眠差。故于上方加天麻 12g，杜仲、夜交藤各 15g。随访至今病情稳定。

【点评】此例患者初诊时每周虽然血液透析 3 次，但仍有恶心纳差等症，笔者予香砂六君子汤化裁调理脾胃、和胃降逆，药后 3 个月患者血液透析次数已减为每周 1 次，且恶心症状消失，食纳增进，患者甚为满意。

验案 37

山西某男，49 岁。患者 2016 年 10 月出现颜面、双下肢水肿伴血压升高，当地医院查血肌酐 403μmol/L，血红蛋白 89g/L，血浆白蛋白 23.1g/L，诊为慢性肾衰竭。既往有糖尿病病史。

2017 年 2 月 22 日患者为求中医药治疗来我处首诊。当时血肌酐 451μmol/L，血红蛋白 97g/L，血浆白蛋白 23g/L，尿蛋白（++++），未做 24 小时尿定量。用降压药控制血压。症见：恶心嗳气纳差，偶有呕吐，眼睑及双下肢水肿伴尿量减少，乏力怕冷，盗汗眠差，大便尚调。舌淡，苔白腻，脉沉弱。中医辨证：脾胃不和，寒湿中阻证。拟调理脾胃，和胃降逆法，予香砂六君子汤化裁。

处方：木香、生白术、麦冬、五味子、桑螵蛸各 10g，砂仁、陈皮各 6g，党参、浮小麦各 15g，姜半夏 5g，茯苓、炒枣仁各 20g，天麻 12g，冬瓜皮 30g，黄连 3g，当归 12g。每日 1 剂，水煎服。并嘱患者淡素饮食。

药后 1 个月上述诸症均明显减轻。同年 3 月 15 日血肌酐降为 373μmol/L，血红蛋白 101g/L，白蛋白 33.5g/L。同年 6 月 3 日血肌酐为 320μmol/L。取得了一定疗效。

【点评】此例慢性肾衰竭患者来我处就诊时处于慢性肾衰竭中至后期，中医辨病期为关格病关格期，中医辨证属脾胃不和，寒湿中阻证，选用香砂六君子汤化裁调理脾胃，血肌酐有一定程度的下降，取得了一定程度的疗效。

3. 水凌心肺证

验案 38

北京郊区某女，35 岁。1982 年 5 月 10 日入院。该患者慢性肾炎已

10年，入院前4天因外感发热而致尿量减少，每日约300mL，大便干结，3~4日1行，伴胸闷憋气，难以平卧，心慌气短，呕恶频频，纳食不香。

入院时查：患者精神萎靡，面色萎黄，语音低微，口中溺臭。舌淡润，边有齿痕，苔薄白，右脉弦细，左脉细弱。体温正常，尿素氮51.4mmol/L，血红蛋白38g/L，X线胸片示"尿毒症性心包炎"，心脏各部位均可闻及广泛、明显、粗糙的心包摩擦音。诊为：尿毒症，肾性贫血，尿毒症性心包炎。中医辨证为肾气衰败，气化无权，湿浊上泛导致关格之证。

住院期间，因患者经济条件有限，未行输血及血液透析，仅予中药治疗。针对其水凌心肺的病机重心，主要采用温阳蠲饮行水之法，拟苓桂术甘汤合葶苈大枣泻肺汤加味治之。

处方：东北人参（另煎兑入）、紫苏梗各10g，茯苓、桂枝、白术各15g，葶苈子12g，泽泻20g，炙甘草6g，大枣5枚。每日1剂，水煎服。

药进6剂，尿量逐渐增至每日1000mL以上，随之心悸、气憋、呕恶诸症亦顿然见轻，患者能平卧。复查X线胸片，心影较前明显缩小，同时心包摩擦音也消失，尿素氮降至23.2mmol/L，血红蛋白升至59g/L。继之以生脉饮合苓桂术甘汤，以益气养阴与化饮兼顾，诸症续有好转，患者神振纳佳，眠安便调，尿量每日1500mL左右，调治3个多月，病情明显好转，于1982年8月20日出院。

【点评】本病例属关格期水凌心肺证，患者有尿毒症性心包炎。水凌心肺是关格病晚期的一个突出的临床表现。本案经过温阳化饮、降浊之剂，饮邪得蠲，心阳重振，患者得以转危为安。

葶苈大枣泻肺汤具有开泄肺气之功，一般认为葶苈力猛伤正，主张宜于肺气壅盛之实证。笔者曾多次投用本品，收效颇佳，并未发现不良反应。本案将葶苈大枣泻肺汤合于苓桂术甘汤中运用，不仅泻肺以除满，而且通过泻肺亦可通调水道以利蠲饮。苓桂术甘汤出自《金匮要略》，为温阳蠲饮之剂，西医学认为本方有强心利尿作用。

该患者病情危重，经过中医药治疗后，取得了明显疗效。

4. 水湿内停证

验案 39

山东某男，50 岁。患者平素常觉眩晕，血压高已 30 余年，1965 年突然发现大量血尿，经某医院肾盂造影提示为"双侧多囊肾"。1981 年初因感染而病情加重，在外地某院住院治疗无效，遂于 1981 年 5 月 12 日转来我院。

入院检查：体温 37℃，血压 150/100mmHg，两下腹部均可触及肿块，表面有结节。血红蛋白 63g/L，白细胞 17.8×10^9/L，中性粒细胞 90%，淋巴细胞 9%，嗜酸性粒细胞 1%。尿白细胞 20~25 个 /HPF，尿培养为白色葡萄球菌，尿素氮 53.9μmol/L（当时我院不能查血肌酐）。西医诊断为："双侧多囊肾合并感染、慢性肾衰竭、肾性贫血。"

患者病情危重。恶心厌食，每日至多进食 100g，腹泻日 4 次，已有 4 个月之久。神倦乏力，难以起床，全身皮肤瘙痒，口渴喜冷饮，尿频而尿量不多（700mL/d）。苔黑腻，脉弦滑。

入院后以中药治疗为主，并配合进行血液透析 7 次。鉴于患者上格症状较为突出，初从清化中焦湿热为治。方选黄连温胆汤合橘皮竹茹汤，药后恶心减，纳食渐增至每日四两，黑苔已退。

1981 年 5 月 28 日，尿量骤减至 300mL，以后及至 24 小时少于 50mL，而呈尿闭状态。患者时现意识不清，谵语抽搐，囊缩，大便转难。尿素氮增至 61.04mmol/L。苔白腻，脉弦急。

考虑患者病位已波及于心、肝两脏，故曾选进清营、养阴平肝之剂，然效均不显。之后改拟健脾通阳利水为法，予春泽汤加味。

处方：党参、桂枝各 10g，猪苓 12g，茯苓 15g，白术 12g，泽泻、泽兰、陈皮各 10g。药后尿量渐增，尿素氮渐降，随之苔净纳佳神爽，与此同时配合食疗，令其每日进适量冬瓜、赤小豆和莱菔。以后尿量一直维持在 1000mL 以上。在中止血透 3 个半月的情况下，守方治疗，病情稳定，尿素氮上升速度较慢，且曾低至 17.49mmol/L，患者每日进食 8 两，能起床行走活动。乃于 1981 年 11 月 26 日因病情继续好转出院。出院 1 个月后函告：仍守上方，日进 1 剂，一般情况好，尿素氮 18.56mmol/L。

【点评】本案因下关而致浊邪滞留，经用健脾通阳利水之法，俾尿量增多，浊邪从下窍而出，症情转危为安。说明使邪有出路，实为关键的一环。

验案 40

北京某男，73 岁。患者因尿毒症在我院每周血液透析 3 次，在透析过程中患者常伴有低血压，而使透析往往中途停止。并常现神疲乏力、胸闷憋气、心下痞满等症。

2010 年 3 月为改善透析中出现的症状而住院治疗，鉴于患者症见：神疲乏力，胸闷憋气，纳呆，心下痞，苦不堪言，口干不欲饮水，时恶心呕吐，大便干，数日一行，无水肿，尿少，24 小时尿量约 200~300mL。舌质淡红，苔黏腻，脉沉弱。中医辨证：气血亏虚，中焦水停。拟化气利水法，予五苓散 6g，每日 3 次冲服。同时减少输液，液体量每天在 500mL 左右。3 天后患者症状改善，每日能进 2~3 两主食。以后精神逐渐转佳，能较好耐受透析治疗。

【点评】五苓散治疗血液透析失衡综合征的报道常可见到，我们在临床上透析失衡综合征也用此法，多能获效。该例患者平素体质差，因发热而用发汗退热药，损伤阳气，同时每天输大量液体，以致水饮停留在胃、肺和心的水饮内停证，表现为心下痞满，恶心，口干不欲饮水、胸闷憋气等。治疗的重点在通阳化气，开启气机，敷布津液，故以五苓散而获效。用散剂有利于控制患者的液体量，对于透析患者尤为恰当。

5. 肝胆湿热证

验案 41

山西某女，35 岁。患者 2001 年冬发现夜尿增多，2002 年 3 月夜尿 5~6 次，并出现神疲乏力，腰膝酸软，恶心欲吐等症。同年 8 月 13 日于当地医院肾穿刺结果为慢性间质性肾炎。

2008 年 10 月 21 日因血肌酐逐渐升高，为求治中医至我处住院治疗，10 月 22 日我查房时，该患者血肌酐 469.58μmol/L，尿素氮 48mmg/dL，血红蛋白 83g/L，尿糖（＋），尿蛋白（＋＋）。症见：发热，头晕心慌，乏力，周身酸痛，恶心口黏，眠差，大便干，纳食尚可，小便可。舌质暗红，苔微黄腻，脉沉细数无力。西医诊断：慢性间质性肾炎，慢性肾衰竭，急性上呼吸道感染。中医诊断：①关格病湿热内蕴，气阴两虚；②外感风热。予竹叶石膏汤合小柴胡汤加减。

处方：紫苏叶、紫苏梗、黄芩、连翘、麦冬各 12g，生石膏、蒲公英各 30g，竹叶、柴胡、太子参各 10g，姜半夏 9g，制大黄 6g。每日 1 剂，水煎服。

同年 10 月 29 日查房：患者仍发热，午后夜间尤甚，伴恶寒，乏力，纳呆，口苦，大便干，小便可，眠差，舌质暗，苔白腻，脉细弱。更方为蒿芩清胆汤加减。

处方：青蒿、黄芩、瓜蒌皮、竹茹、陈皮、竹叶、枳壳、蔻仁、砂仁各 10g，生石膏（先煎）、茯苓各 30g，麦冬、紫苏叶各 12g，太子参 15g，法半夏 6g。每日 1 剂，水煎服。

同年 11 月 5 日，患者体温已正常，仍有乏力，纳食一般，食后腹胀，大便干，小便调，眠差，手足心热，时有汗出，舌质淡边有齿痕，苔白微腻，脉细弱。血肌酐降为 320.3μmol/L，尿素氮 30.24mg/dL，血常规：血红蛋白 90g/L。更方为竹叶石膏汤合黄连温胆汤加减。

处方：生石膏、茯苓各 20g，法半夏、麦冬、黄芩、麻子仁、制大黄、砂仁各 10g，太子参 15g，竹叶 12g，竹茹 6g，黄连 3g。每日 1 剂，水煎服。

2008 年 11 月 7 日患者病情好转出院。

【点评】该例慢性肾衰竭患者初诊时有发热的表现，急则治其标，初拟竹叶石膏汤合小柴胡汤加减仍发热。鉴于患者发热夜甚，纳呆，口苦，大便干，舌苔腻，经改用蒿芩清胆汤加减清利肝胆湿热后，病情很快缓解。

6. 湿瘀互阻，气、阴、血俱虚证

验案 42

北京某女，34 岁。患者 2018 年 12 月体检发现血肌酐升高为 630μmol/L，在外院诊断为慢性肾衰竭，建议患者做透析准备。

2019年1月14日患者为求中医药治疗至我处首诊。当时血肌酐653μmol/L，血尿酸507μmol/L，血红蛋白90g/L，服用降压药控制血压。症见：面色萎黄，怕冷乏力，胸闷腰痛，恶心且纳食不馨，眠可，二便调。舌淡，苔白腻，脉沉无力。中医辨证：气血两虚，兼夹湿浊及瘀血。治疗以益气补血，通阳行痹，和胃降逆为法，予经验方加味参芪地黄汤化裁。

处方：党参、山药、丹参各15g，炙黄芪、茯苓、巴戟天各20g，生地黄、山茱萸、牡丹皮、龙眼肉、佛手各10g，薤白、当归、紫苏梗、鸡内金各12g，姜半夏、砂仁各5g，鹿角胶（烊入）6g，瓜蒌30g。每日1剂，水煎服。并嘱患者淡素饮食。

药后患者诸症减轻。同年1月17日复查血肌酐559μmol/L。2月21日复查血肌酐522μmol/L，血红蛋白99g/L。3月21日复查血肌酐511μmol/L，血红蛋白113g/L（未用促红细胞生成素）。随访至今病情稳定。

【点评】该患者初诊时血肌酐653μmol/L，血红蛋白90g/L，因患者有恶心且纳食不馨之症，故为关格病关格期。其中医辨证为气血两虚，兼夹湿浊及瘀血。治疗以益气补血，通阳行痹，和胃降逆法。在短期内血肌酐下降至511μmol/L，血红蛋白上升至113g/L（未用促红素）取得了一定效果。

对于接近或达到透析指标但仍想用中医药保守治疗的患者，笔者一般仍采用中医辨证论治的方法，力求血肌酐有一定程度的下降以尽量满足患者的需求。

第三章　原发性肾病综合征验案

一、概述

原发性肾病综合征是原发性肾小球疾病引起的一种临床综合征。其诊断标准为：①大量蛋白尿（24小时尿蛋白定量 ≥ 3.5g）；②低蛋白血症（血浆白蛋白 <30g/L）；③水肿（可有高度水肿）；4.高脂血症。其中，大量蛋白尿和低蛋白血症是诊断肾病综合征的必备条件。原发性肾病综合征常见的肾脏病理类型主要有5种：微小病变肾病、系膜增生性肾小球肾炎、膜性肾病、系膜毛细血管性肾炎、局灶节段性肾小球硬化。

对于肾病综合征大量蛋白尿的治疗，西药主要运用激素、免疫抑制剂等药物，西药确有快速取效的长处。然而临床上还有很多不尽如人意之处，如相当部分的患者对激素等西药无效，有些显效的患者长期依赖激素而难以撤停，以及激素、免疫抑制剂用后的各种副作用等。

基于此，笔者自20世纪80年代中期以来，立足于探讨肾病综合征的中医药治疗。几十年来在临床上不仅对于轻、中度的蛋白尿单纯运用中药治疗。对于肾病综合征的大量蛋白尿及水肿，也是坚持①能中不西；②撤减及撤停西药，运用中药的治疗思路。所谓"能中不西"，指的是能够单纯运用中药治疗取效的病例，就不加用西药。所谓"撤减及撤停西药，运用中药"，指的是在院外或其他医生处应用激素后，无论有效与否，笔者均逐步撤减及撤停西药而加用中药。对西药无效的病例，"撤减及撤停西药，运用中药"后，不仅效果显著，且部分患者尿蛋白能够转阴，同时副作用也大大地减轻或消失。对激素有效难以撤停的患者，辨证论治运用中药，逐渐撤减及撤停激素，达到了病情稳定无反复的较好效果。通过几十年的临床实践，笔者体会肾病综合征的蛋白尿及水肿的中医治疗优势，是立足于保护患者的正气，并注重肺、脾、肾三脏的失调，虽然治疗的时间要长一些，但无副作用且好转后不易复发。

对原发性肾病综合征的中医病名和病因病机的认识，主要从其临床表现突出的水肿与大量蛋白尿入手。其中医病名可归属于中医的"皮水""正水"及"虚损"等范畴。

病因与脾肾素虚，过劳所伤，外邪久羁密切相关。水肿的中医病机为脾肾失调。脾虚则健运失司水湿潴留。"湿困脾土"，说的是湿邪内停反过来又可困阻脾胃，从而形成恶性循环致使水湿难以祛除。若为肾气、肾阳虚衰，则主水无权，关门不利，以致尿少水肿。同时在水停之时，还应注意气、血、水三者失调的状况。水停可引起肺脾之气的壅滞。水病及血还可引起导致瘀血内停，如女性患者的月经闭阻，肾静脉血栓及高凝血症。蛋白尿的中医病机为脾肾虚损所致，蛋白为人体的精微物质之一，脾虚不能升清摄精，肾虚封藏失职，以致大量蛋白尿。

根据原发性肾病综合征患者病程中不同阶段的临床表现特点，我将其分为水肿突出阶段、蛋白尿持续阶段、大量激素使用阶段、激素撤减阶段4个阶段，每位患者各个阶段的治疗重点不同。以下主要通过近年来的128例验案，进一步充分说明原发性肾病综合征"能中不西"是可行的，而且疗效显著，深受患者的欢迎。

二、验案

（一）水肿突出阶段验案

以下选取了原发性肾病综合征水肿突出72例验案，其中水湿中阻，胃失和降证9例，脾虚水停证3例，湿热内蕴证3例，气虚血瘀水停证26例，气阴两虚水停证19例，阴虚水停证2例，阳虚水停证9例，肺失宣降水停证1例。

1. 水湿中阻，胃失和降证

验案 1

山西某男，34 岁。该患者因颜面及双下肢水肿反复发作 3 年于 1999 年年末来我处就诊并收入院。患者曾于当年年初在外院做肾穿刺诊断为系膜增生性肾炎，临床表现为肾病综合征。曾于外院服用激素数月病情未见好转。初诊时已服用醋酸泼尼松 50mg/d2 个月，查：24 小时尿蛋白定量 6.4g，血浆白蛋白 15.2g/L，总胆固醇 11.5mmol/L，甘油三酯 2.88mmol/L，尿蛋白（+++），肾功能正常。症见：颜面及双下肢中度水肿，尿量每日 600mL 左右，恶心纳差，腰酸乏力。舌淡，苔薄白，脉沉细。中医辨证：脾胃气虚，胃失和降，水湿内停。拟健脾和胃利水法，予香砂六君子汤加减化裁。

处方：太子参、白术、川牛膝、怀牛膝各 15g，姜半夏、陈皮、砂仁各 10g，茯苓 20g，广木香、鸡内金各 12g，冬瓜皮、车前子、丹参、金银花各 30g。每日 1 剂，水煎服。

守方治疗 3 个月，之后尿量增加，每日 1500~2000mL，水肿完全消退，不恶心，纳食增进，体力明显好转。同时逐渐撤减激素，复查 24 小时尿蛋白定量为 0.7g，血浆白蛋白 36.4g/L，总胆固醇 5.7mmol/L，甘油三酯 0.9mmol/L，病情好转出院。

【点评】本例肾穿为系膜增生性肾炎，其临床表现为肾病综合征，经当地医院激素治疗后无效，初诊时患者尿少、水肿的同时，有恶心、呕吐等脾胃症状，察其舌淡，苔薄白，辨证为脾胃气虚，胃失和降，水湿内停。用香砂六君子汤合五皮饮而取效。五皮饮为行气利水之剂，加车前子以增利水之力。未用利尿西药，通过调理脾胃恢复中焦健运水湿之功。"脾能运化水谷精微"，调理脾胃后患者纳食增进，达到了提高血浆蛋白的效果（患者在治疗中未输注血浆白蛋白）。而且患者在整个中医药治疗过程中逐渐撤减激素，这充分说明本病例中医药的效果是肯定的。

验案 2

福建某女，8 岁。患者因全身水肿 2 个月于 2005 年年末来我处就诊。

患者于 2005 年秋出现全身水肿，至外院诊治疗效不佳，遂来我处就诊。当时症见：全身重度水肿，尿少，尿量 680mL/d，伴胸腔积液、腹水，神疲乏力难以站立，呕恶纳呆，易感冒。舌淡红，苔白腻，脉沉弱。查 24 小时尿蛋白定量 8g，血浆白蛋白 21.9g/L，总胆固醇 10.75mmol/L，甘油三酯 3.59mmol/L。中医辨证：脾肾气虚，水湿内停。拟健脾和胃利水法，处方香砂六君子汤合五皮饮加减。

处方：茯苓、冬瓜皮各 30g，太子参、金银花、芡实各 20g，桑白皮、大腹皮各 15g，川牛膝、怀牛膝、鸡内金各 12g，生黄芪、广木香、砂仁、陈皮、紫苏梗、白术、竹茹各 10g，西洋参（另煎兑入）、姜半夏各 5g。20 剂，每日 1 剂，水煎服。

配合经验食疗方黄芪鲤鱼汤：生黄芪、芡实、茯苓各 20g，赤小豆、薏苡仁、冬瓜皮各 30g，砂仁 10g，每周 3 次。

患者服药后尿量增加为 1200mL/d，水肿消退，但仍感乏力、纳差，尿蛋白未见明显减少，因其家人着急，遂予醋酸泼尼松 45mg/d 顿服，并配合上述中药加减服用。1 个月后复查 24 小时尿蛋白定量 4.8g，嘱坚持服用 3 个月，之后多次复查 24 小时尿蛋白定量均 >4.5g。鉴于激素疗效欠佳，逐步撤减至停用，单纯坚持服用香砂六君子汤加减，健脾升清兼以摄精，重点治疗蛋白尿。

2007 年年初复诊无不适，查 24 小时尿蛋白定量 0.29g，血浆白蛋白 41.3g/L，总胆固醇 4.33mmol/L，甘油三酯 1.75mmol/L，临床治愈，治疗过程中未出现痤疮、潮热等副作用。随访至今患者正常上学，体质增强，平素甚少感冒，尿检一直阴性。

【点评】本病例为儿童的肾病综合征。初起时患者全身重度水肿，同时有呕恶纳呆的脾胃症状，予香砂六君子汤合五皮饮，并配合经验食疗方黄芪鲤鱼汤。未用利尿药而达到了尿增肿退的初步效果。鉴于患者家属急于想控制蛋白尿，遂用激素治疗 3 个月，尿蛋白未转阴，24 小时尿蛋白定量仍大于 4.5g，继之逐渐撤减及撤停激素，遂以香砂六君子汤加减化裁调治，取得了完全缓解的效果，随访至今未复发。

笔者在肾病综合征的治疗中，常配合应用经验食疗方黄芪鲤鱼汤。方选血肉有情之品鲤鱼（或鲫鱼）利水健脾，黄芪补气升阳，赤小豆活血利水，李时珍谓："赤小豆和鲤鱼、鲫鱼、黄雌鸡煮食，并能利水消肿。"生姜温阳散水、和胃降逆，砂仁醒胃化浊。本方气味俱全，配有血肉有情之品，扶助正气，机体水液代谢的自调能力复常，则水肿不易复发。笔者常以本方治疗脾肾气阴两虚以气虚为主，水湿内停者。

验案 3

北京某女，63 岁。2012 年 1 月患者自觉神疲乏力、下肢水肿明显，尿量亦明显减少，查尿蛋白（++++），红细胞 12~14 个 /HPF，血浆白蛋白 24.9g/L，24 小时尿蛋白定量 4.43g，血肌酐及血压正常。同年 3 月至北京某医院肾穿刺结果为膜性肾病 I 期。予醋酸泼尼松 40mg/d 及免疫抑制剂口服未见疗效，且水肿逐渐加重，体重增加 15kg。予补充蛋白扩容利尿效果均不佳，故行血液透析脱水，之后体重下降 20kg，水肿好转。激素规律减量。

2013 年 3 月 25 日，患者因重度水肿就诊我处，查血浆白蛋白 16.1g/L，24 小时尿蛋白定量 6.54g，尿量 400mL/d，血红蛋白 85g/L。醋酸泼尼松口服 10mg/d。症见：全身重度水肿，乏力明显，纳食差，腹胀，恶心，时有呕吐，尿量少，夜眠差，大便量少。舌质淡，苔白，脉滑。中医辨证：脾胃不和，水湿内停。拟健脾和胃利水法，予香砂六君子汤合五皮饮加减。

处方：木香、砂仁、生白术、陈皮、紫苏梗各 10g，太子参、茯苓、大腹皮、金银花各 20g，姜半夏 6g，桑白皮 15g，冬瓜皮、薏苡仁、车前子（布包）各 30g，当归、天麻各 12g，黄连 5g。每日 1 剂，水煎服。

并配合经验食疗方黄芪鲤鱼汤：生黄芪、赤小豆、冬瓜皮、薏苡仁、芡实各 30g，砂仁、当归各 10g，茯苓 20g。上述药物用纱布包好，选活鲤鱼或活鲫鱼 250g，加葱姜少许同煎，不入盐，文火炖 30 分钟后，弃去药包，吃鱼喝汤，每周一次。并嘱患者逐渐撤停激素。

服药 3 个月后，患者水肿好转，仍有乏力，查 24 小时尿蛋白定量 5.95g，血浆白蛋白 24g/L，血红蛋白 90g/L。此时激素已撤减完，在上方基础上加用黄芪 15g，葶苈子 12g，猪苓 6g，丹参 30g，三七粉（冲入）3g，川牛膝、怀牛膝各 20g。

2013 年 8 月患者水肿基本消退，尿量增多，查 24 小时尿蛋白定量

3.648g。嘱守上方治疗，此后多次复诊，水肿消退，各方面已如常人。

2014年4月21日复查24小时尿蛋白定量1.926g，血浆白蛋白35g/L，血脂正常，尿量1800mL/d。同年10月10日复查24小时尿蛋白定量0.93g，血浆白蛋白37.1g/L。

2015年4月13日查24小时尿蛋白定量0.86g。同年7月6日复查24小时尿蛋白定量0.7g，血浆白蛋白42.8g/L。

2016年8月1日复诊，24小时尿蛋白定量0.3g。

【点评】本例为膜性肾病患者，在使用激素、免疫抑制剂和扩容利尿后均无效且水肿加重，并在院外进行血液透析脱水。初诊时水肿较重，尿量400mL/d，并伴恶心、呕吐、纳差、腹胀等脾胃症状，治疗以香砂六君子汤合五皮饮，配合经验食疗方黄芪鲤鱼汤，脾不为湿所困，其气得健，更可运化水湿，亦可升清以摄蛋白尿。该病例在西医多种方法联用效果不佳的情况下，单纯中医药治疗，取得了完全缓解的满意疗效，长期随访未复发。说明部分膜性肾病能中不西是可行的。

验案4

山西某男，9岁。2007年患儿无明显诱因出现双下肢水肿，当地医院诊断为肾病综合征，服激素后完全缓解，每于醋酸泼尼松撤减至2.5mg时病情复发，2013年4月初第三次复发。外院查24小时尿蛋白定量21g，血浆白蛋白14.6g/L。

2013年4月17日至我处初诊，症见：双下肢重度水肿，尿量少，纳差，易外感，大便干，鼻部干痒，眠差。舌尖红，苔薄白，脉细滑数。中医辨证：脾胃气虚，土不制水。拟健脾益气利水法，方以香砂六君子汤加减。

处方：广木香、砂仁各6g，姜半夏、桑螵蛸各5g，茯苓、冬瓜皮各20g，炒白术、陈皮、太子参、天麻、酸枣仁、金银花、黄芩、芡实、丹参、浙贝母、青风藤各10g。每日1剂，水煎服。

并配用经验食疗方黄芪鲤鱼汤：生黄芪、赤小豆、薏苡仁、冬瓜皮各30g，芡实、茯苓各20g，金银花、当归、黄精、砂仁各10g，上述药物用纱布包好，选活鲤鱼或活鲫鱼250g，加葱姜少许同煎，不入盐，文火炖

30 分钟后，弃去药包，吃鱼喝汤，每周一次。

2013 年 5 月 15 日复诊，患儿水肿消退，大便偏干，2~4 日 1 行，汗出较多，舌质淡，苔白，脉滑细数。当地复查 24 小时尿蛋白定量 0.143g，血浆白蛋白 43.7g/L，肾功能正常。上方去浙贝母，加浮小麦 10g、火麻仁 12g。

其后患者一直以香砂六君子汤加减，随诊至 2014 年 7 月，病情平稳，未复发，尿检阴性。

【点评】本例儿童肾病综合征患者对激素呈现依赖性，前两次激素撤停至 1/2 片时病情反复。此次为第 3 次反复，患者家属不愿激素加量，遂求治于中医。初诊时尿蛋白较多，水肿较重，纳差、苔薄白，证属脾胃虚弱，水湿内停。方选香砂六君子汤加减。由于患者易感冒，方中用金银花、黄芩以清肺解毒，以预防上呼吸道感染，避免病情反复，寓有"治未病"之义。

验案 5

山西某男，6 岁。2011 年 11 月，患儿无明显诱因出现周身水肿，恶心、呕吐，就诊于外地儿童医院，查尿蛋白（+++），血浆白蛋白 16g/L，血胆固醇 8.63mmol/L，甘油三酯 2.14mmol/L，诊断为原发性肾病综合征，予静脉滴注抗生素及口服醋酸泼尼松，起始量 35mg/d，无效，后以甲基醋酸泼尼松龙冲击 3 天，蛋白尿转阴。出院后经常外感，蛋白尿、水肿时常反复。肾功能、血压正常。

患儿因对激素依赖，家长寄希望于中医药治疗，以便撤停激素。遂于 2012 年 5 月来我处初诊，当时口服醋酸泼尼松 35mg/d。症见：当时因感冒颜面及双下肢水肿加重，尿少（尿量 500~600mL/d），库欣综合征，恶心、呕吐，纳果，舌淡，苔薄白水滑，脉沉弱。查尿蛋白（++++），24 小时尿蛋白定量 3.5g（因尿量少），血浆白蛋白 12g/L。中医辨证：脾胃不和，水湿内停。以益气和胃利水法，予香砂六君子汤合五皮饮加减化裁。

处方：广木香、砂仁、姜半夏、炙甘草各 6g，陈皮、炒白术、当归、紫苏梗、紫苏叶各 10g，太子参、丹参各 15g，茯苓、冬瓜皮、车前子各 30g，桑白皮、大腹皮各 20g。每日 1 剂，水煎服。

并配用经验食疗方黄芪鲤鱼汤：生黄芪、赤小豆、薏苡仁、冬瓜皮各20g，芡实、茯苓各15g，金银花、当归、黄精、砂仁各6g。上述药物用纱布包好，选活鲤鱼或活鲫鱼250g，加葱姜少许同煎，不入盐，文火炖30分钟后，弃去药包，吃鱼喝汤，每周2次。并嘱患者慢慢撤减激素。

患儿服上述药物后，水肿逐渐消退，食欲亦好转，以此为基础方随症加减。坚持中药治疗。2013年3月25日，患儿水肿消失，尿检转阴，血浆白蛋白升至36g/L。

期间患儿出现外感伴大便干结，以桑菊饮加减疏风解表，清肺通腑。

处方：桑叶、杭菊花、连翘、杏仁、薄荷、浙贝母各10g，牛蒡子、金银花各12g，芡实、火麻仁各20g，鱼腥草、生石膏各30g，黄芩15g，制大黄3g。

其后，患儿多次尿检均为阴性，血浆白蛋白均在正常范围。很少感冒。2014年1月尿蛋白阴性，血浆白蛋白39g/L，甘油三酯0.68mmol/L，总胆固醇4.1mmol/L。

2014年6月复诊尿检、生化均正常范围，偶有乏力，舌质淡，苔薄白，脉滑数。醋酸泼尼松减至7.5mg/d。中药以生脉散加味。

处方：太子参、天冬、麦冬、生地黄、黄芩各12g，生黄芪、板蓝根各15g，茯苓20g，菊花、黄精、芡实、鸡内金、车前草、怀牛膝、灵芝、焦楂曲、竹叶各10g，当归6g，金银花12g，蒲公英15g，火麻仁、生石膏各30g，桑螵蛸、密蒙花各5g，五味子、谷精草6g，制大黄、紫河车3g。2014年7月下旬患者醋酸泼尼松减至6.25mg/d。2016年7月28日，醋酸泼尼松减为0.625mg/d，尿蛋白阴性，病情稳定。2017年8月已停激素，随访至今尿检阴性。

【点评】本例患儿亦为激素依赖型肾病综合征，在激素撤减过程中屡屡反复。此次反复因感冒而发，水肿较重，尿蛋白增加，血浆白蛋白较低。本例以调理脾胃法为主，取得显效。

验案6

山东某男，80岁。患者于2008年7月出现带状疱疹，未予治疗，一周后出现阴囊水肿，之后水肿渐进性加重。2008年10月出现四肢及腹部水肿，高血压，最高达 150/95mmHg，当地医院诊断：肾病综合征。肾穿刺结果为Ⅱ期膜性肾病，予降血压、利尿消肿、抗凝血等治疗，无效，未用激素及免疫抑制剂。近一周来，患者出现胸闷气短，全身水肿。既往慢性支气管炎 50 余年，2010 年 2 月出现阵发呼吸喘促加重，喉间痰鸣。

患者为求中医药治疗收住院，2010 年 3 月 3 日邀余会诊。查体：精神不佳，营养较差，扶入病房。血压145/85mmHg。心率98次/分，双肺干湿啰音，腹部膨隆，脐突出，移动性浊音阳性，四肢重度可凹性水肿。查血生化：血浆白蛋白 21.4g/L，总胆固醇 7.64mmol/L，甘油三酯 1.91mmol/L，24 小时尿蛋白定量 4.55g。症见：胸闷气短，呼吸急促，活动后加重，夜间不能平卧，咳嗽咳痰，四肢及腹部水肿，小便量少，24 小时尿量约600mL，手足凉，纳眠差，大便调，舌淡，苔白，脉沉细。

西医诊断：①肾病综合征，Ⅱ期膜性肾病；②慢性喘息性支气管炎并肺部感染。中医辨证：脾肾亏虚、水邪上泛、上凌心肺。

治疗方案：①吸氧，抗感染，低分子肝素抗凝。②中药汤剂以五皮饮合五苓散行气通阳利水。

处方：大腹皮、黄芩、太子参、川牛膝、怀牛膝各 15g，冬瓜皮、桑白皮、茯苓、葶苈子、生黄芪、丹参、车前子（包煎）各 30g，陈皮、杏仁、白术、麦冬、五味子各 10g，泽泻、芡实、金樱子各 20g，桂枝 6g。每日 1 剂，水煎服。

并配合经验食疗方黄芪鲤鱼汤：赤小豆、薏苡仁、冬瓜皮、生黄芪、车前子各 30g，芡实 20g，白术 12g，砂仁 10g。上药用纱布包，加葱姜，不入盐，与鲤鱼或鲫鱼 250g 同煎半小时，弃去药包，吃鱼喝汤，每周2~3 次。

2010 年 3 月 17 日查房：以中医药治疗为主，未用利尿剂，患者尿量逐渐增加，每日约 1500mL 以上，水肿减退，目前轻中度水肿，咳嗽少痰，能平卧，胸闷缓解，纳食欠佳，脘腹胀满，大便溏，舌淡红，苔薄白，脉沉细数。查血浆白蛋白 24.6g/L，总胆固醇 7.8mmol/L，甘油三酯 2.21mmol/L，24 小时尿蛋白定量 5.46g。中医辨证：脾气虚弱，水湿内停。以健脾行气利水为法。予香砂六君子汤加减。

处方：砂仁、川贝各 6g，广木香、陈皮、法半夏各 10g，白术、黄芩各 12g，党参、瓜蒌皮、川牛膝、怀牛膝各 15g，茯苓、冬瓜皮、丹参、车前子（包煎）各 30g，芡实 20g。每日 1 剂，水煎服。

同年 3 月 29 日查房：患者病情明显好转，尿量 1500mL 以上，水肿基本消退，乏力，偶咳，纳食可，舌淡红，苔薄白，脉沉细数。查血浆白蛋白 29.8g/L，总胆固醇 6.2mmol/L，甘油三酯 2.01mmol/L，24 小时尿蛋白定量：3.12g。仍以香砂六君子汤为主方健脾行气利水，在上方基础上去车前子、冬瓜皮、瓜蒌皮，加生黄芪 30g，当归 15g。经治疗，患者已无明显不适，于 4 月 5 日出院。

【点评】该病例为重症住院患者，膜性肾病伴有心衰、胸腹水及肺部感染。急则治标，以强心泻肺利水为法，予五苓散通阳、葶苈大枣泻肺汤泻肺、五皮饮利水、生脉饮养心。待心肺症状缓解之后，治疗重点调整为健脾和胃、行气利水，以香砂六君子汤加减而取效。

验案 7

内蒙古某男，74 岁。患者 2008 年 9 月无明显诱因出现双下肢水肿，当地医院诊断为肾病综合征，后至北京某医院肾穿刺结果为膜性肾病 II 期，开始口服醋酸泼尼松 15mg/d，及环孢素、降压药等。2010 年春节前后自行停用激素、环孢素及降压药，随后患者血压升高，最高升至收缩压 200mmHg，水肿加重，遂于当地医院住院治疗，水肿症状未见缓解，并于 2010 年 4 月出现腹胀及胸闷憋气。既往冠心病及高血压 10 余年，慢性支气管炎病史 30 余年。

患者为求中医药治疗至我院住院，2010 年 4 月 30 日邀余会诊。症见：纳差恶心、胸闷憋气，气短，呼吸急促，双下肢肿胀，腹胀，24 小时尿量约 600~800mL，眠可，大便不爽。舌淡红，苔薄黄腻而干，脉滑数无力。查体：体重 81kg，血压 120/75mmHg，双肺呼吸音粗，右肺可闻及少量湿啰音，双下肺呼吸音消失，叩诊呈浊音。叩诊心界向左扩大，心率 101 次/分。腹膨隆，全腹鼓胀，左下腹有压痛及反跳痛，移动性浊音（＋）。胸片示：右肺感染。查血生化：血浆白蛋白 24.3g/L，血钾 3.08mmol/L，血肌酐 136.58μmol/L，甘油三酯 3.30mmol/L，总胆固醇 5.59mmol/L。血常规：血红蛋白 94g/L，白细胞 16.70×10^9/L，中性粒细胞百分比 85.2%，淋巴细胞百分比 8.40%。24 小时尿蛋白定量 5.9g。患者卧床不起。

西医诊断：①肾病综合征膜性肾病Ⅱ期；②肺部感染。中医辨证：风热毒邪袭肺，肺气不宣，水道失于通调，湿热内蕴。治法：清利湿热，行气利水。予杏仁滑石汤合五皮饮加减。

处方：杏仁、法半夏、陈皮、广木香、槟榔、厚朴、怀牛膝各 10g，滑石、茯苓、车前子（包煎）各 30g，大腹皮、桑白皮各 15g，黄连、制大黄各 6g，黄芩 12g。每日 1 剂，水煎服。

并配合经验食疗方黄芪鲤鱼汤：赤小豆、薏苡仁、冬瓜皮、生黄芪、车前子各 30g，芡实 20g，白术 12g，砂仁 10g。上药用纱布包，加葱姜，不入盐，与鲤鱼或鲫鱼 250g 同煎半小时，弃去药包，吃鱼喝汤，隔日 1 次。同时予头孢曲松抗感染。

同年 5 月 6 日复诊，患者胸闷憋气咳喘等症状减轻，尿量约 1200~1500mL，体重下降 2kg，但纳食差伴呕恶，脘腹胀明显，大便溏，全身重度水肿，舌淡红，苔薄黄，脉沉细无力。中医辨证：脾胃虚弱，湿热内蕴，拟健脾益气，清利湿热，处方香砂六君子汤加减。

处方：广木香、砂仁、陈皮、法半夏、白术、怀牛膝、竹茹各 10g，太子参、大腹皮各 15g，茯苓、车前子（包煎）各 30g，黄连 6g。每日 1 剂，水煎服。

经上方治疗 1 周后，患者尿量明显增加，胸腹水明显减少。继服前方 20 余剂，水肿消失，体重继续下降 4kg，自觉无明显不适，能下地活动，复查血生化：总蛋白 49.6g/L，血浆白蛋白 30.4g/L，血钾 4.56mmol/L，尿素氮 7.1mmol/L，血肌酐 86.5μmol/L。血常规：血红蛋白 105g/L，白细胞 7.60×10^9/L。24 小时尿蛋白定量 3.14g。患者病情好转出院。

患者出院后病情进一步好转，2 个月后复查血生化：总蛋白 53.2g/L，血浆白蛋白 35.7g/L，血肌酐 80.6μmol/L，24 小时尿蛋白定量 3.8g。

【点评】本案为老年膜性肾病患者，在院外曾用激素、免疫抑制剂等治疗无效后，在我院求治于中医。患者初入院时虽然水肿较重，但因其外感风热，湿热内蕴，故急则治标，以杏仁滑石汤清利湿热。待上焦湿热缓解后，鉴于呕恶与水肿并见，遂改拟调理脾胃合利水法，取得了显著效果。说明中医对于疑难重症也有一定的效果，关键是辨证准确，治疗程序即标本缓急的处理得当，方能取效。

验案 8

加拿大温哥华某女，50 岁。2012 年 4 月患者出现全身高度水肿。在当地医院查 24 小时尿蛋白定量 12.8g，血浆白蛋白 18.2g/L，血压及肾功能正常。同年 10 月在国内医院肾穿结果为膜性肾病Ⅰ~Ⅱ期伴系膜增生。国内外西医均建议使用激素，患者拒绝。

2013 年 4 月患者为求中医药诊治至我处首诊。当时 24 小时尿蛋白定量 12.8g，血浆白蛋白 25g/L，肾功能正常。症见：周身重度水肿，小便量少，胸水、腹水，喘息不能平卧，乏力心悸气短，咽干痛，恶心纳差，眠差，大便干，舌淡胖，苔水滑，脉沉迟而弱。中医辨证：心脾气虚，水湿内停。拟补心健脾，益气和胃，利水渗湿法，予香砂六君子汤合生脉饮化裁。

处方：太子参、赤芍各 15g，麦冬、五味子、砂仁、陈皮、炒白术、黄芩、黄精、灵芝各 10g，丹参、生黄芪、冬瓜皮各 30g，天麻、炒枣仁、当归尾各 12g，杜仲、茯苓、麻子仁、板蓝根、芡实、金银花各 20g，桑螵蛸、广木香各 6g，西洋参 5g 另煎兑入。每日 1 剂，水煎服。

并配合经验食疗方黄芪鲤鱼汤治疗：生黄芪、赤小豆、生薏苡仁、冬瓜皮、车前子各 30g，砂仁、金银花、黄精各 10g，茯苓、芡实各 20g，当归 12g。上述药物用纱布包好，与鲤鱼或鲫鱼 250g 同煎，加葱姜少许，不入盐，水煎半小时，弃去药包，吃鱼喝汤，每周 2 剂。

患者坚持单纯中医药治疗，未用激素及利尿药，所用方药均以上方加减化裁。药后尿量增加，水肿逐渐消退，喘憋消失，纳、眠、便均调。2014 年 3 月 27 日查 24 小时尿蛋白定量 5.2g，血浆白蛋白 27.6g/L。同年 10 月 9 日复查 24 小时尿蛋白定量 4.84g，血浆白蛋白 26g/L。

2014 年 12 月 8 日复查 24 小时尿蛋白定量 4.33g，血浆白蛋白 31.5g/L。

2015 年 3 月 6 日复查 24 小时尿蛋白定量 1.24g，血浆白蛋白 33.7g/L。同年 8 月 20 日复查 24 小时尿蛋白定量 0.993g，血浆白蛋白 36.4g/L。

患者神振纳佳，已不水肿，早已恢复正常工作。2017 年 5 月尿蛋白转阴，随访至今尿检阴性。

【点评】本案为膜性肾病重症患者。有胸水、腹水及全身水肿，并伴有心功能不全，国内外西医均建议用激素治疗，患者看了笔者2013年2月27日、28日的北京卫视《养生堂》的节目后，毅然回到中国，寻求中医药治疗，信心十足，一直在门诊坚持中医药治疗，并长期配合经验食疗方黄芪鲤鱼汤，取得了较好的疗效。

患者初诊时重度水肿，恶心纳差。水凌心肺并见，治疗香砂六君子汤、生脉饮合五皮饮调理脾胃，补益心气，利水退肿。患者能坚持几年的中医药治疗，最终能取得尿蛋白转阴的良好效果，可见疗效的取得与患者的坚持治疗是分不开的。

验案9

河南某男，39岁。患者2017年12月26日无诱因出现双下肢重度水肿，查24小时尿蛋白定量最多为15.01g，血浆白蛋白21.4g/L，未肾穿，外院予醋酸泼尼松40mg/d加环孢素软胶囊250mg，2次/天，治疗4天后，因惧怕激素的副作用而自行停用。

2018年1月15日患者为求中医药治疗至我处首诊。当时24小时尿蛋白定量15.01g，血浆白蛋白22g/L，肾功能及血压正常。症见：乏力伴双下肢重度水肿且尿量减少，纳差恶心，眠可便调，舌淡边有齿痕，苔白腻，脉沉弱。中医辨证：脾胃不和，水湿内停证，以调理脾胃，行气利水为法，予香砂六君子汤化裁。

处方：木香、砂仁各6g，太子参、桑白皮、金银花、鸡内金、川牛膝、怀牛膝各12g，生黄芪、车前子（包煎）、冬瓜皮各30g，陈皮、黄精各10g，姜半夏、桑螵蛸各5g，茯苓、芡实各20g。每日1剂，水煎服。

并配合经验食疗方黄芪鲤鱼汤：生黄芪、赤小豆、茯苓、冬瓜皮、生薏苡仁各30g，黄精、金银花各10g，当归12g，芡实15g，砂仁5g。上述药物用纱布包好，与鲤鱼或鲫鱼250g同煎，加葱姜少许，不入盐，加水适量，文火炖30分钟，弃去药包，吃鱼喝汤，每周1剂。并嘱患者限盐限水。

药后患者尿量逐渐增加，水肿逐渐消退，而且诸症亦明显减轻。2018年1月31日复查24小时尿蛋白定量9.33g，同年3月27日复查24小时尿蛋白定量 8.8g，同年 6 月 26 日复查 24 小时尿蛋白定量 6.11g，血浆白蛋白 29.3g/L，同年 8 月 21 日复查 24 小时尿蛋白定量 3.01g，血浆白蛋白 35.6g/L。同年 11 月 6 日复查 24 小时尿蛋白定量 2.13g，血浆白蛋白 37.3g/L。

2019 年 5 月 16 日复查 24 小时尿蛋白定量 1g，血浆白蛋白 42g/L。随访至今病情稳定。

【点评】该例肾病综合征 24 小时尿蛋白定量最多为 15g。鉴于在重度水肿尿少的同时伴有恶心纳差之症，其病机为"湿困脾土"，健运失职，运用香砂六君子汤化裁调理脾胃，并配合经验食疗方，单纯运用中医药治疗取得了良效。24 小时尿蛋白定量由 15g 降为 1g。血浆白蛋白由 21.4g/L 升为 42g/L。

2. 脾虚水停证

验案 10

北京某女，18 岁。该患者 1995 年无明显诱因现腰背酸痛，双下肢水肿，蛋白尿。经外院激素治疗后尿蛋白转阴。2 年后停药则反复，1999 年肾穿刺诊断为"Ⅱ期膜性肾病"，同年年末收入我科住院。症见：双下肢轻度水肿，腰略酸痛，便溏。舌淡红边有齿痕，苔稍黄腻，脉沉滑。检查：血浆白蛋白 24.7g/L，24 小时尿蛋白定量 5.25g。

中医辨证：脾虚夹湿。拟参苓白术散加冬瓜皮、车前子、川牛膝、怀牛膝、芡实、丹参，健脾利湿兼活血涩精。治疗 1 个月后，患者诸症减轻，24 小时尿蛋白定量降为 2.7g。2000 年 1 月遂改拟参芪地黄汤加丹参、金银花、冬瓜皮、黄芩、鸡内金以善后调补为主，2 个月后查 24 小时尿蛋白定量为 0.17g。随访 9 年余病情未反复。

【点评】本例为膜性肾病患者，在外院用西药有效，停药后病情反复，欲求中医治疗而住我院。症状除水肿之外有便溏，舌边齿痕，辨证为脾虚湿盛，故以参苓白术散加味健脾渗湿而取效。该例随访时间 9 年余，病情未反复，说明长期疗效也满意。

验案 11

河北某女，30 岁。该患者因颜面及双下肢水肿伴蛋白尿反复发作 16

年，加重 6 天于 2004 年年末收入我科住院。患者 16 年前因感冒引起眼睑及双下肢水肿，曾住院诊为肾病综合征，并给予激素治疗后缓解。此后病情反复发作，呈现对激素的依赖性。2004 年年末病情再次反复。症见：颜面及双下肢中度水肿，尿少，纳差、腹胀、腹泻，腰酸，咽痛。舌质淡，苔薄白稍腻，脉沉细弱。入院时患者已服用醋酸泼尼松 15mg/d。检查：尿蛋白（+++），24 小时尿蛋白定量为 5.82g。血浆总蛋白为 36.5g/L，白蛋白为 9.8g/L，总胆固醇 11.6mmol/L，甘油三酯 3.5mmol/L。中医辨证：脾胃气虚，水湿内停。拟健脾利水法。方选参苓白术散加减。

处方：太子参、山药、扁豆、生黄芪、鸡内金、大腹皮、金银花各 15g，白术、陈皮各 12g，茯苓、薏苡仁、莲子、丹参、金樱子、芡实各 20g，赤小豆、冬瓜皮、车前子各 30g，砂仁 6g。每日 1 剂，水煎服，守方 2 个月。

同时配合经验食疗方黄芪鲤鱼汤每周 1 次，激素服用量未增加。经上述治疗后水肿消失，诸症亦除。检查：24 小时尿蛋白定量为 0.16g，血浆总蛋白 55.6g/L，血浆白蛋白 34.9g/L，总胆固醇 5.4mmol/L，甘油三酯 0.97mmol/L。于 2005 年年初好转出院。

【点评】本例患者为肾病综合征激素依赖的患者，辨其主症为腹胀、腹泻，取参苓白术散加减健脾渗湿而取效。香砂六君子汤和参苓白术散均为调理脾胃的主要方剂。香砂六君子汤的病位重点在胃，其辨证要点为呕恶纳差。参苓白术散的病位重点在脾，其辨证要点为腹泻或者便溏。香砂六君子汤的药物组成在四君子汤益气的基础上加用了理气醒胃、和胃降逆的药物。参苓白术散平补脾之气阴两虚，在四君子汤的基础上加了养阴渗湿的药物。两方调理中焦略有不同，应细心辨证，抓住要点，方能奏效。

验案 12

吉林某女，42 岁。2006 年年中发现双下肢水肿及蛋白尿，2006 年秋做肾穿刺结果为不典型膜性肾病，激素治疗后无效。

2008 年 6 月初为求治于中医来我处首诊。主症：乏力汗出，尿少水肿，大便溏薄，每日 3 次，面色淡白，形体肥胖，纳可。舌淡胖嫩，边有齿痕，苔薄白，脉沉细无力。检查：血肌酐 176mmol/L，血浆白蛋白

27.8g/L，总胆固醇6.2mmol/L，24小时尿蛋白定量5.76g。

西医诊断：不典型膜性肾病、肾病综合征、肾功能不全。中医辨证：脾虚水停。拟健脾利水法，方用参苓白术散加减。

处方：党参、紫苏叶各15g，茯苓、莲子、生黄芪、炒薏苡仁、金银花、冬瓜皮、车前子（包煎）各30g，白术、苍术、陈皮、荷叶、当归、砂仁各10g，萆薢、芡实各20g，防风6g。每日1剂，水煎服。

守方治疗3个月后患者已不水肿，大便调，纳增神振，复查血肌酐86μmol/L，血浆白蛋白42.3g/L，总胆固醇4.2mmol/L，24小时尿蛋白定量0.16g。随访至今病情无反复。

【点评】本例为不典型膜性肾病伴肾功能不全，西药治疗无效。该患者形体肥胖，大便溏薄，舌边齿痕，其脾虚兼痰湿偏盛。选参苓白术散加减健脾渗湿利水，方中苍、白术同用，健脾燥湿并行不悖。白术的功效主要通过健脾而运湿，苍术的功效主要是通过燥湿而健脾。

通过上述治疗后，患者不仅水肿消退，蛋白尿转阴，同时肾功能亦恢复正常。

3. 湿热内蕴证

验案13

山东某男，61岁。患者2010年3月因双下肢重度水肿，至北京某大医院查：血浆白蛋白15.7g/L，24小时尿蛋白定量最多达11.15g，甘油三酯6.51mmol/L，胆固醇12.58mmol/L，肾功能正常。诊断为肾病综合征，外院肾穿刺结果为Ⅰ期膜性肾病。予甲泼尼龙28mg／天及环孢素50mg，2次／天，治疗，丙种球蛋白20mg每周3次静脉滴注，未见明显疗效。后患者要求出院，仍服上述西药。2013年2月患者再次出现重度水肿，遂至某军区医院住院治疗，查血浆白蛋白23.3g/L，血肌酐155μmol/L，总胆固醇6.7mmol/L，胸部CT提示：左侧胸腔积液，左侧胸膜增厚。建议脱水治疗，第一次脱水2.4kg，之后每周3次进行不同程度的脱水治疗。

经病友介绍，同年3月11日求诊我处。查24小时蛋白定量6.2g，血浆白蛋白23.3g/L，血肌酐155μmol/L。当时症见：双下肢重度水肿，乏力，纳差，偶有恶心呕吐，眠可，大便干。舌红，苔黄腻，脉滑。中医辨证：脾肾气阴两虚，兼有湿热。拟益气养阴，清化湿热法，以黄连温胆汤加减。

处方：太子参、金银花、丹参、黄芪、川牛膝、怀牛膝、芡实各20g，竹茹、枳壳、麦冬、灵芝、天麻各12g，白术、黄连、五味子各10g，冬瓜皮、火麻仁各30g，蒲公英、冬葵子、淫羊藿、青风藤各15g，陈皮6g，姜半夏3g。每日1剂，水煎服。并嘱患者逐渐撤停西药。

患者坚持服药半年并每月复诊，2013年11月患者诸症明显好转，水肿完全消退，尿量每日1300~1400mL，脱水已减为半月一次。查24小时尿蛋白定量4.2g，血浆白蛋白37g/L，血肌酐154μmol/L。同年年底已停脱水，上述西药亦撤停。

2014年4月24日查24小时尿蛋白定量2.35g，血浆白蛋白41.3mmol/L，血肌酐129μmol/L。2015年12月2日复查24小时尿蛋白定量2.32g，血浆白蛋白41.6mmol/L，血肌酐109μmol/L。

【点评】本例为Ⅰ期膜性肾病重度水肿患者，使用多种西药以及超滤脱水均无效，并出现早期肾衰竭。鉴于患者水肿较重，并伴有恶心呕吐、纳差、大便干、乏力，察其舌红，苔黄腻、脉滑，中医证候为湿热中阻、脾胃气虚，故以黄连温胆汤加太子参、生黄芪等化裁。药后湿热困阻脾土得解，从而恢复脾的健运水湿能力，而使患者水肿消退，摆脱了超滤脱水。同时，蛋白尿明显减少，肾功能亦得到恢复。

验案 14

北京某女，52岁。患者因肾病综合征于1982年8月4日入院。患者双下肢高度浮肿，按之凹陷。恶心呕吐，纳差乏力，小便量少，每日600mL，口干不欲饮，有口臭，大便尚调。舌胖，苔薄黄腻，脉沉濡略数。查：24小时尿蛋白定量6.8g，血浆白蛋白18g/L。

初拟健脾利水，清胃止呕法，投春泽汤、五皮饮加黄连、竹茹、法半夏、紫苏梗，四剂后呕恶减，尿量增至1300mL。继之因伴现腹胀、腹泻，每日6次，遂改拟生姜泻心汤加厚朴、枳壳，2剂后呕恶、腹泻顿止，纳增神振。之后以健脾行气利水之导水茯苓汤加味，并配以每周2次服经验食疗方黄芪鲤鱼汤，尿量维持在1800mL/d左右，浮肿消退，纳佳，体力增进。单纯中医治疗，调理3个月余，24小时尿蛋白转阴，血浆白蛋白32g/L，随访至今未复发。

【点评】本例患者初起水肿较重，症状以纳差呕恶为主，舌苔黄腻。说明湿邪化热，以春泽汤合五皮饮化气利水，并加黄连、竹茹、紫苏梗、半夏清热化湿止呕。

本例患者水肿较重，尿量较少，虽然有纳差呕恶的症状，但选用了春泽汤合五皮饮，治疗的重点在于益气通阳、利水消肿。春泽汤出于《医方集解》，药物组成为人参、猪苓、茯苓、桂枝、泽泻、白术。即五苓散加人参。人参可根据证情用党参或太子参代用。该方为益气通阳利水之剂。上方加黄连、竹茹、紫苏梗、半夏义在清胃理气止呕。继之又改拟生姜泻心汤及导水茯苓汤。同时一直配用经验食疗方，取得了较好的疗效。

验案15

广东某女，47岁。2013年3月患者因双下肢水肿至当地医院检查发现尿蛋白，24小时尿蛋白定量最多5.35g，血浆白蛋白27g/L，总胆固醇8.0mmol/L，血压及肾功能正常，肾穿刺结果为肾小球轻微病变。予醋酸泼尼松55mg/d口服。治疗4周后患者尿蛋白转阴，白蛋白及血脂恢复正常。此后规律撤减激素，减至7.5mg/d时病情反复，再次出现下肢水肿。

因服用激素一年余，恐惧其副作用，寻求中医药治疗而于2014年7月7日来我处初诊。当时服用醋酸泼尼松7.5mg/d，外院查24小时尿蛋白定量3.46g。症见：双下肢水肿，尿量尚可，尿频、尿急，易咽痛感冒，心悸，夜眠差，纳食尚可，大便调。舌红，苔黄腻，脉细数。中医辨证：湿热下注，气阴两虚。以清利湿热，益气养阴为法，予经验方加味导赤散合生脉饮加减。

处方：生地黄、酸枣仁、太子参、蒲公英、车前草各15g，通草3g，淡竹叶、枳壳、黄芩、牛蒡子、天麻各12g，生甘草、麦冬、五味子、灵芝各10g，柴胡、防风各5g，石韦、川牛膝、怀牛膝、芡实、冬瓜皮各20g。每日1剂，水煎服。并嘱患者逐渐撤减激素。

2014年9月28日复诊，患者诉醋酸泼尼松减至5mg/d时病情反复，当地医院查 24 小时尿蛋白最高升至 8.58g。其后患者坚持在我处运用中医药调治。

同时加用经验食疗方黄芪鲤鱼汤：生黄芪、赤小豆、生薏苡仁、冬瓜皮、车前子各 30g，砂仁、金银花、黄精各 10g，茯苓、芡实各 20g，当归 12g。上述药物用纱布包好，与鲤鱼或鲫鱼 250g 同煎，加葱姜少许，不入盐，水煎半小时，弃去药包，吃鱼喝汤，每周 2 次。醋酸泼尼松暂维持 5mg/d。

此后笔者一直在上两方基础上加减化裁，经过数月治疗后，患者尿蛋白逐渐减少，2015 年 5 月激素已停用，24 小时尿蛋白定量 1.29g，已无明显不适。2016 年 7 月来京复诊，24 小时尿蛋白定量 0.6g。

【点评】本例为肾小球轻微病变患者，虽然使用激素有效，但在撤减过程中复发。初诊时鉴于患者以水肿兼尿频、尿急为主要表现，并伴有心悸症状，辨证为心气阴两虚、湿热下注证。以经验方加味导赤散清利湿热，合用生脉饮养心气阴，并配合经验食疗方黄芪鲤鱼汤。患者坚持中医药治疗 10 个月，激素顺利撤停，水肿消退，尿蛋白亦减少。本案说明中医治病不可拘泥于一法一方，需根据患者具体症状，辨证论治，方能取得良效。

4. 气虚血瘀水停证

验案 16

北京某女，47 岁。2010 年夏患者发现水肿，伴乏力、腰痛。2011 年秋外院查 24 小时尿蛋白定量 11g，血浆白蛋白 25g/L，肾功能正常，诊断为肾病综合征。遂做肾穿刺结果为膜性肾病 Ⅰ~Ⅱ期，建议服用激素，患者拒绝。既往高血压 13 年，服降压药控制血压。

2013 年 4 月 1 日患者为求治中医就诊于我处。当时 24 小时尿蛋白定量 8.263g，血浆白蛋白 34.3g/L，血肌酐正常，临床表现为双下肢重度水肿，按之凹陷，乏力腰酸、眠差，小便少，尿量 700mL/d。舌淡胖暗，边有齿痕，苔薄白水滑，脉沉滑。中医辨证：气虚血瘀水停。拟益气活血利水法，拟经验方参芪当归芍药散加减。

处方：太子参、金银花、茯苓、川牛膝、怀牛膝各 20g，生黄芪、冬瓜皮、丹参各 30g，当归、生白术各 10g，白芍、泽泻、赤芍、生杜仲、青风藤各 15g，菊花 12g，桑螵蛸 5g，川芎 3g。每日 1 剂，水煎服。

并配用经验食疗方黄芪鲤鱼汤：生黄芪、赤小豆、薏苡仁、冬瓜皮各 30g，芡实、茯苓各 20g，金银花、当归、黄精、砂仁各 10g，上述药物用纱布包好，选活鲤鱼或活鲫鱼 250g，加葱姜少许同煎，不入盐，文火炖 30 分钟后，弃去药包，吃鱼喝汤，每周 2 次。

服上方 4 个月后，患者尿量增加至每日 1200mL，水肿有所减轻，2013 年 8 月 21 日复查 24 小时尿蛋白定量 2.77g，上述症状明显减轻。于上方加生薏苡仁 30g，紫苏梗 12g，菟丝子、制首乌各 20g，木瓜 15g，并减太子参为 12g。

2013 年 11 月，患者水肿明显减轻，主诉大便溏薄，每日 2~3 次。舌淡，边有齿痕，苔薄白。改拟参苓白术汤加减。

处方：太子参 20g，茯苓、生薏苡仁、金银花、生黄芪各 20g，炒白术、山药各 15g，炒扁豆、陈皮、砂仁各 10g，莲子肉各 12g，冬瓜皮 30g，桑螵蛸 6g。每日 1 剂，水煎服。继服黄芪鲤鱼汤每周 2 次。

2014 年 4 月 15 日复诊，24 小时尿蛋白定量降至 0.74g，水肿完全消退。因外感后期，仅诉咽部不适，咳嗽少痰，上方加牛蒡子 12g、板蓝根 30g，兼顾表证。

同年 10 月 6 日 24 小时尿蛋白定量转阴，血浆白蛋白 46.6mmol/L。随访至今尿蛋白阴性。

【点评】本例患者为膜性肾病，未用任何西药，单纯中医治疗。初诊时重度水肿，尿量 700mL，稍有乏力腰酸，脾胃症状不突出，舌淡暗，辨证为气虚血瘀水停，选经验方加味当归芍药散治疗。方中加太子参、生黄芪以增益气之力，药后疗效显著。说明部分膜性肾病能中不西是可行的。

验案 17

辽宁某男，66 岁。患者 2013 年 1 月因双下肢及眼睑水肿，查尿蛋白（++），24 小时尿蛋白定量 6.0g。1 月 22 日在当地医院行肾穿刺结果为膜性肾病Ⅱ期。予醋酸泼尼松 60mg/d 及免疫抑制剂治疗，水肿好转，尿蛋白未见减少。此后经常反复水肿。

同年 7 月 22 日，患者因尿蛋白增多而来京求治于我处，查 24 小时尿蛋白定量 4.0g，血浆白蛋白 25g/L，当时仍续服醋酸泼尼松 20mg/d 及吗替麦考酚酯。症见：双下肢中度水肿，乏力怕冷，尿中泡沫多，夜尿 3~4 次，纳眠可，大便调。舌暗，苔薄白，脉沉滑。中医辨证：脾肾两虚，血瘀水停。拟补益脾肾，活血利水法，予经验方参芪当归芍药散加减。

处方：党参、茯苓、炙黄芪、炒白术、青风藤、芡实、丹参各 20g，冬瓜皮、益母草、薏苡仁、车前子（布包煎）各 30g，赤芍 15g，当归 12g，桑螵蛸 10g，川芎 6g。每日 1 剂，水煎服。

并配用经验食疗方黄芪鲤鱼汤：生黄芪、赤小豆、薏苡仁、冬瓜皮各 30g，芡实、茯苓各 20g，金银花、当归、黄精、砂仁各 10g，上述药物用纱布包好，选活鲤鱼或活鲫鱼 250g，加葱姜少许同煎，不入盐，文火炖 30 分钟后，弃去药包，吃鱼喝汤，每周两次。并嘱患者逐渐撤停西药。

10 月 21 日患者复诊，诉 8 月份激素已自行撤停，查尿蛋白（+），24 小时尿蛋白定量 1.596g，血浆白蛋白 33.1g/L。水肿未复发，仍有轻度乏力，尿中泡沫减少，夜尿 1~2 次。嘱继服前方调治。

2014 年 2 月 17 日复诊查 24 小时尿蛋白定量 0.6g，血浆白蛋白 40.4g/L。症见：腹泻，乏力，纳呆，无夜尿，夜眠较差，舌质淡，苔白，脉沉。遂改方为参苓白术散加减。

处方：太子参、茯苓、芡实、菟丝子各 20g，山药、炒白术各 15g，白扁豆、陈皮、莲子肉、生甘草、砂仁、桔梗各 10g，生薏米 30g，当归 10g，西洋参（另煎兑入）5g。每日 1 剂，水煎服。

药后腹泻已止，上述症状均减轻。同年 10 月 26 日查 24 小时尿蛋白定量 0.26g，总胆固醇 4.44mmol/L，甘油三酯 0.73mmol/L，血肌酐 61μmol/L。随访至今，病情稳定。

【点评】本例膜性肾病患者使用激素加免疫抑制剂治疗半年疗效不佳，而来我处求治于中医的，并逐渐撤停激素。根据辨证也选用了经验方加味当归芍药散加参芪而取效。因为患者有怕冷的症状，所以方中用党参和炙黄芪。桑螵蛸的功效为补肾固精。《本草分经》曰，本品能"益精气、固肾、治虚损、遗浊"，笔者常在治疗蛋白尿的方剂中选用桑螵蛸 3~10g，取补肾涩精之义。

验案 18

天津某男，60 岁。患者 2012 年 7 月无明显诱因出现双下肢浮肿，查 24 小时尿蛋白定量为 2.4g。当地医院肾穿刺结果：①弥漫膜性肾病Ⅰ～Ⅱ期伴节段系膜增生；②轻微肾小管间质病变。患者拒绝使用激素及免疫抑制剂，服雷公藤多苷片治疗一年后无效。

2013 年 7 月患者慕名求诊我处，查 24 小时尿蛋白定量 4.0g，血浆白蛋白 28g/L，肾功能正常。症见：乏力，双下肢中度浮肿，尿中泡沫增多，夜尿 3 次。舌质淡暗，苔薄白，脉滑。中医辨证：脾肾气虚，血瘀水停。拟益气活血利水法，予参芪当归芍药散加减。

处方：太子参 15g，生黄芪、茯苓、金银花、菟丝子、芡实、青风藤、赤白芍各 20g，当归尾、泽兰叶、炒白术各 12g，川芎 6g，冬瓜皮、丹参各 30g，桑螵蛸 5g。每日 1 剂，水煎服。

并配合经验食疗方黄芪鲤鱼汤：生黄芪、赤小豆、冬瓜皮、薏苡仁、芡实各 30g，砂仁、当归各 10g，茯苓 20g，与鲤鱼同煎，每周 2 次。并嘱患者停用雷公藤多苷片。

2014 年 2 月 22 日，复查 24 小时尿蛋白定量 2.36g，血浆白蛋白 35.5g/L。水肿好转，夜尿 2 次。继续原方案治疗，鱼汤减至每周 1 次。3 月 24 日就诊时水肿消退，乏力明显好转，夜尿 1 次。复查 24 小时尿蛋白 1.52g，血浆白蛋白 39.1g/L。2015 年 1 月 3 日复查 24 小时尿蛋白定量 0.62g。同年 6 月 12 日查 24 小时尿蛋白定量 0.16g。随访至今病情稳定。

【点评】本案例在轻度水肿的同时，有乏力、舌暗的表现，笔者拟益气活血利水法，选经验方加味当归芍药散化裁。取得了较好的效果。笔者在临床上运用活血利水的辨证要点如下：①患者除水肿外无明显其他症状；②患者在水肿的同时可有舌暗，月经后期、量少或闭阻等瘀血指征；③膜性肾病或糖尿病肾病患者，水肿的同时无明显脾胃症状或气阴两虚症状者。

验案 19

北京某女，46 岁。患者 2013 年 10 月劳累后发现双下肢重度水肿，按之凹陷，检查发现尿蛋白（++++）。外院肾穿刺结果为Ⅰ期膜性肾病。予激素、环孢素A、吗替麦考酚酯治疗无效。既往有结节性甲状腺肿病史。

为寻求中医药治疗于2014年9月17日至我处首诊。就诊时口服醋酸泼尼松龙25mg/d。查24小时尿蛋白定量12.056g，血浆白蛋白19.2g/L，胆固醇6.7mmol/L，肾功能正常。症见：周身重度水肿，尿量约800mL/d，腰酸，乏力明显，行动需挂拐，易感冒，纳眠可，大便每日2次，成形，月经正常。舌暗红，苔薄黄，脉沉涩弱。中医辨证：气虚血瘀水停。以益气活血利水为法，予经验方参芪当归芍药散加减。

处方：太子参、赤芍、泽泻各15g，生黄芪、丹参、冬瓜皮、车前子（单包）各30g，当归、炒白术、淡竹叶、黄芩各12g，川芎、桑螵蛸、防风各6g，茯苓、菟丝子、川牛膝、怀牛膝各20，黄精10g。每日1剂，水煎服。

并配合经验食疗方黄芪鲤鱼汤治疗：生黄芪、赤小豆、生薏苡仁、冬瓜皮、茯苓各30g，砂仁、莲子肉、当归、黄精、金银花各10g，芡实20g。上药用纱布包，加葱姜，不入盐，与鲤鱼或鲫鱼250g同煎半小时，弃去药包，吃鱼喝汤，每周2次。并嘱患者逐渐撤减激素。

患者服药后尿量增至2400mL/d，水肿明显减轻，1个月后体重下降14kg，未再感冒。本案患者消肿明显，未用利尿西药。

【点评】本例为膜性肾病患者，使用西药无效。初诊时水肿较重，察其舌暗红、乏力，笔者从气虚血瘀论治，使用经验方加味当归芍药散加参芪等，未用利尿西药。患者第二次复诊即称疗效明显，体重下降14kg，说明中医药治疗肾性水肿疗效显著，值得认真总结。

验案20

北京某女，57岁。患者2013年3月发现双下肢明显水肿，尿少。查尿蛋白（++++），未做24小时尿蛋白定量，血浆白蛋白28.5g/L。在外院肾穿刺结果为不典型膜性肾病伴局灶节段性肾小球硬化症。建议使用激素治疗，患者拒绝。

为寻求中医药诊治，于2013年5月13日至我处首诊。查24小时尿蛋白定量4.9g，血浆白蛋白28.8g/L，总胆固醇9.43mmol/L，甘油三酯

5.47mmol/L，肾功能正常。症见：双下肢重度水肿，按之发硬，少量腹水，尿量700~800mL/d，稍有尿频急，胸闷心悸，纳眠可，大便调。舌暗，苔薄黄，脉沉涩。中医辨证：心气阴两虚，水湿、瘀热内阻。以益气养阴，活血清热利湿为法，予生脉饮合当归芍药散加味。

处方：太子参、芡实、茯苓、丹参、金银花、赤芍、白芍各20g，麦冬、五味子各10g，当归尾、青风藤、泽泻、蒲公英各15g，川芎3g，冬瓜皮、车前子（布包煎）各30g，炒白术、淡竹叶各12g。每日1剂，水煎服。

并配合经验食疗方黄芪鲤鱼汤治疗：生黄芪、芡实各20g，赤小豆15g，砂仁、莲子肉各10g，冬瓜皮、生薏米各30g。上述药物用纱布包好，与鲤鱼或鲫鱼250g同煎，加葱姜少许，不入盐，加水适量，文火炖30分钟，弃去药包，吃鱼喝汤，每周1剂。

药后患者诸症减轻。同年5月20日血浆白蛋白38.9g/L，总胆固醇7.27mmol/L，甘油三酯6.08mmol/L。7月12日24小时尿蛋白定量2.84g。7月26日查24小时尿蛋白定量1.65g。

2013年12月23日复诊，查24小时尿蛋白定量2.57g，患者水肿较前减轻，腹水消退，尿量可，心悸，纳差，腹泻。舌淡胖边有齿痕，苔薄白，脉沉濡。中医辨证：脾虚湿盛。以健脾利湿为法，予参苓白术散加减。

处方：太子参、茯苓、芡实、青风藤、制首乌各20g，炒白术、山药各15g，扁豆、陈皮、莲子肉、砂仁、桔梗、麦冬、五味子各10g，生薏米、冬瓜皮、丹参、生黄芪、车前子（包）各30g，鸡内金、紫苏梗各12g。每日1剂，水煎服。鱼汤继续服用。

2014年1月3日查24小时尿蛋白定量2.36g，血浆白蛋白35.7g/L，总胆固醇5.45mmol/L，甘油三酯3.16mmol/L。

同年2月20日复诊查24小时尿蛋白定量2.47g，血浆白蛋白40.1g/L，总胆固醇5.78mmol/L，甘油三酯4.41mmol/L。症见：胸闷，时有胸痛，双下肢轻度水肿，尿量可，纳眠可，大便时溏。舌暗，苔薄白，脉沉涩。中医辨证：血瘀水停。拟活血化瘀法，予血府逐瘀汤加减。

处方：当归尾、生地黄、炒白术、浮小麦、黄芩各15g，桃仁、红花、柴胡、桔梗各10g，薤白、枳壳各12g，赤芍、生黄芪、芡实、川牛膝、怀牛膝各20g，丹参、冬瓜皮、生薏米各30g，川芎6g。每日1剂，水煎服。鱼汤继服。

2014年7月19日查24小时尿蛋白定量1.77g。8月19日查24小时尿蛋白定量1.58g，血浆白蛋白40.1g/L。2015年6月5日复查24小时尿蛋白定量0.26g。

【点评】本例患者为不典型膜性肾病。初诊时表现为水肿兼胸闷心悸，察其舌暗红，脉沉涩。考虑为心气阴两虚，血瘀水停。方选生脉饮合当归芍药散加减。其后患者出现腹泻的症状，改以参苓白术散健脾利湿。2个月后患者出现胸闷、胸痛，结合其舌暗，脉沉涩，为胸痹证。遂拟血府逐瘀汤加味，益气养阴、活血通痹。该患者坚持治疗1年余，取得了满意的疗效。

验案21

河南某男，40岁。2012年5月患者出现双下肢水肿，当地医院查24小时尿蛋白定量14g，血浆白蛋白27g/L，肾功能正常。肾穿刺结果为Ⅰ期膜性肾病。予醋酸泼尼松60mg/d，效果不佳。

2013年7月患者为寻求中医药诊治至我处首诊。当时服用醋酸泼尼松50mg/d。外院查：24小时尿蛋白定量14.2g，血浆白蛋白27g/L，肾功能正常。症见：双下肢中度可凹性水肿，尿量少，牙齿松动破裂，纳稍差，大便调。舌暗，苔白腻，脉沉迟。中医辨证：气虚血瘀水停。拟益气活血利水法，予经验方加味当归芍药散化裁。

处方：生黄芪、冬瓜皮、丹参、车前子（布包煎）各30g，青风藤、芡实、金银花、金樱子、茯苓各20g，泽兰、赤芍各15g，当归、炒白术、灵芝各12g，桑螵蛸、紫苏梗、黄精各10g，川芎6g，砂仁5g。每日1剂，水煎服。

配合食疗经验方黄芪鲤鱼汤：生黄芪、赤小豆、薏苡仁、冬瓜皮各30g，芡实、茯苓、砂仁各20g，炒白术12g，当归、黄精、金银花各10g。每周1剂（用法同前）。并嘱患者逐渐撤减激素。

患者坚持中医药治疗并撤减激素，笔者始终予上方加减。2015年1月

27日激素已减至15mg/d，复查24小时尿蛋白定量4g，血浆白蛋白39.2g/L。无不适。

【点评】本案为膜性肾病用激素无效的患者。初诊时为大量蛋白尿，24小时尿蛋白定量14.2g/d。因患者纳食稍差，笔者在运用活血利水法的同时，兼顾理气醒胃。治疗后尿蛋白明显下降，激素减撤较快，说明中医药治疗在其中发挥了相当的作用。

验案 22

黑龙江某女，32岁。2012年11月患者体检发现蛋白尿，当地医院查24小时尿蛋白定量4.4g，血浆白蛋白24g/L，总胆固醇8mmol/L，血压及肾功能正常，肾穿刺结果为Ⅱ期膜性肾病。建议患者使用激素，患者拒绝。

2013年3月患者为寻求中医药治疗至我处首诊。外院查24小时尿蛋白定量4.4g，血浆白蛋白23.6g/L，总胆固醇7.97mmol/L。症见：下肢中度水肿，乏力腰酸，易感冒，月经提前血块较多，胃痛，纳食不香，大便偏干。舌暗有瘀斑，苔薄白，脉沉涩无力。中医辨证：气虚血瘀水停。拟益气活血利水法，予经验方加味当归芍药散化裁。

处方：太子参、泽兰叶、巴戟天各15g，冬瓜皮30g，生黄芪、丹参、麻子仁、金银花、芡实、金樱子、益母草、茯苓、赤芍、白芍、川牛膝、怀牛膝各20g，当归尾、青风藤各12g，炒白术、砂仁、紫苏梗、延胡索各10g，桑螵蛸6g。每日1剂，水煎服。

并配合食疗经验方黄芪鲤鱼汤：生黄芪、赤小豆、薏苡仁、冬瓜皮各30g，芡实、茯苓、砂仁各20g，炒白术12g，当归、黄精、金银花各10g。上述药物用纱布包好，选活鲤鱼或活鲫鱼250g，加葱姜少许同煎，不入盐，文火炖30分钟后，弃去药包，吃鱼喝汤，每周2剂。

患者一直坚持单纯中医药治疗，所用方药均以上方加减化裁。

同年10月31日复查24小时尿蛋白定量2.1g，血浆白蛋白31.3g/L，血脂恢复正常。

2014年4月16日查24小时尿蛋白定量1.3g，血浆白蛋白37.1g/L。同年7月13日复查24小时尿蛋白定量0.9g，2014年10月18日复查24

小时尿蛋白定量 0.47g。

2015 年 1 月 25 日复查 24 小时尿蛋白定量 0.13g。水肿消退，月经恢复正常。已无不适。疗效显著。

【点评】本例为膜性肾病拒绝使用激素的患者。在水肿的同时，有月经血块较多、舌暗有瘀斑、脉沉涩的表现。选用益气活血利水法，以经验方加味当归芍药散化裁而取效。笔者在该经验方的运用中一般选当归尾、赤芍、白芍同用，以增养血活血之力。本例患者也有脾胃症状，因此在加味化裁时选用延胡索、砂仁、紫苏梗兼顾调理脾胃。

验案 23

北京某女，63 岁。患者于 2008 年 7 月无明显诱因出现晨起眼睑及双下肢水肿，伴腰酸痛，当时尿蛋白（＋），尿红细胞 8 个 /HPF。2009 年 7 月查 24 小时尿蛋白定量 2.45g，在北京某大医院行肾穿刺术，肾穿刺结果为膜性肾病 I 期。既往冠心病及高血压病史 4 年，血压控制尚可，发现脂肪肝 20 余年。2008 年 8 月以来，发现空腹血糖偏高，多在 6.8~6.95mmol/L，未服降糖药。

患者为求中医药治疗至我院住院，2010 年 1 月 6 日邀余会诊。患者血压 140/70mmHg。检查 24 小时尿蛋白定量 4.7g，尿红细胞 4.5 个 /HPF，血浆白蛋白 35g/L，总胆固醇 6.3mmol/L，甘油三酯 3mmol/L。症见：形体肥胖，面赤，颜面和双下肢轻度水肿，小便量少，乏力伴腰背酸痛，口干口苦，心烦，胸闷心慌，关节疼痛不适，纳眠可，大便调，日 1 行。舌质暗，苔薄黄，脉沉细。中医辨证：肝郁气滞血瘀水停。拟疏肝理气，活血利水法，予丹栀逍遥丸合血府逐瘀汤加减。

处方：牡丹皮、栀子、川芎、枳壳、桃仁、红花各 10g，赤芍、益母草、当归尾各 15g，丹参、茯苓、生地黄、车前子（布包煎）各 30g，川牛膝、怀牛膝各 20g，柴胡 6g，白术、芡实各 12g。每日 1 剂，水煎服。

同年 3 月 7 日复诊，患者守上方加减治疗近 2 个月，乏力、口干口苦、胸闷心慌等症状缓解，24 小时尿蛋白定量 2.9g，但仍觉心烦，腰酸，双下肢轻度水肿，治疗守前方去白术，加冬瓜皮 30g，泽泻 15g 加强利水之效，赤芍增为 30g 以加强活血之力。

同年 6 月 13 日三诊，守上方加减治疗近 2 个月，24 小时尿蛋白定量 1.1g，患者自觉水肿减轻，轻度乏力，腰酸，轻度头胀，血压 130/80mmHg，治疗守前方加天麻、决明子各 30g，平肝、清肝以息风。

2010 年 8 月 5 日四诊，查 24 小时尿蛋白定量 0.4g，患者自觉诸症缓解，轻度乏力腰酸，血压 130/80mmHg。以后随访治疗 1 年，患者病情平稳，自觉无不适。

【点评】膜性肾病一般从脾肾论治者居多，鉴于该患者有冠心病史，会诊时其有胸闷口苦、心烦易怒、情绪激动等胸痹肝郁等的表现。故治疗选用血府逐瘀汤活血化瘀，合丹栀逍遥散合用清肝、柔肝、疏肝，在此基础上酌加利水涩精的药物。逍遥散原方中用白芍，但该患者有胸闷憋气的症状，故白芍改为赤芍活血化瘀。

验案 24

山东某男，59 岁。2013 年 10 月患者出现双下肢浮肿，至当地医院查尿蛋白（+++），24 小时尿蛋白定量最多 7g，肾功能正常，血压 140/100mmHg。同年 10 月患者在当地肾穿结果为膜性肾病Ⅱ期，建议患者使用激素患者拒绝。

2014 年 1 月 6 日患者为求中医药治疗来我处初诊。当时外院查：24 小时尿蛋白定量 6.92g，血浆白蛋白 25.5g/L，总胆固醇 6.66mmol/L。症见：双下肢重度可凹性水肿，小便量少，乏力明显，活动后心慌，纳眠可，大便调。舌暗，苔薄白水滑，脉沉细涩。中医辨证：气阴两虚，血瘀水停。以益气养阴，活血利水为法，予经验方参芪当归芍药散合生脉饮加减治疗。

处方：太子参、生黄芪、丹参、金银花、茯苓、芡实、菟丝子、青风藤各 20g，麦冬、五味子各 10g，冬瓜皮、车前子（布包煎）30g，当归尾、白术 12g，赤芍 15g，川芎 6g。每日 1 剂，水煎服。

并配合经验食疗方黄芪鲤鱼汤治疗：生黄芪、赤小豆、生薏苡仁、冬瓜皮、车前子各 30g，砂仁、金银花、黄精各 10g，茯苓、芡实各 20g，当归 12g。上述药物用纱布包好，与鲤鱼或鲫鱼 250g 同煎，加葱姜少许，不入盐，水煎半小时，弃去药包，吃鱼喝汤，每周 2 次。

同年2月13日，患者服用上方2周，未用利尿药，水肿明显缓解，尿量增加，乏力好转。复查24小时尿蛋白定量3.06g，血浆白蛋白29.4g/L，总胆固醇6.63mmol/L。同年4月9日，患者服用鱼汤及中药汤剂2月余，治疗效果佳，复查24小时尿蛋白定量降至1.26g。水肿已完全消退，仅轻度乏力。

患者一直坚持2个月来我处复诊一次，2015年5月11日查24小时尿蛋白定量1g，同年9月28日查24小时尿蛋白定量0.85g（尿量2070mL）。

2016年3月28日查24小时尿蛋白定量0.5g，血浆白蛋白升至35.9g/L，血总胆固醇5.47mmol/L，患者无明显不适。

【点评】本例肾病综合征为单纯运用中医药取效的病例。鉴于其有心慌、乏力、舌暗、水肿等表现。因而选用生脉饮合加味当归芍药散化裁，同时配合经验食疗方黄芪鲤鱼汤取得了较好的效果。

验案 25

河北某男，61岁。患者眼睑及双下肢水肿已10余年，2015年2月水肿加重，遂至当地医院查24小时尿蛋白定量12.45g，血浆白蛋白19.4g/L，肾功能正常。当地医院肾穿刺结果为局灶增生型IgA肾病。曾予静脉滴注激素，但因出现血压、血糖升高，并发鼻炎而停用。既往有高血压及2型糖尿病病史。

为寻求中医药治疗遂于2015年3月来我处首诊。查24小时尿蛋白定量12.45g。血浆白蛋白19.4g/L，甘油三酯3.82mmol/L，血胆固醇8.66mmol/L。症见：双下肢、手臂、腹壁重度水肿，小便量可，乏力畏寒，咽痛鼻塞，双下肢麻木，纳眠尚可，大便调。舌质暗，苔薄白水滑，脉沉涩。中医辨证：气虚血瘀，水湿内停。以益气活血利水为法，予经验方参芪当归芍药散加减。

处方：太子参、当归、白术各12g，炙黄芪、茯苓、丹参、冬瓜皮、车前子（布包煎）各30g，赤芍、白芍、泽兰、桑白皮、大腹皮各15g，川芎、桑螵蛸各6g，川牛膝、怀牛膝、菟丝子、板蓝根、芡实各20g，陈皮、辛夷各10g。每日1剂，水煎服。

并配合经验食疗方黄芪鲤鱼汤治疗：生黄芪、赤小豆、生薏苡仁、冬瓜皮、车前子各 30g，砂仁、金银花、黄精各 10g，茯苓、芡实各 20g，当归 12g。上述药物用纱布包好，与鲤鱼或鲫鱼 250g 同煎，加葱姜少许，不入盐，水煎半小时，弃去药包，吃鱼喝汤，每周 2 次。

患者用药两个半月后，双下肢水肿完全消退。看到效果明显，更加坚信中医的疗效，笔者一直予上方加减化裁。2015 年 6 月 29 日复诊时体重共下降 17.5kg，复查 24 小时尿蛋白定量 1.13g，仅轻度腰酸，余无明显不适。

【点评】本例为局灶增生性 IgA 肾病伴有肾病综合征，既往有 2 型糖尿病的患者，病情复杂。针对双下肢麻木，舌暗，脉沉涩等血瘀表现。针对其水肿较重，在加味当归芍药散活血利水的基础上，又合用了行气利水的五皮饮，以增利水消肿的效果。治疗 2 个月后，体重下降了 17.5kg，说明消肿效果显著，患者在治疗过程中从未用利尿西药。同时蛋白尿亦明显减少。

验案 26

陕西某女，48 岁，2001 年 10 月发现双下肢水肿，检查发现大量蛋白尿，在当地医院诊断为肾病综合征，肾穿刺结果为 IgM 肾病。2002 年初予激素治疗，开始有效，激素撤减至 2.5mg 时复发，再次用足量激素并合并环磷酰胺冲击治疗，2 月后症状消失，尿检阴性，激素逐渐撤停。2005 年 7 月复发。

同年 8 月 3 日患者为求中医药治疗至我处初诊。查 24 小时尿蛋白定量 4.5g，血浆白蛋白、血脂、血压及肾功能均正常，症见：双下肢重度可凹性水肿，尿量少，面唇发暗，乏力咽干，月经量少有血块。舌淡暗边有瘀斑，苔水滑，脉沉涩。中医辨证：气虚血瘀水停。拟益气活血利水法，予经验方加味当归芍药散加减。

处方：当归、川芎各 10g，白芍、泽泻、续断各 15g，茯苓、金银花、太子参、生黄芪各 20g，冬瓜皮、丹参各 30g，白术 12g，紫河车 6g。每日 1 剂，水煎服。

药后 2 周患者水肿消退，体力明显好转，自述此次月经来潮量明显增多，查 24 小时尿蛋白定量 2.6g。患者坚持中医药治疗，笔者一直予上方加减化裁。2005年11月20日患者复查尿蛋白转阴，已无不适。

【点评】本案例为IgM肾病，对激素有效，撤停则反复。患者初诊时水肿较重，并伴有月经量少血块、面唇色暗等血瘀的典型表现。故选用加味当归芍药散活血利水而收显效。

验案27

山西某男25岁。患者2015年12月中旬出现双下肢水肿，眼睑浮肿，至当地医院查尿蛋白（+++），尿红细胞（-），24小时尿蛋白定量6.6g，血肌酐81μmol/L，血白蛋白29g/L，在当地医院肾穿结果为Ⅱ期膜性肾病，予口服醋酸泼尼松40mg/天，及他克莫司2.5mg，2次/天，口服治疗，坚持上述治疗3个月无效，2016年3月24日查24小时尿蛋白定量8.21g，双下肢仍肿遂自行停用激素。

2016年4月11日患者为求中医药治疗来我处初诊，症见：眼睑及双下肢中度浮肿，乏力，怕冷伴腰膝冷痛，纳眠可，大便溏每日4次。舌淡暗，苔薄白，脉沉涩。中医辨证：脾气虚弱，血瘀水停。以健脾益气，活血利水为法，予经验方参芪当归芍药散化裁。

处方：党参、炙黄芪、茯苓、芡实、薏苡仁、益母草各20g，当归尾、炒白术、川牛膝、怀牛膝、青风藤各12g，赤芍、白芍各15g，丹参、冬瓜皮、车前子（布包煎）各30g，金银花、黄精各10g，桑螵蛸5g。每日1剂，水煎服。

并配用经验食疗方黄芪鲤鱼汤：生黄芪、赤小豆、薏苡仁、冬瓜皮各30g，芡实、茯苓各20g，金银花、当归、黄精、砂仁各10g，上述药物用纱布包好，选活鲤鱼或活鲫鱼250g，加葱姜少许同煎，不入盐，文火炖30分钟后，弃去药包，吃鱼喝汤，每周1次。

患者服用上方近1月，下肢及眼睑水肿明显减轻，乏力怕冷及腰膝冷痛等症亦明显改善，2016年5月6日复诊，查24小时尿蛋白定量4.56g（尿量1200mL），治疗于上方去车前子、益母草，仍配合黄芪鲤鱼汤继服1月余。2016年6月15日复诊，查24小时尿蛋白定量0.8g（尿量1600mL）。

【点评】患者以"Ⅱ期膜性肾病"就诊，在当地医院应用激素及免疫抑制剂治疗无效，患者自行停用激素后，来我门诊寻求中医药治疗。膜性肾病西医学认为有高凝血症、高黏滞综合征，因而对于膜性肾病的中医药治疗，我常选活血利水法。

唐容川《医经精义》云："脾土能制肾水，所以封藏肾气也"，说明在生理状态下，脾气升清有利于肾精封藏。若脾气虚，则谷气下流，继之肾失封藏，精微下泄而见大量蛋白尿。鉴于该患者有乏力、便溏等脾虚表现，所以该方在活血利水的基础上，加用了党参、炙黄芪、炒白术等健脾益气的药物，对蛋白尿的治疗起到了关键的作用。

该患者中医证候为脾气虚弱，血瘀水停，故选用经验方参芪当归芍药散，并配合食疗经验方。中医药治疗仅2月余，水肿完全消退，24小时尿蛋白定量由8.21g降至0.8g，收效显著。

验案28

深圳某男，47岁。患者2009年4月因下肢水肿在当地医院检查发现尿蛋白，24小时尿蛋白定量最多8g，血浆白蛋白18.6g/L，血肌酐120μmol/L，在当地肾穿刺结果为膜性肾病Ⅱ期，建议其使用激素，患者拒绝，仅服用中成药治疗疗效不佳。

2013年5月12日为求中医药治疗至我处首诊。当时查24小时尿蛋白定量7g，血浆白蛋白26g/L，血肌酐120μmol/L。症见：双下肢中度可凹性水肿，极度乏力，腰膝酸痛。舌淡暗，苔薄白，脉沉弱。中医辨证：气虚血瘀，水湿内停。拟益气活血利水法，选经验方参芪当归芍药散加味。

处方：太子参、泽兰叶、赤白芍、川牛膝、怀牛膝各15g，生黄芪、茯苓、丹参、冬瓜皮、车前子（布包煎）30g，当归尾、白术各12g，川芎、西洋参（另煎兑入）各6g，芡实、金樱子各20g。每日1剂，水煎服。

并配合经验食疗方黄芪鲤鱼汤：赤小豆、生黄芪、冬瓜皮、生薏苡仁、车前子、茯苓各30g，当归、砂仁、金银花、黄精各10g，上述药物用纱布包好，选活鲤鱼或活鲫鱼250g，加葱姜少许同煎，不入盐，文火炖30分钟后，弃去药包，吃鱼喝汤，每周2次。

药后2个月，水肿明显消退，乏力略有减轻，复诊时诉大便溏薄，口干胸闷，纳眠差，小便尚调。舌淡暗边有齿痕，苔薄白，脉沉弱。遂于上方去白芍及生白术，加薤白10g，天麻20g，酸枣仁15g，鸡内金10g，炒白术 20g。

患者几年来一直坚持中医药治疗，笔者均予上方加减化裁。2016年 3 月 21 日复查 24 小时尿蛋白定量 0.37g，血浆白蛋白 43g/L，血肌酐 100μmol/L。已无不适。

【点评】本例为膜性肾病 Ⅱ 期，表现为肾病综合征。鉴于初诊时的证候为气虚血瘀水停。予经验方参芪当归芍药散化裁治疗，患者坚持中医药治疗长达 3 年，血肌酐恢复正常，水肿消退，尿蛋白亦明显下降，说明患者配合医生坚持中医药治疗是取得疗效的关键。

对膜性肾病，笔者常用经验方加味当归芍药散，取活血利水之义。如患者有明显的气虚表现者，常在此方的基础上加太子参、生黄芪以增益气之力。该患者气虚较重，因而又增用了西洋参 6g 另煎兑入。

验案 29

河北某男，50 岁。患者 2015 年 5 月不明原因出现双下肢水肿，至某三甲医院检查发现尿蛋白，24 小时尿蛋白定量 1.21g，血浆白蛋白 25.8g/L，肾穿刺结果为膜性肾病 Ⅰ 期，予激素治疗，疗效不佳，2016 年 2 月逐渐停用。

为求中医药治疗于 2016 年 6 月 1 日至我处初诊。当时外院查 24 小时尿蛋白定量 4.5g，血浆白蛋白 23.3g/L，肾功能正常，服用厄贝沙坦控制血压。症见：双下肢中度可凹性水肿，尿量可，乏力腰酸，纳眠可，大便调。舌淡暗，苔薄白水滑，脉沉涩。中医辨证：气虚血瘀水停。拟益气活血利水法，予经验方参芪当归芍药散加味。

处方：太子参、茯苓、金银花、巴戟天各 20g，生黄芪、冬瓜皮各 30g，当归、生白术、川牛膝、怀牛膝各 12g，泽兰叶、青风藤、赤芍、白芍各 15g，川芎 6g，桑螵蛸 10g。浓煎，日 1 剂，水煎服。

并配合经验食疗方黄芪鲤鱼汤：赤小豆、生黄芪、冬瓜皮、生薏苡仁、车前子、茯苓各 30g，当归、砂仁、金银花、黄精各 10g，上述药物用纱布包好，选活鲤鱼或活鲫鱼 250g，加葱姜少许同煎，不入盐，文火炖 30 分钟后，弃去药包，吃鱼喝汤，每周 2 次。

药后 2 个月，8 月 4 日复查 24 小时尿蛋白定量 1.98g，血浆白蛋白

28.7g/L。患者水肿较前明显消退，余症亦减轻。

【点评】本例膜性肾病患者表现为肾病综合征。使用激素治疗无效。笔者根据其气虚血瘀水停的证候，于经验方参芪当归芍药散益气活血利水，取得了水肿消退、尿蛋白减少的显著效果，显示了中医药的良好疗效。

验案 30

河北某男，26岁。患者2016年6月无明显诱因出现双下肢水肿，在当地医院查尿蛋白（+++），未做24小时尿蛋白定量，血浆白蛋白29.4g/L，总胆固醇9.11mmol/L。未做肾穿，当地给予激素治疗后尿蛋白未见下降，24小时尿蛋白定量最多6.87g。

为求中医药治疗患者2016年9月19日至我处首诊，当时口服醋酸泼尼松20mg/d，24小时尿蛋白定量6.87g，血浆白蛋白26.7g/L，肾功能及血压正常。当时症见：双下肢轻度水肿，乏力伴咽痛，纳眠可，二便调。查双侧扁桃体Ⅱ度肿大。舌暗，苔薄黄，脉沉涩无力。中医辨证：气虚血瘀水停证。拟益气活血为法，予经验方参芪当归芍药散化裁。

处方：生黄芪、冬瓜皮各30g，丹参、当归尾、野菊花、板蓝根、连翘各12g，白芍、青风藤各15g，川芎6g，黄精10g，芡实20g，桑螵蛸5g。每日1剂，水煎服。并嘱患者逐渐撤减激素。

患者坚持在我处中医药治疗，均予上方加减化裁。治疗后上述诸症逐渐减轻及至消失，尿蛋白亦转阴。2017年8月14日激素已撤停。复查24小时尿蛋白定量0.1g，血浆白蛋白49g/L。随访至今尿检阴性。

【点评】该例肾病综合征患者对激素抵抗，属于难治性肾病综合征。据其有乏力、水肿、舌暗、脉沉涩等临床表现，辨为气虚血瘀水停证，予经验方参芪当归芍药散治疗，药后半年取得了水肿消退，尿蛋白转阴的显著效果。同时激素亦顺利撤停未见复发。

验案 31

内蒙古某女，66岁。患者2017年7月感冒后出现双下肢水肿，查24小时尿蛋白定量最多7g。当地医院建议肾穿刺但患者拒绝，曾予激素治疗疗效不显，尿蛋白及水肿均未减轻，并且出现了药源性糖尿病。

2017 年 8 月 10 日患者为求中医药治疗至我处首诊。当时口服醋酸泼尼松 35mg/d，24 小时白蛋白定量 7.49g，血浆白蛋白 28.1g/L，总胆固醇 7.28mmol/L，甘油三酯 2.62mmol/L，肾功能及血压正常。症见：满月脸，双下肢中度可凹性水肿，乏力汗出，视物不清，咳嗽，偶咳少量黄痰，关节痛，偶有胃痛，纳食不馨，眠可，小便量可。舌暗，苔薄黄，脉沉涩无力。中医辨证：气虚血瘀，瘀热内阻。拟益气活血利水法，予经验方参芪当归芍药散化裁。

处方：当归尾、杭菊花、谷精草、浮小麦各 12g，赤芍、山药、黄芩、瓜蒌皮、金樱子、秦艽各 15g，茯苓、丹参、芡实、川牛膝、怀牛膝各 20g，黄连、桑螵蛸各 6g，生黄芪、冬瓜皮各 30g，紫苏梗、益智仁、延胡索各 10g。每日 1 剂，水煎服。

并配合经验食疗方黄芪鲤鱼汤治疗：生黄芪、赤小豆、生薏苡仁、冬瓜皮各 30g，砂仁、金银花、黄精各 10g，茯苓、芡实各 20g，当归 12g。上述药物用纱布包好，与鲤鱼或鲫鱼 250g 同煎，加葱姜少许，不入盐，加水适量，文火炖 30 分钟，弃去药包，吃鱼喝汤，每周 1 剂。同时嘱患者逐渐撤减激素。

患者坚持中医药治疗，笔者一直予上两方加减调治。2017 年 9 月 21 日复查 24 小时尿蛋白定量 1.36g。

2018 年 1 月 16 日复查 24 小时尿蛋白定量 0.8g，同年 3 月 19 日复查 24 小时蛋白定量 0.33g，血浆白蛋白 38.6g/L。患者醋酸泼尼松已撤减至 17.5mg/d。

2018 年 7 月 4 日复查患者 24 小时尿蛋白定量 0.47g，总胆固醇 5.96mmol/L，甘油三酯 1.95mmol/L（一直未用降脂药）。醋酸泼尼松已撤减至 12.5mg/d。

同 11 月 3 日复诊激素已撤减为 1 片 /d，2019 年 2 月 12 日尿蛋白转阴，同年 6 月 12 日已停用激素。随访至今尿检阴性。

【点评】该患者属于对激素抵抗的难治性肾病综合征，并且出现了药源性糖尿病。运用益气活血利水法，选用经验方参芪当归芍药散配合食疗经验方黄芪鲤鱼汤，同时撤减激素，经过 1 年半的中医药治疗，取得了尿蛋白转阴的显著疗效。

验案 32

辽宁某女，63 岁。患者 2014 年 4 月 30 日发现眼睑及双下肢轻度水肿，当地查尿蛋白（++++）但未重视。同年 7 月下肢水肿加重，遂于当地住院治疗，查 24 小时尿蛋白定量 5.88g，肾穿刺结果为 Ⅱ 期膜性肾病。

2015 年 5 月当地医院予甲泼尼龙 28mg/d，并且静脉滴注环磷酰胺 0.6g/月，治疗 3 个月后无效，周身水肿加重，24 小时尿蛋白定量升至 7.5g，继现面红及高血压。故同年 9 月 1 日患者自行停药。

为求中医药治疗 2015 年 9 月 13 日至我处首诊。当时 24 小时尿蛋白定量 7.55g，血浆白蛋白 22g/L，总胆固醇 8.5mmol/L，肾功能正常，用降压药控制血压。症见：满月脸伴痤疮，双下肢重度水肿，小便量偏少约 600mL/d。乏力腰酸，心悸头晕，眠差口苦，胃胀，大便调。舌淡暗，苔薄黄水滑，脉细数而弱。中医辨证：心肾气阴两虚，热毒内蕴，血瘀水停。予经验方参芪当归芍药散合生脉散、五味消毒饮化裁。

处方：太子参、生黄芪、茯苓、芡实、金樱子、炒枣仁各 20g，麦冬、白芍、当归尾、天麻、金银花、巴戟天各 12g，冬瓜皮、丹参、车前子（布包煎）各 30g，蒲公英、赤芍、泽兰叶、紫花地丁、川牛膝、怀牛膝各 15g，五味子、广木香、白术、桂枝各 10g，黄连 6g。每日 1 剂，水煎服。

并配合经验食疗方黄芪鲤鱼汤治疗：生黄芪、赤小豆、生薏苡仁、冬瓜皮各 30g，砂仁、金银花、黄精各 10g，茯苓、芡实各 20g，当归 12g。上述药物用纱布包好，与鲤鱼或鲫鱼 250g 同煎，加葱姜少许，不入盐，加水适量，文火炖 30 分钟，弃去药包，吃鱼喝汤，每周 1 次。

患者坚持中医药治疗，笔者一直予上方加减调治，治疗后尿量逐渐增加，1 个半月后水肿完全消退，且诸症明显减轻。

2015 年 10 月 6 日 24 小时尿蛋白定量降为 5g，同年 12 月 16 日 24 小时尿蛋白定量 4g，2017 年 8 月 11 日复查 24 小时尿蛋白定量 2.8g，血浆白蛋白升为 39.1g/L。2018 年 7 月 28 日复查 24 小时尿蛋白定量 2.3g。随访至今病情稳定。

【点评】该患者为膜性肾病，经激素加环磷酰胺治疗 3 个月后不但无效，且 24 小时尿蛋白由 5.88g 升到 7.55g，并出现了高血压。笔者仅用中药配合经验食疗方治疗，药后1个半月水肿完全消退。经过近3年的治疗24小时尿蛋白定量由7.55g降为2.3g。显示了中医药治疗的明显优势。

验案33

内蒙古某女，29岁。患者2016年10月发现双眼睑及双下肢浮肿，当地医院检查24小时尿蛋白定量3.5g。至北京301医院肾穿刺检查结果为肾小球微小病变，结合免疫荧光，不除外早期膜性肾病。建议使用激素但患者拒绝。

患者为寻求中医药治疗于2017年2月15日至我处首诊。当时24小时尿蛋白定量4g，尿红细胞4.1个/HPF，血浆白蛋白20.1g/L，甘油三酯3.1mmol/L，胆固醇6.28mmol/L，血压及肾功能正常。症见：眼睑及双下肢中度水肿伴尿量减少，乏力，月经有血块，纳眠尚可，大便调。舌淡暗，苔薄白，脉沉涩无力。中医辨证：气虚血瘀水停，拟益气活血利水法，方选经验方加味当归芍药散合五皮饮化裁。

处方：桃仁、川芎各5g，红花3g，冬瓜皮30g，生黄芪、芡实、薏苡仁各20g，益母草、丹参、桑白皮各15g，当归尾12g，黄精、川牛膝、怀牛膝各10g，每日1剂，水煎服。

并配合经验食疗方黄芪鲤鱼汤治疗：生黄芪、赤小豆各30g，薏苡仁、芡实各20g，茯苓15g，当归、黄精各12g，白术、金银花各10g，砂仁5g。上药用纱布包，加葱姜不入盐，与鲤鱼或鲫鱼250g同煎半小时，弃去药包，吃鱼喝汤，每周1次。

药后1个月，2017年3月17日复查24小时尿蛋白定量3.03g，血浆白蛋白29.4g/L。药后2个月，同年4月20日查24小时尿蛋白定量0.06g，尿红细胞阴性，血浆白蛋白47g/L。同年5月22日复查24小时尿蛋白定量0.10g。同年6月3日复诊查24小时尿蛋白定量0.04g，血浆白蛋白50.5g/L，尿红细胞阴性。患者未诉任何不适。

鉴于患者肿退且尿蛋白转阴，为了巩固疗效以善后，遂于上方基础上去桃仁、红花、川牛膝等活血化瘀药物，当归尾改为当归，加桑螵蛸、菟丝子补肾固精。随访至今病情稳定。

【点评】本例肾穿刺为微小病变，患者在我处单纯运用中药经过2个月治疗尿蛋白转阴疗效显著。主要选用经验方加味当归芍药散合五皮饮化裁并配合经验食疗方益气活血利水而取效。本例患者因在水肿的同时有乏力、月经有血块及舌暗脉涩之征，故用上法。

上方及食疗方中均选用黄精，该药甘、平，补肺、脾、肾三脏之气阴，意在配合鲤鱼以冀提高血浆白蛋白。

验案 34

山西某男，60岁。患者2013年春发现尿蛋白定量（++）但未予重视。2018年2月出现双下肢水肿，当地医院查24小时尿蛋白定量2.338g，血浆白蛋白28.5g/L，血肌酐115.7μmol/L。血压升高160/100mmHg。未做肾穿刺。予激素、来氟米特口服治疗2天后因胃部不适而停用。

同年5月8日为求中医药治疗来我处首诊，当时24小时尿蛋白定量5.63g，血浆白蛋白17.96g/L。肾功正常，用降压药控制血压。症见：乏力腰酸伴双下肢水肿尿量尚可，怕冷易感冒，咽干痛，纳差眠安，大便调。舌淡暗，苔薄白，脉沉细无力。中医辨证：气虚血瘀水停。拟益气活血利水法，予经验方参芪当归芍药散化裁，并收住院治疗。

处方：太子参、当归尾、金银花、川牛膝、怀牛膝、板蓝根各12g，生黄芪、赤芍、益母草、鱼腥草各15g，川芎3g，冬瓜皮30g，桂枝、鸡内金各10g，桑螵蛸5g，芡实20g，牛蒡子6g。每日1剂，水煎服。

并配合经验食疗方黄芪鲤鱼汤：黄芪、冬瓜皮各30g，赤小豆、茯苓各20g，车前子15g，当归12g，砂仁10g。上述药物用纱布包好，选活鲤鱼或活鲫鱼250g，加葱姜少许同煎，不入盐，文火炖30分钟后，弃去药包，吃鱼喝汤，每周2剂。

两周后患者上述诸症均明显减轻，出院之后一直坚持在我处门诊中医药治疗，每月规律复诊及复查。2018年8月27日24小时尿蛋白定量0.64g，血浆白蛋白25.4g/L。2019年1月10日24小时尿蛋白定量0.3g，血浆白蛋白28g/L。取得了较好的疗效，随访至今病情稳定。

【点评】该住院治疗的肾病综合征患者，24小时尿蛋白定量5.632g，血浆白蛋白17.96g/L。据症辨证为气虚血瘀水停。拟益气活血利水法，予经验方加味当归芍药散化裁，并配合食疗经验方，单纯运用中医药治疗，

24 小时尿蛋白定量降为 0.3g，血浆白蛋白升为 28g/L。疗效显著。

经验方加味当归芍药散是在《金匮要略》的当归芍药散的基础上化裁而来。笔者当归尾易当归，赤白芍同用，泽兰叶易泽泻，再加川牛膝、怀牛膝同用及丹参并用，以增活血利水之力。气虚者加参芪则名为参芪当归芍药散。水肿重者加冬瓜皮、车前子。

验案 35

内蒙古某男，44 岁。患者 2018 年 2 月出现双眼睑浮肿，查尿蛋白（+++）。24 小时尿蛋白定量 3.3g，血浆白蛋白 29.8g/L，血压及肾功能正常。未用激素及免疫抑制剂。

同年 7 月 3 日患者水肿加重，为求中医药治疗来我处首诊。当时 24 小时尿蛋白定量 13.31g，血浆白蛋白 22.6g/L，总胆固醇 15.13mmol/L，总甘油三酯 24.77mmol/L。西医诊断为肾病综合征。症见：双下肢重度水肿尿量尚可，乏力腰酸怕冷，尿频尿急，纳眠大便均调。舌暗，苔薄黄，脉沉而无力。中医辨证：气虚血瘀水停。拟益气活血利水法，予经验方参芪当归芍药散化裁。

处方：当归尾、泽兰、竹茹、金银花各 12g，赤芍、怀牛膝、巴戟天、青风藤、蒲公英、太子参、杜仲各 15g，川芎、白术、桑螵蛸各 10g，茯苓、川牛膝、丹参、芡实、菟丝子各 20g，黄连、西洋参片（另煎兑入）、鹿角胶（烊入）6g，冬瓜皮、车前子（布包煎）、生黄芪各 30g。每日 1 剂，水煎服。

并配合经验食疗方黄芪鲤鱼汤：黄芪、冬瓜皮各 30g，赤小豆、茯苓各 20g，车前子 15g，当归 12g，砂仁 10g。上述药物用纱布包好，选活鲤鱼或活鲫鱼 250g，加葱姜少许同煎，不入盐，文火炖 30 分钟后，弃去药包，吃鱼喝汤，每周 2 剂。

患者坚持中医药治疗，笔者均以上方加减化裁，2018 年 11 月 23 日复查 24 小时尿蛋白定量 3.3g，血浆白蛋白 26.6g/L，总胆固醇 7.99mmol/L，总甘油三酯 8.49mmol/L（未用降脂药）。双下肢水肿明显减轻，其他诸症均减轻。短期内取得了明显的效果，随访至今病情稳定。

【点评】该病例为重症肾病综合征患者。初诊时鉴于患者有乏力伴重度水肿、舌暗之征，中医辨证为气虚血瘀水停。予经验方参芪当归芍药散化裁治疗。治疗4个月后24小时尿蛋白定量由13.31g降为3.3g，血浆白蛋白由22.6g/L升为26.6g/L，在未用降脂药的情况下总胆固醇由15.13mmol/L降为7.99mmol/L，总甘油三酯由24.77mmol/L降为8.49mmol/L。取得了显著的疗效，显示了中医药治疗的优势。

验案36

山西某男，41岁。患者2016年5月出现双下肢反复水肿未予重视。同年12月底感冒后颜面、眼睑及双下肢水肿加重，当地医院查24小时尿蛋白定量为14.58g，血浆白蛋白25g/L，肾功正常，未用激素。

2017年1月11日患者为求中医药诊治来我处首诊。当时24小时尿蛋白定量为14g，血浆白蛋白26.1g/L。用降压药控制血压。症见：眼睑及双下肢重度水肿伴尿量减少，乏力腰痛，纳眠尚可，大便尚调。舌暗，苔水滑，脉沉涩。中医辨证：气虚血瘀水停。拟益气活血利水为法，予经验方参芪当归芍药散合五皮饮化裁。

处方：太子参、当归、白芍、炒白术、桑白皮各12g，生黄芪、茯苓、芡实各20g，赤芍、泽兰、益母草、丹参各15g，川牛膝、怀牛膝、陈皮各10g，冬瓜皮30g，川芎5g。每日1剂，水煎服。

并配合经验食疗方黄芪鲤鱼汤：生黄芪、赤小豆、冬瓜皮、薏苡仁各30g，芡实、茯苓各20g，白术、当归、黄精、金银花各10g，砂仁5g。上述药物用纱布包好，选活鲤鱼或活鲫鱼250g，加葱少许同煎，不入盐，文火炖30分钟后，弃去药包，吃鱼喝汤，每周2次。

药后1个月，2017年2月15日复查24小时尿蛋白定量5.86g。患者眼睑不肿，双下肢水肿明显减轻。上方去桑白皮。继服2个月，同年4月25日复查24小时尿蛋白定量3.44g。诉水肿完全消退。同年10月22日复查24小时尿蛋白定量2.52g，血浆白蛋白30g/L。该患者单纯中医药治疗取得了较好疗效。

【点评】该例肾病综合征，初诊时24小时尿蛋白定量为14g，血浆白蛋白26.1g/L，高度水肿为重症患者。拟益气活血利水法，予经验方参芪当归芍药散合五皮饮化裁配合经验食疗方。经过9个月单纯中医药治疗，

24 小时尿蛋白定量降为 2.52g，血浆白蛋白升为 30g/L。取得了显著疗效，说明了中医药治疗肾病综合征的优势。对于低蛋白血症水肿的患者，我常配合经验食疗方黄芪鲤鱼汤，对于提高血浆白蛋白，利尿消肿有可靠疗效。

验案 37

河北某男，28 岁。患者 2019 年 1 月 8 日无诱因出现双下肢水肿，当地医院查 24 小时尿蛋白定量 14.26g，血浆白蛋白 14.6g/L，肾功能正常。当地肾穿刺结果为 I 期膜性肾病。予激素加环孢素胶囊或环磷酰胺治疗，尿蛋白未降反而升至 28g。

同年 6 月 24 日患者为求中医药治疗至我处首诊。当时患者口服醋酸泼尼松 30mg/d 加环磷酰胺 50mg/d。24 小时尿蛋白定量 24.1g，血浆白蛋白 14.3g/L，血压及肾功能均正常。症见：全身重度水肿，尿量减少，每日尿量为 1000mL。乏力腰酸，胃胀纳呆，眠尚可。舌暗，苔薄白水滑，脉沉涩。中医辨证：气虚血瘀水停。拟益气活血利水法，予经验方参芪当归芍药散化裁。

处方：太子参、泽兰、当归、金银花、川牛膝、怀牛膝各 12g，生黄芪、丹参、赤芍、川芎、生白术、陈皮、桑螵蛸、酒黄精、紫苏梗、砂仁各 10g，茯苓皮、冬瓜皮各 30g，桑白皮、大腹皮各 15g，紫河车 6g。每日 1 剂，水煎服。

并配合经验食疗方黄芪鲤鱼汤治疗：生黄芪、赤小豆、生薏苡仁、冬瓜皮、茯苓皮各 30g，当归、砂仁、金银花、黄精各 10g。上述药物用纱布包好，与鲤鱼或鲫鱼 250g 同煎，加葱姜少许，不入盐，加水适量，文火炖 30 分钟，弃去药包，吃鱼喝汤，每周 1 剂。同时嘱患者限盐限水，停用环磷酰胺片，逐渐撤减激素。

药后 1 个月患者尿量逐渐增加至 1900mL，随之水肿明显减轻。2019 年 7 月 25 日查 24 小时尿蛋白定量 3.45g，血浆白蛋白 20.6g/L。同年 8 月 24 号 2.53g，血浆白蛋白 21.5g/L。同年 11 月 30 日查 24 小时尿蛋白定量 3g，血浆白蛋白 26.9g/L。同年 12 月 28 日查 24 小时尿蛋白定量 1.8g，血浆白蛋白 28g/L。随访至今病情稳定。

【点评】该青年膜性肾病患者，对激素治疗不仅无效且尿蛋白反而上升。初诊时重度水肿伴重度肾病综合征。笔者予经验方参芪当归芍药散化裁并配合经验食疗方，同时撤减激素，仅用半年时间24小时尿蛋白定量由24.1g降为1.8g，血浆白蛋白由14.3g/L，降为28g/L，取得了显著效果。

验案38

天津某男，65岁。患者2018年12月体检发现蛋白尿及血尿未肾穿，曾服用环磷酰胺、雷公藤多苷片治疗，尿蛋白逐渐升高。

2019年8月14日患者为求中医药治疗来我处首诊，当时24小时尿蛋白4.3g，血浆白蛋白29.3g/L，肾功正常。用降压药控制血压。症见：双下肢中度水肿尿量尚可，乏力腰酸右肩痛，纳眠可，大便偏溏。舌淡暗，苔薄白，脉沉而无力。中医辨证：气虚血瘀水停。拟益气活血利水法，方选经验方参芪当归芍药散合五皮饮化裁。

处方：太子参、当归尾、炒白术、金银花、荷叶各10g，生黄芪、茯苓皮各15g，赤芍、川牛膝、怀牛膝各12g，川芎、黄连各5g，芡实、金樱子、菟丝子各20g，生石膏、冬瓜皮各30g，桑螵蛸、陈皮各6g。每日1剂，水煎服。

并配合经验食疗方黄芪鲤鱼汤：生黄芪、赤小豆、冬瓜皮、生薏米各30g，当归、金银花、黄精各10g，茯苓15g，芡实各20g。上述药物用纱布包好，选活鲤鱼或活鲫鱼250g，加葱姜少许同煎，不入盐，文火炖30分钟后，弃去药包，吃鱼喝汤，每周2剂。

药后1个月，患者上述症状均明显减轻，2019年9月9日复查24小时尿蛋白2.78g。因诉近日咳嗽遂于上方加桑叶、蒲公英、枇杷叶各12g、黄芩15g。并且上方中的生黄芪加量至20g，桑螵蛸加量至10g。10月14日复查24小时尿蛋白1.76g，血浆白蛋白31.9g/L。随访至今病情稳定。

【点评】该老年肾病综合征患者曾服用环磷酰胺和雷公藤多苷片治疗无效，笔者予经验方参芪当归芍药散合五皮饮化裁，并配合经验食疗方，治疗仅2个月取得了水肿消退、尿蛋白下降的良好效果。

验案39

江苏某男，39岁。患者2019年4月当地医院查尿蛋白（+++），血浆白蛋白 22.1g/L，血肌酐 138μmol/L。血压正常。当地肾穿刺结果为Ⅱ期膜性肾病伴轻度急性肾小管损伤。肾脏 CT 提示：双肾静脉血栓。予口服醋酸泼尼松及环磷酰胺治疗。

同年 8 月 5 日患者为求中医药治疗来我处首诊，当时 24 小时尿蛋白 4.127g，血浆白蛋白 17.6g/L。口服醋酸泼尼松每日 30mg。症见：双下肢轻度水肿，乏力腰酸怕热，尿量尚可，大便偏溏，纳眠尚可。舌暗红，苔薄白，脉沉细无力，中医辨证：气虚血瘀水停。拟益气活血利水法，予经验方参芪当归芍药散化裁。

处方：太子参、知母、竹叶各 15g，生黄芪 40g，当归、赤芍、炒白术、黄精各 12g，川芎、鹿角胶（烊入）各 6g，茯苓皮、冬瓜皮各 30g，丹参、益母草、菟丝子、芡实、川牛膝、怀牛膝各 20g，陈皮、桑螵蛸各 10g，紫河车 5g。每日 1 剂，水煎服。并嘱患者撤减激素及清淡饮食。

药后 3 个月，患者下肢水肿完全消退，上述症状均明显减轻，2019 年 11 月 22 日复查 24 小时尿蛋白定量 1.9g，血浆白蛋白 33.5g/L。随访至今病情稳定。

【点评】该例膜性肾病伴双肾静脉血栓，曾用西药治疗后疗效不理想，笔者拟益气活血利水法取得了一定的疗效。对于膜性肾病我常用活血利水法，使用频率最高的方子就是经验方加味当归芍药散化裁，其中的活血药有赤芍、川芎、川牛膝、丹参、益母草、泽兰等，当归用当归尾。

验案 40

内蒙古某男，50 岁。患者 2018 年 11 月因双下肢水肿在当地医院查 24 小时尿蛋白定量最多 6.6g。未使用激素。

2019 年 2 月 23 日患者为求中医药治疗至我处首诊。当时 24 小时尿蛋白定量 6.6g，血压及肾功能正常。症见：双下肢水肿，尿量可，尿急，乏力腰酸，轻度阳痿，眠欠安，纳可大便调。舌暗，苔薄白，脉沉弱。中医辨证：气虚血瘀水停。拟益气活血利水为法，予经验方参芪当归芍药散化裁。

处方：生黄芪 40g，当归尾、川牛膝、怀牛膝、赤芍、白芍各 12g，蒲公英、淫羊藿、仙茅各 15g，冬瓜皮 30g，芡实、丹参、菟丝子各 20g，酸枣仁、桃仁各 10g，川芎 6g，桑螵蛸 3g，蜈蚣 1 条。每日 1 剂，水煎服。

2019 年 3 月 23 日复诊双下肢水肿减轻，24 小时尿蛋白定量 2.7g。同年 10 月 7 日 24 小时尿蛋白定量 1.8g。随访至今病情稳定。

【点评】该例患者以益气活血利水法取得了消除水肿及减轻蛋白尿的效果，仙茅、淫羊藿是为阳痿之症而设，具有温肾壮阳之功。

验案 41

山西某男，52 岁。患者 2015 年 2 月无明显诱因出现双下肢水肿，查 24 小时尿蛋白定量为 4g，肾穿刺为膜性肾病。曾在当地用醋酸泼尼松、环磷酰胺、他克莫司治疗均无效而自行撤停上述西药。

为寻求中医药治疗 2018 年 7 月 23 日来我处首诊。当时 24 小时尿蛋白定量 12g，血浆白蛋白 30g/L，肾功正常，用降压药控制血压。症见：乏力双下肢中度水肿右侧较甚，尿量尚可。自汗，腰酸痛活动不利。大便偏溏，纳眠可。舌淡红，苔薄黄腻，脉沉弦。中医辨证：气虚血瘀水停。拟益气活血利水法，予经验方参芪当归芍药散合五皮饮化裁。

处方：太子参、赤芍、白芍、炒白术、桑螵蛸、陈皮、当归尾、沙苑子、川牛膝、金银花各 12g，生黄芪 40g，泽兰叶、益母草、浮小麦各 15g，茯苓皮、冬瓜皮、车前草各 30g，芡实、金樱子、菟丝子、巴戟天各 20g，鹿角胶（烊入）6g。每日 1 剂，水煎服。

患者坚持每 2 个月来京复诊一次，笔者均以上方加减化裁。药后患者尿量逐渐增加，水肿逐渐消退，且上述诸症亦明显好转。24 小时尿蛋白定量逐渐下降，2020 年 5 月 6 日 24 小时尿蛋白定量降为 3g，患者较为满意。

【点评】该膜性肾病患者对激素及免疫抑制剂均呈现抵抗。笔者运用益气活血利水法，经过 1 年半多时间的单纯中医药治疗，24 小时尿蛋白定量由 12g 降为 3g，取得了一定的效果。这也得益于患者的密切配合。

5. 气阴两虚水停证

验案 42

河北某男，22 岁。2009 年底，患者无明显诱因出现双下肢浮肿，当地医院查尿蛋白（++），24 小时尿蛋白定量 1.0g，尿红细胞及肾功能正常。

未行肾穿刺，给予醋酸泼尼松 60mg/d 口服，自诉服药 1 个月后水肿完全消退，2 个月后尿蛋白转阴，之后激素规律撤减。2010 年 7 月，患者因感冒后病情复发，双下肢明显浮肿，24 小时尿蛋白定量 5g，当地医院再次将醋酸泼尼松加至 60mg/d，但此次患者因惧怕激素的副作用未规律服用。2011 年 4 月，患者在南京某医院行肾穿刺结果为 Ⅱ 期膜性肾病。给予醋酸泼尼松 10mg/d 口服，雷公藤多苷片 2 片，3 次 / 天，口服。24 小时尿蛋白定量波动在 3~4g，肾功能正常。

2012 年 7 月患者欲停用激素而至我处首诊。就诊时服用醋酸泼尼松 10mg/d，24 小时尿蛋白定量 5.6g，血浆白蛋白 28g/L，肾功能正常。症见：双下肢中度水肿，尿量可，面色萎黄，周身乏力，纳眠可，大便调。舌淡胖边有齿痕，苔薄白水滑，脉沉弱。中医辨证：气阴两虚，水湿内停。拟益气养阴利水法，予参芪地黄汤合水陆二仙丹加减治疗。

处方：太子参、生地黄、山药、生黄芪、冬瓜皮各 30g，牡丹皮、山茱萸、茯苓、芡实、金樱子各 20g，泽泻、黄精、当归各 12g。每日 1 剂，水煎服。

配合经验食疗方黄芪鲤鱼汤治疗：生黄芪、赤小豆、生薏苡仁、冬瓜皮、车前子各 30g，砂仁、金银花、黄精各 10g，茯苓、芡实各 20g，当归 12g。上述药物用纱布包好，与鲤鱼或鲫鱼 250g 同煎，加葱姜少许，不入盐，水煎半小时，弃去药包，吃鱼喝汤，每周 2 次。嘱患者停用激素，一周减 5mg，2 周后完全减停。

患者坚持每 2 个月来我处门诊复诊一次，均以上方加减化裁，4 个月后患者水肿完全消退，蛋白尿逐渐下降，2012 年 12 月 24 小时尿蛋白定量 4g。2013 年 6 月复查 24 小时尿蛋白定量 2.5g，同年 12 月中旬 24 小时尿蛋白定量 1.5g。2014 年 4 月 24 小时尿蛋白定量 0.8g，血浆白蛋白 32g/L，病情稳定。

【点评】本例为膜性肾病患者，使用激素及雷公藤多苷片，疗效不佳，希望撤减激素而来我处。其症状除水肿外表现为乏力、面色萎黄，察其舌淡边有齿痕，苔薄白水滑，脉沉弱。无脾胃症状及血瘀表现。故辨证为气阴两虚水停。予参芪地黄汤合利水涩精之品，并配以经验食疗方黄芪鲤鱼汤。患者能顺利撤停激素，目前一般状况良好。

验案 43

北京某女，20 岁。患者 2013 年 7 月无明显诱因出现双下肢浮肿，查尿蛋白（+++），24 小时尿蛋白定量 6.08g，血浆白蛋白 28.5g/L，血脂偏高，肾功能正常。外院诊断为：肾病综合征。患者拒绝激素治疗。同年 10 月为求中医药治疗而来我处首诊。相关理化检查同前。症见：乏力口干，双下肢中度浮肿，尿中泡沫，纳食及夜眠尚可，大便调。舌质淡，苔薄白，脉沉细。中医辨证：脾肾气阴两虚。拟脾肾气阴双补法，予加味参芪地黄汤化裁。

处方：太子参、生地黄、山药各 15g，生黄芪、茯苓、金银花、青风藤、芡实各 20g，山茱萸、牡丹皮各 10g，泽泻 12g，冬瓜皮 30g，桑螵蛸 6g。每日 1 剂，水煎服。

同时配合食疗方黄芪鲤鱼汤：生黄芪、生薏苡仁、芡实 20g，赤小豆、冬瓜皮各 30g，砂仁 6g，当归、金银花、黄精各 10g，上述药物用纱布包好，选活鲤鱼或活鲫鱼 250g，加葱姜少许同煎，不入盐，文火炖 30 分钟后，弃去药包，吃鱼喝汤，每周 1 次。

调治两月余，患者乏力、水肿症状明显好转，夜尿减少，复查 24 小时尿蛋白定量 1.7g，血浆白蛋白 30.3g，随访至今病情稳定。

【点评】本例肾病综合征患者，因不愿使用激素而来我处求治于中医。鉴于其水肿兼有乏力、口干，无脾胃及血瘀表现，辨证为气阴两虚水停。予参芪地黄汤加利水消肿之品，并配合经验食疗方黄芪鲤鱼汤而取效。

验案 44

北京某男，61 岁。2008 年 4 月患者发现双下肢水肿，在北京某医院查尿蛋白（+++），建议患者肾穿刺及使用激素，患者拒绝。为寻求中医治疗，于 2008 年 6 月 11 日至我处首诊。症见：乏力畏寒，头发花白稀疏，下肢中度水肿，按之凹陷，尿少，背部汗多，口黏，纳可，眠差，大便调。舌暗红，苔薄白略腻，脉沉弦。查 24 小时尿蛋白定量 7.84g，血浆白蛋白 28.9g/L，甘油三酯 2.34mmol/L，总胆固醇 9.02mmol/L，肾功能正常。高血压病史 30 余年。中医辨证：脾肾气阴两虚，偏于气虚。拟益气养阴法，予经验方加味参芪地黄汤化裁。

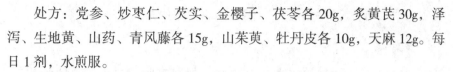

处方：党参、炒枣仁、芡实、金樱子、茯苓各 20g，炙黄芪 30g，泽泻、生地黄、山药、青风藤各 15g，山茱萸、牡丹皮各 10g，天麻 12g。每日 1 剂，水煎服。

并配合食疗方黄芪鲤鱼汤：炙黄芪、赤小豆、冬瓜皮、生薏苡仁、车前子各 30g，炒白术、茯苓、当归、黄精、金银花各 10g，芡实 20g，砂仁 6g。上药用纱布包，加葱姜，不入盐，与鲤鱼或鲫鱼 250g 同煎半小时，弃去药包，吃鱼喝汤，每周 2 次。

此后坚持门诊单纯中医治疗，根据病情予上方加减化裁。嘱患者定期复查。尿量逐渐增加，水肿逐渐消退，上述诸症亦逐渐减轻。

复查指标如下：2008 年 10 月 17 日，24 小时尿蛋白定量 4.31g，血浆白蛋白 28g/L。

2009 年 6 月 15 日，24 小时尿蛋白定量 3.89g，血浆白蛋白 24.3g/L。2009 年 10 月 18 日，24 小时尿蛋白定量 3.44g，血浆白蛋白 23.2g/L。患者水肿已完全消退，见轻度乏力、心悸，故于方中合用生脉饮，加麦冬 12g、五味子 10g，炙黄芪加至 40g。

2010 年 6 月 17 日，24 小时尿蛋白定量 4.57g，血浆白蛋白 31.4g/L。2010 年 10 月 14 日，24 小时尿蛋白定量 5.45g，血浆白蛋白 33g/L。

2011 年 2 月 15 日，24 小时尿蛋白定量 4.67g，血浆白蛋白 36.3g/L。2011 年 9 月 17 日，24 小时尿蛋白定量 2.63g，血浆白蛋白 41.8g/L。

2012 年 3 月 11 日，24 小时尿蛋白定量 1.99g，血浆白蛋白 41.9g/L。2012 年 6 月 4 日，24 小时尿蛋白定量 1.44g，血浆白蛋白 41g/L。

2013 年 7 月 4 日，24 小时尿蛋白定量 1.08g，血浆白蛋白 44.8g/L。此后，24 小时尿蛋白定量一直稳定在 1g 左右。患者神振纳佳，头发已变黑变多。

【点评】该患者初诊时除水肿外，表现为气阴两虚之证，患者不愿用激素，遂长期坚持中医药治疗，以益气养阴利水法配合经验食疗方黄芪鲤鱼汤获得了较好效果。尿蛋白由 7.84g 降至 1g 左右，水肿完全消退，白蛋白由 28.9g/L 升至 44.8g/L。

该患者坚持单纯中医药治疗长达 5 年的时间，不仅理化指标改变，而且头发逐渐变黑变多，生活质量提高。由此可见部分肾病综合征能中不西是可能的，同时患者的密切配合也是取得疗效的关键之一。

验案 45

北京某男，72 岁。2012 年冬患者出现双下肢明显水肿，按之凹陷，于某医院查 24 小时尿蛋白定量 4.9g（尿量 600mL），血浆白蛋白 19.6g/L，肾功正常。建议肾穿刺及使用激素患者拒绝。

为寻求中医治疗，遂于 2013 年 5 月 13 日至我处首诊。外院查 24 小时尿蛋白定量 9.65g，血浆白蛋白 19.6g/L。症见：面色灰暗，乏力伴双下肢中度水肿，尿中泡沫多，尿量少。纳食可，夜眠欠安，大便正常。舌淡暗，苔薄白腻，有裂纹，脉弦细。中医辨证：气阴两虚夹瘀夹湿。拟益气养阴、化瘀利水法，予参芪地黄汤加味。

处方：太子参、生地黄、山药、泽泻各 15g，生黄芪、茯苓、天麻、酸枣仁、白芍、金银花、青风藤、芡实、丹参、金樱子 20g，山茱萸 10g，泽兰叶、牡丹皮、川牛膝、怀牛膝各 12g。每日 1 剂，水煎服。

并配合经验食疗方黄芪鲤鱼汤治疗：赤小豆、生黄芪、冬瓜皮、生薏苡仁、车前子、茯苓各 30g，当归、砂仁、金银花各 10g，上述药物用纱布包好，与鲤鱼或鲫鱼 250g 同煎，加葱姜少许，不入盐，水煎半小时，弃去药包，吃鱼喝汤，每周 1 剂。

患者坚持中医药治疗，根据病情在上方基础上加减化裁，药后水肿逐渐消退，诸症减轻，尿蛋白逐渐下降。2013 年 11 月初 24 小时尿蛋白定量 4.4g。

2014 年 4 月，患者水肿完全消退。同年 8 月 26 日复查，24 小时尿蛋白定量 2.29g，血浆白蛋白 33.8g/L。

2016 年 1 月 8 日 24 小时尿蛋白定量 1.35g，血浆白蛋白 38.8g/L。

【点评】本例肾病综合征在水肿的同时，有气阴两虚兼夹瘀血等症状，因而予益气养阴、化瘀利水法加减治疗，取得了较好的效果。

验案 46

河北某女，19 岁。患者 2013 年 5 月下旬出现双下肢水肿，查 24 小时尿蛋白定量 6g，血浆白蛋白 29g/L，总胆固醇 8.18mmol/L，甘油三酯 2.18mmol/L，尿红细胞 77.34 个 /HPF。血压正常，肾功能正常。当地医院诊为肾病综合征，建议肾穿刺、使用激素，患者拒绝。

为寻求中医诊治，遂于同年6月初至我处首诊。当时症见：双下肢中度水肿，尿量尚可，时有尿频，腰酸乏力，心悸自汗，咽痛，纳眠可，大便调。舌红，苔薄白，脉沉细数。相关指标同上。中医辨证：心肾气阴两虚，兼夹湿热。以益气养阴，清利湿热为法，予参芪地黄汤合生脉饮加减。

处方：金银花、小蓟各30g，蒲公英、生地黄、山药、泽泻、仙鹤草、续断各15g，麦冬、牛蒡子各12g，五味子、山茱萸、牡丹皮各10g，茯苓、芡实、菟丝子、生黄芪、板蓝根、青风藤、金樱子各20g，桑螵蛸6g。每日1剂，水煎服。

并配合经验食疗方黄芪鲤鱼汤治疗：生黄芪、赤小豆、生薏苡仁、冬瓜皮各30g，砂仁、金银花、黄精各10g，茯苓、芡实各20g，当归12g。上述药物用纱布包好，与鲤鱼或鲫鱼250g同煎，加葱姜少许，不入盐，加水适量，文火炖30分钟，弃去药包，吃鱼喝汤，每周1剂。

药后患者诸症减轻，每次复诊时均以上方为基础加减化裁。一直坚持单纯中医治疗，未用激素。同年8月7日，查24小时尿蛋白定量4.05g，血浆白蛋白31g/L，总胆固醇8.44mmol/L，甘油三酯3.7mmol/L。2013年9月17日24小时尿蛋白2.56g。11月13日查24小时尿蛋白定量1.49g，血浆白蛋白35g/L，总胆固醇7.23mmol/L，甘油三酯7.23mmol/L。

2014年1月3日复查24小时尿蛋白定量0.85g，血浆白蛋白42g/L，总胆固醇5.59mmol/L，甘油三酯1.58mmol/L。同年7月26日24小时尿蛋白定量0.11g。10月15日复查24小时尿蛋白定量0.04g，血浆白蛋白38g/L，总胆固醇4.72mmol/L，甘油三酯1.12mmol/L。尿红细胞2.7个/HPF。患者一直在门诊中医药治疗，巩固疗效，随访指标均为阴性。治疗全程未用激素与降脂药。

【点评】本例肾病综合征兼有血尿，临床表现除水肿之外，有心气阴两虚之证及下焦湿热之证，因而治疗心肾气阴双补，兼清利湿热、凉血止血。予参芪地黄汤合生脉饮合用加味而取效。

验案47

北京某男，49岁。2014年4月患者体检发现尿蛋白（+++），24小时尿蛋白定量 15.23g，血浆白蛋白 23g/L，血肌酐正常，总胆固醇 11.93mmol/L。外院诊断为肾病综合征，建议肾穿刺及使用激素，患者拒绝。曾短期应用雷公藤，未见效。

为求治中医，经熟人介绍，于 2014 年 5 月中旬至我处初诊。症见：全身重度水肿，尿量少每日 500~600mL。乏力头晕，腰酸痛，纳食及夜眠尚可。舌暗红，苔白水滑，脉沉细弱。相关理化指标同上。中医辨证：气阴两虚，水湿内停。拟益气养阴利水法，予参芪地黄汤和水陆二仙丹加味治疗。

处方：太子参、生地黄、山药各 15g，生黄芪、冬瓜皮各 30g，牡丹皮、山茱萸各 10g，茯苓、芡实、金樱子各 20g，泽泻、黄精、当归各 12g。每日 1 剂，水煎服。

并配合食疗经验方黄芪鲤鱼汤：生黄芪、赤小豆、薏苡仁、冬瓜皮各 30g，芡实、茯苓、砂仁各 20g，炒白术 12g，当归、黄精、金银花各 10g。每周两次。

用药 2 周后，效果明显，水肿明显消退，尿量增加，复查 24 小时尿蛋白定量：6.12g，血浆白蛋白 28g/L，总胆固醇 7.94mmol/L，血肌酐 71μmol/L。患者自觉效果很好，乏力好转，故坚信中医疗效，继续中药治疗。用药 4 周后，治疗效果佳，2014 年 6 月 15 日，查 24 小时尿蛋白定量降至 3.08g。水肿已完全消退，仅觉轻度乏力。2014 年 7 月 26 日，复查 24 小时尿蛋白定量 0.11g，血浆白蛋白升至 42g/L，患者看到了中医的神奇疗效，随访至今指标阴性。

【点评】本例为肾病综合征重度水肿患者。鉴于其伴有乏力腰酸等气阴两虚的表现，故予参芪地黄汤气阴双补，酌加利水涩精之品，并配合经验食疗方黄芪鲤鱼汤治疗而取效。患者未用激素、利尿西药及输注血浆白蛋白，单纯中医药治疗，4 周后水肿即消退，2 月余后尿蛋白转阴，血浆白蛋白恢复正常，取得了迅速的、完全缓解的效果。说明中医药在肾病综合征的治疗中大有可为，应当挖掘和整理。

验案 48

北京某女，28 岁。患者 2011 年 8 月发现尿蛋白（+++），24 小时尿蛋白定量4.2g。肾穿刺结果为IgA肾病。予甲泼尼龙48mg/d及来氟米特口服，药后患者尿蛋白减少，但停用激素后病情反复，尿蛋白定量逐渐升高。

患者为寻求中医药治疗，于2014年5月中旬来我处首诊，当时24小时尿蛋白定量4.9g，血浆白蛋白26g/L，肾功能正常。激素已停用。症见：颜面及双下肢中度水肿，乏力腰酸痛，大便偏干，咽痛，眠不实。舌红，苔薄黄，脉沉细濡。中医辨证：气阴两虚，兼夹湿热。拟益气养阴利水法，予参芪地黄汤合五皮饮加减。

处方：太子参、生地黄、金银花、续断、怀牛膝、麻子仁、炒枣仁、丹参、大腹皮各15g，生黄芪、茯苓皮、泽泻、芡实、金樱子各20g，陈皮、桑白皮、牛蒡子12g，冬瓜皮30g，桑螵蛸5g，柏子仁12g。每日1剂，水煎服。

配用经验食疗方黄芪鲤鱼汤：生黄芪、赤小豆、薏苡仁、冬瓜皮各30g，芡实、茯苓各20g，金银花、当归、黄精、砂仁各10g，上述药物用纱布包好，选活鲤鱼或活鲫鱼250g，加葱姜少许同煎，不入盐，加水文火炖30分钟后，弃去药包，吃鱼喝汤，每周2次。

治疗4周后，感觉效果明显，水肿已消退，复查24小时尿蛋白定量降至3.5g。2014年7月复诊，患者面色较前有光泽，体重减轻，查24小时尿蛋白定量降至2.7g。2014年9月1日查24小时尿蛋白定量1.8g，血浆白蛋白38.9g/L。

【点评】本例为IgA肾病呈现肾病综合征的患者，对激素及免疫抑制剂呈依赖性，因停药后病情反复而来我处就诊。鉴于其在水肿的同时伴有气阴两虚及兼夹湿热。选用参芪地黄汤益气养阴，合用五皮饮加减利水，方中的牛蒡子有利咽通便之功。五皮饮出于《华氏中藏经》，由五种药物的皮组成，具行气利水之功，笔者在临床运用时，常加冬瓜皮、车前子以加强利水作用。该方平淡无奇，但轻灵好用。

验案 49

河北某女，36岁。2014年5月患者出现双下肢水肿，当地医院查24小时尿蛋白定量2.14g（尿量600mL），血浆白蛋白30g/L，肾功能正常。建议肾穿刺及使用激素，患者拒绝，仅服用雷公藤多苷片。

同年 7 月为寻求中医诊治而来我处首诊，外院查 24 小时尿蛋白定量 2.4g（800mL），血浆白蛋白 32.9g/L，尿红细胞 91.9 个 /HPF。当时症见：双下肢中度水肿，乏力腰酸痛，口干口苦，口中异味，纳可眠不实，时有尿频。舌偏红，苔黄腻，脉沉弱。中医辨证：气阴两虚，兼夹湿热。拟益气养阴、清热利湿为法，予经验方参芪地黄汤加味。

处方：太子参、山茱萸、牡丹皮各 10g，生黄芪、生地黄、桑白皮、白茅根、巴戟天各 15g，泽泻、淡竹叶、佩兰各 12g，金银花、茯苓、夜交藤、续断、金樱子各 20g，黄连 5g，小蓟、冬瓜皮各 30g。每日 1 剂，水煎服。并嘱患者停用雷公藤多苷片。

之后患者坚持中医药治疗，一直以本方加减化裁。水肿消退，诸症减轻。同年 10 月 11 日复查 24 小时尿蛋白定量 0.77g，尿红细胞 1.89 个 /HPF。随访至今病情稳定。

【点评】本例为肾病综合征兼有血尿的患者，使用雷公藤多苷片而不效。患者除气阴两虚的症状外，兼有口苦、舌苔黄腻等湿热内蕴的表现。方选参芪地黄汤为基础方，酌加利水药及黄连、竹叶、佩兰等清热除湿之品。

验案 50

山东某女，50 岁。2011 年 2 月患者出现双下肢水肿，当地医院查 24 小时尿蛋白定量 5.13g，血浆白蛋白 27.6g/L，肾功能正常。肾穿刺结果为系膜增生性肾小球肾炎。予甲泼尼龙 44mg/d，使用 3 个月后尿蛋白未转阴。

2014 年 5 月 12 日患者为寻求中医治疗至我处首诊。当时口服甲泼尼龙 24mg/d，外院查 24 小时尿蛋白定量 2.34g，血浆白蛋白 27.6g/L，血压及肾功能均正常。症见：双下肢中度水肿，尿量尚可，乏力腰酸痛。舌淡，苔薄白水滑，脉沉弱。中医辨证：气阴两虚，水湿内停。拟益气养阴利水为法，予经验方参芪地黄汤加味。

处方：太子参、生地黄、山药、巴戟天、金银花各 15g，生黄芪、冬瓜皮、丹参各 30g，山茱萸、牡丹皮各 10g，茯苓、芡实、青风藤各 20g，泽泻 12g。每日 1 剂，水煎服。

并配合食疗经验方黄芪鲤鱼汤：生黄芪、赤小豆、薏苡仁、冬瓜皮各30g，芡实、茯苓、砂仁各20g，炒白术12g，当归、黄精、金银花各10g。每周一剂。并嘱患者逐渐撤减激素。

患者坚持门诊治疗，笔者一直以本方加减化裁。同年9月13日查：24小时尿蛋白定量0.50g，血浆白蛋白34g/L。2014年12月1日复查：24小时尿蛋白定量0.50g，激素已减至8mg/d，双下肢水肿消退，腰已不痛，无明显不适。2015年6月8日激素减至6mg/d，复查24小时尿蛋白定量0.14g。随访至今病情稳定。

【点评】本例为系膜增生性肾小球肾炎患者，外院予大剂量激素治疗3个月仍无效。处诊时辨证为气阴两虚水停。运用参芪地黄汤加利水之药，配合经验食疗方黄芪鲤鱼汤治疗，笔者在中医药治疗时逐渐减撤激素，取得了水肿消退、蛋白尿转阴的满意效果。

验案 51

河北某男，61岁。患者于2008年4月体检发现尿检异常，尿蛋白（+++），尿中有红细胞。未行肾穿刺检查，未用激素。既往高血压病史30年，血压最高达180/100mmHg，服硝苯地平缓释胶囊、美托洛尔、缬沙坦胶囊（代文），血压控制在135/80mmHg左右。

2008年6月11日为求中医药治疗至我处初诊。外院查24小时尿蛋白定量7.84g，尿红细胞15个/HPF，血浆白蛋白29.9g/L，甘油三酯2.34mmol/L，总胆固醇9.02mmol/L，血肌酐126.45μmol/L。症见：颜面及双下肢中度水肿，尿量可，乏力畏寒，后背汗多，口干，纳可，眠差，大便调。舌淡，苔薄白，脉沉细。中医辨证：气阴两虚，水湿内停。以益气养阴利水为法，予经验方加味参芪地黄汤化裁。

处方：党参、茯苓、芡实、金樱子、炒枣仁各20g，炙黄芪、冬瓜皮、车前子、金银花各30g，生地黄、青风藤、山药各15g，山茱萸、牡丹皮各10g，泽泻、天麻、小蓟各12g。每日1剂，水煎服。

并配合黄芪鲤鱼汤：赤小豆、薏苡仁、冬瓜皮、生黄芪各30g，芡实20g，白术12g，砂仁10g。上药用纱布包，加葱姜，不入盐，与鲤鱼或鲫鱼250g同煎半小时，弃去药包，吃鱼喝汤，每周2次。

患者一直坚持中医药治疗，期间多次复诊，笔者均以上方加减。2009年2月18日复诊，患者以上方加减治疗半年余，水肿明显减轻，乏力、畏寒缓解，但时有咳嗽，咯少量黄痰。舌淡，苔薄黄，脉沉细。查24小时尿蛋白定量5.4g，血浆白蛋白32.9g/L，甘油三酯2.83mmol/L，总胆固醇6.37mmol/L，血肌酐74μmol/L。继以上方加减，以太子参易党参，加菟丝子、紫河车加强补肾摄精之力，佐以浙贝母、黄芩以清肺化痰。

处方：太子参、金银花各30g，生地黄、泽泻、黄芩各15g，山茱萸、柏子仁、竹叶各12g，牡丹皮、炒白术各10g，茯苓、炒枣仁、金樱子、芡实、天麻、青风藤、菟丝子各20g，紫河车、象贝母各6g，炙黄芪40g。每日1剂，水煎服。

2011年9月17日复诊，上方加减治疗1年半，患者已无明显不适。查24小时尿蛋白定量2.6g，血浆白蛋白41.8g/L，甘油三酯2.1mmol/L，总胆固醇4.97mmol/L，血肌酐73μmol/L（未用降脂西药）。

【点评】本例患者肾病综合征兼有少量血尿，血肌酐亦轻度升高。鉴于患者有乏力、口干等气阴两虚表现，故予参芪地黄汤加减并配合经验食疗方黄芪鲤鱼汤益气养阴利水。患者坚持中医药治疗3年，取得了尿蛋白明显减少，血浆白蛋白恢复正常，血肌酐明显下降的满意效果。

验案52

河南某男，18岁。患者2008年3月无诱因出现眼睑及双下肢水肿，当地医院检查（具体不详）诊断为肾病综合征，予醋酸泼尼松60mg/d，治疗4个月后水肿和蛋白尿均未见好转。

2008年7月19日为求中医治疗来我门诊治疗。当时口服醋酸泼尼松50mg/d，检查24小时尿蛋白定量4.42g，血浆白蛋白26.5g/L，总胆固醇9.6mmol/L，甘油三酯4.27mmol/L，血压及肾功能正常。症见：眼睑及双下肢中度浮肿，尿量每日1000mL。神疲乏力，心悸腰酸，心烦不寐。舌淡，苔稍干，脉细数无力。中医辨证：心肾气阴两虚，水湿内停。拟益气养阴利水法，予经验方加味参芪地黄汤合生脉饮化裁。

处方：太子参、生黄芪、山药各15g，生地黄、麦冬、天麻、竹叶各12g，山茱萸、牡丹皮、泽泻、五味子各10g，茯苓、丹参、炒酸枣仁各

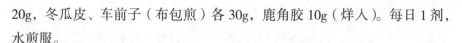

20g，冬瓜皮、车前子（布包煎）各 30g，鹿角胶 10g（烊入）。每日 1 剂，水煎服。

并配合经验食疗方黄芪鲤鱼汤：生黄芪、赤小豆、薏苡仁、冬瓜皮各 30g，芡实、茯苓各 20g，生姜、砂仁各 10g，与鲤鱼 1 条（约 250g）同煎，不入盐，饮汤食鱼，每周 2 次。并嘱患者逐渐撤减激素。

同年 8 月 13 日复诊，患者水肿已消退，各种症状亦明显减轻，尿量增至 1600mL/d。查 24 小时尿蛋白定量 1.74g，血浆白蛋白 32.9g/L，总胆固醇 6.27mmol/L，甘油三酯 2.68mmol/L（未用降脂西药）。

患者坚持复诊，至 2009 年 5 月尿蛋白转阴，血浆白蛋白及血脂均正常。同年 9 月 10 日激素已撤停，未再反复。

【点评】本例肾病综合征患者，当地使用大量激素治疗无效而来我处就诊。患者在水肿的同时有心肾气阴两虚的表现，以参芪地黄汤合生脉饮加味心肾气阴双补，酌加利水涩精、安神、强壮腰膝等药物。方中的鹿角胶是笔者喜用的强壮腰膝的药物之一，本品为血肉有情之品，以温润补肾见长，为强壮腰膝之良药。宜烊化入药，用量为 6~12g。

该患者经中医药治疗，激素撤减及至撤停，取得了尿蛋白转阴，血浆白蛋白及血脂均恢复正常的显著疗效。这充分说明部分肾病综合征患者能中不西是可行的。

验案 53

四川某男，69 岁。患者 2013 年无诱因出现双下肢水肿，于当地医院检查发现蛋白尿、高血压，肾功能正常。建议肾穿刺、使用激素，患者均拒绝，仅使用贝那普利、氨氯地平之后，血压稳定。用呋塞米利尿，但水肿未见好转。

为求中医药治疗，遂于 2014 年 12 月 10 日至我处首诊。当时 24 小时尿蛋白定量 7.8g，血浆白蛋白 25.5g/L，血肌酐 56μmol/L，血尿酸 480μmol/L，总胆固醇 7.2mmol/L，甘油三酯 2.02mmol/L。症见：双下肢重度可凹性水肿，尿量 800mL/d，乏力，怕热口苦，咽干痛，纳眠可，大便调。舌淡边有齿痕，苔薄白水滑，脉沉弱。中医辨证：气阴两虚，湿热内阻。拟益气养阴，清热利湿法，予经验方加味参芪地黄汤化裁。

处方：太子参、黄芩、生地黄、山药、泽泻各 15g，生黄芪、冬瓜皮、车前子（布包煎）、白芍各 30g，山茱萸、牡丹皮、牛蒡子、连翘各 10g，淡竹叶、金银花各 12g，茯苓、丹参、芡实、金樱子、菟丝子各 20g，桑螵蛸 6g，黄连 5g。每日 1 剂，水煎服。

并配合经验食疗方黄芪鲤鱼汤：生黄芪、赤小豆、冬瓜皮、茯苓、生薏苡仁各 30g，炒白术、砂仁、当归、黄精、金银花、莲子肉各 10g，芡实 20g。上药用纱布包，加葱姜，不入盐，与鲤鱼或鲫鱼 250g 同煎半小时，弃去药包，吃鱼喝汤，每周 1 次。

患者坚持来我处复诊，笔者一直予上方化裁。药后患者水肿逐渐减轻及至消退，尿蛋白逐渐减少，血浆白蛋白逐渐上升。2015 年 1 月 9 日复查 24 小时尿蛋白定量 4.86g，血浆白蛋白 28g/L；同年 4 月 17 日 24 小时尿蛋白定量 3.19g，血浆白蛋白 29.7g/L；7 月 19 日 24 小时尿蛋白定量 2.67g，血浆白蛋白 35g/L；8 月 7 日 24 小时尿蛋白定量 1.93g，血浆白蛋白 39g/L；10 月 16 日 24 小时尿蛋白定量 0.26g，血浆白蛋白 40g/L。血尿酸 366μmol/L，总胆固醇 4.55mmol/L，甘油三酯 1.63mmol/L（未用降尿酸及降脂药）。

目前患者无明显不适，能坚持全日制工作，并经常国内外出差。随访至今，所有检查均正常。

【点评】本例为老年肾病综合征重度水肿患者，因恐惧激素的副作用而坚决不用激素，而来我处就诊。鉴于其重度水肿的同时兼有乏力、咽干痛、怕热、口苦，辨证为气阴两虚偏于阴虚，兼夹湿热。予参芪地黄汤化裁而取效，不但水肿消退、尿蛋白下降、血浆白蛋白升高，血尿酸亦逐渐降至正常（未用降尿酸药）。

笔者认为，对于水肿的治疗，不能单纯用利水渗湿药治标，应该根据辨证标本兼顾。同时配合经验食疗方黄芪鲤鱼汤能提高血浆白蛋白。虽然水肿消退的速度稍慢一些，但水肿消退后不易反复。

验案 54

内蒙古某男，10 岁。患者 2009 年 10 月初无明显诱因出现颜面及下肢浮肿，尿量减少每日 600mL，查尿蛋白（+++），24 小时尿蛋白定量 3.0g，当地医院给予激素治疗，口服醋酸泼尼松 20mg/d，半个月后尿蛋白转阴。

但半年后复发，尿蛋白（+++），又口服醋酸泼尼松 25mg/d，1 周后尿蛋白转阴，激素共使用半年。停用激素后每遇感冒则复发，患者血肌酐及血压正常。

2016 年 3 月 6 日感冒后查尿蛋白（+++），24 小时尿蛋白定量 4.6g，血肌酐 47μmol/L。患者家属不愿继续使用激素，为求中医药治疗而来我处首诊，症见：双下肢中度水肿，尿量减少 700mL/d，咳嗽有痰，咽干痛，乏力怕热，平素易感冒，纳眠可，大便偏干。舌边尖红，苔薄白，脉浮数。中医辨证：气阴两虚，偏于阴虚，兼夹风热。以益气养阴，兼以疏风清热为法，予经验方加味参芪地黄汤化裁。

处方：太子参、黄芩、连翘、淡竹叶、野菊花、泽泻各 12g，生黄芪、金银花、山药、菟丝子、瓜蒌皮、火麻仁各 15g，生地黄、山茱萸、牡丹皮、陈皮、桑螵蛸、黄精各 10g，茯苓、益母草各 20g，冬瓜皮、生石膏各 30g，川贝母 2g。每日 1 剂，水煎服。

患者坚持服上方 1 月余，未用激素及利尿药。2016 年 4 月 16 日复诊，水肿消退，尿量增加每日 1650mL，尿蛋白明显下降，复查尿蛋白（+），24 小时尿蛋白定量 0.53g。效果明显。

【点评】该病例的临床特点为大量蛋白尿伴水肿，对激素呈现依赖性，患者家属求治中医的目的是不想依赖激素。初诊时中医证候为气阴两虚，偏于阴虚，兼夹风热。治疗以益气养阴，兼以疏散风热，扶正祛邪兼顾为法。单纯运用中药取得了明显的效果。

虽然患者初诊时见咳嗽、咽干等风热犯肺之证，一般情况下应急则治其标，先治表证，但鉴于该病例无明显恶寒发热表气不疏之症，故拟标本兼顾，扶正祛邪治疗。在参芪地黄汤以益气养阴的基础上加用金银花、连翘、野菊花以疏风清热解毒，黄芩、生石膏清泻肺热；川贝母、瓜蒌皮化痰止咳。

验案 55

上海某女，56 岁。患者既往有多年慢性肾炎史及高血压病史，用降压药控制血压，2014 年 7 月初出现双下肢中度水肿，7 月 18 日当地医院检查：24 小时尿蛋白定量 4.54g，尿量尚可，血浆白蛋白 23.9g/L，血肌酐 82.5μmol/L，甘油三酯 1.8mmol/L，谷草转氨酶 121U/L，谷丙转氨酶 169U/L。患者不愿肾穿，也未用激素，肾功能正常。

同年 9 月 10 日为求中医药治疗而来我处初诊，症见：乏力伴双下肢中度水肿，按之凹陷，大便时溏，口干眠不实，夜尿频，纳可。舌淡边有齿痕，苔薄白，脉沉弱。中医辨证：气阴两虚，偏于气虚。以益气养阴，兼以健脾固涩为法，予经验方加味参芪地黄汤化裁。

处方：黄芪 40g，太子参、生地黄、泽泻、淫羊藿、夜交藤各 15g，当归、青风藤、芡实、杜仲、菟丝子、黄精、金樱子各 20g，山茱萸、金银花、天麻、炒白术、紫苏梗、灵芝片各 12g，牡丹皮、桑螵蛸、益智仁各 10g，茯苓、冬瓜皮、薏苡仁各 30g。每日 1 剂，水煎服。

并配合经验食疗方黄芪鲫鱼汤：生黄芪、赤小豆、冬瓜皮各 30g，砂仁、金银花各 10g，当归、白术各 12g，黄精、茯苓、芡实各 20g。上述药物用纱布包好，选活鲤鱼或活鲫鱼 250g，加葱姜少许同煎，不入盐，文火炖 30 分钟后，弃去药包，吃鱼喝汤，每周 1 次。

患者坚持门诊中药治疗 5 年余，初诊时明显的水肿及乏力等症状，在治疗 1 年后均已消失，24 小时尿蛋白定量亦明显减少。2015 年 1 月 28 日查 24 小时尿蛋白定量 3.7g，同年 3 月 11 日 24 小时尿蛋白定量 3.45g，同年 8 月 18 日 24 小时尿蛋白定量 3.13g，2016 年 4 月 14 日 24 小时尿蛋白定量 2.2g，血浆白蛋白 36.7g/L，2019 年 3 月 15 日复查血肌酐 81μmol/L，24 小时尿蛋白定量 0.66g，谷丙转氨酶 9U/L，甘油三酯 1.7mmol/L。2020 年 1 月复查尿蛋白转阴。

【点评】该患者初诊时突出的临床表现为大量蛋白尿，中度水肿及明显乏力，中医辨证属气阴两虚，偏于气虚。治疗以益气养阴，兼以健脾固涩为法，患者证偏气虚，故方中重用黄芪 40g，并用太子参及炒白术义在益气健脾。同时配合经验食疗方黄芪鲫鱼汤治疗，收效显著，临床症状得以控制，尿蛋白转阴。

验案 56

北京某男，30 岁。患者 2013 年体检时发现血尿及蛋白尿，在外院肾穿刺结果为膜性肾病，先后予醋酸泼尼松、环孢素 A、环磷酰胺及来氟米特治疗，均未见效，24小时尿蛋白定量最多24g，血浆白蛋白最低12g/L，血肌酐亦升高至140μmol/L。

2015年1月28日为求中医药治疗至我处初诊。当时已停用激素及免疫抑制剂。查24小时尿蛋白定量12.96g，尿红细胞10.88个/HPF，血浆白蛋白14.7g/L，血肌酐176μmol/L，血红蛋白112g/L，服用降压药控制血压。症见：双下肢中度水肿，小便量可，乏力腰酸，皮肤痤疮，咽干恶心，大便黏滞，尿急。舌淡，苔薄黄，脉沉弱。中医辨证：气阴两虚，湿热内阻。拟益气养阴，清热化湿法，予经验方加味参芪地黄汤化裁。

处方：太子参、蒲公英、青风藤、黄芩、淫羊藿各15g，生黄芪、生地黄、冬瓜皮、小蓟各30g，山茱萸、牡丹皮、泽泻、桑螵蛸各10g，茯苓、金银花、续断、菟丝子、巴戟天、金樱子各20g，竹茹、黄精、灵芝、淡竹叶、当归各12g。每日1剂，水煎服。

并配合经验食疗方黄芪鲤鱼汤：赤小豆、生黄芪、冬瓜皮、生薏苡仁、车前子、茯苓各30g，当归、砂仁、金银花、黄精各10g，上述药物用纱布包好，选活鲤鱼或活鲫鱼250g，加葱姜少许同煎，不入盐，文火炖30分钟后，弃去药包，吃鱼喝汤，每周2次。

患者坚持中医药治疗，笔者一直予上方加减化裁。2016年1月29日复查24小时尿蛋白7.4g，血浆白蛋白33.8g/L，血肌酐132μmol/L。2016年2月26日复查24小时尿蛋白定量5.44g，血浆白蛋白35.8g/L，尿红细胞5.9个/HPF，血肌酐126μmol/L，血红蛋白142g/L。同年8月复查24小时尿蛋白定量4.5g，白蛋白39.7g/L，血肌酐108μmol/L。患者诸症减轻，随访至今病情稳定。

【点评】本例为膜性肾病患者，表现为肾病综合征，予激素、免疫抑制剂治疗不效，并出现肾功能不全。笔者选用经验方加味参芪地黄汤配合经验食疗方黄芪鲤鱼汤治疗，尿蛋白较前明显减轻，血尿亦减轻，血浆白蛋白恢复正常，肾功能有所恢复。

验案57

北京某男，43岁。患者2016年1月体检发现血尿及蛋白尿，血压升高，24小时尿蛋白定量2.55g。外院建议做肾穿刺及使用激素，患者均拒绝。之后尿蛋白逐渐增加，24 小时尿蛋白定量最多 4.5g。

同年 3 月为求中医药治疗至我处首诊。当时外院查 24 小时尿蛋白定量 4.51g，尿红细胞 20 个 /HPF，血浆白蛋白 28g/L，肾功能正常，服用降压药控制血压。症见：双下肢中度可凹性水肿，尿量 1200mL/d，时有尿频急，乏力腰酸，口干，纳眠可，大便调。舌淡暗，苔薄白，脉沉细。中医辨证：气阴两虚，水湿内停。拟益气养阴，利水消肿法，予经验方加味参芪地黄汤化裁。

处方：太子参、生地黄、山药、茯苓、蒲公英各 15g，生黄芪、小蓟、冬瓜皮、薏苡仁各 30g，牡丹皮、山茱萸、桑螵蛸各 10g，金银花、泽泻各 12g，巴戟天、芡实、菟丝子、青风藤各 20g。每日 1 剂，水煎服。

并配合经验食疗方黄芪鲤鱼汤：赤小豆、生黄芪、冬瓜皮、生薏苡仁、车前子、茯苓各 30g，当归、砂仁、金银花、黄精各 10g，上述药物用纱布包好，选活鲤鱼或活鲫鱼 250g，加葱姜少许同煎，不入盐，文火炖 30 分钟后，弃去药包，吃鱼喝汤，每周 1 次。

药后 1 个月，2016 年 4 月复查 24 小时尿蛋白定量 3.0g，5 月 17 日复查 24 小时尿蛋白定量 2.54g，7 月 10 日复查 24 小时尿蛋白定量 1.05g，血浆白蛋白 32.8g/L，尿红细胞 8 个 /HPF。患者水肿已消退，余症减轻，随访至今病情稳定。

【点评】本例肾病综合征患者其初诊时的中医证候为气阴两虚，水湿内停。予参芪地黄汤扶正固本兼顾利水消肿，在短期内取得了明显降低蛋白尿及消肿的显著效果。

验案 58

河北某女，61 岁。患者 2014 年 10 月因尿中泡沫于当地医院检查发现血尿和蛋白尿。24 小时尿蛋白定量最多 6g，当地医院肾穿刺结果为膜性肾病 I 期，予激素及免疫抑制剂治疗但患者拒绝。

为求中医药治疗于 2015 年 10 月 26 日至我处首诊。当时外院查 24 小时尿蛋白定量 6.12g，尿红细胞 2.95 个 /HPF，血浆白蛋白及肾功能正常。症见：双下肢中度可凹性水肿，尿量尚可，乏力腰酸，心烦怕热，胸闷憋气，咳嗽耳鸣，纳眠可，大便偏溏，日 1 次。舌淡，苔薄黄水滑，脉沉弱。中医辨证：气阴两虚，湿热内蕴。拟益气养阴，清热利湿法，予经验方加味参芪地黄汤化裁。

处方：太子参、生黄芪、炒白术、芡实、青风藤各20g，生地黄、泽泻、夏枯草、巴戟天各15g，牡丹皮、黄芩、金银花各10g，茯苓、丹参、冬瓜皮、生薏苡仁各30g，薤白、枳壳、杭菊花各12g，桑螵蛸5g，莲子心3g。每日1剂，水煎服。

并配合经验食疗方黄芪鲤鱼汤：赤小豆、生黄芪、冬瓜皮、生薏苡仁、车前子、茯苓各30g，当归、砂仁、金银花、黄精各10g，上述药物用纱布包好，选活鲤鱼或活鲫鱼250g，加葱姜少许同煎，不入盐，文火炖30分钟后，弃去药包，吃鱼喝汤，每周1次。

患者坚持中医药治疗，笔者一直予上方加减化裁。2016年6月11日复查24小时尿蛋白定量4.3g，水肿及诸症明显减轻。7月15日复查24小时尿蛋白定量1.65g，水肿基本消退，余无不适。随访至今病情稳定。

【点评】本例膜性肾病表现为大量蛋白尿。鉴于其中医证候为气阴两虚，湿热内蕴，运用益气养阴、清热利湿法取得了明显的疗效。未用任何西药，蛋白尿由6.12g降为1.65g，水肿基本消退。

方中选用用薤白和枳壳是因为患者就诊时有胸闷憋气的症状，临床上对于慢性肾脏病伴有胸闷、胸痛、憋气的症状，其病机有痰湿、水湿阻滞气机，或瘀血痹阻，笔者均用上述两药，意在宽胸理气、通阳行痹。对于瘀血内阻者，常加用丹参和赤芍。药后均能达到满意的效果。

验案59

河北某男，60岁。患者2018年4月无明显诱因出现双下肢水肿，查24小时尿蛋白定量最多9g，未行肾穿刺，当地予激素治疗但疗效不佳。

2018年6月30日患者为求中医药治疗至我处首诊。当时口服醋酸泼尼松60mg/d。查24小时尿蛋白定量9g，尿红细胞12.9个/HPF，血浆白蛋白23.1g/L。肾功能及血压正常。症见：满月脸，胸背有痤疮，双下肢中度水肿，尿频尿急，小便量可，乏力口干，腹胀，大便偏干。舌暗红，苔薄黄腻，脉沉细弱。中医辨证：气阴两虚水停，兼夹瘀热。拟益气养阴利水，兼以清热活血法，予经验方参芪知苓地黄汤化裁。

处方：太子参、当归尾、蒲公英、金银花、黄芩炭、竹叶、佩兰、黄精各 12g，生黄芪、冬瓜皮、生石膏各 30g，赤芍 15g，麻子仁、芡实、茯苓皮、紫花地丁、川牛膝、怀牛膝各 20g，桑螵蛸 6g，知母、生山楂、厚朴各 10g。每日 1 剂，水煎服。并嘱患者限盐限水及逐渐撤减激素。

药后 1 个月上述症状均明显减轻，2018 年 8 月 4 日复查 24 小时尿蛋白定量 2.3g，尿红细胞 2.8 个 /HPF，血浆白蛋白 31.1g/L。同年 11 月 10 日复查 24 小时尿蛋白定量 1.9g，同年 12 月 8 日患者醋酸泼尼松已减至 40mg/d，复查 24 小时尿蛋白定量 0.64g，血浆白蛋白 34g/L。

2019 年 2 月 2 日复查 24 小时尿蛋白定量 0.68g，3 月 7 日复查 24 小时尿蛋白定量 0.3g，激素减至 15mg/d。7 月 21 日复查 24 小时尿蛋白定量 0.02g，血浆白蛋白 40.1g/L，激素已停用。随访至今尿检阴性。

【点评】该患者属于对激素抵抗的难治性肾病综合征，笔者在撤减及撤停激素的同时，予经验方参芪知芩地黄汤化裁取得了尿检阴性的显著效果，显示了中医药治疗的优越性。参芪知芩地黄汤是笔者对于激素运用后出现气阴两虚兼有热毒的经验方，因为知柏地黄汤适用于肾阴虚兼下焦湿热证，而大剂量激素运用后，患者多见上中焦肺胃热盛，故改用知芩地黄汤较为适宜，如伴有气阴两虚则用参芪知芩地黄汤。

验案 60

北京某女，41 岁。患者 2016 年发现尿蛋白（++），2019 年 4 月查 24 小时尿蛋白定量 8.68g，血浆白蛋白 28g/L，尿红细胞 6~9 个 /HPF，总胆固醇 7.46mmol/L，甘油三酯 5.24mmol/L。未用激素及免疫抑制剂，服用降压药控制血压。

2019 年 5 月 8 日该患者住院期间邀余会诊。当时患者症见：乏力伴颜面及双下肢浮肿，尿量尚可，怕热偶有咳嗽，大便偏溏，纳眠可。产后 1 年 3 个月，每 3 个月行经 1 次。舌淡暗，苔薄白水滑，脉沉弱。中医辨证：气阴两虚水停兼夹瘀血。拟益气养阴，活血利水法，予经验方加味参芪当归芍药散化裁。

处方：太子参、金银花、川牛膝、怀牛膝各 12g，生黄芪、茯苓、鱼腥草、金樱子各 20g，当归尾、炒白术各 10g，赤芍、黄芩各 15g，冬瓜皮

30g，川芎 6g。每日 1 剂，水煎服。

并配合经验食疗方黄芪鲤鱼汤：黄芪、冬瓜皮各 30g，赤小豆、茯苓各 20g，车前子 15g，当归 12g，砂仁 10g。上述药物用纱布包好，选活鲤鱼或活鲫鱼 250g，加葱姜少许同煎，不入盐，文火炖 30 分钟后，弃去药包，吃鱼喝汤，每周 2 剂。

服药后 1 个月，2019 年 6 月 9 日复查 24 小时尿蛋白定量降为 1.26g。颜面浮肿及咳嗽消失，双下肢水肿明显减轻。同年 12 月 5 日 24 小时尿蛋白定量 0.8g，随访至今病情稳定。

【点评】该患者为住院患者进行会诊的病例。住院期间 24 小时尿蛋白定量 8.68g，血浆白蛋白 28g/L。单纯应用中药配合经验食疗方，短短 1 个月后 24 小时尿蛋白定量降为 1.26g，水肿明显好转。出院后在我门诊继续治疗，24 小时尿蛋白定量续降为 0.8g。

对于瘀血水停我常选用益母草、川牛膝、赤芍、当归尾、泽兰、川芎、丹参等药物。

6. 阴虚水停证

验案 61

内蒙古某女，25 岁。该患者 1990 年春因感冒后诱发下肢水肿，收入院治疗，症见腰痛，尿频，尿热，双下肢中度水肿，头晕，纳眠尚可。舌淡暗，苔稍黄腻且干，脉弦滑。既往高血压 10 余年。检查：血浆白蛋白 26g/L，24 小时尿蛋白定量 8.8g，肾功能正常。

西医诊断为肾病综合征、高血压。中医辨证为阴虚水停，拟知柏地黄汤合二至丸加丹参、益母草、当归、赤芍，养阴清热，活血利水。2 周后水肿稍减，诸症减轻，24 小时尿蛋白定量为 5.12g。遂改拟参芪地黄汤合生脉饮加丹参、益母草、葶苈子、怀牛膝、车前子、陈皮，以气阴双补，兼以活血利水，并配合服用黄芪鲤鱼汤每周两次。以上方化裁治疗 3 个月，水肿基本消退，病情稳定。

1990 年 8 月 9 日检查：血浆白蛋白 37g/L，24 小时尿蛋白定量 2.08g。1990 年 9 月检查尿常规阴性，24 小时尿蛋白定量 0.22g。整个治疗过程中仅沿用以前的降压药，未用激素及利尿药。随访至今未复发。2010 年春，该患者来京专程到我院门诊与我合影留念。

【点评】本例肾病综合征患者在水肿的同时，兼有尿频、尿热，舌苔稍黄腻而干的表现，为阴虚水停证，选用知柏地黄汤合二至丸加味而取效。知柏地黄汤出于《医宗金鉴》，是在六味地黄汤的基础上加知母、黄柏，六味地黄汤滋阴补肾，配合知母、黄柏意在清泻下焦肾之湿热。诸药合用，具有滋阴降火，兼以利湿之功。

验案 62

河北某男，69 岁。2004 年无诱因出现双下肢水肿，在当地医院诊断为肾病综合征。

2005 年 8 月 29 日为求中医药治疗至我处初诊，当时查尿蛋白 5.6g，血浆白蛋白、血脂、血压及肾功能均正常。症见：双下肢重度可凹性水肿，尿量每日 600mL，小便不利，心烦不寐，口渴不欲饮。舌淡红，苔少，脉细弱。中医辨证：阴虚水停。拟滋阴利水法，予猪苓汤加味。

处方：猪苓、车前草各 15g，茯苓、滑石、丹参、冬瓜皮各 30g，泽泻、金银花、川牛膝、怀牛膝各 20g，阿胶（烊入）、酸枣仁、制大黄各 10g，太子参、天麻、蒲公英、竹叶各 12g。每日 1 剂，水煎服。

14 剂后患者小便量增多至 1300mL。水肿渐退，诸症改善，仍心烦不寐，加地骨皮 30g、生地黄 15g。再进 14 剂后患者水肿消退，尿量正常，烦热已退，查尿蛋白 2.8g。患者坚持复诊，至 2006 年 4 月患者尿蛋白转阴。随访至今，病情稳定。

【点评】本例患者有水肿、小便不利，兼有心烦不寐，口渴不欲饮等阴虚内热表现，为阴虚水停证。用猪苓汤养阴清热利水，取得了满意疗效。猪苓汤出于《伤寒论》，为育阴利水的代表方剂，肾性水肿属阴虚内热水停者，可选用本方。方中猪苓一般用量为 15g，过用则有伤阴之弊。

7. 阳虚水停证

验案 63

北京某女，40 岁。该患者因双下肢水肿 6 个月，加重伴蛋白尿 4 个月于 2006 年年初收入我科住院。入院 6 个月前无明显诱因出现双下肢水肿，到某医院住院做肾穿刺结果为 I 期膜性肾病，予贝那普利、双嘧达莫及抗凝治疗后效不显。同年年末，患者双下肢水肿逐渐加重再次住该医院，查 24 小时尿蛋白定量为 6.13g，血浆白蛋白 20.9g/L，予醋酸泼尼松 50mg/d，环磷酰胺 50mg，每日 2 次，并配合扩容利尿及抗凝治疗。醋酸泼尼松服用 12 周后开始减量，环磷酰胺累积用量至 7g，出院时 24 小时尿蛋白定量为 2.32g，血浆白蛋白为 23.2g/L。

2006 年年初，患者因感冒引起双下肢重度水肿并伴有腹水，24 小时尿量 500mL，遂住入我科。查血浆白蛋白 15.4g/L，总胆固醇 11.71mmol/L，24 小时尿蛋白定量 3.66g，血肌酐正常。患者入院时醋酸泼尼松减至 35mg/d。中医治疗宗"急则治标"的原则，先予银翘散加减以疏风清热、宣肺利水，其间仅配用两次扩容利尿药。药后患者感冒症状好转，尿量增为 1600mL/d，随之水肿有所减轻。

鉴于患者怕冷，舌暗，苔白腻，脉沉迟，更方为济生肾气汤加味以温阳利水与活血利水并进，同时配合经验食疗方黄芪鲤鱼汤，每周 3 次。药后尿量渐增，怕冷症状亦消失，鉴于患者症见腰酸乏力，且尿蛋白未消，之后一直以参芪地黄汤气阴双补兼以摄精调治。其后嘱醋酸泼尼松片逐步撤减。

至 2007 年年初，醋酸泼尼松片用量减为 12.5mg/d，查血浆白蛋白 23.4g/L，总胆固醇 5.86mmol/L，24 小时尿蛋白定量为 2.25g。至 2007 年 9 月，患者查血浆白蛋白升至 43g/L，总胆固醇 5.44mmol/L，24 小时尿蛋白定量 0.11g。2008 年 2 月，患者醋酸泼尼松减为 5mg/d，已无明显不适。2008 年 6 月醋酸泼尼松完全停用。之后继续门诊服用中药巩固疗效，随访至今尿检阴性，身体健康状况良好。

【点评】本例为膜性肾病患者，予激素加免疫抑制剂治疗有一定疗效，但蛋白尿未转阴，此次因感冒后出现病情反复。初发病时患者为水肿伴风热表证，予疏风清热、宣肺利水法治疗。表证解后，鉴于患者在水肿的同时，有畏寒、苔白腻、脉沉迟等阳虚表现，遂以济生肾气汤温阳利水为主治疗。济生肾气汤出于《济生方》，在肾气丸温补肾阳的基础上加川牛膝、车前子以增活血利水之功。患者药后水肿明显消退，蛋白尿逐渐下降，终以脾肾气阴双补法加摄精药善后，而且激素已撤停。本例患者为难治性肾病综合征，中医药治疗取得了显著的疗效。

验案 64

内蒙古某男，72岁。因"膜增殖性肾炎、肾病综合征、慢性肾功能不全"于2009年年中住某民营医院。该院用激素、环磷酰胺、扩容利尿等药药效不显。

患者要求中医药治疗，该院遂邀笔者会诊。当时患者症见全身高度水肿，有胸腔积液、腹水，卧床不起，神疲乏力，少气懒言，畏寒，尿量少，每日约600mL，大便稍干，纳食一般。舌淡，苔白而水滑，脉沉弱。检查：血浆白蛋白19g/L，24小时尿蛋白定量5.61g（注：尿量少），尿常规示：尿蛋白（+++），总胆固醇7.01mmol/L，甘油三酯2.46mmol/L，血肌酐272μmol/L，血红蛋白95g/L。

中医辨证为气虚阳虚水停，拟益气温阳利水法，以济生肾气汤合五皮饮加西洋参、生黄芪、芡实、丹参、车前子治疗。每日1剂，水煎服，并配合每周2次服用经验食疗方黄芪鲤鱼汤。进药3周后，水肿逐渐消退。之后以参芪地黄汤加味调治，患者于2009年秋出院。出院后一直守方服用，平时电话告知其身体健康状况逐渐好转，随之相关理化指标亦相应改善。

半年后患者来我处复诊时，24小时尿蛋白定量为1.94g，血浆白蛋白为39.4g/L，总胆固醇为5.79mmol/L，甘油三酯1.47mmol/L，血肌酐133μmol/L，血红蛋白120g/L。患者面色红润，纳好，眠安，体力及精神均良好，嘱其继续服用中药以巩固疗效。2015年12月28日电话随访，病情稳定未复发。

【点评】本例为膜增殖性肾炎伴有肾功能不全的重症患者。初起周身水肿较重，伴有畏寒、乏力等气虚阳虚表现，治疗予济生肾气汤合五皮饮温阳利水，并加西洋参、生黄芪大补元气。药后水肿明显消退，继之以脾肾气阴双补法调治。患者在水肿消退的同时，尿蛋白减少，血浆白蛋白明显升高，肾功能亦能得到改善。

方中选用的西洋参苦甘凉，具益气养阴生津之功。对于慢性肾脏病气阴两虚重症患者，笔者常喜用西洋参（用量3~10g），该药性凉，益气养阴兼顾，益气之力较一般的补气药要强，且其优点为用后绝无伤阴助火之虞。西洋参为名贵药材，宜另煎兑入汤剂中内服，或单独服用均可。

一般肾功能不全的水肿患者不适于用经验食疗方黄芪鲤鱼汤。但该患者血浆白蛋白为19g/L，因而配用该食疗方。治疗后患者血浆白蛋白升高，水肿消退，肾功能相应改善。

验案65

东北某女，53岁。患者2005年6月无明显诱因出现双下肢浮肿，未重视及治疗，水肿逐渐加重。当地医院查24小时尿蛋白定量最多7g，2005年12月9日开始激素及环磷酰胺治疗，醋酸泼尼松起始量50mg/d，病情无明显好转。

2006年4月2日因发热再次出现双下肢水肿，2天后寻求中医药治疗至我处初诊。当时醋酸泼尼松已减量至30mg/d，环磷酰胺累积至7g。查血浆白蛋白20.9g/L，24小时尿蛋白定量6.13g。肾功能正常。症见：双下肢指凹性水肿，发热微恶风寒，咽痛，咳嗽，恶心，纳差，小便量少。舌暗，苔薄黄，脉浮数。中医辨证：脾肾亏虚，兼肺卫风热。拟急则治标，疏散风热，予银翘散加减。

处方：金银花、生石膏先煎各30g，连翘、竹叶、牛蒡子、黄芩、瓜蒌皮各12g，桔梗、薄荷、浙贝母、柴胡、竹茹各10g，芦根15g，黄连3g。每日1剂，水煎服。

并配合经验食疗方黄芪鲤鱼汤：生黄芪、冬瓜皮、赤小豆各30g，砂仁6g。上述药物用纱布包好，与鲤鱼或鲫鱼250g同煎，加葱姜少许，不入盐，水煎半小时，弃去药包，吃鱼喝汤，每周2次。药后患者已无表证。

2006年4月18日二诊，患者双下肢中度浮肿，尿量800mL/d，手足不温，有麻木感。舌暗，苔白腻，脉沉迟。治以济生肾气汤加减温阳活血利水。

处方：生地黄、牡丹皮、桂枝、鸡内金各12g，紫苏梗、山茱萸各10g，白术15g，制附片、川芎各6g，泽泻、茯苓、生黄芪、芡实、川牛膝、怀牛膝、金樱子、金银花各 20g，冬瓜皮 30g，丹参、车前子（布包煎）各 30g。每日 1 剂，水煎服。

2007 年 3 月 16 日三诊，经前方案治疗后，患者尿量增加为 1500mL/d，双下肢浮肿逐渐消退，偶有乏力腰酸，舌质淡红，苔薄白，脉细弱。查血浆白蛋白 38.6g/L，24 小时尿蛋白定量 1.3g，治疗以参芪地黄汤加减。

处方：生黄芪、茯苓、丹参各 30g，党参、白术各 15g，生地黄、牡丹皮各 12g，山茱萸、川牛膝、怀牛膝、泽泻、紫苏叶各 10g，川芎 6g，芡实、金樱子 20g。每日 1 剂，水煎服。

随访 2 年余，24 小时尿蛋白定量在 0.3g 以下，肾功能正常，自觉无明显不适。

【点评】本例为难治性肾病综合征，予激素治疗 4 个月无效。先因外感而致浮肿加重，此属风水，治疗当急则治标，疏风清热，宣肺利水，以银翘散加减而获效。但病本在脾肾，后以济生肾气汤加减温阳补肾、活血利水，使病情逆转，终以参芪地黄汤加减，气阴双补、补肾固涩，用药平和，长久服用而收功。

验案 66

辽宁某女，22 岁。因反复水肿、腹胀、尿少 10 个月，加剧 20 余天于 1984 年 7 月以肾病综合征收住院。患者于 1 年前突然出现全身高度水肿，尿少呕恶，查尿蛋白（+++），颗粒管型 1~2，在东北某医院诊为"肾病综合征"。经过激素及利尿药后，病情缓解，但停药后则反复。此次因外感病情加重，复用上药不能控制，故转来我院。

入院时情况，全身高度水肿，下肢尤甚，按之没指。神疲乏力，生活不能自理，胸闷短气，尿少色清，每日尿量 300~500mL，脘腹胀满，纳呆呕恶，便溏，月经已停 4 个月。查体：面色㿠白无华，唇甲苍白，舌淡，苔薄白，脉沉细无力。体温、呼吸、血压、脉搏均正常。右下肺呼吸音减弱，腹水征（++），双下肢高度水肿。血红蛋白 63g/L，球蛋白 20g/L，总胆固醇 8.75mmol/L，血沉 120mm/h，尿蛋白（+++），24 小时尿蛋白定量 8.64g。胸透膈位略高，考虑与腹水有关，X 线胸片提示两侧胸腔积液，右侧较多。

入院初期，着眼于患者脘腹胀满，水湿内停，先投导水茯苓汤以行气利水，之后查其便溏、畏寒、尿清、舌淡，改拟济生肾气汤以温阳利水，两方治疗月余，尿量不增，肿势不减。其间输血浆 2 次，每次 200mL，尿量增至 1000mL 以上，均仅维持 4 天，第 5 天尿量又渐减，及至 300mL。进而纵观各症剖析病机，认为病位重点在脾，证属气虚阳虚水停。遂以防己黄芪汤加味，益气温阳利水并进。

处方：汉防己、生黄芪、茯苓各 30g，东北人参、制附子片、桂枝各 10g，炙甘草 6g，白术 12g，共进 8 剂。

其间配服食疗方黄芪鲤鱼汤，鲤鱼 250g，生黄芪、赤小豆各 30g，砂仁、生姜各 10g，日 1 剂。

经上述治疗后，尿量骤增，每日尿量为 1700~2300mL，随之水肿迅速消退，乏力胸憋，脘腹胀，呕恶便溏诸症亦减。理化检查亦有改善，血红蛋白 101g/L，血浆白蛋白 21.5g/L，球蛋白 18.5g/L，总胆固醇 4.55mmol/L，尿蛋白（++），X 线胸片示胸腔积液已吸收，体重由入院时 54.5kg 降至 40kg。

尿增肿消后，治疗着眼点转以扶正为主，据其乏力便溏、纳差经停诸症仍存，舌淡，脉沉细无力，继进补中益气汤、生脉散合桂枝茯苓丸减桃仁。

处方：红参 15g，麦冬、五味子各 10g，生黄芪 30g，陈皮、白术、当归各 10g，升麻、柴胡、炙甘草各 6g，桂枝、牡丹皮各 10g，茯苓 30g，赤芍 15g，共进 30 剂。

药后尿量稳定在 1500mL 左右，水肿未起，上症逐日减轻。在此基础上，又以健脾益肾、升清降浊法调治，证情日趋好转，患者面色红润，纳增神振，二便正常。血红蛋白 148g，血浆白蛋白 37g/L，球蛋白 25.5g/L，总胆固醇 2.2mmol/L，血沉 13mm/h，尿蛋白极少，24 小时尿蛋白定量 0.15g。

患者治疗全程未使用激素。鉴于病情临床痊愈，于 1985 年年初出院。患者出院后一直随访至今，一切指标正常，全日制工作，病情未复发。

【点评】本例为激素依赖型肾病综合征，停用激素后病情反复。入院初期，着眼于患者脘腹胀满，水湿内停，先予行气利水法。继之鉴于患者有便溏、畏寒等脾肾阳虚症状，前后选用了济生肾气汤温肾利水，以及防己黄芪汤加桂、附等益气温阳利水，药后尿量骤增浮肿消退。肿退后以扶正固本法善后，取得了满意的效果。本病例重而复杂，全程未用激素及利尿药，单用中医药治疗取得了完全缓解的疗效，且远期效果较好实属不易。事实说明中医药治疗肾病综合征大有可为。笔者认为取得疗效的关键一是医患密切配合，二是医者辨证论治准确，且能坚持中医治疗，二者缺一不可。

验案 67

山东某女，35 岁。患者主因水肿 1 年余，加重 1 个月由门诊以肾病综合征于 2009 年 10 月 20 日收入院。入院后肾穿刺结果为肾小球微小病变。

2009 年 10 月 27 日邀余会诊。当时患者 24 小时尿蛋白定量 5.814g。血浆白蛋白 27.3g/L，总胆固醇 9.84mmol/L，甘油三酯 2.13mmol/L。肾功能正常。症见：全身水肿，双下肢较重，手部肿胀，24 小时尿量约 1000mL，色黄，畏寒腰痛，手足冰凉，纳眠可，大便调。舌质淡红，苔薄白，脉沉细。中医辨证：脾肾阳虚，水湿内停。拟健脾温肾利水法，予防己黄芪汤合五苓散合真武汤加减。

处方：制附片先煎、汉防己、桂枝、陈皮各 10g，白术、泽泻、猪苓、紫苏叶、荷叶 15g，白芍、桑寄生、丹参各 20g，茯苓、菟丝子、车前子（包煎）、冬瓜皮各 30g，巴戟天 12g，生黄芪 40g。每日 1 剂，水煎服。

经上方加减治疗 1 月余，患者尿量增加至每日 1800mL，水肿逐渐消退，24 小时尿蛋白定量 0.21g，血浆白蛋白和血脂均恢复正常（未用降脂西药）。鉴于患者仍有手冰凉，遂改为四逆散和补中益气汤加减善后。

随访 1 年余，患者病情稳定，多次尿检尿蛋白均为阴性。

【点评】该患者的肾病综合征病理诊断为微小病变，一般主张用激素治疗有效，当时她的主管医生也建议患者使用醋酸泼尼松片，但笔者会诊时考虑患者身体情况尚好，采用"能中不西"的思路，坚持中医药治疗。根据患者有手足冰凉，怕冷，浮肿等脾肾阳虚表现，方用防己黄芪汤、五苓散、真武汤三方加减治疗。1 周后患者浮肿明显减退，1 个半月后尿检完全转阴。防己黄芪汤、五苓散、真武汤均为经方。防己黄芪汤《金匮要略》中治疗水气病之风水，"风湿脉浮身重，汗出恶风者，防己黄芪汤主

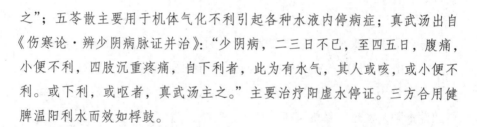

之"；五苓散主要用于机体气化不利引起各种水液内停病症；真武汤出自《伤寒论·辨少阴病脉证并治》："少阴病，二三日不已，至四五日，腹痛，小便不利，四肢沉重疼痛，自下利者，此为有水气，其人或咳，或小便不利。或下利，或呕者，真武汤主之。"主要治疗阳虚水停证。三方合用健脾温阳利水而效如桴鼓。

验案 68

山东某男，30 岁。2004 年 7 月出现双下肢水肿，检查发现尿蛋白（+++），当地医院诊断为肾病综合征，肾穿刺结果为 I 期膜性肾病。予激素及来氟米特治疗，水肿及蛋白尿未见明显改善。

2005 年 8 月 27 日为求中医药治疗至我处初诊。当时服醋酸泼尼松 20mg/d 及来氟米特 30mg/d，查 24 小时尿蛋白定量 2.06g，血浆白蛋白、血脂、血压及肾功能正常。症见：怕冷，乏力腰酸，双下肢中度可凹性水肿，尿量可，小便清长。耳鸣口苦，舌淡，苔薄白，脉沉迟弱。中医辨证：阴阳两虚，以肾阳虚为主。拟阴阳双补法，予肾气汤加减。

处方：制附片、肉桂、牡丹皮、泽泻、天麻、蔓荆子各 10g，生地黄、山茱萸各 12g，茯苓、菟丝子、芡实各 20g，竹茹、生黄芪、山药各 15g，冬瓜皮 30g，紫河车 6g，黄连 5g。每日 1 剂，水煎服。并嘱患者逐渐撤减激素，并停用来氟米特。

药后 1 个月，水肿消失，诸症缓解。患者坚持门诊复诊，笔者一直予上方加减化裁。2006 年 3 月患者尿蛋白转阴，至 11 月 15 日醋酸泼尼松完全撤停，未复发。

【点评】本例为膜性肾病患者，运用激素及免疫抑制剂治疗无效。患者在水肿的同时既有乏力、腰酸、畏寒等脾肾气虚阳虚的表现，又有耳鸣口苦的内火症状。治以寒温并用，以济生肾气汤温阳利水，加黄连、竹茹以清内热。经中医药治疗，取得了尿蛋白转阴、水肿消退的满意疗效，激素亦顺利撤停。

验案 69

山西某女，32 岁。2005 年年中无明显诱因出现双下肢水肿，因水肿加重于 2005 年年末在外院予醋酸泼尼松加环磷酰胺治疗，病情无明显好转。

患者为求中医药治疗，于2006年4月初在我处门诊就诊，当时醋酸泼尼松已由起始量的50mg减至30mg/d，环磷酰胺已累积用至7g。24小时尿蛋白定量为6.13g，血浆白蛋白为20.9g/L，肾功能正常。症见：双下肢指凹性水肿，发热，微恶风寒，咽痛，咳嗽，恶心，小便量少。舌暗，苔薄黄，脉浮数。

西医诊断为难治性肾病综合征，中医辨证为风热袭表，水湿内停。急则治标，以银翘散加减以疏散风热，兼以利水消肿，配服黄芪鲤鱼汤每周1剂。

2006年4月中旬复诊，表证已除，仍有双下肢中度水肿，尿量一般，腰膝冷痛，舌淡，苔白腻，脉沉细而迟。改拟济生肾气汤加味以温肾活血利水。之后一直守方略加化裁。尿量增加，水肿明显减轻。

2007年3月检查结果：血浆白蛋白38.6g/L，24小时尿蛋白定量降为1.3g。鉴于患者仍有腰膝酸软乏力、下肢轻度水肿，遂改为参芪地黄汤加利水之品长期调治，至2008年2月，24小时尿蛋白定量为0.20g，随访至今病情稳定，自觉无不适。

【点评】本例为肾病综合征使用激素及免疫抑制剂无效的患者。本次就诊前出现感冒，症状在水肿外以风热表证的表现为主。治疗以解表宣肺利水法，方用银翘散加减。待表证解后，再先后用温补肾阳及脾肾气阴双补法扶正固本。长期治疗，效果满意。

验案70

河北某女，61岁。患者2014年10月发现双下肢水肿及尿中泡沫多，当地医院查尿蛋白（+++），肾穿刺结果为膜性肾病Ⅰ期，未使用激素及免疫抑制剂。

2015年10月初患者在当地复查尿蛋白（+++），24小时尿蛋白定量6.60g，尿红细胞2.95个/HPF，血肌酐55μmol/L。同年10月26日为求中医药治疗来我处初诊，症见：双下肢中度浮肿，尿量尚可。畏寒，双下肢尤甚。乏力腰膝冷痛，胸闷，咽干耳鸣，双眼干涩，纳眠可，大便偏溏。舌淡边有齿痕，苔薄白水滑，脉沉弱。中医辨证：阳虚、气虚、阴虚，水湿内停。拟温阳益气、利水消肿法，予参芪地黄汤加味治疗。

处方：制附片3g，党参、炙黄芪、炒白术、芡实、青风藤各20g，生地黄、泽泻、夏枯草、巴戟天各15g，茯苓、丹参、冬瓜皮、生薏苡仁各30g，牡丹皮、金银花、黄芩各10g，薤白、枳壳、杭菊花各12g，桑螵蛸5g。每日1剂，水煎服。

患者坚持来我处门诊治疗，未用任何西药，2016年5月9日查24小时尿蛋白定量1.70g。2016年5月11日复诊，患者症状已明显好转。同年6月22日复查24小时尿蛋白定量0.8g。

【点评】本例肾病综合征水肿患者肾穿结果为膜性肾病Ⅰ期，整个治疗过程中未应用激素、免疫抑制剂及利尿西药，单纯运用中药治疗取了得较好的效果。

初诊时该患者的中医主要证候为阳虚、气虚，水湿内停。拟温阳益气、利水消肿法治疗。温阳益气选用制附片及党参、炙黄芪。鉴于患者大便偏溏且有水肿，故选炒白术及薏苡仁健脾实脾，运湿消肿。笔者在运用六味地黄汤时对于大便偏溏者，常用炒白术易山药。薤白、枳壳是针对患者胸闷的症状，两药合用具有通阳行痹，理气宽胸之良效。

验案71

北京某男，80岁。患者2015年4月无明显诱因出现全身高度水肿，尿量每日约600mL，查尿蛋白（++++）。于同年11月中旬在我科住院治疗。经扩容利尿后尿量增加但水肿未消，反而因输液致水肿加重，患者不愿加用激素而要求出院。

2016年4月20日患者为了寻求中医药治疗水肿遂来我处门诊首诊。当时24小时尿蛋白定量为2g（600mL尿量），血浆白蛋白16.57g/L，血肌酐103μmol/L，用降压药控制血压。症见：患者全身重度水肿且上肢肿甚，尿量少600mL/d。因肿甚行动不便，初诊时患者由家属用轮椅推至诊室内，乏力怕冷，气短喘憋伴腹胀，大便偏干日1次，夜寐差。舌暗，苔白，脉沉细弱。中医辨证：脾肾阳虚、气虚，水湿内停。拟温阳益气，利水消肿为法，方以济生肾气丸合葶苈大枣泻肺汤化裁。

处方：葶苈子、益母草、赤芍各20g，大枣、山茱萸、牡丹皮、黑附片、紫苏子、太子参、厚朴各 10g，丹参、火麻仁、冬瓜皮、茯苓、车前子（布包煎）各 30g，桂枝、泽兰、生地黄、山药各 15g，当归、天麻、川牛膝、怀牛膝、黄精各 12g。每日 1 剂，水煎服。

并配合经验食疗方黄芪鲤鱼汤：赤小豆、生黄芪、冬瓜皮、生薏苡仁、车前子（包煎）、茯苓各 30g，当归、砂仁、金银花、黄精各 10g。上述药物用纱布包好，与鲤鱼或鲫鱼 250g 同煎，加葱姜少许，不入盐，水煎半小时，弃去药包，吃鱼喝汤，每周 2 次。

2016 年 5 月 18 日复诊。患者怕冷症状减轻，喘憋好转，尿量增为每日 1000mL，但水肿仍未明显改善。鉴于患者舌暗改拟活血利水法。方以当归芍药散合五皮饮化裁。

处方：当归尾、赤芍、白芍、川牛膝、怀牛膝、生白术、金银花各 12g，川芎、陈皮、木香各 10g，泽兰、桑白皮、大腹皮各 15g，茯苓、益母草、火麻仁、冬瓜皮各 30g，生大黄、生黄芪各 20g，制附片 5g。每日 1 剂，水煎服。仍配合黄芪鲤鱼汤（方同上），每周 2 剂。

药后 2 个月，同年 7 月 13 日患者复诊时自诉水肿已明显减轻，其体重由 83kg 减至 73kg，尿量逐渐增加，患者可独立行走。整个治疗期间均单纯运用中医药治疗，未用激素及利尿药。

2016 年 10 月 24 日，患者因水肿消退，体重继续下降至 60kg。复查 24 小时尿蛋白定量为 1.8g，血浆白蛋白 20g/L，血肌酐为 94μmol/L。2016 年 12 月 5 日患者体重降至 55kg。水肿完全消退。随访至今水肿未复发。

【点评】该例属肾病综合征重度水肿尿少患者，首诊时伴胸腹水。住院期间经扩容利尿后无效，转而在我处改用单纯中医药治疗，先用济生肾气汤合葶苈大枣泻肺汤温阳泻肺利水，后拟活血利水为法，并配用食疗经验方。虽然尿蛋白未转阴，但重度水肿得以完全康复，在消除水肿方面的疗效显著。

8.肺失宣降水停证

验案 72

山东某男，83 岁。患者 2014 年 7 月无诱因出现颜面部及四肢水肿，初起未重视，后水肿逐渐加重，并出现纳呆，遂于 2015 年 3 月于当地医院检查发现尿蛋白（+++），24 小时尿蛋白定量未查，血浆白蛋白 24.9g/L，血肌酐 126.1μmol/L。建议肾穿刺，患者拒绝，曾短期使用激素治疗，疗效不佳遂停用。

为寻求中医药治疗，遂于 2015 年 4 月 8 日至我处初诊，查 24 小时尿蛋白定量 1.86g，血浆白蛋白 20.0g/L，总胆固醇 7.51mmol/L，甘油三酯 1.93mmol/L，血肌酐 130.1μmol/L。症见：双下肢重度可凹性水肿，小便量 600mL/d。畏寒咳嗽，时有喘息，但能平卧。神疲乏力，纳差，平素易感冒，大便调。舌淡暗，苔薄黄水滑，脉浮数无力。中医辨证：肺气失于宣降，兼气虚血瘀，水湿内停。治疗以清肺、降肺利水，益气活血为法，予桑菊饮合五皮饮加减。

处方：桑叶、紫苏子各 12g，鱼腥草、茯苓各 20g，菊花、杏仁、陈皮各 10g，黄芩、桑白皮、大腹皮、太子参、泽兰叶各 15g，生黄芪、车前子（布包煎）、丹参各 30g。每日 1 剂，水煎服。

并配合经验食疗方黄芪鲤鱼汤：生黄芪、芡实、茯苓各 20g，赤小豆、冬瓜皮各 30g，当归、黄精、金银花、砂仁各 10g。上述药物用纱布包好，选活鲤鱼或活鲫鱼 250g，加葱姜少许同煎，不入盐，文火炖 30 分钟后，弃去药包，吃鱼喝汤，每周 1 次。

患者守方治疗，期间曾因感冒诱发慢性阻塞性肺病入住某医院，但仍坚持服用笔者所开汤药，同年 5 月 8 日复诊查 24 小时尿蛋白定量 0.87g，血浆白蛋白 24.5g/L，血肌酐 70μmol/L，血红蛋白 91.3g/L，水肿减轻，大便偏干。于上方加入鸡内金 12g，麻子仁、生薏苡仁各 30g，芡实 20g，川牛膝、怀牛膝各 15g。6 月 3 日复诊查血肌酐 75μmol/L，血红蛋白 106g/L，血浆白蛋白 33.6g/L。神振纳增，水肿完全消退。

【点评】本例为肾病综合征重度水肿患者，血肌酐亦升高。初诊以水肿较为突出，兼有肺卫风热的表现。选用桑菊饮和五皮饮加清肺降肺利水之药，随症化裁。并配合经验食疗方黄芪鲤鱼汤。患者单纯运用中药仅 2 个月后，水肿即完全消退，尿蛋白减少，肾功能亦得改善。疗效显著。此为"开鬼门"宣肺利水之法的临床运用，其辨证要点为在水肿的同时有表气不疏的表现。

（二）蛋白尿持续阶段验案

以下选取了原发性肾病综合征蛋白尿持续43例验案，其中气阴两虚证26例，脾胃不和证1例，血瘀证3例，湿热内蕴证1例，气虚血瘀证9例，心脾气虚证1例，气血两虚证1例，气、阴、阳俱虚证1例。

1.气阴两虚证

验案1

河北某女，31岁。患者2005年10月体检时发现血尿及蛋白尿，尿蛋白（+++），24小时尿蛋白定量未查。2006年7月于北京某医院肾穿结果为膜性肾病Ⅰ期。患者拒绝使用激素。

2008年10月27日为求中医药治疗至我处首诊。查24小时尿蛋白定量3.55g，甘油三酯1.8mmol/L，总胆固醇7.1mmol/L，血浆白蛋白29g/L，肾功能正常。症见：乏力腰酸，纳食可，夜眠差，小便泡沫多，大便调，痛经。舌淡暗，苔薄白，脉沉弱。中医辨证：气阴两虚。拟益气养阴法，予经验方加味参芪地黄汤化裁。

处方：生地黄、炒枣仁、芡实、益母草各20g，山药、山茱萸、牡丹皮、茯苓、泽泻、青风藤、川牛膝、怀牛膝各10g，太子参、金银花各30g，生黄芪15g，天麻12g。每日1剂，水煎服。

患者多次复诊，笔者一直予上方加减化裁。2008年12月3日复查24小时尿蛋白定量2.45g。

2009年1月7日复查24小时尿蛋白定量1.81g，同年3月18日24小时尿蛋白定量1.28g，同年5月13日24小时尿蛋白定量0.99g，2009年9月9日24小时尿蛋白定量0.57g。

2010年1月13日复查24小时尿蛋白定量0.53g，同年5月7日复查24小时尿蛋白定量0.23g，10月20日复查24小时尿蛋白定量0.11g，血浆白蛋白32g/L，甘油三酯1.2mmol/L，总胆固醇5.45mmol/L。患者已无不适，恢复正常工作。

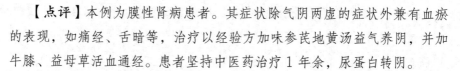

【点评】本例为膜性肾病患者。其症状除气阴两虚的症状外兼有血瘀的表现，如痛经、舌暗等，治疗以经验方加味参芪地黄汤益气养阴，并加牛膝、益母草活血通经。患者坚持中医药治疗 1 年余，尿蛋白转阴。

方中加金银花之意在于预防感冒，有"治未病"之义。因为感冒可以加重慢性肾脏病的蛋白尿，所以笔者常常在治蛋白尿的方剂中加入金银花等清热解毒、疏散风热的药物。

验案 2

北京某男，38 岁。患者 2013 年 3 月因双下肢轻度水肿就诊于某医院，肾穿刺结果为轻度系膜增生性肾炎。24 小时尿蛋白定量 5.66g，血浆白蛋白 26.7g/L，尿红细胞 15~20 个 /HPF，肾功能正常，未用激素。既往高血压 3 年，服降压药控制血压。

患者希望中医治疗，遂于 2013 年 3 月底至我处初诊，症见：轻度乏力，偶有咽部不适，纳眠可，二便调，舌淡暗有齿痕，苔薄黄，脉沉细无力。中医辨证：脾肾气阴两虚。拟脾肾气阴双补法，予经验方加味参芪地黄汤化裁。

处方：太子参、生黄芪各 20g，芡实、茯苓、金银花各 20g，生地黄、山药、牛蒡子、泽泻、青风藤、仙鹤草各 15g，连翘、山茱萸各 10g，小蓟 30g，牡丹皮 12g，桑螵蛸 5g。每日 1 剂，水煎服。

2013 年 4 月 9 日复诊，当时 24 小时尿蛋白定量 2.88g，尿红细胞 7.1/HPF，血浆白蛋白 43g/L，血胆固醇 6.71mmol/L，甘油三酯 2.46mmol/L。因患者近日咳嗽少痰，眠差。遂于上方加黄芩 15g，鱼腥草、天麻、酸枣仁各 20g，清肺化痰、平肝安神。

2013 年 8 月 14 日复诊，患者一般情况好，眠不实，舌质红，苔薄黄，脉沉细数。复查 24 小时尿蛋白定量降至 0.73g，血浆白蛋白 47g/L。上方加淡竹叶、莲子心各 10g 以清心安神。

其后患者一直以经验方加味参芪地黄汤化裁，至 2014 年 4 月 21 日，24 小时尿蛋白定量 0.56g，尿红细胞阴性。同年 5 月底尿蛋白阴性，肾功能及血脂亦均在正常范围。9 月 23 日 24 小时尿蛋白定量 0.03g，血浆白蛋白 45.6g/L。随访至今指标正常。

【点评】本例为轻度系膜增生性肾炎，临床表现为肾病综合征兼血尿，中医辨证为脾肾气阴两虚偏于阴虚证，予经验方加味参芪地黄汤化裁，取得满意疗效。方中的天麻有平肝息风之功，古有"定风草"之名，可治头晕、头痛，西医学研究本品有镇静安神的作用。笔者对于肝阳上亢头痛及睡眠不安的患者常用本品。酸枣仁味甘酸，性平，入心、脾、肝、胆经，主要功效为养肝、宁心、安神。《本草图经》曰："酸枣仁味酸性收，故其主治多在肝、胆二经。肝虚则阴伤而烦心不卧，肝藏魂，卧则魂归于肝，肝不能藏魂，故目不得瞑。枣仁味酸归肝，肝受养，故熟寐也。"对于慢性肾脏病患者有失眠的症状，我常选用炒酸枣仁，用量为 10~20g。

验案 3

山西某男，35 岁。患者 2013 年 9 月体检发现蛋白尿，查 24 小时尿蛋白定量 5.17g，血压及肾功能均正常。当地医院建议肾穿刺及使用激素治疗，患者拒绝。

2014 年 7 月 20 日患者为求中医药治疗而至我处首诊，外院查 24 小时尿蛋白定量 5g，血浆白蛋白正常。症见：乏力腰酸，自汗易感冒，咽痛咳嗽，眠欠安，尿频急。舌淡边有齿痕，苔薄白，脉沉细弱。中医辨证：气阴两虚偏于气虚。拟益气养阴，固表涩精为法，予经验方加味参芪地黄汤合玉屏风散化裁。

处方：太子参、生地黄、泽泻、金银花、浮小麦、车前草各 15g，生黄芪、板蓝根、茯苓、芡实、蒲公英、青风藤、炒枣仁各 20g，山茱萸、牡丹皮、杏仁、桑叶、防风、炒白术各 10g，灵芝、竹叶各 12g。每日 1 剂，水煎服。

患者坚持复诊，笔者一直以上方加减出入。2015 年 1 月 26 日复查 24 小时尿蛋白定量 2.82g。同年 3 月 16 日复查 24 小时尿蛋白定量 1.785g，患者已无明显不适。

【点评】本例患者在气阴两虚症状基础上兼有自汗、咳嗽、易感冒等肺卫气虚不固的表现。故以参芪地黄汤合用玉屏风散益气养阴与补肺固表并重。加浮小麦止汗，桑叶、杏仁清降肺气以止咳，板蓝根利咽。感冒容易加重慢性肾脏病，因而平素易感冒的患者应注意兼顾固表利咽，这有助于肾脏病的恢复，也是中医治未病的优势。

验案 4

山西某男，19 岁。患者 2003 年因双下肢水肿检查发现 24 小时蛋白尿定量 6g，于当地医院行肾穿刺结果为轻度系膜增生性 IgM 肾病（电镜除外微小病变），表现为肾病综合征。先后用甲基醋酸泼尼松片龙冲击及骁悉、醋酸泼尼松片口服治疗 2 年，但尿蛋白一直未转阴。

2005 年 8 月 29 日为求中医药治疗至我处初诊。查 24 小时尿蛋白定量 0.99g。症见：神疲乏力，畏寒，腰膝酸痛，大便干结，舌红，少苔，脉细弱。中医辨证：气阴两虚。治法：拟益气养阴法，予经验方加味参芪地黄汤化裁。

处方：太子参、生黄芪、茯苓、泽泻各 15g，生地黄、山药各 12g，山茱萸、牡丹皮、鹿角胶（烊入）、西洋参（另煎兑入）、连翘、紫河车各 10g，金银花、川牛膝、怀牛膝、丹参、芡实、杜仲、麻子仁各 20g，制大黄 6g。每日 1 剂，水煎服。

服上方 14 剂后患者神疲乏力、畏寒减轻，大便虽一日一次，仍感不通畅，加制大黄至 10g，太子参加量至 20g，再服 14 剂后症状明显改善，复查 24 小时尿蛋白定量 0.3g。随访 2 年指标正常。

【点评】本例为 IgM 肾病，予激素及骁悉治疗，尿蛋白未能转阴。鉴于患者以乏力、腰酸、畏寒为主症，辨证为气阴两虚偏于气虚证，通过气阴双补取得了较好的疗效。气为阳之渐，气虚甚者可以出现畏寒的表现，笔者对于一般程度的畏寒，不用温阳药而用补气药，通过补气而达到温煦作用。

验案 5

北京某男，51 岁。患者 2005 年体检发现尿蛋白（+++），2006 年 7 月于北京某大医院肾穿刺结果为膜性肾病 I 期，后一直在当地医院接受中西医治疗，未服用激素，治疗效果不佳。

2009 年 2 月 16 日为求中医药治疗至我处初诊。当时查 24 小时尿蛋白定量 3.55g，肾功能正常。症见：乏力腰酸，怕冷，眠差，舌质淡暗，苔薄白，脉沉细无力。中医辨证：脾肾气阴两虚证。以益气养阴，健脾益肾为法，予经验方加味参芪地黄汤化裁。

处方：太子参、金银花各 30g，生黄芪、青风藤各 15g，山药、山茱萸、牡丹皮、茯苓、泽泻、川牛膝、怀牛膝各 10g，芡实、益母草、生地黄、炒枣仁各 20g，天麻 12g。每日 1 剂，水煎服。

同年 3 月 18 日复诊，症状较前好转，查 24 小时尿蛋白定量 1.7g。上方易太子参为党参，易生黄芪为炙黄芪，继续治疗。此后患者病情逐渐好转，继续以上方加减治疗 6 个月。

同年 9 月 10 日复查 24 小时尿蛋白定量 0.5g，口腔溃疡，舌淡红，苔薄黄，脉沉滑。方药进行调整。

处方：太子参、生地黄、泽泻、天麻、竹叶各 12g，生黄芪、茯苓、青风藤、山药、黄芩、川牛膝、怀牛膝各 15g，山茱萸、牡丹皮、桃仁、杭菊花、佩兰各 10g，炒枣仁、金银花、芡实各 20g，益母草、生石膏（先煎）各 30g，紫河车 2g。每日 1 剂，水煎服。

随访患者 2 年，检查 24 小时尿蛋白定量始终维持在 0.5g 以内，病情稳定。

【点评】本病例的膜性肾病没有水肿，只有蛋白尿。主症有乏力，腰酸，怕冷，中医辨证为脾肾气阴两虚，予参芪地黄汤加味气阴双补而取得良效。方中的青风藤载于《本草图经》，味苦、辛，性平。归肝、脾经，具有祛风湿、通经络、利尿消肿等作用。现代药理研究本品有一定的治疗蛋白尿的作用，无骨髓抑制和生殖毒性的副作用，优于雷公藤。笔者对蛋白尿的患者常选用本品 10~20g。因为本品药后少数患者会出现皮疹及瘙痒的副作用，所以对于过敏性紫癜性肾炎的蛋白尿，笔者一般不用青风藤。

验案 6

北京某女，65 岁。患者 2011 年 4 月发现双下肢水肿，检查发现蛋白尿及血尿，24 小时尿蛋白 4g，外院诊断为肾病综合征，未肾穿，曾予激素治疗，尿蛋白可转阴，但出现带状疱疹及周身乏力燥热等副作用。

患者由于不愿继续使用激素，故于 2011 年 10 月至我处就诊，笔者嘱患者逐渐撤减激素，经用中医药治疗后，诸症消失。1 年后患者激素完全减停，病情亦未反复。

2015 年 4 月 7 日感冒后病情反复，查 24 小时尿蛋白定量 3.7g，肾功能正常。4月20日患者为求中医药治疗再次至我处就诊。24小时尿蛋白定量3.7g。症见：乏力，咽痛易感冒，纳眠可，二便调。舌红，苔黄，脉沉细数无力。中医辨证：气阴两虚，兼夹热毒。拟益气养阴，解毒利咽法，予经验方加味参芪地黄汤化裁。

处方：太子参、茯苓、芡实各20g，生地黄、山药、金银花、青风藤各15g，山茱萸、牡丹皮、泽泻、野菊花各10g，牛蒡子、炒白术各12g，生黄芪、丹参各30g，桑螵蛸6g。每日1剂，水煎服。

2015年8月26日复诊，24小时尿蛋白定量0.7g，咽痛缓解，唯觉喉中有黄痰，仍有乏力，偶有头晕，舌淡，苔薄黄，脉沉细无力。原方中太子参加至30g，生黄芪加至40g，并加当归12g补气养血；加黄芩15g、竹叶12g、连翘12g清热散结；加瓜蒌皮15g清热化痰；加天麻12g平肝潜阳以止头晕。随访至今病情稳定

【点评】本例肾病综合征患者曾经使用激素而出现一系列副作用，而不再愿意使用激素。本次复发后求治于我处要求中医治疗。其在气阴两虚表现的基础上兼有咽痛、易感冒的症状，说明兼有热毒壅盛于咽喉，治疗在参芪地黄汤益气养阴的基础上加用金银花、野菊花、牛蒡子等清热解毒利咽药。

野菊花味苦而性微寒，长于解疔毒，为清热解毒要药。其在清热解毒中其力尤甚。笔者在治疗慢性肾脏病兼咽喉肿痛者，常以本品合用金银花、蒲公英、连翘、牛蒡子等药1~2种以解毒利咽，用量常为10~20g。

验案7

患者2013年不明原因出现双下肢水肿，于当地医院检查发现血尿、蛋白尿，24小时尿蛋白定量最多14g，血浆白蛋白20g/L，诊断为肾病综合征，患者拒绝肾穿刺，予激素、环磷酰胺、雷公藤多苷片治疗。初起尿蛋白定量可下降至1.1g，后又逐渐高至4g，肾功能正常。既往高血压6年余，服用降压药控制血压。

2015年9月9日为求中医药治疗至我处首诊。当时口服醋酸泼尼松60mg/d，外院查24小时尿蛋白定量4.02g，尿红细胞阴性，血浆白蛋白36.7g/L，甘油三酯1.53mmol/L，总胆固醇6.63mmol/L。症见：双眼睑水肿，

尿量可，小便频急，乏力盗汗，易咽痛感冒，纳眠可，大便调。舌淡红，苔薄黄水滑，脉细数。中医辨证：气阴两虚，湿热内阻。拟益气养阴，清热利湿法，予经验方加味参芪地黄汤合生脉饮化裁。

处方：党参、生地黄、山药各 15g，生黄芪、茯苓、板蓝根、芡实、菟丝子各 20g，黄芩、泽泻、金银花各 12g，麦冬、五味子、山茱萸、牡丹皮各 10g，蒲公英、车前草各 15g，冬瓜皮各 30g。每日 1 剂，水煎服。

配合食疗经验方黄芪鲤鱼汤：生黄芪、赤小豆、薏苡仁、冬瓜皮各 30g，芡实、茯苓各 20g，当归、黄精、金银花各 10g，砂仁 6g。上述药物用纱布包好，选活鲤鱼或活鲫鱼 250g，加葱姜少许同煎，不入盐，文火炖 30 分钟后，弃去药包，吃鱼喝汤，每周 1 次。

同年 10 月 21 日复诊，查 24 小时尿蛋白定量 2.75g。诸症减轻，予原方加减进退，并嘱患者逐渐撤减激素。

2016 年 4 月 19 日激素撤减至 12.5mg/d，复查 24 小时尿蛋白定量 1.38g。同年 7 月 26 日激素撤减至 10mg/d，24 小时尿蛋白定量为 0.73g，血浆白蛋白 41.7g/L。

【点评】本例患者为肾病综合征，使用激素等西药后疗效不佳。鉴于患者为心肾气阴两虚证，治疗以心肾气阴双补为法。同时患者兼有上焦风热及下焦湿热等标证，故加板蓝根清热利咽及蒲公英、车前草清利下焦湿热。

车前草较车前子更长于清热通淋，故而治疗湿热淋证，我常选用车前草与蒲公英同用。

验案 8

山西某男，17 岁。患者 2013 年 7 月因全身水肿至当地医院查 24 小时尿蛋白定量 10.7g，血浆白蛋白 23.9g/L，肾功能及血压正常。7 月 25 日肾穿刺结果为肾小球微小病变。当地医院予醋酸泼尼松 50mg/d 口服，尿蛋白未减少。

遂于 2013 年 9 月 5 日来我处要求中医治疗，当时仍口服醋酸泼尼松 50mg/d，查 24 小时尿蛋白定量 10.7g，血浆白蛋白 23.9g/L，症见：乏力，双下肢轻度水肿，面部及背部痤疮明显，纳食可，眠欠佳，二便调。舌红，苔黄腻，脉滑数。中医辨证：气阴两虚，偏于阴虚，夹有湿热，遂予经验方参芪知芩地黄汤合五味消毒饮加减。

处方：太子参、金银花、丹参、芡实、金樱子、青风藤、茯苓、何首乌、菟丝子、炒枣仁、紫花地丁各20g，生黄芪、板蓝根、冬瓜皮各30g，灵芝、连翘、牡丹皮、鸡内金、黄芩、当归、知母、黄精各12g，生地黄、山药、泽泻各15g，山茱萸、桑螵蛸各10g，防风6g。每日1剂，水煎服。

并配用经验食疗方黄芪鲤鱼汤：生黄芪、赤小豆、薏苡仁、冬瓜皮各30g，芡实、茯苓各20g，金银花、当归、黄精、砂仁各10g，上述药物用纱布包好，选活鲤鱼或活鲫鱼250g，加葱姜少许同煎，不入盐，文火炖30分钟后，弃去药包，吃鱼喝汤，每周2次。

1个月后，患者复诊述水肿已消退，面部及背部痤疮亦减轻。查24小时蛋白定量7.4g（尿量3000mL），肾功能及血压正常，嘱逐渐撤减激素，继服上方。1个月后复诊，查24小时蛋白定量0.46g，血浆白蛋白37.8g/L。

坚持治疗半年余，患者神振肿消，面部及背部痤疮消失，未见其他明显不适。24小时尿蛋白转阴，血浆白蛋白44.9g/L，胆固醇3.7mmol/L，甘油三酯1.11mmol/L。2014年4月14日复诊，激素已撤完，24小时尿蛋白定量0.02g，血浆白蛋白及血脂均正常，未见不适。随访至今，患者相关指标正常，无不适症状。

【点评】本例为肾小球微小病变患者，激素治疗无效，患者来我处欲撤停激素。鉴于患者除水肿外，有乏力的气虚表现并伴见痤疮等阴虚内热症状，察其舌红苔黄腻，辨证为气阴两虚偏于阴虚，兼有湿热。予经验方参芪知芩地黄汤加味益气养阴，清热利湿。患者坚持中医药治疗1年，激素撤减及至撤停，水肿消退，尿蛋白转阴，疗效甚佳。

经验方参芪知芩地黄汤为笔者将知柏地黄汤黄柏易为黄芩，并加太子参、生黄芪化裁而得，主要治疗肾病综合征患者使用激素后出现气阴两虚、兼有内热证以乏力、痤疮为主要表现者。因"肺主皮毛"，笔者认为痤疮主要为肺热所致，因黄芩能清肺热，而黄柏主清下焦湿热故去之。

验案9

山西某女，16岁。患者2013年5月发现下肢水肿，查24小时尿蛋白定量 4.35g，当地医院肾穿刺结果为不典型膜性肾病。予甲泼尼龙 40mg/d 口服，2 个月后开始减量，但尿蛋白未减，24 小时尿蛋白定量反而升至 7.2g，对激素无效。

患者欲寻求中医治疗于 2013 年 11 月来我处就诊。症见：面部痤疮明显，乏力怕热，双下肢轻度浮肿，尿中泡沫多，夜尿 3 次。舌红，苔黄腻，脉滑数。患者当时服用甲泼尼龙 32mg/d。24 小时尿蛋白定量 7.2g，血浆白蛋白 23g/L。中医辨证：气阴两虚，兼夹湿热。予经验方参芪知芩地黄汤加减。

处方：太子参、山药、泽泻、紫花地丁各 15g，茯苓、丹参、生黄芪、青风藤、金银花、芡实各 20g，知母、黄芩各 12g，山茱萸、当归、连翘、牡丹皮各 10g，桑螵蛸 6g，冬瓜皮 30g。每日 1 剂，水煎服。

并配用经验食疗方黄芪鲤鱼汤：生黄芪、赤小豆、薏苡仁、冬瓜皮各 30g，芡实、茯苓各 20g，金银花、当归、黄精、砂仁各 10g，上述药物用纱布包好，选活鲤鱼或活鲫鱼 250g，加葱姜少许同煎，不入盐，文火炖 30 分钟后，弃去药包，吃鱼喝汤，每周 2 次。

服药 4 个月后，患者面部痤疮及潮热均消失，双下肢浮肿已消退，尿量达 2500mL，查 24 小时尿蛋白定量 0.79g，血浆白蛋白 43.3g/L。甲泼尼龙减至 24mg/d。患者非常满意，深感中医的神奇。因患者症状及指标好转，故将黄芪鲤鱼汤减量至每周 1 次。

2014 年 8 月 29 日查尿蛋白阴性，血浆白蛋白 42.8g/L，总胆固醇 5.69mmol/L。同年 10 月 26 日甲泼尼龙减为 10mg/d，24 小时尿蛋白定量 0.12g。2015 年 3 月 6 日激素已撤停，同年 9 月 20 日复查 24 小时尿蛋白定量 0.08g。

【点评】本例为不典型膜性肾病患者，在院外使用激素治疗无效。本例患者与验案 9 症状相似，皆可辨证为气阴两虚，兼夹湿热证，运用经验方参芪知芩地黄汤调治。该患者尿蛋白完全转阴，激素顺利撤减及至撤停，取得了良好的疗效。

对于气阴两虚偏于阴虚内热的患者，益气药宜选用太子参、生黄芪为宜，且剂量不宜大，以防助热伤阴。

验案 10

河南某女，47 岁。2012 年 5 月患者发现双下肢水肿，血压 180/100mmHg，至北京某医院查 24 小时尿蛋白定量为 9.66g，血浆白蛋白 28.5g/L，肾功能正常。肾穿刺结果为局灶节段性肾小球硬化。予醋酸泼尼松 60mg/d，并用降压药控制血压。

激素用后患者尿蛋白略减少，患者担心激素的副作用，寻求中医治疗，于 2013 年 4 月来我处初诊。当时仍服用醋酸泼尼松 60mg/d，24 小时尿蛋白定量 6.79g，血浆白蛋白 28.5g/L。症见：满月脸，全身痤疮，明显乏力，手颤抖，夜眠极差。舌红，苔薄黄，脉细数无力。中医辨证：脾肾气阴两虚，兼夹内热。拟益气养阴清热法，予经验方参芪知芩地黄汤化裁。

处方：太子参、生黄芪、天麻、炒枣仁、芡实各 20g，生地黄、山药、茯苓、紫花地丁、知母、黄芩、青风藤、白芍各 15g，牡丹皮、泽泻、连翘各 12g，山茱萸、生甘草各 10g，桑螵蛸 5g。每日 1 剂，水煎服。并嘱患者逐渐撤减激素。

2013 年 10 月激素已完全停用，复查 24 小时尿蛋白定量降为 4.16g，患者已无不适症状，因无激素的困扰，家人亦感欣慰。2014 年 5 月复诊时，患者面部痤疮已完全消退，体重明显减轻，24 小时尿蛋白定量续降至 2.67g，血浆白蛋白正常，血肌酐一直正常。同年 12 月 24 小时尿蛋白定量 1.53g，2016 年 5 月 12 日复查 24 小时尿蛋白定量 0.63g，病情稳定。

【点评】本例为局灶增生性肾小球肾炎患者，当地使用激素治疗尿蛋白略降，出现全身痤疮等副作用，故求治于我处。予经验方参芪知芩地黄汤益气养阴、兼清内热。达到了尿蛋白明显减少，激素撤停，病情稳定的明显效果。

验案 11

山西某男，23 岁。2012 年 5 月患者出现双下肢水肿，当地医院查 24 小时尿蛋白定量 4.91g，血浆白蛋白 34g/L，血脂及肾功能正常，建议肾穿刺，患者拒绝，予醋酸泼尼松 60mg/d，治疗 4 个月无效。

同年 8 月 13 日患者为求中医诊治至我处初诊。当时口服醋酸泼尼松

55mg/d，外院查 24 小时尿蛋白定量 3.56g，血浆白蛋白 33.9g/L。症见：双下肢轻度水肿，尿量可，乏力腰酸，面部痤疮，纳眠可。舌红，苔黄，脉细数。中医辨证：气阴两虚，兼夹湿热。拟益气养阴，清热利湿法，予经验方参芪知苓地黄汤化裁。

处方：知母、泽泻、太子参、连翘各12g，生地黄、山药、天麻、红景天各15g，山茱萸、牡丹皮各10g，茯苓、芡实、金银花、杜仲、冬瓜皮、生黄芪、苦地丁、青风藤、川牛膝、怀牛膝各20g，丹参、炒薏苡仁各30g，紫河车、桑螵蛸各6g。每日 1 剂，水煎服。并嘱患者逐步撤减激素。

此后患者坚持在我处门诊中医治疗，一直予上方加减化裁。同年 8 月 27 日复查 24 小时尿蛋白定量 1.84g。

2013 年 2 月 18 日查 24 小时尿蛋白定量 0.91g。同年 3 月 4 日复查 24 小时尿蛋白定量 0.63g。2013 年 9 月 27 日复查 24 小时尿蛋白定量 0.52g。

2014 年 2 月 26 日查 24 小时尿蛋白定量 0.46g。同年 10 月 29 日激素减至 2.5mg/d，复查 24 小时尿蛋白定量 0.16g。患者水肿消退，面部无痤疮，诸症缓解。2015 年 3 月 12 日激素已撤停，随访至今指标阴性。

【点评】本例肾病综合征患者在当地使用激素无效。初诊时中医辨证为气阴两虚，兼夹湿热。选用经验方参芪知苓地黄汤加味化裁，最终达到了激素顺利撤停、尿蛋白转阴的满意疗效。对于一个 20 岁左右的青年患者，能坚持服中药 3 年余实属不易。通过长期的临床实践深深体会到，之所以能取得中医药治疗的良好效果，应该感谢患者的长期配合和对中医的坚定信念。

验案 12

重庆某女，28 岁。2012 年 8 月患者体检发现尿蛋白，当地医院查 24 小时尿蛋白定量 4.13g，血浆白蛋白 35.2g/L，血压及肾功能均正常，诊为原发性肾病综合征，肾穿刺结果为轻度系膜增生性肾小球肾炎。予激素、环磷酰胺、雷公藤多苷片治疗 3 个多月无效。

2013 年 3 月患者为求治中医至我处首诊。当时服醋酸泼尼松 35mg/d，外院查 24 小时尿蛋白定量 4.13g，肾功能正常。症见：双手肿胀，面部浮肿，神疲乏力，腰背酸痛，气短，周身痤疮，五心烦热，口干，恶心，夜眠差，大便秘结，4日1行，小便量可。舌红，苔薄黄，脉弦细数。中医辨证：气阴两虚，兼有内热。拟益气养阴、兼清内热为法，予经验方参芪知芩地黄汤加味。

处方：生黄芪、太子参、金银花、火麻仁、金樱子、芡实、白芍各20g，知母、黄芩、生地黄、山药、泽泻各15g，山茱萸、牡丹皮、麦冬、砂仁、酸枣仁各10g，生石膏30g，竹茹、鸡内金各12g，制大黄15g。每日1剂，水煎服。

并配合经验食疗方黄芪鲤鱼汤加减：生黄芪、赤小豆、冬瓜皮、生薏米、芡实各30g，砂仁、当归、金银花、杭菊花各10g，茯苓20g。上述药物用纱布包好，选活鲤鱼或活鲫鱼250g，加葱姜少许同煎，不入盐，文火炖30分钟后，弃去药包，吃鱼喝汤，每周1次。并嘱患者逐渐撤减激素。

患者坚持门诊中医药治疗，处方均以上两方加减化裁，同年8月30日复查24小时尿蛋白定量2.39g，2014年1月20日查24小时尿蛋白定量1.98g，2014年7月25日复查24小时尿蛋白定量0.78g。

2015年2月6日激素已减至5mg/d，24小时尿蛋白定量已降为0.77g，7月5日激素已停用，24小时尿蛋白定量0.39g。已无明显不适。随访至今病情稳定。

【点评】本例患者为轻度系膜增生性肾小球肾炎，使用激素、环磷酰胺、雷公藤多苷片无效。鉴于患者有气阴两虚、兼夹内热的表现，以益气养阴，兼清内热法治疗。坚持治疗2年，激素顺利撤停，尿蛋白明显减少。

方中所选用的芡实味甘涩，性平，入脾、肾经，具有固肾涩精的作用。金樱子味酸，性平，入肾经，亦具有收涩固精的作用。宋代《洪氏集验方》中的水陆二仙丹，即为上两药同用。笔者常用本方涩精固肾，合入其他方剂中治疗蛋白尿，二药用量均为10~30g。

验案13

河北某女，48岁。患者2012年1月体检发现尿蛋白，未予重视。2月17日因感冒出现颜面浮肿，至当地医院住院治疗，查24小时尿蛋白定量3.92g，血浆白蛋白11.9g/L，总胆固醇10.03mmol/L，血压及肾功能正常，诊断为肾病综合征，予抗感染等对症治疗。2月27日予注射用甲泼尼龙琥珀酸钠40mg，每日1次静脉滴注，尿蛋白未减少，当地医院建议患者肾穿刺，患者拒绝。3月27日开始应用环磷酰胺0.2g，隔日1次静脉滴注，后因肝功能异常，共用2.8g后停止使用。5月10日患者复查24小时蛋白定量3.38g，血浆白蛋白28.8g/L，肾功能及血压正常，肝功异常。出院后口服甲泼尼龙40mg/d。

6月15日患者寄希望于中医治疗而求诊于我处，当时查24小时蛋白定量6.12g，血浆白蛋白25.2g/L，总胆固醇16.23mmol/L，甘油三酯7.57mmol/L，肾功能及血压正常。症见：满月脸，乏力明显，头晕，纳眠可，时有便秘，闭经数月，小便可。舌红，苔黄腻，脉弦数。中医辨证：气阴两虚偏于阴虚，兼夹瘀热。拟益气养阴，清热活血法，予知柏地黄汤加减。

处方：知母、生地黄、山药、夏枯草、黄柏、当归尾、紫苏梗、杭菊花各12g，山茱萸、牡丹皮、砂仁、泽泻各10g，茯苓、天麻、金银花、益母草、金樱子、芡实、生黄芪、川牛膝、怀牛膝各20g，丹参、麻子仁各30g，紫河车5g。每日1剂，水煎服。

并配用经验食疗方黄芪鲤鱼汤：生黄芪、赤小豆、薏苡仁、冬瓜皮各30g，芡实、茯苓各20g，金银花、当归、黄精、砂仁各10g，上述药物用纱布包好，选活鲤鱼或活鲫鱼250g，加葱姜少许同煎，不入盐，文火炖30分钟后，弃去药包，吃鱼喝汤，每周2次。并嘱逐渐撤减激素。

服中药2个月后，患者复诊查24小时尿蛋白定量1.5g，血浆白蛋白29.3g/L，总胆固醇10.39mmol/L，甘油三酯4.6mmol/L。继予上方加减，2013年3月激素已撤完，2013年8月复诊，24小时蛋白定量0.14g/L，血浆白蛋白39g/L，2014年3月28日24小时尿蛋白定量0.19g，患者已恢复正常工作。随访至今尿蛋白阴性，血浆白蛋白正常。

【点评】本例肾病综合征患者先后经注射用甲泼尼龙琥珀酸钠（甲强龙）、环磷酰胺冲击治疗均无效。中医辨证为气阴两虚，兼夹瘀热，以知柏地黄汤滋阴清热。方中加当归尾、丹参、牛膝、益母草等药活血化瘀、通畅月经。并加用了益气及涩精等药物。紫河车味甘、咸，性温，入肾经。为血肉有情之品，能大补气血及益肾填精。笔者对于肾病合征激素依赖型的患者，在撤减激素的过程中常喜用本品 2~5g 加入复方中。

验案 14

辽宁某男，15 岁。患者 2011 年无诱因出现双下肢水肿，于当地医院检查发现尿蛋白（+++），24 小时尿蛋白定量 5.2g，血浆白蛋白 28g/L，血压升高，肾穿刺结果为膜性肾病，肾功能正常。予激素加环磷酰胺治疗，疗效不佳，后逐渐撤停激素。

2013 年 11 月 8 日为求中医药治疗至我处首诊。当时外院查 24 小时尿蛋白定量 3.6g，血浆白蛋白 28.5g/L，服用降压药控制血压。症见：近日来因感冒，微热、咳嗽、咽干痛，双下肢轻度水肿，乏力腰酸，后背满布痤疮，纳眠可，二便调。舌红，苔薄黄，脉浮数。中医辨证：气阴两虚，兼夹水湿、热毒，新感风热。急则治其标，先拟疏散风热、清肺止咳法，予桑菊饮加味。

处方：桑叶、连翘、黄芩各 12g，杭菊花、桔梗、杏仁、薄荷各 10g，芦根 15g，生甘草 6g，生石膏 30g。每日 1 剂，水煎服，连服 4 日。

药后感冒痊愈，之后改拟益气养阴，解毒利湿法。予经验方参芪知苓地黄汤加减。处方：太子参、山药、菟丝子、紫花地丁各 15g，生黄芪、茯苓、芡实、板蓝根、续断、丹参各 20g，知母、山茱萸、牡丹皮、黄芩、连翘各 10g，生地黄、金银花各 12g，冬瓜皮 30g，桑螵蛸 6g。每日 1 剂，水煎服。

并配合经验食疗方黄芪鲤鱼汤：生黄芪、赤小豆、生薏苡仁各 30g，砂仁 6g，当归、金银花、黄精各 10g，茯苓 20g。上述药物用纱布包好，选活鲤鱼或活鲫鱼 250g，加葱姜少许同煎，不入盐，文火炖 30 分钟后，弃去药包，吃鱼喝汤，每周 2 次。

几年来患者一直来我处坚持中医药治疗，2016 年 7 月 16 日复查尿蛋白（+），24 小时尿蛋白定量 0.6g，血浆白蛋白 32g/L。

【点评】本例膜性肾病表现为肾病综合征，经用西药后效果不理想，而且出现了明显的副作用。就诊时因新感风热，故初诊时急则治其标，以疏散风热为首务。之后转为益气养阴，兼以清热解毒，取得了明显的效果。

验案 15

内蒙古某男，57 岁。患者 2004 年出现双下肢及颜面部水肿，24 小时尿蛋白定量最多 4.65g，当地医院建议其肾穿刺但患者拒绝。经激素治疗后疗效不显，而且出现了股骨头坏死遂停用激素。既往有慢性乙型病毒性肝炎及 2 型糖尿病病史。

2016 年 11 月 14 日患者为求中医药治疗至我处首诊。当时 24 小时尿蛋白定量 4.65g，血浆白蛋白 29.63g/L，尿红细胞 1~2 个 /HPF，血肌酐106μmol/L，血压及肾功能正常。症见：就诊时患者拄双拐进入诊室，双下肢轻度水肿，乏力腰酸伴膝关节痛，口干口苦，尿频，夜尿 2~3 次，纳眠及大便均可。舌淡，苔薄黄腻，脉沉弱。中医辨证：气阴两虚，兼夹湿热。拟益气养阴，清热利湿法，予经验方加味参芪地黄汤化裁。

处方：生黄芪、茯苓、芡实各 20g，丹参、生石膏、生薏苡仁、冬瓜皮各 30g，太子参、山茱萸、山药、牡丹皮、黄连、桑螵蛸各 10g，生地黄、续断、秦艽、金樱子、蒲公英各 15g，青风藤、补骨脂各 12g。每日 1剂，水煎服。

患者定期 2 个月复诊 1 次，笔者一直予上方加减化裁。药后患者上述诸症逐渐减轻，4 个月后能自行走路不需拄拐。

在症状改善的同时 24 小时尿蛋白定量逐渐下降。2017 年 1 月 16 日复查 24 小时尿蛋白定量 5.52g，同年 3 月 17 日复查 24 小时尿蛋白定量 4.43g，同年 10 月 9 日复查 24 小时尿蛋白定量 3.88g，同年 12 月 7 日复查 24 小时尿蛋白定量 2.12g。

2018 年 4 月 12 日 24 小时尿蛋白定量 1.98g。同年 6 月 10 日 24 小时尿蛋白定量 1g，同年 8 月 24 日 24 小时尿蛋白定量 0.42g。同年 11 月 20 日复查24 小时尿蛋白定量 0.22g，血浆白蛋白 32g/L。2019 年 3 月 25 日复查尿检（－）。随访至今病情稳定。

【点评】该患者在当地运用激素后不仅无效且出现了股骨头坏死的严重副作用，来我处单纯运用中医药治疗 2 年取得了临床痊愈的显著效果，显示了中医药的治疗优势。

验案 16

山西某女，47 岁。患者 2015 年体检发现尿蛋白（+++）并未重视。2017 年 1 月出现眼睑及双下肢水肿，当地医院查 24 小时尿蛋白定量 2.5g。肾穿刺结果为 Ⅱ 期膜性肾病，建议患者使用激素及免疫抑制剂但患者拒绝。

2018 年 5 月 14 日患者为求中医药治疗至我处首诊。当时 24 小时尿蛋白定量 3.32g，血浆白蛋白 27.7g/L，总胆固醇 7.25mmol/L，血压及肾功能正常。症见：双下肢轻度水肿，乏力汗出，咽痛心悸，尿频尿急，纳眠及二便均可。舌淡，苔黄腻，脉沉数无力。中医辨证：心气阴两虚，兼夹湿热。拟补心之气阴，兼以清利湿热法，予生脉散化裁。

处方：太子参、生黄芪、芡实、冬瓜皮、金樱子各 20g，生石膏 30g，浮小麦、蒲公英、车前草各 15g，淡竹叶、川牛膝、怀牛膝各 12g，麦冬、苦参、牛蒡子、黄精各 10g，五味子 5g。每日 1 剂，水煎服。

药后 1 个月上述诸症均明显减轻。2018 年 6 月 20 日 24 小时尿蛋白定量 0.98g，血浆白蛋白 29.9g/L。同年 10 月 19 日 24 小时尿蛋白定量 0.93g，血浆白蛋白 35.5g/L，总胆固醇 6.77mmol/L。

2019 年 3 月 15 日 24 小时尿蛋白定量 0.375g，血浆白蛋白 38.4g/L，总胆固醇 5.99mmol/L（一直未用降脂药）。取得了较好的疗效，随访至今病情稳定。

【点评】该例膜性肾病以"乏力、汗出、心悸"为主症，选生脉散加味而取得显效。方中的生石膏是为清热止汗而设。笔者在临床上喜用生脉散，一是心之气阴两虚证，重用西洋参。一是用于"汗症"，因"汗为心之液"，常配用生石膏、浮小麦。

通过补益心之气阴，兼以摄精止汗，清利湿热，该患者在短期内取得了降低蛋白尿，提高血浆白蛋白及降脂的显效，说明注重辨证论治仍为提高慢性肾脏病疗效的关键。

验案 17

山西某男，22 岁。患者 2017 年 5 月无明显诱因出现双下肢水肿，未予重视。同年 7 月 19 日因水肿加重复查 24 小时尿蛋白定量为 10.56g，血肌酐 104mL/L，白蛋白 24g/L，当地予甲泼尼龙 6 片 /d。同年 7 月 25 日前往北京某医院就诊，该院建议患者肾穿刺患者拒绝。

同年 8 月 1 日患者经人介绍来我处初诊，查血肌酐 108μmol/L，24 小时尿蛋白定量为 12.56g，白蛋白 17g/L。当时症见：颜面及双下肢水肿，乏力多汗，咽干咽痛，面部及后背痤疮，纳可眠差，二便可。舌红，苔黄腻脉细弱。中医辨证：心肾气阴两虚，兼夹热毒。拟益气养阴，清热解毒为法，以经验方加味参芪知芩地黄汤合生脉饮化裁。

处方：太子参、生地黄、竹叶、川牛膝、怀牛膝各 12g，麦冬、山茱萸、牡丹皮、黄精、桑螵蛸各 10g，黄芩、紫花地丁、山药、泽泻、丹参、浮小麦各 15g，五味子 5g，炒枣仁、茯苓、生黄芪各 20g，冬瓜皮、生石膏各 30g，牛蒡子 6g。每日 1 剂，水煎服。

并配合黄芪鲤鱼汤：赤小豆、生黄芪、冬瓜皮、生薏苡仁各 30g，芡实、茯苓各 20g，当归、金银花、黄精 10g，砂仁 5g。上述药物用纱布包好，与鲤鱼或鲫鱼 250g 同煎，加葱姜少许，不入盐，水煎半小时，弃去药包，吃鱼喝汤，每周 2 次。并嘱患者逐渐撤减激素。

2017 年 9 月 5 日患者复诊。查血肌酐 103μmol/L，白蛋白 27g/L，24 小时尿蛋白定量为 4.46g。患者水肿减轻，咽痛及多汗减轻，在上方基础上去野菊花、浮小麦，加黄连 3g，炒栀子 5g，黄精 10g。仍配合黄芪鲤鱼汤，每周 2 次。

2018 年 6 月初复查白蛋白 30g/L，24 小时尿蛋白定量为 2.2g。激素已撤停。随访至今病情稳定。

【点评】该例青年肾病综合征患者，初诊时 24 小时尿蛋白定量为 12.56g，白蛋白 17g/L，已用激素 2 周，因惧怕其副作用而来我处求治于中医药。笔者选用经验方参芪知芩地黄汤及配合食疗方，同时撤减激素，通过 10 个月的治疗，24 小时尿蛋白定量减为 2.2g，血浆白蛋白升为 30g/L，取得了显效。

参芪知芩地黄汤，笔者用于激素撤减时气阴两虚兼夹热毒之证。知芩地黄汤是将知柏地黄汤中之黄柏易为黄芩，因下焦湿热少见，而黄芩擅清上焦之肺热与病情甚为吻合。

验案 18

河北某女，54 岁。患者 2016 年 6 月无明显诱因出现双下肢浮肿，查 24 小时尿蛋白定量为 6.0g，血白蛋白 29.8g/L，血肌酐 61μmol/L，当地医院建议患者肾穿刺但患者拒绝，予醋酸泼尼松 12 片 / 天，但效果不显著。

2016 年 8 月 15 日患者为求进一步中医治疗来我处初诊。当时查 24 小时尿蛋白定量为 6.14g，白蛋白 31.1g/L，血压及肾功能正常。症见：乏力腰酸，咽干咽痛，小腹胀痛，纳眠可，双下肢不肿，小便频急灼热，大便可。舌淡，苔黄腻，脉沉细弱。中医辨证：气阴两虚兼夹湿热。拟益气养阴，解毒利咽，清利湿热为法，用经验方加味参芪地黄汤化裁。

处方：太子参、生地黄、黄芩、山药、金银花、白芍、车前草、青风藤各 15g，生黄芪、冬瓜皮各 30g，山茱萸、牡丹皮各 10g，茯苓、芡实、丹参、蒲公英各 20g，川牛膝、怀牛膝、淡竹叶、黄柏各 12g，五味子、鹿角胶（烊入）各 6g。每日 1 剂，水煎服。

2018 年 1 月 8 日患者复诊。查 24 小时尿蛋白定量为 3.36g，血白蛋白 36g/L。患者腰酸乏力，咽干咽痛明显好转，小便频急灼热消失，患者诉少腹坠胀冷痛，遂于上方去鹿角胶，加乌药 15g。

此后一直以上方化裁治疗，2018 年 6 月患者 24 小时尿蛋白定量降为 2.2g，血白蛋白升为 39g/L。

2019 年 3 月初查 24 小时尿蛋白定量降为 0.9g，取得了较好的效果。随访至今病情稳定。

【点评】本例肾病综合征患者在大量尿蛋白的同时伴有气阴两虚兼夹下焦湿热之症，运用气阴双补的加味参芪地黄汤，酌加清利湿热之品，24 小时尿蛋白定量由 6.14g 降为 0.9g。调方后所用的乌药是针对少腹坠胀冷痛之症，具有理气止痛的作用。

验案 19

山西某女，67 岁。患者 2016 年 2 月出现双眼睑及双下肢水肿，查 24 小时尿蛋白定量 3.8g，血浆白蛋白 28.87g/L，血肌酐正常，未做肾穿刺。予醋酸泼尼松治疗，尿蛋白定量有所减少，但因副作用患者自行停用。既往高血压史 20 年。

同年 8 月 17 日为求中医药治疗来我处首诊，当时 24 小时尿蛋白定量 3.94g，血浆白蛋白41.3g/L，血肌酐82μmol/L，尿红细胞86个/HPF。症见：双下肢水肿，但尿量可 1700mL/d 左右。乏力心慌自汗，怕冷口干，大便干结，4~5 日 1 行，纳眠可。舌淡红，苔薄黄，脉沉弦。中医辨证：心肾气阴两虚，兼夹湿热。拟益气养阴，清热利湿通腑为法，予生脉饮合经验方加味参芪地黄汤化裁。

处方：党参、生地黄、山药、浮小麦、青风藤各15g，炙黄芪、茯苓、芡实、益母草、金银花、川牛膝、怀牛膝各20g，麦冬、泽泻、补骨脂各12g，山茱萸、牡丹皮、桑螵蛸、制大黄各10g，丹参、冬瓜皮、小蓟各30g，五味子6g。每日 1 剂，水煎服。

并配合经验食疗方黄芪鲤鱼汤：黄芪、冬瓜皮各30g，赤小豆、茯苓各20g，车前子15g，当归12g，砂仁10g。上述药物用纱布包好，选活鲤鱼或活鲫鱼250g，加葱姜少许同煎，不入盐，文火炖 30 分钟后，弃去药包，吃鱼喝汤，每周 2 次。

坚持中医药治疗 3 个月，每月复诊 1 次，笔者均以上方加减化裁。同年 11 月 16 日复诊已无水肿，上述诸症均明显减轻。复查 24 小时尿蛋白定量降为 1.96g，尿红细胞阴性。取得了较好的效果。随访至今病情稳定。

【点评】该例患者根据辨证结果，拟心肾气阴双补，兼以凉血涩精通腑法取得了较好的效果。患者虽有水肿但因尿量每日 1700mL，故治疗未以利尿为重点。仍宗辨证论治的原则，以扶正为主兼以治标，终取得了良效。

验案 20

河北某男，61 岁。患者 2017 年 9 月发现 24 小时尿蛋白定量最多时为 2.8g，当地医院肾穿刺结果为膜性肾病，建议使用激素及免疫抑制剂治疗但患者拒绝。

2017 年 10 月 25 日患者为求中医药治疗至我处首诊。当时 24 小时尿蛋白定量 2.81g，血压及肾功能正常。症见：乏力腰酸，纳眠可，大便偏溏，小便调。舌淡，苔薄白，脉沉细无力。中医辨证：气阴两虚证。拟益气养阴法。予经验方加味参芪地黄汤化裁。

处方：太子参、生地黄、茯苓、巴戟天、青风藤各 12g，生黄芪 30g，炒白术 15g，牡丹皮、黄精、当归各 10g，山茱萸、桑螵蛸各 6g，芡实、金樱子、菟丝子各 20g。每日 1 剂，水煎服。

患者坚持中医药治疗，上述诸症逐渐减轻及至消失，尿蛋白定量逐渐下降。2018 年 3 月 25 日复查 24 小时尿蛋白定量 1.53g，同年 6 月 25 日复查 24 小时尿蛋白定量 1.4g，同年 8 月 16 日复查 24 小时尿蛋白定量 0.94g。随访至今病情稳定。

【点评】本例膜性肾病患者，拟气阴双补法，予经验方加味参芪地黄汤，取得了一定的疗效。对于大便偏溏的患者，笔者常以炒白术易山药。

验案 21

北京某女，38 岁。患者 2015 年体检发现尿蛋白（＋），无血尿，血压及肾功能均正常。2016 年 6 月 24 小时尿蛋白定量 1.24g。北京某医院做肾穿刺结果为膜性肾病Ⅰ～Ⅱ期。未用激素及免疫抑制剂。

2017 年 3 月 28 日为求中医诊治来我处首诊，当时 24 小时尿蛋白定量 0.83g。症见：乏力怕冷，经期腰酸，大便偏干，纳眠可。舌淡红，苔薄白，脉细弱。中医辨证：气阴两虚。拟益气养阴，予经验方加味参芪地黄汤化裁。

处方：党参、生地黄、山药、金银花、益母草各 15g，炙黄芪、茯苓、巴戟天各 20g，山茱萸、怀牛膝各 10g，泽泻、青风藤各 12g，牡丹皮、川牛膝、桑螵蛸各 10g，火麻仁、丹参各 30g。每日 1 剂，水煎服。

患者每半个月复诊，药后 2 个月，同年 5 月 23 日复查 24 小时尿蛋白定量 0.28g。乏力、怕冷、腰酸均明显改善，大便转调。上方党参易为太子参 20g，炙黄芪易为生黄芪，去火麻仁。随访至今尿检阴性。

【点评】该膜性肾病患者初诊时为少量蛋白尿，中医辨证为气阴两虚。拟益气养阴。予经验方加味参芪地黄汤化裁治疗，取得了明显疗效。

验案 22

北京某男，58 岁。患者 2012 年 12 月出现双下肢轻度水肿，查尿蛋白（＋＋＋）。2013 年 7 月做肾穿刺结果为Ⅱ期膜性肾病。未用激素及免疫抑制剂。

2014年8月25日为求中医药治疗来我处首诊，当时24小时尿蛋白3.2g，尿红细胞19.9个/HPF，肾功及血压正常。症见：乏力多汗，眼干涩视物模糊，下肢无明显水肿，纳眠便均调。舌暗，苔薄白，脉沉弱。中医辨证：心肾气阴两虚，兼有血瘀。拟心肾气阴双补、活血涩精法，予经验方加味当归芍药散合生脉饮化裁。

处方：当归、川牛膝、白术、竹叶、白芍、密蒙花各12g，赤芍、青风藤、小蓟、黄芩、菊花、谷精草各15g，芡实、杜仲、金银花、菟丝子、浮小麦各20g，丹参、生黄芪、生石膏各30g，桑螵蛸、泽泻、怀牛膝、太子参、麦冬、五味子、生金樱子各10g。每日1剂，水煎服。

患者坚持中医药治疗，笔者均以上方加减化裁。2015年9月24小时尿蛋白2.1g；2016年10月24小时尿蛋白1.6g；尿红细胞12个/HPF；2017年10月24小时尿蛋白0.6g，尿红细胞4~5个/HPF；2018年12月5日复查尿蛋白（－），尿红细胞0.65个/HPF。随访至今尿检阴性。

【点评】该患者膜性肾病蛋白尿伴血尿，初诊时以乏力多汗，眼干涩模糊，舌暗为主症。汗为心之液，舌暗为血瘀之征，故中医辨证为心肾气阴两虚兼血瘀，以心肾气阴双补、活血涩精法为治。患者坚持长达4年的中医药治疗，终于取得了尿检转阴的满意效果。

验案23

山西某男，57岁。患者2016年10月无明显诱因出现双下肢重度水肿，当地医院查24小时尿蛋白定为9g，白蛋白28.51g/L，血肌酐90μmol/L，当地医院做肾穿刺结果为Ⅱ期膜性肾病。予醋酸泼尼松及环磷酰胺治疗。24小时尿蛋白定量逐渐降至5g，之后醋酸泼尼松规律减量。

2017年4月25日患者为求中医药治疗来我处首诊。当时24小时尿蛋白定量4.7g，尿红细胞20~25个/HPF。口服醋酸泼尼松30mg/d、环磷酰胺1片/d。症见：乏力怕冷，双下肢水肿，视物模糊，纳食及大便尚调。舌红，苔薄黄，脉沉弱。中医辨证：气阴两虚。拟益气养阴法，予经验方加味参芪地黄汤化裁。

处方：党参、山茱萸、牡丹皮、黄芩、炒枣仁、大青叶各10g，炙黄

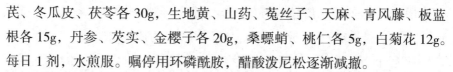

芪、冬瓜皮、茯苓各 30g，生地黄、山药、菟丝子、天麻、青风藤、板蓝根各 15g，丹参、芡实、金樱子各 20g，桑螵蛸、桃仁各 5g，白菊花 12g。每日 1 剂，水煎服。嘱停用环磷酰胺，醋酸泼尼松逐渐减撤。

患者坚持每 2 个月复诊 1 次，笔者一直予上方加减化裁。同年 5 月 27 日复查 24 小时尿蛋白定量 3.2g。7 月 15 日 24 小时尿蛋白定量 2.43g。9 月 17 日 24 小时尿蛋白定量 2.16g，白蛋白 35.6g/L，上述诸症明显减轻。10 月 21 日 24 小时尿蛋白定量 2.14g。

2018 年 1 月 13 日 24 小时尿蛋白定量 1.97g。3 月 26 日复查 24 小时尿蛋白定量 1.87g，激素减至 10mg/d。随访至今病情稳定。

【点评】该膜性肾病患者，大量蛋白尿伴血尿，对激素等西药疗效不显，来我处撤减西药，以中医药为主。拟益气养阴法，予经验方加味参芪地黄汤化裁。24 小时尿蛋白定量从初诊时的 4.7g 降为 1.87g，激素由 30mg/d 降为 10mg/d。

验案 24

内蒙古某女，42 岁。患者 2017 年无明显诱因出现面部及双下肢水肿，查 24 小时尿蛋白定量 6.7g，当地医院肾穿刺结果为Ⅰ期膜性肾病，建议使用激素及免疫抑制剂治疗但患者拒绝。既往有混合痔病史。

2019 年 4 月 22 日患者为求中医药治疗至我处首诊。当时 24 小时尿蛋白定量 7.67g，血浆白蛋白 28g/L，血尿酸 596μmol/L。肾功能及血压正常。右侧扁桃体Ⅱ度肿大。症见：乏力腰痛，双下肢轻度水肿，心慌汗出，烦热咽痛，头痛，时有大便带鲜血。舌红，苔薄黄，脉沉细数无力。中医辨证：心肾气阴两虚，兼夹内热。拟心肾气阴双补，清热涩精法，予生脉饮合经验方参芪知芩地黄汤化裁。

处方：太子参、黄芩炭、知母、巴戟天、地榆炭各 12g，麦冬、五味子、牛蒡子、桑螵蛸、蔓荆子、丹参各 10g，白芍、浮小麦各 15g，生黄芪、冬瓜皮各 30g，金银花、天麻、菟丝子、芡实各 20g，鹿角胶（烊入）6g。每日 1 剂，水煎服。

并配合经验食疗方黄芪鲤鱼汤化裁，药物：生黄芪、赤小豆、生薏苡仁、冬瓜皮各 30g，当归、砂仁、金银花、黄精各 10g，茯苓皮 30g。上述药物用纱布包好，与鲤鱼或鲫鱼250g同煎，加葱姜少许，不入盐，加水适量，文火炖30分钟，弃去药包，吃鱼喝汤，每周1次。

药后1个月患者水肿消退且诸症减轻。2019年5月22日24小时尿蛋白定量3.76g，血浆白蛋白34g/L，血尿酸385μmol/L（未用降尿酸药）。同年10月25日复查24小时尿蛋白定量2.02g，血浆白蛋白35g/L。随访至今病情稳定。

【点评】该患者初诊时24小时尿蛋白定量7.67g，血浆白蛋白28g/L，拟心肾气阴双补，清热涩精法，并配合经验食疗方黄芪鲤鱼汤，同年10月25日复查24小时尿蛋白定量2.02g，血浆白蛋白35g/L，取得了一定效果。方中的蔓荆子是为头痛而设。

验案 25

北京某男，61岁。2015年3月因双下肢水肿，查24小时尿蛋白定量1.75g，肾功及血压正常。外院肾穿刺结果为不典型膜性肾病。未用激素及免疫抑制剂。

因患者在多个外院曾用中医药治疗疗效不显，2017年5月17日来我处首诊。当时24小时尿蛋白定量3.51g，血浆白蛋白25.8g/L，尿红细胞4~6个/HPF。症见：乏力怕冷，腰痛腿沉，双下肢轻度水肿，易感冒，纳食及尿量尚可，大便偏溏。舌淡红，苔薄白，脉沉无力。中医辨证：气阴两虚。拟气阴双补法，予经验方加味参芪地黄汤化裁。

处方：太子参、茯苓、丹参各20g，生黄芪40g，生地黄、山药各15g，山茱萸、牡丹皮各10g，泽泻、青风藤、川牛膝、怀牛膝各12g，冬瓜皮、薏苡仁各30g，鹿角胶（烊入）、桑螵蛸各6g。每日1剂，水煎服。并嘱患者清淡饮食。

药后2个月，同年7月28日血浆白蛋白28.1g/L，患者下肢水肿基本消退，乏力明显减轻，仍有便溏。上方去山药，加炒白术10g、菟丝子12g，巴戟天15g，太子参减为12g。

同年9月12日患者复诊时诉大便仍偏溏，改拟调理脾胃法。予参苓白术散化裁。

处方：太子参、炒白术、菟丝子、川牛膝、怀牛膝各12g，生黄芪

40g，茯苓、丹参、益母草各 20g，冬瓜皮、薏苡仁各 30g，巴戟天、山药各 15g，炒白扁豆、莲子、黄精各 10g，砂仁 5g，桑螵蛸、陈皮各 6g。每日 1 剂，水煎服。药后大便转调，仍守方。

患者坚持中医药治疗，2019 年 4 月 21 日复查 24 小时尿蛋白定量 0.93g，血浆白蛋白 36.5g/L，尿红细胞 2~3 个 /HPF。随访至今病情稳定。

【点评】该例膜性肾病患者曾在多个中医院治疗无效而来我处首诊，第一阶段的治疗拟气阴双补法，选经验方加味参芪地黄汤化裁，第二阶段治疗拟调理脾胃法，选参苓白术散化裁，体现了中医治疗的动态性。该患者治疗后 24 小时尿蛋白定量由 3.51g 降为 0.93g，血浆白蛋白由 25.8g/L 升为 36.5g/L，取得了一定的疗效。

验案 26

河北某男，34 岁。患者 2019 年 1 月因双下肢水肿在当地医院查 24 小时尿蛋白定量 5.6g，肾穿刺结果为微小病变，当地予醋酸泼尼松片 60mg/d 口服 20 天后效不显，同时出现血糖及血压升高的副作用，故患者自行停用激素。

同年 4 月 14 日患者为求中医药治疗至我处首诊。当时 24 小时尿蛋白定量 3.65g，血肌酐 114μmol/L，血糖 11~19mmol/L，服用降压药控制血压。症见：面部痤疮，乏力腰酸，口干口苦，心悸咽痛，怕热汗出，纳食可，眠差，二便尚可。舌红，苔黄腻，脉细数无力。中医辨证：气阴两虚，兼夹热毒。拟益气养阴，清热解毒法，予经验方参芪知芩地黄汤化裁。

处方：知母、黄芩、山药、紫花地丁、杜仲各 15g，生地黄、酸枣仁、浮小麦、白芍各 12g，牡丹皮、麦冬、五味子、黄连、佩兰各 10g，生黄芪、金银花、芡实各 20g，生石膏 30g，牛蒡子 5g，山茱萸、桑螵蛸各 6g。每日 1 剂，水煎服。

药后患者诸症减轻，笔者一直予上方加减化裁治疗。2019 年 5 月 11 日复查 24 小时尿蛋白定量 2.8g，9 月 13 日复查 24 小时尿蛋白定量 2.3g，10 月 18 日复查 24 小时尿蛋白定量 1.5g，血糖 6~7mmol/L（未用降糖药），血肌酐 94μmol/L。取得了较好的效果。

【点评】该患者肾穿刺结果为微小病变，用激素后效不显且出现了血糖及血压升高的副作用而停用，故来我处求治于中医，笔者拟益气养阴，清热解毒法，予经验方参芪知芩地黄汤化裁。经过半年的治疗，24 小时尿蛋白定量由 3.65g 降为 1.5g，血糖也接近正常（未用降糖药），取得了一定的效果。经验方参芪知芩地黄汤是笔者用于撤减激素后出现气阴两虚证的常用方。

2. 脾胃不和证

验案 27

内蒙古某男，43 岁。患者 2014 年 4 月体检发现尿蛋白，24 小时尿蛋白定量最多 5g，当地医院建议肾穿及使用激素治疗，患者均拒绝。

2015 年 9 月 16 日求中医药治疗至我处首诊。当时外院查 24 小时尿蛋白定量 4.8g，血浆白蛋白 35g/L，尿红细胞阴性，血尿酸 451μmol/L，血压及肾功能正常。症见：乏力腰酸，纳食不馨，胃中嘈杂，眠差梦多，二便调。舌淡边有齿痕，苔薄白，脉沉濡。中医辨证：脾胃虚弱，升清无权。拟健脾和胃，兼以涩精法，予香砂六君子汤加味。

处方：木香、砂仁、炒白术、炙甘草各 10g，陈皮、桑螵蛸各 6g，姜半夏 5g，太子参、茯苓、青风藤各 15g，天麻、酸枣仁、紫苏梗、鸡内金各 12g，巴戟天、芡实各 20g。每日 1 剂，水煎服。

同年 10 月 8 日二诊，24 小时尿蛋白定量 2.69g，血尿酸降至 241μmol/L（未用降尿酸药），纳食转佳，胃部已无不适，但觉腰酸、乏力、梦多，偶有咽痛。笔者于上方基础上加续断 30g、桑寄生 15g 壮腰膝，金银花 12g 利咽。

其后一直以上方加减化裁治疗，11 月 18 日复查 24 小时尿蛋白定量 1.02g，12 月 7 日复查 24 小时尿蛋白定量 0.60g。

2016 年 3 月 14 日 24 小时尿蛋白定量 0.45g，同年 4 月 19 日 24 小时尿蛋白定量 0.26g。

【点评】本病例临床表现为大量蛋白尿，患者拒绝使用激素。鉴于脾胃症状较为突出，脾虚不能升清，则精微物质下泄，而见蛋白尿。选用香砂六君子汤益气和胃、健脾升清，取得了控制蛋白尿的良好效果，说明单纯中医药对治疗蛋白尿有一定的优势。

3.血瘀证

验案 28

山东某男，40 岁。该患者于 2013 年 9 月发现颜面及双下肢水肿，查 24 小时尿蛋白定量为 17.5g，血浆白蛋白 18.2g/L。当地肾穿刺结果为Ⅱ期膜性肾病，予醋酸泼尼松 60mg/d，他克莫司 2.5mg 每日两次口服。用药 4 周后患者 24 小时尿蛋白定量降至 10g，水肿消退，之后将醋酸泼尼松减至 50mg/d。患者 24 小时尿蛋白始终维持在 10g 左右。而且在治疗过程中发现血糖升高。

2013 年 10 月患者为求治中医来我处首诊。症见：乏力，口干渴，尿中泡沫多，纳食尚可，小便量 1800mL，夜眠可。舌暗，苔薄黄，脉沉细无力。当时仍服用醋酸泼尼松 50mg/d 及他克莫司 2.5mg 每日 2 次，24 小时尿蛋白定量 10.6g，血浆白蛋白 23.6g/L，肾功能正常。中医辨证：气阴两虚，兼夹内热与瘀血。拟益气活血清热法，予经验方参芪当归芍药散化裁。

处方：太子参、泽兰、青风藤、巴戟天各 15g，当归尾 12g，生黄芪、赤芍、白芍、茯苓、川牛膝、怀牛膝、金银花、芡实、丹参、菟丝子各 20g，生白术、麦冬各 10g，川芎 3g，黄连 6g，生石膏 30g。每日 1 剂，水煎服。

并配用自制食疗方黄芪鲤鱼汤：生黄芪、赤小豆、薏苡仁、冬瓜皮各 30g，芡实、茯苓各 20g，金银花、当归、砂仁各 10g，上述药物用纱布包好，选活鲤鱼或活鲫鱼 250g，加葱姜少许同煎，不入盐，文火炖 30 分钟后，弃去药包，吃鱼喝汤，每周 2 次。并嘱患者停用他克莫司，并逐渐撤减激素。

治疗 1 个月后，患者 24 小时尿蛋白定量降至 7.03g，血浆白蛋白升至 30.1g/L。后继续服用该方。治疗 2 个月，患者 24 小时尿蛋白定量降至 2.42g，血浆白蛋白升至 31.7g/L。

2014 年 5 月 4 日醋酸泼尼松已减至 8.75mg/d，复查 24 小时尿蛋白定量 0.4g。患者已无明显不适，2015 年 6 月 8 日激素已停用，24 小时尿蛋白定量 0.21g。

【点评】该病例为膜性肾病患者，24 小时尿蛋白定量为 17.5g，血浆白蛋白 18.2g/L，但患者不水肿，使用激素及他克莫司治疗无效。鉴于患者有乏力、口干、舌暗的表现，中医辨证为气阴两虚、兼夹内热与瘀血。予经验方参芪当归芍药散化裁治疗，并逐渐撤减及至撤停激素。坚持中医药治疗 1 年半，取得了尿蛋白阴转的显著疗效。

验案 29

内蒙古某男，40 岁。2013 年 3 月患者发现双下肢水肿，当地医院查 24 小时尿蛋白定量 4.7g，血浆白蛋白 25g/L，肾功能正常，肾穿刺结果为Ⅱ期膜性肾病。曾使用激素、环磷酰胺治疗，尿蛋白降至 2.49g/d，之后未能转阴。

2014 年 8 月患者为寻求中医药治疗至我处首诊。当时患者服用来氟米特及雷公藤多苷片。外院查 24 小时尿蛋白定量 2.47g，血浆白蛋白正常，肾功能正常。症见：双下肢轻度水肿，小便量可，乏力，怕热，汗出，双膝关节痛，劳则加重，双手关节晨僵。舌暗红，苔薄黄，脉沉涩。中医辨证：气虚血瘀，兼夹湿热。拟益气活血，清热利湿为法，予经验方参芪当归芍药散化裁。

处方：太子参、金银花、蒲公英、秦艽、赤芍、白芍、川牛膝、怀牛膝各 15g，生黄芪、冬瓜皮、丹参各 30g，当归、泽泻、淡竹叶、黄芩各 12g，炒白术、葛根各 10g，茯苓、青风藤、路路通各 20g，川芎、桑螵蛸各 6g。每日 1 剂，水煎服。并嘱患者停用雷公藤多苷片及来氟米特。

患者坚持中医药治疗，水肿消退，诸症减轻，同年 10 月复查 24 小时尿蛋白定量 1g。

【点评】本例为膜性肾病患者，虽然在当地使用激素等西药有一定的效果，但尿蛋白未能转阴。根据气虚血瘀、兼夹湿热的证候，治疗仍以经验方参芪当归芍药散化裁。方中加用的秦艽、川牛膝、怀牛膝等祛风胜湿的药物，是为其双手关节僵硬、双膝关节痛的症状而设。秦艽是风药中之润剂，祛风湿而不伤阴。牛膝味苦酸性平，入肝肾经，其功效为活血化瘀、引血下行，补益肝肾、强健腰膝。川牛膝长于活血化瘀，怀牛膝长于补肝肾、强腰膝。笔者常二者同用，取补通兼顾之义。患者药后水肿等症状消退，尿蛋白减轻。

验案 30

河北某男，59 岁。患者 2013 年 5 月无明显诱因出现下肢水肿，在外院检查发现血尿及蛋白尿，24 小时尿蛋白量最多 6g，肾穿刺结果为 Ⅱ 期膜性肾病，予醋酸泼尼松 60mg/d 治疗疗效不佳，尿蛋白未明显减少。血压及肾功能正常。

同年 11 月为求中医药治疗至我处首诊。当时口服醋酸泼尼松 20mg/d，外院查尿红细胞 36.37 个 /HPF，尿蛋白（+++），24 小时尿蛋白定量 4g。血浆白蛋白 27g/L。血压及肾功能正常。症见：双下肢轻度水肿，乏力腰痛，颜面部潮红，颈部痤疮，目赤流泪，咽干，纳食可，二便调。舌暗，苔薄白，脉沉涩。中医辨证：气阴两虚，湿热瘀毒互阻。拟益气养阴，清热解毒，活血利水为法，予经验方参芪当归芍药散加减。

处方：当归尾、紫花地丁各 15g，白芍、茯苓、芡实、青风藤、黄精、菟丝子、板蓝根、金樱子、川牛膝、怀牛膝各 20g，白术、黄芩各 10g，金银花、淡竹叶、丹参各 12g，生黄芪、冬瓜皮各 30g，桑螵蛸、防风各 5g。每日 1 剂，水煎服。并嘱患者逐渐撤停激素。

患者坚持中医药治疗，笔者一直予上方加减化裁治疗。6 个月后患者激素顺利撤停。2016 年 6 月 2 日患者复查 24 小时尿蛋白定量 0.8g，尿红细胞 4.1 个 /HPF，血浆白蛋白 32g/L。已无明显不适。

【点评】本例为 Ⅱ 期膜性肾病患者，在院外使用激素后，尿蛋白未明显下降，而来我处求治于中医并想撤停激素。鉴于其中医证候为气阴两虚，湿热瘀毒互阻，予参芪当归芍药散加减，取得了激素顺利撤停，尿蛋白量明显减少的良好效果。

4. 湿热内蕴证

验案 31

北京某男，59 岁。2012 年体检发现尿蛋白（++++），24 小时尿蛋白定量 9g，未做肾穿刺，外院诊断为肾病综合征。

为寻求中医治疗 2013 年 4 月 5 日来我处初诊，当时 24 小时尿蛋白定量 8.44g，血浆白蛋白 22g/L，血尿酸 530μmol/L，无血尿，肾功能正常。既往高血压 30 年，一直服降压药控制血压。症见：双下肢关节疼痛较甚，伴轻度浮肿、怕热、口苦、乏力腰酸。舌淡红，苔黄腻，脉沉滑数。中医辨证：湿热痹阻，兼以气虚。治法拟清热祛风湿通络，兼以益气，予四妙勇安汤加减。

处方：金银花、白芍、秦艽、川牛膝、怀牛膝、续断、金樱子、芡实、青风藤各 20g，玄参 12g，当归、黄连各 10g，生黄芪、生薏苡仁、丹参各 30g，生石膏 40g，威灵仙、巴戟天各 15g，补骨脂 12g。每日 1 剂，水煎服。一直坚持单纯中药治疗。

经上方调治后，诸症明显减轻，相关化验逐渐改善。2013 年 10 月 8 日，24 小时尿蛋白定量为 5.4g，血浆白蛋白为 33g/L。

2014 年 2 月 24 日，24 小时尿蛋白定量为 2.59g，血浆白蛋白为 41.6g/L。2014 年 3 月 12 日，24 小时尿蛋白定量 2.3g。同年 5 月 26 日 24 小时尿蛋白定量 1.41g，7 月 23 日复查 24 小时尿蛋白定量 0.73g，8 月 18 日 24 小时尿蛋白定量 0.49g，9 月 10 日尿蛋白转阴，血浆白蛋白 48.1g/L。无不适症状，随访至今病情稳定。

【点评】本例患者为肾病综合征兼有高尿酸血症。临床表现以下肢关节痛、怕热、口苦等湿热症状为主，兼有乏力等气虚症状，治疗拟清热祛风湿通络，兼以益气法，选四妙勇安汤加味。加威灵仙、薏苡仁、秦艽等祛风胜湿止痛的药物，是为其双下肢关节痛甚而设。

四妙勇安汤出自《验方新编》，由金银花、玄参、当归、生甘草四味药组成。具有清热解毒、活血止痛之功。笔者对于高尿酸血症引起的痛风，常选用该方。当归选用当归尾，玄参用 30g，金银花用 20g，并常加威灵仙以加强祛风湿止痛的效果。

本案例根据临床表现以上方治疗取得显著的降低蛋白尿的显著疗效。由此说明，中医治疗蛋白尿并不是一法一方一药，应在中医理论指导下，准确地辨证论治。

5.气虚血瘀证

验案 32

山西某男，60 岁。患者 2013 年体检发现尿蛋白（++）未重视。2018 年 2 月出现双下肢水肿，查 24 小时尿蛋白定量最多 5.63g，血浆白蛋白 17.96g/L，当地建议肾穿刺患者拒绝，使用醋酸泼尼松加来氟米特治疗，2 天后患者出现胃部不适而停用。

2018 年 5 月 17 日患者为求中医药治疗至我处首诊。当时查 24 小时尿蛋白定量 5.63g，血浆白蛋白 25.4g/L，血压及肾功能正常。西医诊断为肾病综合征。症见：乏力腰酸，双下肢轻度水肿，咽痛纳呆，二便调。舌淡暗，苔薄白，脉沉弱。中医辨证：气虚血瘀，兼夹湿热。予经验方参芪当归芍药散化裁。

处方：太子参、生黄芪、赤芍、益母草、鱼腥草各 15g，当归尾、金银花、板蓝根、川牛膝、怀牛膝各 12g，川芎 10g，冬瓜皮 30g，芡实 20g，桑螵蛸 5g，牛蒡子、鸡内金各 6g。每日 1 剂，水煎服。

并配合经验食疗方黄芪鲤鱼汤：生黄芪、赤小豆、茯苓、冬瓜皮各 30g，砂仁 5g，当归、黄精各 10g，金银花 12g。上述药物用纱布包好，选活鲤鱼或鲫鱼 250g，加葱姜少许同煎，不入盐，文火炖 30 分钟后，弃去药包，吃鱼喝汤，每周 1 次。

药后 1 个月患者水肿消退且诸症减轻；药后 2 个月，6 月 16 日复查 24 小时尿蛋白定量 3.52g；药后 3 个月，7 月 22 日复查 24 小时尿蛋白定量 0.641g；9 月 3 日复查 24 小时尿蛋白定量 0.527g。

患者一直坚持中医药治疗，2019 年 2 月 6 日，24 小时尿蛋白定量为 0.22g，血浆白蛋白 31.2g/L。随访至今尿检阴性。

【点评】该患者为肾病综合征，因用激素及来氟米特治疗两天后即现胃部不适而自行停用，继而求治于中医。笔者选用经验方参芪当归芍药散化裁及应用经验食疗方，取得了临床治愈的较好疗效。

验案 33

河南某男，19 岁。患者 2018 年 6 月体检发现蛋白尿，在当地医院查

24 小时尿蛋白定量 6g，予醋酸泼尼松 50mg/d 治疗疗效不显。既往有过敏性鼻炎病史。

同年 8 月 10 日患者为求中医药治疗至我处首诊。当时口服醋酸泼尼松 30mg/d。24 小时尿蛋白定量 6.44g，血浆白蛋白 26g/L，肾功能及血压正常。症见：面部有痤疮，乏力伴双下肢轻度水肿，鼻塞易感冒，皮肤瘙痒，纳眠可，大便偏溏。舌暗红，苔薄黄，脉细弱。中医辨证：气虚血瘀，兼夹热毒。拟益气活血，清热解毒法，予经验方参芪当归芍药散化裁。

处方：炙黄芪、生薏苡仁、冬瓜皮各 30g，太子参、当归尾、炒白术、金银花、沙苑子、川牛膝、怀牛膝各 12g，丹参、赤芍、紫花地丁各 15g，黄精、地肤子、白蒺藜、牡丹皮、乌梅各 10g，芡实、菟丝子、鱼腥草各 20g，桑螵蛸、辛夷各 6g，蝉衣 3g。每日 1 剂，水煎服。并嘱患者逐渐撤减激素。

患者坚持中医药治疗后诸症减轻，同时逐渐撤减激素。2019 年 4 月 12 日复查 24 小时尿蛋白定量 3.45g。5 月 13 日 24 小时尿蛋白定量为 1.84g。8 月 14 日 24 小时尿蛋白定量为 0.33g，血浆白蛋白 34.8g/L，此时激素已停用。患者于 9 月赴新录取的外地大学。同年 11 月 20 日 24 小时尿蛋白定量转阴，血浆白蛋白 43.2g/L。随访至今病情稳定。

【点评】该青年肾病综合征患者初诊时为大量蛋白尿，当地予醋酸泼尼松 50mg/d 无效。笔者拟益气活血、清热解毒法，并撤减及撤停激素，经过一年时间的中医药治疗 24 小时尿蛋白定量由 6g 转阴，血浆白蛋白恢复正常，取得了临床治愈的显著效果，显示了中医药治疗的优越性。

验案 34

内蒙古某男，59 岁。患者 2018 年 9 月发现 24 小时尿蛋白定量为 1.04g，在当地医院做肾穿刺结果为膜性肾病。建议使用激素治疗但患者拒绝。

同年 10 月 17 日患者为求中医药治疗至我处首诊。当时 24 小时尿蛋白定量 1.04g，尿红细胞阴性，肾功能及血压正常。症见：乏力腰酸，鼻塞喷嚏（有过敏性鼻炎病史），尿频尿急，纳眠可，大便调。舌暗，苔薄黄腻，脉沉涩。中医辨证：气虚血瘀，兼夹下焦湿热。拟益气活血，兼以清利湿热法，予经验方参芪当归芍药散合加味导赤散化裁。

处方：太子参、桑螵蛸、栀子、乌梅各10g，生黄芪、菟丝子各20g，当归尾、竹叶、金银花各12g，茯苓、蒲公英、鱼腥草、黄芩、桑白皮、车前草、银柴胡、赤芍、白芍、川牛膝、怀牛膝各15g，薏苡仁30g，辛夷6g。每日1剂，水煎服。

药后患者诸症减轻，笔者一直以上方加减化裁。同年11月17日复查24小时尿蛋白定量0.53g。

2019年3月16日复查24小时尿蛋白定量0.33g。4月16日复查尿检阴性。随访至今尿检阴性。

【点评】本例膜性肾病患者伴有尿频尿急及过敏性鼻炎。拟益气活血，兼以清利湿热法。予经验方参芪当归芍药散合加味导赤散化裁，取得了尿检转阴的疗效。对于伴有过敏性鼻炎的患者，笔者常加辛夷、鱼腥草、乌梅、桑白皮、黄芩等。

验案35

甘肃某男，32岁。患者2009年无诱因出现双下肢水肿，24小时尿蛋白定量3g，血浆白蛋白24g/L，当地医院肾穿刺结果为不典型膜性肾病，予激素加骁悉治疗，尿蛋白虽可下降但一直未转阴。2015年5月复查24小时尿蛋白定量6.5g，血浆白蛋白21g/L，血肌酐155μmol/L，再次用激素治疗疗效不佳。既往有慢性乙型病毒性肝炎病史。

2016年3月21日为求中医药治疗至我处首诊。当时口服醋酸泼尼松龙20mg/d及雷公藤多苷片。血肌酐162μmol/L，24小时尿蛋白定量2.73g，血浆白蛋白42.2g/L，用降压药控制血压。症见：乏力，干咳，咽痛口苦，时有恶心，眠差多梦，纳可，二便调。舌暗，苔薄黄。中医辨证：气虚血瘀，热毒内蕴。拟益气活血，清热解毒法，予经验方参芪当归芍药散化裁。

处方：太子参、白芍、板蓝根、鸡血藤、夜交藤、酸枣仁、青风藤各15g，生黄芪、丹参、金樱子、菟丝子、芡实各20g，当归尾、黄精、黄芩、半边莲、竹茹各12g，黄连3g，桑螵蛸6g，紫苏梗10g。水煎服，每日1剂。并嘱患者停用雷公藤及逐渐撤减激素。

服用后患者症状逐渐减轻，同年 7 月 16 日复诊时血肌酐降至135μmol/L，24 小时尿蛋白定量降至 1.43g，此时激素已减至 15mg/d。随访至今病情稳定。

【点评】该例患者肾穿刺结果为不典型膜性肾病，予激素加吗替麦考酚酯胶囊（骁悉）治疗，尿蛋白虽可下降但一直未转阴。病情复发后再次应用激素无效而求治于中医药，拟益气活血，清热解毒法。予经验方参芪当归芍药散加味，取得了一定的疗效。对于膜性肾病我常用经验方加味当归芍药散化裁。

验案 36

北京某女，61 岁。患者 1991 年出现双下肢水肿，查 24 小时尿蛋白定量 3.5g，伴血压升高，外院肾穿刺结果为膜性肾病Ⅰ期。予泼尼松、环磷酰胺、雷公藤治疗两年半，尿蛋白转阴。因停用上述药物后病情复发，24 小时尿蛋白定量在 1~1.5g 间波动。

2013 年 7 月 13 日患者为求中医药治疗来我处首诊。当时 24 小时尿蛋白定量 1.5g，肾功能正常。症见：乏力腰酸伴双下肢轻度浮肿，怕冷自汗，咳嗽易感冒，大便秘结，3 日 1 行，纳眠尚可。舌淡暗，苔薄白，脉沉细弱。中医辨证：气虚血瘀。拟益气活血法，予经验方参芪当归芍药散化裁。

处方：太子参、当归、赤芍、金银花、黄精、竹叶、枇杷叶各 12g，生黄芪、茯苓、金樱子、麻子仁、熟大黄、怀牛膝、芡实、菟丝子、鱼腥草各 20g，丹参、冬瓜皮各 30g，桑螵蛸、补骨脂各 10g，天麻、板蓝根、黄芩各 15g。每日 1 剂，水煎服。

药后 2 个月，患者上述诸症明显改善。患者一直坚持中医药治疗，笔者均以上方加减化裁，2014 年 7 月 12 日查 24 小时尿蛋白定量 0.5g。2016年 7 月 27 日查 24 小时尿蛋白定量 0.12g。随访至今尿检阴性。

【点评】该例膜性肾病患者对激素等西药敏感，但停用后复发，24 小时尿蛋白定量在 1~1.5g 间波动。予益气活血利水法，取得了一定的效果。因患者初诊时有咳嗽、易感冒之症，故方中加了枇杷叶、鱼腥草、黄芩等清热止咳之品，是在治本的基础上兼顾治标。

验案 37

河北某男，40 岁。患者 2015 年 4 月 24 日因双下肢水肿查 24 小时尿蛋白 5.08g，血浆白蛋白 24.2g/L，血肌酐 131μmol/L。外院肾穿刺结果为 Ⅰ 期膜性肾病。予醋酸泼尼松及他克莫司治疗。疗效不显，且有一定的副作用。

2016 年 2 月 29 日患者为求中医药治疗来我处就诊，当时血肌酐 140μmol/L，24 小时尿蛋白定量 3.31g，血浆白蛋白 46g/L，血红蛋白正常。每日口服醋酸泼尼松 10mg 及他克莫司 1.5mg。症见：乏力怕冷腰酸痛，头晕眠差，视物模糊，纳食及大便尚调。舌淡暗，苔薄白，脉沉细无力。中医辨证：气虚血瘀证。拟益气活血涩精法，予经验方参芪当归芍药散化裁。

处方：太子参 12g，生黄芪、茯苓、芡实、金樱子、青风藤、沙苑子、菟丝子各 20g，当归、赤芍、巴戟天各 15g，川芎 6g，防风 5g，金银花、天麻、桑螵蛸各 10g，丹参 30g，连翘、益母草、川牛膝、怀牛膝各 12g。每日 1 剂，水煎服。并嘱停用醋酸泼尼松及他克莫司。

药后 2 个月，患者上述诸症均明显减轻，坚持在我处服用中药 3 年，笔者均以上方化裁。2019 年 4 月 15 日复查 24 小时尿蛋白定量 1.2g，血肌酐 93μmol/L。同年 6 月 21 日复查 24 小时尿蛋白定量 0.64g。同年 9 月 23 日复查血肌酐 93μmol/L，24 小时尿蛋白定量 0.38g。随访至今病情稳定。

【点评】该膜性肾病患者曾用醋酸泼尼松及他克莫司治疗，疗效不显。来我处就诊时即撤停西药，单纯中医药治疗 3 年，24 小时尿蛋白定量由 3.31g 降为 0.38g，血肌酐由 140μmol/L 降为 93μmol/L，疗效显著。

验案 38

河北某男，53 岁。患者 2017 年 1 月 9 日查 24 小时尿蛋白定量为 3.8g，当地肾穿刺结果为膜性肾病·~Ⅱ期，建议其使用激素治疗而患者拒绝。有慢性鼻炎病史。

2019 年 1 月 9 日患者为求中医药治疗至我处首诊。当时 24 小时尿蛋白定量 6.69g，血浆白蛋白 30.2g/L，服用降压药控制血压，肾功能正常。症见：双下肢轻度水肿，乏力口苦，纳眠可，二便调。舌暗，苔黄腻，脉沉涩无力。中医辨证：气虚血瘀，兼夹湿热。拟益气活血，清热利湿法，予经验方参芪当归芍药散化裁。

处方：太子参、当归尾、金银花、川牛膝、怀牛膝各 10g，生黄芪、丹参、冬瓜皮、鱼腥草各 15g，泽兰、竹茹、赤芍、白芍各 12g，川芎、白术、辛夷各 6g，茯苓、芡实各 20g，黄连、桑螵蛸各 5g。每日 1 剂，水煎服。

药后 2 个月患者水肿消退，诸症减轻。同年 3 月 28 日复查 24 小时尿蛋白定量 2.19g。同年 5 月 24 日 24 小时尿蛋白定量 1.8g。随访至今病情稳定。

【点评】该膜性肾病患者初诊时 24 小时尿蛋白定量为 6.69g，拟益气活血、清利湿热法，予经验方参芪当归芍药散化裁。药后 2 个月 24 小时尿蛋白定量降为 2.19g。经验方参芪当归芍药散是我治疗膜性肾病的常用方剂，该方中用当归尾、赤芍、川牛膝、丹参、川芎、泽兰活血利水，这是鉴于膜性肾病西医学认为有高凝高黏状态而运用的。

验案 39

山东某男，57 岁。患者 2019 年春无明显诱因出现双下肢中度水肿，在当地医院作肾穿刺结果为膜性肾病，予醋酸泼尼松 50mg/d 治疗，尿蛋白有一定程度的下降但未能转阴。

2019 年 11 月初欲求中医药治疗而来我处首诊，当时口服醋酸泼尼松 15mg/d，24 小时尿蛋白定量 4.39g，血浆白蛋白 32g/L，血肌酐 94μmol/L，血压正常。症见：乏力腰酸，大便偏干，纳眠尚可。舌淡暗，苔薄白，脉沉弱。中医辨证：气虚血瘀证。拟益气活血涩精法，予经验方参芪当归芍药散化裁。

处方：太子参、当归尾、赤芍、金银花、川牛膝、怀牛膝、黄精各 12g，生黄芪、茯苓、芡实、菟丝子、麻子仁各 20g，白芍、金樱子、黄芩各 15g，桑螵蛸、补骨脂各 10g。每日 1 剂，水煎服。并嘱患者逐渐撤减激素。

患者坚持中医药的治疗，笔者均以上方加减化裁，上述诸症均明显减轻及消失。同年 12 月 28 日复查 24 小时尿蛋白定量为 1.6g，2020 年 2 月 3 日 24 小时尿蛋白定量为 0.2g，同年 3 月 21 日尿蛋白转阴，激素于同年

2月底已停用。

【点评】该患者因膜性肾病服用激素后尿蛋白不能转阴，而来我处求治于中医，经过4个月的中医药治疗，取得了撤停激素尿蛋白转阴的明显效果。

验案40

内蒙古某女，52岁。患者2020年1月初无明显诱因出现双下肢水肿伴蛋白尿（+++），肾功能及血压均正常，在当地作肾穿刺结果为微小病变肾病。未用激素。

为求中医药治疗患者于同年1月18日来我处首诊。当时24小时尿蛋白定量3.1g，血浆白蛋白28.6g/L。症见：双下肢中度水肿伴尿量减少（每日1000mL），乏力腰酸，纳眠及大便尚调。舌淡暗，苔水滑，脉沉弱而涩。中医辨证：气虚血瘀水停。拟益气活血利水法，选经验方参芪当归芍药散化裁。

处方：生黄芪、茯苓皮、冬瓜皮、车前子（包煎）各30g，当归尾、菟丝子、芡实各20g，太子参、赤芍、白芍、黄精各15g，川牛膝、怀牛膝、泽兰、贯众各12g，川芎、陈皮、桑螵蛸各6g。每日1剂，水煎服。嘱其限盐控水。

并同时配合服用经验食疗方黄芪鲤鱼汤：生黄芪、茯苓皮、冬瓜皮、赤小豆各30g，金银花、黄精、当归各10g，芡实20g，上述药物用纱布包好，选活鲤鱼或活鲫鱼250g，加葱姜少许同煎，不入盐，文火炖30分钟后，弃去药包，吃鱼喝汤，每周1次。

患者坚持每月远程会诊1次（因疫情不能来面诊），笔者均以上方加减化裁。同年2月29日24小时尿蛋白定量为1.06g，4月3日24小时尿蛋白定量为0.64g，血浆白蛋白为31g/L。在相关指标改善的同时，患者尿量增加到每日2500mL，水肿消退，余症亦消失。随访至今病情稳定。

【点评】该患者肾穿刺为微小病变肾病，笔者单纯应用中药，根据辨证结果选经验方参芪当归芍药散化裁，并配合经验食疗方，取得了较好的效果。由此可见对于部分肾病综合征能中不西是可行的，关键要取决于患者的密切配合，因为来我处的患者均是想用中药治疗的，所以我也十分感谢患者对中医治疗的信心。

6. 心脾气虚证

验案 41

山东某女，60 岁。患者 2012 年 5 月无明显诱因出现眼睑及双下肢水肿，未予重视。2016 年 6 月因劳累后水肿加重，于当地医院查尿蛋白（+++），未查 24 小时尿蛋白定量。当地医院建议患者肾穿刺并使用激素治疗，但患者拒绝。

2017 年 5 月 24 日患者为求中医药治疗来我处首诊。当时 24 小时尿蛋白定量为 4.31g，血浆白蛋白 25.5g/L，血肌酐正常，服用降压药物控制血压。

症见：乏力便溏，怕冷多汗，平素易感冒，口干咽痛，腰酸伴足跟疼痛，纳可眠差多梦，双下肢不肿。舌淡，苔薄黄，脉沉细弱。中医辨证：心脾气虚，兼夹内热。拟补益心脾，兼以利咽安神为法，予生脉饮合参苓白术散化裁。

处方：太子参、炒白术、山药、板蓝根、浮小麦各 15g，茯苓、生黄芪、酸枣仁各 20g，炒白扁豆、生甘草、莲子肉、防风、野菊花、五味子、麦冬各 10g。炒薏苡仁 30g，鹿角胶（烊化）6g。每日 1 剂，水煎服。

同年 6 月 20 日二诊，复查 24 小时尿蛋白定量降为 1.43g。鉴于患者大便转调，仍诉腰酸乏力，怕冷多汗。

遂改方为参芪地黄汤加减。

处方：生黄芪、芡实、茯苓、菟丝子、炒枣仁各 20g，生地黄、浮小麦各 15g，白术、山茱萸、牡丹皮、泽泻、野菊花、天麻各 10g，桑螵蛸 6g。每日 1 剂，水煎服。

同年 8 月 14 日复查 24 小时尿蛋白定量为 0.78g。之后一直以上方化裁，2018 年 3 月 31 日复查 24 小时尿蛋白定量为 0.56g，血浆白蛋白 31g/L，疗效显著。随访至今病情稳定。

【点评】该患者初诊时，笔者从"乏力、便溏、多汗"的主症入手，予生脉饮合参苓白术散化裁，当患者大便转稠后改拟参芪地黄汤加减以善

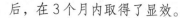

后，在3个月内取得了显效。

7. 气血两虚证

验案 42

河南某男，26岁。患者2014年5月发现颜面及双下肢重度水肿，在当地医院查24小时尿蛋白定量最多9.8g，血浆白蛋白18g/L，血红蛋白100g/L，当地予激素治疗有一定的效果，但尿蛋白未转阴，24小时尿蛋白定量为5g，2015年1月30日患者在北京某医院做肾穿刺结果为Ⅱ期膜性肾病。继续给予激素、免疫抑制剂并加用雷公藤多苷片联合治疗，治疗后尿蛋白定量可减至1.7g，但在撤停激素后，2018年1月26日复查尿蛋白定量升为3.15g。

同年1月28日患者为求中医药治疗至我处首诊。查24小时尿蛋白定量3.15g，血浆白蛋白26g/L，血红蛋白92g/L，肾功能及血压正常。精子检查示精子活动度减低。症见：面色萎黄，乏力，纳食不馨，眠可，二便尚调，不育。舌暗，苔薄白，脉细弱。中医辨证：气血两虚，兼夹瘀血。拟益气补血、兼以活血健胃法，予经验方参芪当归芍药散化裁。

处方：太子参、当归、山药各15g，生黄芪、金樱子、芡实、茯苓各20g，赤芍、鸡内金、紫苏梗各12g，桑螵蛸10g，丹参30g，川芎6g。每日1剂，水煎服。

坚持服药10个月，患者上述诸症均明显减轻。同年11月13日复查24小时尿蛋白定量2.028g，血浆白蛋白41.11g/L，血红蛋白100g/L。鉴于患者自诉尿频急，大便干。遂于上方加蒲公英、车前草各15g，麻子仁30g以通利前后二便。

2019年3月17日24小时尿蛋白定量1.18g，血浆白蛋白43.47g/L，血红蛋白120g/L。鉴于患者诉有胸闷、耳鸣之症，上方增薤白12g、夏枯草15g、全瓜蒌30g续服。随访至今病情稳定。

【点评】该患者运用激素及免疫抑制剂后尿蛋白虽能有一定程度的下降但未能转阴，运用雷公藤多苷片后出现了精子活动度减低及贫血的副作用，笔者运用益气补血、兼以活血健胃法取得了一定的效果。

8.气、阴、阳俱虚证

验案 43

山西某女，55 岁。患者 2015 年 10 月因双下肢浮肿在查 24 小时尿蛋白定量为 4g，血浆白蛋白 29.2g/L，血压及肾功正常，诊断为肾病综合征。予激素治疗后尿蛋白可转阴。但激素撤停后则复发。2017 年 5 月 24 小时尿蛋白定量 1g，再次服用激素后无效。

2018 年 2 月 7 日患者为求中医药治疗来我处首诊，当时口服醋酸泼尼松 20mg/d，24 小时尿蛋白定量 1.31g，血浆白蛋白 29.3g/L。症见：乏力怕冷，腰酸腹胀，纳眠均可，大便偏干，无水肿。舌淡红，苔黄腻，脉细数无力。中医辨证：气、阴、阳俱虚。拟益气、养阴、温阳，兼以摄精法，予经验方加味参芪地黄汤化裁。

处方：党参、山茱萸、牡丹皮、黄精、桑螵蛸各 10g，炙黄芪、麻子仁各 30g，生地黄、山药、茯苓各 15g，菟丝子、金樱子各 20g，鹿角胶（烊入）、砂仁 6g，金银花、紫苏梗 12g，肉桂 5g。每日 1 剂，水煎服。并嘱逐渐减撤激素。

患者坚持每月规律门诊复诊，笔者均予上方加减化裁。4 月 18 日醋酸泼尼松已减为 10mg/d，复查 24 小时尿蛋白定量 0.18g，血浆白蛋白 42g/L。短期内取得了尿蛋白转阴的显著效果，随访至今尿检阴性。

【点评】本例肾病综合征患者初发病时，当地医院用激素有效，但激素停用后复发，再次应用激素无效。

初诊时据症中医辨证为气、阴、阳俱虚。拟益气、养阴、温阳，兼以摄精法。短期内取得了尿蛋白转阴的显著效果。

对于有阳虚的患者我常用党参和炙黄芪，取温中益气之功。本例中还选用了肉桂及鹿角胶，很少选用制附片以防伤阴助热之弊。

（三）撤减激素阶段验案

以下选取了撤减及至停用激素的原发性肾病综合征和肾小球肾炎验案

共 13 例。其中气阴两虚证 10 例，胃虚气滞证 1 例，气虚血瘀证 1 例，肺卫风热、热毒壅盛证 1 例。

1. 气阴两虚证

验案 1

山东某男，28 岁。患者 2011 年无诱因出现双下肢水肿，检查发现尿蛋白（+++），查 24 小时尿蛋白定量 3.28g，血浆白蛋白 34.6g/L，血总胆固醇 6.51mmol/L，血压升高，肾功能正常。当地医院肾穿刺结果为膜性肾病Ⅰ～Ⅱ期，予激素及免疫抑制剂治疗，尿蛋白转阴，水肿消退，但在撤减激素过程中尿蛋白反复发作，始终未能撤停激素。

2014 年 7 月 23 日为寻求中医药治疗至我处初诊，当时口服醋酸泼尼松 10mg/d，同时口服他克莫司及吗替麦考酚酯。查尿蛋白（-），肾功能及血压正常。症见：轻度畏寒，偶有咽干，纳眠可。舌淡边有齿痕，苔薄白，脉沉细。中医辨证：气阴两虚。拟益气养阴为法，予经验方加味参芪地黄汤化裁。

处方：党参、生地黄、山药、泽泻各 15g，生黄芪、茯苓、菟丝子、青风藤、芡实、金银花、丹参、金樱子各 20g，山茱萸、牡丹皮各 10g。每日 1 剂，水煎服。并嘱患者停用吗替麦考酚酯和他克莫司，逐渐撤停激素。

患者坚持中医药治疗，笔者治疗始终予上方加减化裁，尿蛋白始终未复发。2015 年 1 月激素完全停用。2015 年 5 月 19 日复查尿蛋白阴性，肾功能正常。随访至今，尿检正常。

【点评】本例患者为膜性肾病，呈现为激素依赖性肾病综合征。初诊时仅有轻度畏寒及口干症状，证属气阴两虚，予气阴双补法酌加摄精之品，以预防蛋白尿的复发。同时撤减激素且停用免疫抑制剂，患者最终停用了激素。且病情稳定未复发。

验案 2

天津某男，12 岁。患者 2011 年 5 月感冒后出现双眼睑及下肢水肿，于当地医院检查 24 小时尿蛋白定量 6g，血浆白蛋白 27.5mmol/L，诊断为肾病综合征，患者家属拒绝肾穿，予醋酸泼尼松60mg/d治疗，水肿消退，尿蛋白转阴，醋酸泼尼松减至20mg/d时，因感冒再次出现尿蛋白（+++），患者家属将醋酸泼尼松加至30mg/d，使用激素期间患者出现严重骨质疏松症，平时只能卧床。

2013年4月20日患者为求中医药治疗以撤停激素来我处就诊。当时仍服醋酸泼尼松60mg/d，尿蛋白阴性，血浆白蛋白、血压及肾功能均正常。症见：乏力腰酸痛，不能站立，痤疮，平素易感冒，纳眠可，二便调。舌淡，苔薄黄，脉沉弱。中医辨证：气阴两虚，兼夹热毒。拟益气滋肾，清热解毒法，予经验方参芪知芩地黄汤加味。

处方：太子参、知母、黄芩、山药、怀牛膝、续断各12g，生黄芪、茯苓、紫花地丁、芡实、金银花各20g，牡丹皮、山茱萸、连翘、补骨脂、丹参各10g，泽泻、青风藤、淫羊藿、板蓝根各15g，桑螵蛸5g，紫河车3g。每日1剂，水煎服。并嘱患者逐渐撤减激素。

治疗期间，患者曾感冒3次，主要症状为发热，微恶风寒，咽痛，咳嗽有痰，时有微喘，舌淡，苔薄黄，脉浮数。证属风热袭肺，肺失宣肃。拟疏风清热，化痰降气法。予桑菊饮加味。

处方：桑叶、杭菊花、芦根、杏仁、竹叶、枇杷叶、紫苏子、枳壳各12g，桔梗、连翘、牛蒡子、太子参、青黛（布包）、薄荷各10g，金银花、瓜蒌皮、板蓝根各20g，黄芩、浙贝母各15g，生石膏、鱼腥草各30g。每日1剂，水煎服。药后效如桴鼓。

患者几年来一直坚持中医药治疗，并逐渐撤减激素，2015年10月24日复诊时醋酸泼尼松已减为2.5mg/d。笔者一直予参芪知芩地黄汤加减化裁，治疗期间未再出现尿蛋白，而且乏力、腰酸痛等症状逐渐消失。患者2013年夏天已能行走上学。几年来体质增强，极少感冒。2015年10月24日复诊时24小时尿蛋白定量为0.02g。嘱患者激素续减至1.25mg/d，2016年4月初激素撤停，病情稳定。

【点评】本例患者为肾病综合征，因使用激素出现严重的骨质疏松，而至我处求治中医并要求撤停激素的。初诊时患者乏力、痤疮，辨证为气阴两虚，兼夹热毒。予经验方参芪知芩地黄汤加味治疗。患者平素易感冒，且屡因感冒致病情复发，故每次感冒时急则治标，予桑菊饮加味疏散

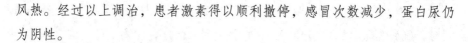

风热。经过以上调治，患者激素得以顺利撤停，感冒次数减少，蛋白尿仍为阴性。

验案 3

北京某男，29 岁。患者 2013 年 11 月无明显诱因出现双下肢水肿，检查发现尿蛋白，24 小时尿蛋白最多 6g，血浆白蛋白 18g/L，至北京某医院行肾穿刺结果为不典型膜性肾病。予激素及环孢素 A 治疗，尿蛋白可转阴，水肿消退。

患者因害怕激素等药的副作用而转求中医药治疗，要求撤停激素等药，遂于 2014 年 9 月初至我处首诊。当时口服醋酸泼尼松 20mg/d、环孢素 150mg/d，查尿蛋白阴性，血浆白蛋白、血肌酐及血压正常。症见：乏力头晕，手足心热，心悸自汗，口干，皮肤痤疮，纳眠可，二便调。舌淡，苔薄黄，脉细数而弱。中医辨证：心肾气阴两虚，偏于阴虚，兼夹热毒。拟益气养阴，清热解毒法，予生脉饮合经验方参芪知苓地黄汤化裁。

处方：太子参、麦冬、半边莲、川牛膝、淡竹叶各 12g，生黄芪、金银花、茯苓、丹参各 20g，知母、黄芩、生地黄、山药、泽泻、浮小麦、紫花地丁、板蓝根、怀牛膝、天麻、白芍各 15g，五味子、山茱萸、牡丹皮、连翘各 10g，生石膏 30g。每日 1 剂，水煎服。并嘱患者逐渐撤减激素，停用环孢素 A。

患者坚持复诊，按笔者要求撤减激素，笔者一直予上方加减化裁治疗。至 2015 年 8 月激素完全撤停，已无不适，随访至今，病情一直未反复。

【点评】本例为不典型膜性肾病患者，使用激素加免疫抑制剂后有效，但患者因不愿长期使用激素，而求治我处要求撤停激素，使用中医药治疗。根据患者临床表现，辨证为心肾气阴两虚，偏于阴虚，兼夹热毒。选用参芪知苓地黄汤合生脉饮化裁。坚持治疗近 1 年，患者顺利地撤完激素，尿蛋白一直阴性，病情未反复。

验案 4

美国某女，14 岁。患者 2014 年底无明显诱因出现双下肢高度水肿，于美国波士顿当地医院诊断为肾病综合征，服用激素后尿蛋白能转阴，但停用激素后尿蛋白则反复，且副作用较大。2015年5月患者曾在波士顿医院肾穿，确诊为微小病变型肾病，一直服用激素治疗并加用了免疫抑制剂。

2015年9月2日为求中医药治疗回国来我处初诊，症见：满月脸，面红，背部痤疮，毛发增生，乏力，下肢轻度肿胀，咽痛怕热，平素易感冒，纳眠可，二便调。舌红，苔薄黄，脉细数。中医辨证：气阴两虚偏阴虚，兼夹内热。以益气养阴，清热解毒利湿为法，方选经验方参芪知芩地黄汤加味治疗。

处方：太子参、生黄芪、知母、金银花、北沙参、苦地丁各12g，黄芩、生地黄、山药、山茱萸、牡丹皮、麦冬、野菊花各10g，茯苓、板蓝根、芡实各20g，冬瓜皮、鱼腥草各30g。每日1剂，水煎服。

患者一直坚持2个月来我处复诊1次，均以上方加减治疗，并撤减激素及免疫抑制剂，患者上述症状逐渐减轻，而且尿蛋白一直阴性，2016年3月患者已停用激素。

【点评】该患者为"微小病变型肾病"，虽然对激素治疗有效，但呈现依赖性，且激素用后库欣综合征明显。针对本案例的特点，中医治疗的目的一方面是顺利地撤减及至撤停激素，另一方面就是要消除激素给患者带来的副作用。该患者的副作用主要表现为库欣综合征，同时有气阴两虚的症状。参芪知芩地黄汤是笔者常用于撤减激素的经验方，知母、黄芩是针对激素用后出现的内热证，之所以选黄芩而不选黄柏，是因为内热主要表现于上焦，而无下焦的湿热证。六味地黄汤具有滋阴清热的作用，太子参与生黄芪是针对患者有气虚的症状。笔者对于激素所引起的皮肤痤疮，常用金银花、野菊花、紫花地丁等清热解毒药而取效。

通过上述治疗，该患者顺利地撤停了激素，而且副作用也得到控制，本验案充分地证明了中医药在肾脏病治疗中的优势。

验案5

河北某男，13岁。患者2015年1月感冒后出现肉眼血尿，至当地医院检查发现蛋白尿，24小时尿蛋白定量4g，建议肾穿刺，患者拒绝，经在当地使用激素治疗后，尿蛋白及血尿均转阴，肾功能正常。

2015年3月11日患者为求撤停激素，来我处求治于中医药治疗。当

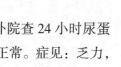

时口服醋酸泼尼松 60mg 隔日 1 次、10mg 隔日 1 次。外院查 24 小时尿蛋白定量 0.16g，尿红细胞 2~5 个 /HPF，肾功能及血压均正常。症见：乏力，心烦口干，咽痛易感冒，纳食不馨，眠可，大便调，时有尿痛。舌淡，苔薄黄，脉沉细弱。中医辨证：气阴两虚，偏于阴虚，热毒内蕴。拟益气养阴，清热解毒法，予经验方加味参芪地黄汤化裁。

处方：太子参、金银花、炒栀子、淡竹叶、野菊花、鸡内金各 12g，生黄芪、茯苓、芡实各 20g，生地黄、泽泻、黄芩、板蓝根、车前草、蒲公英各 15g，山茱萸、牡丹皮、牛蒡子、连翘、灵芝各 10g，小蓟 30g，桑螵蛸 6g，防风 3g。每日 1 剂，水煎服。并嘱患者逐渐撤减激素。

患者坚持在我处运用中医药治疗，笔者一直予上方加减化裁。至 2016 年 7 月 6 日复诊时激素完全撤停，治疗期间尿检一直阴性，未再复发。

【点评】本例肾小球肾炎在当地运用激素后尿检阴性，患者来我处求治于中医药的目的是撤停激素。根据就诊时的中医证候为气阴两虚，偏于阴虚，热毒内蕴，在参芪地黄汤益气养阴的基础上加用了金银花、野菊花、蒲公英、栀子、竹叶、黄芩、连翘以清热解毒。患者运用中医药治疗 1 年余，激素顺利撤停，尿检一直阴性未反复。

对于大量蛋白尿，激素对一部分患者确有明显缓解的优点，但易呈现依赖性。因而对于在门诊中要求中医药治疗的撤停激素的患者，笔者仍然运用中医辨治论治的方法予以调治，并不是均用知柏地黄汤。该患者气阴两虚偏于阴虚，兼夹热毒，热毒的表现上为咽喉肿痛，下为时有尿痛，故用上述清热利咽及清热利湿之品而奏效。

验案 6

辽宁某男，6 岁。患者 2011 年 10 月感冒后出现双下肢水肿，在当地医院查尿蛋白（++），未做 24 小时尿蛋白定量，即予激素治疗，1 周后尿蛋白转阴，水肿消退。2012 年 10 月因感染手足口病，又出现尿蛋白（++），再次使用激素治疗，尿蛋白又转阴。

为求撤减及至撤停激素于 2015 年 3 月 2 日至我处首诊。当时口服醋酸泼尼松 7.5mg/d，外院查 24 小时尿蛋白定量 0.004g，肾功能及血压正常。症见：乏力口干，咽痛咳嗽，平素易感冒，纳食不馨，眠安，二便调。舌红，苔薄黄，脉浮细数。中医辨证：气阴两虚，兼夹肺热。拟益气养阴，兼清肺热法，予经验方参芪知芩地黄汤加减。

处方：太子参、生黄芪、知母、生地黄、山茱萸、牡丹皮、牛蒡子、连翘、山药、泽泻、淡竹叶各10g，茯苓、金银花、黄芩、菟丝子各12g，鸡内金、生甘草各6g，板蓝根15g，芡实20g，生石膏、鱼腥草各30g，桑螵蛸5g。每日1剂，水煎服。并嘱患者逐渐撤减激素。

患者坚持中医药治疗，笔者一直予上方加减化裁。同年9月中旬激素已完全撤停，治疗期间尿检一直阴性，无不适，未感冒。

2016年8月15日患者复诊时尿检阴性。患者对疗效甚感满意，继续服用中药巩固疗效。

【点评】该患儿的蛋白尿对激素呈现依赖，来我处就诊的目的为了撤停激素。根据其中医辨证为气阴两虚、兼夹肺热，选用笔者经验方参芪知芩地黄汤化裁治疗，撤减及撤停激素后，尿蛋白一直阴性，且体质增进，不再感冒，疗效满意。

验案7

山西某男，60岁。患者2015年9月因双下肢轻度水肿在当地医院查24小时蛋白定量为4.8g，血浆白蛋白25.2g/L，血肌酐86.8μmol/L，诊断为肾病综合征，予醋酸泼尼松50mg/d治疗两个半月后疗效不显。

2016年6月1日为寻求中医药治疗而来我处首诊。当时24小时蛋白定量为3.92g，血浆白蛋白31.7g/L，肾功及血压正常，口服醋酸泼尼松40mg/d。症见：面部痤疮，乏力伴双下肢轻度水肿，怕热，口苦，纳眠可，尿量可，大便偏干。舌红，苔黄腻，脉细数无力。中医辨证：气阴两虚，偏于阴虚，兼夹内热。拟气阴双补兼以清热涩精为法，予经验方参芪知芩地黄汤化裁。

处方：生黄芪、太子参、山药、泽泻各15g，茯苓、火麻仁、芡实、丹参各20g，知母、黄芩、生地黄、金银花各12g，山茱萸、桑螵蛸、川牛膝、怀牛膝、牡丹皮各10g。每日1剂，水煎服。

并配合经验食疗方黄芪鲤鱼汤治疗：生黄芪、赤小豆、冬瓜皮、生薏苡仁、车前子、茯苓各30g，当归、砂仁、金银花、黄精各10g。上述药

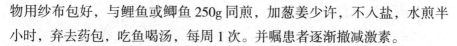

物用纱布包好，与鲤鱼或鲫鱼 250g 同煎，加葱姜少许，不入盐，水煎半小时，弃去药包，吃鱼喝汤，每周 1 次。并嘱患者逐渐撤减激素。

药后 2 个月，同年 8 月 25 日复诊时，患者自诉上述症状均明显减轻，激素已减至 6 片 /d，24 小时蛋白定量降至 0.22g，血浆白蛋白 38.6g/L，血肌酐 43.7μmol/L。2017 年 3 月激素已撤停，随访至今病情稳定。

【点评】该例肾病综合征患者经醋酸泼尼松 50mg/d，两个半月治疗后效不显，在我处撤减及至撤停激素的同时，主要用中药配合经验食疗方，取得了尿蛋白转阴的效果。可见"能中不西"是可行的。

验案 8

辽宁某男，10 岁。2010 年夏因眼睑及双下肢水肿，当地医院诊为"肾病综合征"，予激素治疗尿蛋白可转阴，但停药后即复发。

2017 年 5 月 18 日为求中医药治疗来我处就诊。当时口服醋酸泼尼松 2.5mg/d，尿蛋白阴性，尿红细胞阴性，血浆白蛋白 47.8g/L，肾功及血压正常。症见：乏力怕冷，口干喜热饮，胸闷腹胀，睡眠二便尚调。右侧扁桃体 I 度肿大。舌淡红，苔薄黄，脉沉细无力。中医辨证：气阴两虚。拟气阴双补法，予经验方加味参芪地黄汤化裁。

处方：太子参、山茱萸、牡丹皮、野菊花、桑螵蛸、鸡内金各 10g，生黄芪、生地黄、茯苓、竹叶、青风藤各 12g，芡实 20g，板蓝根、金银花各 15g，牛蒡子 3g，瓜蒌 30g。每日 1 剂，水煎服。并嘱患者逐渐撤减激素。

药后 2 个月即停用激素，且患者上述症状均明显减轻。坚持中医药治疗 2 年，均予上方加减化裁，药后水肿及蛋白尿均未见复发，2019 年 10 月 27 日复查 24 小时尿蛋白 0.024g，血浆白蛋白及肾功正常。

【点评】该患儿为激素依赖性肾病综合征，来我处拟气阴双补法，予经验方加味参芪地黄汤化裁，取得了尿检阴性且水肿未复发的较好疗效。

验案 9

内蒙古某女，13 岁。2016 年 6 月患者发现眼睑及双下肢浮肿，在当地医院查尿蛋白（++++），血浆白蛋白 21.8g/L，血压及肾功能正常。未做肾穿刺，经激素治疗后尿蛋白可转阴，但每次激素减到 7.5mg/d 时即反复。

1 个月前加服他克莫司 1.5 片 /d。

2019 年 6 月 20 日患者为撤减激素，欲求中医药治疗而来我处初诊。当时口服醋酸泼尼松 27.5mg/d，仍服他克莫司。24 小时尿蛋白定量为 5g。左侧扁桃体 I 度肿大。症见：满月脸，胸背有痤疮。乏力怕热。下肢酸痛不浮肿，腹胀纳可。大便干，2~3 日 1 行。舌淡，苔薄黄，脉沉细数而无力。中医辨证：气阴两虚，兼夹热毒。拟益气养阴，兼以清热解毒法。予经验方参芪知芩地黄汤化裁。

处方：太子参、生黄芪、生地黄、茯苓、山药、黄芩、金银花、连翘各 12g，牡丹皮、泽泻、山茱萸、牛蒡子、桑螵蛸、厚朴、制大黄各 10g，知母、紫花地丁各 15g，芡实、金樱子、菟丝子各 20g，麻子仁 30g。每日 1 剂，水煎服。并嘱患者停用他克莫司，逐渐减撤激素。

药后患者诸症明显减轻或消失，并坚持每月来京复诊，笔者均以上方加减化裁。2020 年 5 月 13 日激素已减至 5mg/d，尿蛋白自 2019 年 12 月转阴至今未复发。目前仍在随诊中。

【点评】该患者属于激素依赖性的难治性肾病综合征，根据其中医证候为气阴两虚，兼夹热毒，选用经验方参芪知芩地黄汤化裁，取得了顺利减撤激素，尿蛋白转阴的显著效果。

验案 10

内蒙古某男，23 岁。患者 2017 年初因发现水肿及蛋白尿，在当地肾穿刺为微小病变。予醋酸泼尼松 40mg/d 口服，药后尿蛋白即转阴，但每次撤减激素至 5 片 /d 即反复，至 2019 年 6 月 8 日期间共反复 3 次。

为求顺利撤减及撤停激素患者 2019 年 6 月 8 日来我处初诊。当时患者服用醋酸泼尼松 25mg/d，24 小时尿蛋白定量为 1g。血压及肾功能均正常。症见：面部发红有痤疮，乏力腰酸，咽疼口干，易感冒。二便调，纳眠尚可。舌尖偏红，苔薄黄，脉细弱。中医辨证：气阴两虚，偏于阴虚内热。拟气阴双补，兼清内热法，予经验方参芪知芩地黄汤化裁。

处方：太子参、生黄芪、生地黄、山药、牡丹皮、山茱萸各 12g，知母、黄芩、紫花地丁、金银花、怀牛膝、巴戟天各 15g，芡实、金樱子各 20g，生石膏 30g，牛蒡子、野菊花、连翘各 10g。每日 1 剂，水煎服。并嘱其逐渐撤减激素。

患者坚持中医药治疗，主诉药后诸症减轻。2020 年 5 月 23 日醋酸泼尼松已撤停，24 小时尿蛋白定量自 2020 年 1 月 20 日之后一直阴性。目前患者仍在随诊中。

【点评】该青年患者属于对激素依赖性的难治性肾病综合征。中医辨证为气阴两虚偏于阴虚内热，选经验方参芪知柏地黄汤化裁，取得了撤停激素且尿蛋白转阴的较好疗效。一般情况下患者服用激素后现面红痤疮，咽痛口干等肺胃热居多，故宜知母、黄芩等，而很少用黄柏。

2. 胃虚气滞证

验案 11

北京某女，30 岁。患者 2014 年 12 月体检发现血尿及蛋白尿。遂至某医院查 24 小时尿蛋白定量最多 1.8g，血压及肾功能正常。建议患者肾穿刺患者拒绝，外院予醋酸泼尼松 50mg/d 治疗，尿蛋白可转阴。但出现了一些副作用。

患者欲撤停激素，遂求治于中医药，于 2015 年 7 月 13 日至我处首诊。当时口服醋酸泼尼松 15mg 隔日 1 次，10mg 隔日 1 次。外院查：尿蛋白（－），尿红细胞：4~6 个 /HPF，肾功能及血压正常。症见：面部及胸背部少量痤疮，神疲乏力，纳差胃胀，右腹部不适，头麻，已停经 2 个月。眠可，大便偏干，日 1 次，尿量可。舌淡暗，苔薄黄，脉沉弱。中医辨证：胃虚气滞，夹瘀夹热。拟理气和胃，活血清热法，予香砂六君子汤加味。

处方：木香、砂仁、炒白术、紫花地丁、桃仁各 10g，生黄芪、芡实、茯苓各 20g，太子参、当归尾各 15g，丹参、益母草、火麻仁各 30g，红花、陈皮、生甘草各 6g，知母、鸡内金、金银花各 12g，法半夏 5g。每日 1 剂，水煎服。并嘱患者逐渐撤减激素。

患者坚持中医药治疗，笔者一直予上方加减化裁治疗。2016 年 2 月 29 日患者复诊时，激素已完全停用且尿检阴性，月经恢复正常且无明显不适。

【点评】本例患者为肾小球肾炎，临床表现为中等量蛋白尿，虽然外院用激素治疗有效，尿蛋白可阴转，但出现了库欣综合征、胃部不适及停经等副作用。根据中医辨证，胃虚气滞，夹瘀夹热。拟理气和胃，活血清热法，予香砂六君子汤加减治疗，取得了顺利撤停激素，尿检未反复，副作用消除的良好效果。

激素虽然对部分蛋白尿患者有效，然而会出现诸多副作用，对撤减激素及治疗其副作用，中医治疗应根据患者的临床证候采用不同的治疗方法，并不是千篇一律地选用知柏地黄汤。

3. 气虚血瘀证

验案 12

北京某男，43 岁。患者 2003 年出现脑梗死，2004 年 10 月治疗期间发现尿蛋白，24 小时尿蛋白定量最多 2.5g。在外院肾穿刺结果为微小病变肾病，予醋酸泼尼松龙先后配合环磷酰胺、霉酚酸酯、雷公藤多苷片及来氟米特治疗，尿蛋白可转阴，每于醋酸泼尼松龙撤减至 10mg/d 时复发，故一直口服激素。

2016 年 6 月 8 日为求中医药治疗以撤停激素至我处首诊。当时口服醋酸泼尼松龙 30mg/d 并配合来氟米特治疗。24 小时尿蛋白定量 2.44g，血肌酐及血压正常。症见：乏力，四肢畏寒，言语不利，眠差，夜尿每晚 2~3 次，纳可，大便调。舌淡暗，苔薄白，脉沉涩。中医辨证：气虚血瘀证。拟益气活血法治疗，予补阳还五汤化裁。

处方：党参、天麻、青风藤各 15g，炙黄芪、丹参各 30g，地龙、桃仁、红花各 10g，芡实、酸枣仁、菟丝子各 20g，桑螵蛸 6g。每日 1 剂，水煎服。并嘱患者停用来氟米特，并逐渐撤减激素。

同年 6 月 27 日醋酸泼尼松龙减至 27.5mg/d，复查 24 小时尿蛋白定量 1.68g，诸症减轻。患者坚持中医药治疗，笔者均以上方加减化裁。2017 年 8 月 5 日患者已停用激素，24 小时尿蛋白定量为 0.8g，且无明显不适。

【点评】该患者为微小病变肾病合并脑梗死，对激素呈依赖性。根据其症状、舌脉及并发症的情况，中医辨证为气虚血瘀。予补阳还五汤益气活血。在运用中医药治疗的同时撤减激素，停用其他免疫抑制剂，病情稳定，尿蛋白减轻。

4. 肺卫风热，热毒壅盛证

验案 13

山东某男，8 岁。患者 2013 年无明显诱因出现全身水肿，当地检查 24 小时尿蛋白定量 4.34g，未做肾穿刺。予激素治疗后尿蛋白可转阴，但撤减激素时则易反复。

2015 年 6 月 2 日患者为求中医治疗并欲撤停激素来我处首诊，当时 24 小时尿蛋白定量 3.6g，血浆白蛋白 15.4g/L，肾功能及血压均正常，左侧扁桃体 Ⅰ 度肿大。口服醋酸泼尼松 12.5mg 隔日 1 次。症见：发热咽干痛，皮肤瘙痒，眼睑及下肢轻度水肿，乏力易感冒，大便偏干，眠可。舌边尖红，苔黄腻，脉浮数。中医辨证：肺卫风热，热毒壅盛，水湿内停。拟疏散风热，解毒利咽，通利二便，予银翘散合过敏煎化裁。

处方：乌梅，黄芩、黄芪、金银花、板蓝根、连翘各 12g，地龙、牛蒡子、牡丹皮、天麻各 10g，生石膏、火麻仁 30g，芡实、冬瓜皮 20g，桑螵蛸、山茱萸 5g，防风、黄连各 6g，五味子、银柴胡 3g。每日 1 剂，水煎服。

并配合经验食疗方黄芪鲤鱼汤：黄芪 30g，赤小豆、冬瓜皮、薏苡仁各 30g，芡实、茯苓各 20g，白术、当归、黄精各 12g，砂仁、金银花各 10g。上述药物用纱布包好，选活鲤鱼或活鲫鱼 250g，加葱姜少许同煎，不入盐，文火炖 30 分钟后，弃去药包，吃鱼喝汤，每周 2 剂。

患者坚持口服中药治疗，一直予上方加减化裁。规律撤减激素。

2016 年 4 月已停用激素，经过近 2 年时间的中医药治疗，2017 年 3 月 7 日复诊时 24 小时尿蛋白定量 0.28g，血浆白蛋白 30g/L，肾功能正常。

【点评】本例属于对激素依赖的难治性肾病综合征。拟银翘散合过敏煎化裁，同时配合经验食疗方，经过近 2 年时间的治疗，取得了撤停激素、尿检阴性的良好效果。

第四章　紫癜性肾炎验案

一、概述

　　过敏性紫癜性肾炎简称紫癜性肾炎，属于继发性肾脏疾病范畴，其发病以儿童及青少年居多，男性多于女性，好发于寒冷季节。过敏性紫癜是一种变态反应性小血管炎，主要侵袭皮肤、胃肠道、关节和肾脏，紫癜性肾炎即为肾损害的表现。关于过敏原一般认为与感染、食物、药物相关。其他诱发因素还有寒冷刺激、花粉吸入、预防接种及精神因素等。

　　紫癜性肾炎属于免疫复合物性肾炎。肾脏受损的部位主要是肾小球的系膜区，以 IgA 为主的免疫复合物沉积在系膜区，引起系膜细胞及基质增生。从紫癜性肾炎与 IgA 肾病的肾脏组织病理与免疫病理来看很相似，难以区分。但紫癜性肾炎肾脏组织病理改变大多数是非进行性，且临床有皮肤紫癜、关节痛、腹痛等肾外症状。IgA 肾病肾脏组织病理改变部分呈缓慢进行性，属于原发性肾小球疾病。

　　紫癜性肾炎的临床表现主要分为肾外表现与肾脏受累表现两个方面。肾外表现以皮肤紫癜、关节疼痛、腹痛为其特点。肾受累表现以单纯血尿及血尿伴蛋白尿居多，少数患者可表现为肾病综合征。皮肤紫癜为出血性斑点，稍高于皮肤，出现的部位多在四肢远端、臀部及下腹部，呈对称性分布，一般 1~2 周后渐退，常可分批出现。

　　从紫癜性肾炎的主要临床表现来看，中医可从"斑疹""肌衄""葡萄疫""尿血"等门中求之。所谓肌衄，正如《张氏医通》所说："血从毛孔出者为肌衄。"所谓葡萄疫，正如《外科正宗》所云："葡萄疫，其患多见于小儿，感受四时不正之气，郁积于皮肤不散，结成大小青紫斑点，色若葡萄，发在遍身头面。"

　　中医学认为出血证是由于各种原因而导致血液不循脉道运行。鉴于本病的出血部位以肌衄和尿血为主，因而其病位主要在肺、胃、肾与膀胱。当紫癜性肾炎初发病时，其病机多为实热证，由于风热壅肺，阳明胃热壅盛，热迫血妄行，发于皮毛肌肉则为肌衄。热扰血络则迫血下行，以致尿血。紫癜性肾炎病程迁延缠绵，久病多虚，此时的中医病机多责之脾肾虚损，脾虚则统血无权，肾虚则藏精失职，精血是同源异名之物。也有因肝肾阴虚，虚热内生，伤及血络而致迁延不愈者。根据病机的演变将本病分为急性期和慢性迁延期。

西医学对紫癜性肾炎无特异性治疗方法。强调避免接触过敏原，但相当多的患者经多种检查过敏原仍难以确定，因而实施有一定的困难。再者激素对控制皮疹、腹痛和关节炎有一定的效果，然而对肾损害并无益处。

有鉴于此，笔者认为紫癜性肾炎的治疗可以"能中不西"，治疗本病主要抓住截断诱发因素，改变患者过敏体质，注意儿童患者稚阴之体的特点，辨识肾受累表现的侧重面，分清急性期与迁延期的治疗重心，并结合患者个体的证候动态变化，坚持长期治疗等几个环节，从而达到控制紫癜复发，减轻或消除血尿及蛋白尿的较好疗效。

二、验案

以下共选取紫癜性肾炎验案 36 例。其中紫癜性肾炎慢性迁延期验案 35 例，包括气阴两虚证 31 例，脾虚证 2 例，气虚血瘀证 1 例，肝郁脾虚证 1 例；急性期验案风热犯肺证 1 例。

（一）慢性迁延期验案

1.气阴两虚证

验案 1

河南某男，24 岁。患者 2008 年 7 月感冒后出现双下肢皮肤紫癜，之后反复发作，查尿发现血尿及少量蛋白尿，在当地医院诊断为紫癜性肾炎。治疗效果不佳。2 周前不明原因再次出现双下肢及臀部散在紫癜。

同年 12 月 3 日患者为求中医药治疗至我处首诊。当时尿红细胞 35~50 个 /HPF，24 小时尿蛋白定量 1.6g，血压及肾功能正常。症见：面色萎黄，双下肢及臀部散在紫癜，乏力盗汗，咽干口燥，大便干结，纳眠可。舌淡红，苔薄黄，脉细数无力。中医辨证：气阴两虚，兼夹内热。以益气养阴，兼清内热为法，予经验方紫癜肾 I 号方加减。

处方：太子参、生黄芪、白芍、金银花各 15g，芡实、旱莲草、乌梅、银柴胡、地龙、五味子各 10g，生石膏、生地黄各 20g，丹参 6g，三七粉（冲入）3g，制大黄 5g，浮小麦、小蓟各 30g。每日 1 剂，水煎服。

药后患者皮肤紫癜消退，乏力、口咽干燥、盗汗均减轻，大便通畅。2009 年 4 月 15 日复诊，患者连续服用上方 3 月余，唯感轻度乏力外，余无不适，尿检已转阴。经随访至今未再复发。

【点评】本例患者在紫癜的同时伴有明显的镜下血尿及中等量的蛋白尿，其中医证候为气阴两虚，兼夹内热。予紫癜肾 I 号方益气养阴，凉血化瘀，涩精止血。方中加用的生石膏意在清胃化斑，中医理论认为"斑发于阳明"，笔者在治疗紫癜反复发作的患者常用生石膏 30g 至 50g，取得了清胃化斑的显著效果。

验案 2

内蒙古某男，29 岁。患者 2003 年 3 月吃海鲜后出现皮肤紫癜，1 个月后检查发现血尿及蛋白尿，在当地医院诊断为紫癜性肾炎，予激素及雷公藤多苷片治疗，尿蛋白可下降。近 2 个月病情反复，查 24 小时尿蛋白定量最多7g。

2009年11月25日患者为撤减激素、使用中医药治疗至我处首诊。当时服醋酸泼尼松55mg/d，雷公藤多苷片20mg，3次/天。查24小时尿蛋白定量3.8g，尿红细胞30~35个/HPF，血浆白蛋白26.5g/L，血压及肾功能正常。症见：无紫癜。颜面及双下肢轻度水肿，小便量可。乏力口干，心悸自汗，纳食可，偶有便溏，舌质淡红，苔薄黄，脉细弱。中医辨证：心肾气阴两虚，偏于阴虚，兼夹内热。拟心肾气阴双补，兼清内热法，予生脉饮合经验方紫癜肾Ⅰ号方化裁。

处方：生黄芪、生石膏、金银花、小蓟、冬瓜皮各30g，太子参、麦冬、五味子、生地黄、牡丹皮、紫草、茯苓、泽泻、仙鹤草、炒白术、浮小麦各15g，山茱萸、炒栀子各12g，白芍、芡实、金樱子各20g，丹参、紫河车各6g。每日1剂，水煎服。同时嘱患者停用雷公藤多苷片，并逐渐撤减激素。

2010年1月19日复诊，患者服上方2个月，已无不适，纳食佳，二便调，舌质淡红，苔薄黄，脉细弱。尿红细胞3~6个/HPF，24小时尿蛋白定量0.6g，血浆白蛋白38.9g/L，继续前方治疗。

患者坚持复诊，至2011年1月激素完全撤停，尿检转阴且未反复。

【点评】本例紫癜性肾炎表现为肾病综合征伴血尿。在当地经用激素等药治疗后疗效不佳，来我处初诊时仍服用醋酸泼尼松55mg/d，雷公藤多苷片20mg/d。予生脉饮合经验方紫癜肾Ⅰ号方化裁，心肾气阴双补，兼清内热，患者坚持治疗14个月余，激素完全撤停，尿检转阴。

对于紫癜性肾炎的皮肤紫癜及大量蛋白尿，笔者不用激素等药，而是单纯应用中医药治疗，目的是减少患者的副作用而又达到治疗的效果。而且在几十年的临床工作中，笔者也从未使用过雷公藤多苷片。尤其值得注意的是，紫癜性肾炎青少年多发，而雷公藤多苷片有生殖抑制的严重副作用。

验案3

湖北某男，58岁。患者2006年5月20日因食虾后出现四肢皮肤大量紫癜，继而出现踝关节疼痛，踝部水肿，胃胀。5月29日到当地医院诊治，检查发现蛋白尿、血尿，肾穿刺结果为过敏性紫癜性肾炎。

同年 6 月 5 日为求中医药治疗而至我处首诊，查尿红细胞 15~25 个 /HPF，24 小时尿蛋白定量 1.6g，血压及肾功能正常。症见：四肢皮肤大量紫癜，片状，暗红色，踝关节疼痛，乏力口干，大便干。舌暗，苔白，脉沉细。中医辨证：气阴两虚，偏于阴虚内热。拟益气养阴，清热凉血止血法，予经验方紫癜肾 I 号方加减。

处方：太子参、生黄芪、生地黄、白芍、芡实、旱莲草、紫草、乌梅、当归、地龙、炒栀子、丹参、金银花、秦艽、金樱子各 10g，银柴胡、五味子、牡丹皮、制大黄各 6g，小蓟 15g，生石膏 30g。每日 1 剂，水煎服。

同年 6 月 19 日二诊，尿红细胞 8 个 /HPF，24 小时尿蛋白定量 0.9g。四肢紫癜减轻，关节痛减轻，仍有眠差。上方去丹参、银柴胡，加酸枣仁 10g，生地黄加至 20g，紫草加至 20g，牡丹皮加至 12g。笔者一直守方加减，至 2006 年 11 月紫癜完全消退，尿检阴性。

【点评】本例紫癜性肾炎初诊时表现为四肢皮肤大量紫癜伴尿检异常，治疗在经验方紫癜肾 I 号方益气养阴的基础上，加用生石膏清胃化斑，制大黄通腑泄热。紫癜肾 I 号方中选用的紫草甘寒，入心、肝经，有凉血解毒透疹的作用，对于紫癜性肾炎的皮肤紫斑，我常用本品，用量 12~20g。过敏煎出自《临床验方选编》，原方由柴胡、防风、乌梅、五味子、生甘草组成，主治荨麻疹、哮喘等过敏性疾病。笔者以银柴胡易柴胡，并加用地龙组成治疗过敏性紫癜的方剂，因为柴胡有劫肝阴的副作用，不利于紫癜的内热证，故选用了甘而微寒、长于退热、兼能凉血的银柴胡。现代药理学研究地龙具有抗过敏的作用。过敏煎在紫癜肾 I 号方的作用，意在改善患者的过敏体质。对于控制皮肤紫癜也有良好的效果。

通过大量的临床实践，笔者观察到紫癜性肾炎与 IgA 肾病虽然正虚皆以气阴两虚为主，但紫癜性肾炎偏于阴虚，兼夹内热，因而治疗应重视清热凉血，故而生石膏、炒栀子、牡丹皮、黄芩炭、紫草是笔者常选用的药物。

验案 4

安徽某男，44 岁。2004 年 10 月出现皮肤紫癜，2005 年 3 月加重，无腹痛及关节痛，查尿发现血尿及蛋白尿，服中药治疗后尿检转阴。2007年1月因劳累后再次出现皮肤紫癜。

同年2月28日为求中医药治疗来我处初诊。当时查尿红细胞223.6个/HPF，24小时尿蛋白定量2.5g，血压及肾功能正常。症见：双下肢散在皮肤紫癜，色红，压之不褪色，乏力怕冷，时感咽痛，易感冒，纳食不馨，眠可，浓茶色小便。舌红，苔薄黄，脉细弱。中医辨证：气阴两虚。拟益气养阴法，予经验方紫癜肾Ⅰ号方加减。

处方：太子参、银柴胡、紫苏梗、金银花、乌梅各20g，生黄芪、仙鹤草各15g，生地黄、白芍、旱莲草、大青叶各12g，紫草、炒栀子、地龙各10g，当归、五味子各6g，小蓟30g，丹参3g，紫河车5g。每日1剂，水煎服。

3月14日复诊下肢皮肤紫癜基本消退，纳食可，尿急。尿红细胞35个/HPF，24小时尿蛋白定量1.96g，继以上方去紫苏梗、当归加芡实20g、竹叶10g、车前草15g，每日1剂，水煎服。2007年10月复查尿红细胞4个/HPF，24小时尿蛋白定量0.25g，已无不适。随访至今紫癜未复发，尿检阴性。

【点评】本例紫癜性肾炎表现为肉眼血尿伴蛋白尿，治疗以紫癜肾Ⅰ号方益气养阴，清热凉血止血，取得了完全缓解的效果，随访至今未复发。上方中的金银花、大青叶是针对患者易感冒之症，选用的紫苏梗是针对纳食不馨而设。

验案5

内蒙古某男，12岁。2012年7月因感冒发热，遂发现下肢紫癜，并伴有肉眼血尿、腹痛、呕吐、乏力，因病而休学。当地医院诊断为紫癜性肾炎，治疗无效。

为求中医药治疗于2012年7月26日来我处就诊，查尿红细胞397个/HPF，尿蛋白（－），肾功能、血压均正常。症见：双下肢紫癜满布，乏力纳差，咽干咳嗽，汗出，尿红，眠尚可。舌淡红，苔薄黄，脉沉细数。中医辨证：气阴两虚，偏于阴虚内热，以致迫血妄行。拟益气养阴清热法，予经验方紫癜肾Ⅰ号方加减。

处方：太子参、生黄芪、生地黄、芡实、紫草、白芍、银柴胡、竹叶、黄芩、牡丹皮各12g，炒栀子、五味子、乌梅、地龙、仙鹤草、炒酸枣仁、鸡内金各10g，生石膏、小蓟各30g，紫河车、三七粉（冲入）各3g，金银花20g，蒲公英15g，防风6g。每日1剂，水煎服。

患者长期门诊复诊，笔者予上方加减调治，未用激素。尿血逐渐减轻，自觉上述症状明显好转，紫癜消失，一直未感冒，秋天复学。于2013年2月6日复查尿红细胞8.4个/HPF。2013年10月尿检转阴，长期随访均未复发。

【点评】本例紫癜性肾炎初诊时双下肢紫癜满布伴大量血尿，常用激素治疗紫斑，但部分患者未能控制紫癜。笔者治疗紫癜单纯运用中药，主要抓住以下几个环节：①清胃化斑：因中医理论认为斑发于阳明，故常用生石膏；②清肺化斑：因"肺主皮毛"，通过黄芩清肺也有利于控制紫癜。如果患者有血尿的症状，则选用黄芩炭；③凉血化斑：紫斑属于血分有热，常选用牡丹皮、生地黄、紫草、炒栀子等凉血止血化斑的药物。

验案6

山西某男，15岁。2011年夏出现紫癜、关节痛、腹痛，于北京某医院就诊，检查发现血尿、蛋白尿，诊断为过敏性紫癜性肾炎。住院予甲泼尼龙治疗，出院时尿蛋白阴性。出院后1个月因呕血、黑便再次入院治疗，血尿、蛋白尿一直未消失，当地医院遂予雷公藤治疗5周，化验指标较前加重。

2012年8月为求中医药治疗求诊于我处，查尿红细胞161.8个/HPF，尿蛋白（++++），血压及肾功能正常。症见：双下肢散在皮肤紫癜，关节痛，头晕，乏力口干，纳眠尚可。舌淡红，苔薄黄，脉沉细。中医辨证：气阴两虚，兼有内热，迫血妄行。拟益气养阴清热法，予经验方紫癜肾Ⅰ号方加减。

处方：太子参、仙鹤草、乌梅、生地黄各15g，生黄芪、芡实、金银花、生石膏、银柴胡、金樱子、天麻各20g，炒栀子、五味子、白芍、地龙各10g，当归、防风各6g，紫草12g，小蓟30g。每日1剂，水煎服。

之后患者多次复诊，笔者一直以此方加减化裁，尿检指标逐渐改善，同年 10 月 24 日尿红细胞 26 个 /HPF，尿蛋白（＋）；11 月 14 日尿红细胞 24.82 个 /HPF，尿蛋白（＋）；2013 年 1 月 9 日尿红细胞 27.8 个 /HPF，尿蛋白转阴。同年 8 月复查尿红细胞亦转阴，已无紫癜。长期随访尿检阴性。

【点评】本例紫癜性肾炎患者曾先后使用激素及雷公藤多苷片均无效，且病情加重。初诊时根据辨证的结果，运用经验方紫癜肾Ⅰ号方益气养阴、清热凉血化斑而取效。方中的栀子味苦性寒，入心、肝、肺、胃经，通行三焦，长于清利湿热，导热从小便而出。炒炭具有凉血止血的作用，我治疗皮肤紫癜及血尿常用本品，用量为 6~10g。

验案 7

山西某男，36 岁。患者 2007 年不明原因出现双下肢皮肤大量针尖样出血点，1 个月后检查发现血尿、蛋白尿。当地医院查尿红细胞 6~7 个 /HPF，24 小时尿蛋白定量 1g，肾穿刺结果为过敏性紫癜性肾炎。予甲泼尼龙片 48mg/d 口服，紫癜可减少，但蛋白尿未减少。患者肾功能正常。

2010 年 3 月为求中医药诊治来我科住院。当时口服甲泼尼龙片 16mg/d，查尿红细胞 6~7 个 /HPF，24 小时尿蛋白定量 0.67g，血压及肾功能正常。症见：双下肢皮肤少量针尖样出血点，乏力腰酸痛，咽干痛，眼干涩。舌红，苔薄黄，脉沉细。中医辨证为气阴两虚，兼有内热。拟益气养阴，清热凉血，止血涩精为法。予经验方紫癜肾Ⅰ号方加减。

处方：生黄芪、生地黄、仙鹤草各 15g，牡丹皮、牛蒡子、巴戟天、金银花、杭菊花各 10g，竹叶、山茱萸、黄芩炭、补骨脂、灵芝各 12g，白芍、芡实、菟丝子、板蓝根各 20g，小蓟 30g，五味子 6g，紫河车 2g。每日 1 剂，水煎服。并嘱患者逐渐撤停激素。1 个月后患者出院。

出院后患者坚持中医药治疗，笔者一直予本方化裁。2013 年 5 月患者激素完全停用，蛋白尿转阴，尿红细胞 2~3 个 /HPF，已无不适。患者更加坚信中医疗效，坚持服用中药巩固，一直未复发。2015 年 4 月 2 日患者复查尿中红细胞 2 个 /HPF，24 小时尿蛋白定量 0.15g。2015 年 4 月已恢复工作，随访至今病情稳定。

【点评】本例紫癜性肾炎的患者，当地医院使用激素，虽紫癜消退，而尿检未好转，患者欲撤停激素而求治于我处。根据辨证结果仍以经验方紫癜肾Ⅰ号方化裁调治，并逐渐撤减激素。患者坚持中医药治疗 2 年，激素完全撤停，随访至今未复发。

笔者在临床上遇到在院外使用激素有效或无效而来我处就诊的患者，均遵循"撤减及至撤停激素，运用中药"的程序，运用中医药辨证论治，帮助患者撤停激素。对于激素依赖的患者，撤减激素的速度要慢。对于激素无效的患者，撤减激素可以快一些。

验案 8

河北某女，14 岁。患者 2013 年 4 月 29 日出现双下肢大量针尖样出血点，当地医院检查发现尿蛋白。予激素治疗，尿蛋白转阴，但因用药期间患者出现股骨头坏死而停用激素。激素停用半年后患者病情反复，尿蛋白增多。

同年 11 月 6 日为求中医药治疗，患者来我处首诊。当地医院查 24 小时尿蛋白定量 4.12g，血压、血浆白蛋白及肾功能正常。症见：已无紫癜，乏力较甚，心悸自汗，腰髋关节痛，走路需拄拐。咽痛易感冒，口腔溃疡，纳差，眠可，二便调，月经量少。舌淡暗，苔薄黄，脉沉弱。中医辨证：脾肾气阴两虚，兼夹瘀热。拟益气养阴、清热活血为法，予经验方紫癜肾Ⅰ号方化裁。

处方：紫苏梗、牛蒡子、桑螵蛸、乌梅、骨碎补、山茱萸、红花各 10g，生石膏 40g，麦冬、鸡内金、紫草、当归尾各 12g，砂仁 5g，芡实、茯苓、板蓝根、金银花、生黄芪、金樱子、青风藤各 20g，五味子、地龙各 5g，防风 6g，紫河车 3g，太子参、巴戟天、淫羊藿各 15g。每日 1 剂，水煎服。

此后患者定期复诊，笔者一直守方加减化裁，2014 年 3 月 29 日复查 24 小时尿蛋白定量 2.19g。2015 年 4 月 8 日复查尿蛋白 0.99g。患者诸症减轻，走路已不用拐杖，感冒次数减少。2016 年 8 月 2 日 24 小时尿蛋白定量 0.86g。随访至今病情稳定。

【点评】本例紫癜性肾炎患者就诊曾在当地使用激素治疗，虽然尿蛋白转阴，而出现了股骨头坏死的副作用，但停用激素后病情又反复。初诊时以心肾气阴双补、清热活血法治疗后，患者症状明显减轻，尿蛋白明显

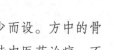

下降。方中的当归尾、红花是为活血通经，是为月经量少而设。方中的骨碎补、巴戟天、紫河车有补肾壮骨的作用。患者长期坚持中医药治疗，不仅尿检指标改善，而且生活质量大大提高，感冒减少，早已脱离拐杖，行走正常。

验案 9

河北某男，45 岁。患者 2014 年 5 月不明原因出现双下肢皮肤紫癜，当地医院检查尿红细胞 44.6 个 /HPF，24 小时尿蛋白定量 1.79g，肾功能正常。西医诊断为过敏性紫癜性肾炎，予口服醋酸泼尼松 20mg/d 及每日 2 次口服环孢素 A 片，每次 4 片。治疗后紫癜消退，蛋白尿、血尿可减少。既往高血压、脂肪肝、肾结石病史。

患者不愿长期服用激素，寻求中医药治疗于 2014 年 6 月 23 日来我处初诊，当时口服醋酸泼尼松 15mg/d，当地医院查 24 小时尿蛋白定量 0.81g，尿红细胞 10~13 个 /HPF，血压及肾功能正常。症见：乏力自汗，怕热明显，无紫癜，自觉颜面部肿胀感，纳可，眠差，大便正常，夜尿 2 次。舌红，苔薄黄，脉细数无力。中医辨证：气阴两虚，偏于阴虚，湿热内蕴。拟益气养阴，清化湿热，予经验方紫癜肾 I 号方加减。

处方：太子参、生地黄、酸枣仁、浮小麦、紫花地丁各 15g，生黄芪、芡实、金银花、白芍、银柴胡、夜交藤、金樱子各 20g，冬瓜皮、小蓟各 30g，炒栀子、黄芩、竹叶各 12g，乌梅、地龙、紫草各 10g，当归 6g。每日 1 剂，水煎服。并嘱患者逐渐撤停激素。

患者坚持复诊，2014 年 10 月 10 日已停用激素，复查 24 小时尿蛋白定量 0.58g，尿红细胞 7~10 个 /HPF。同年 11 月 24 日复查 24 小时尿蛋白定量 0.4g，尿红细胞 6~8 个 /HPF。

2015 年 5 月 4 日复查尿红细胞 5~7 个 /HPF，24 小时尿蛋白定量 0.3g。患者已无明显不适，2015 年 10 月 12 日查 24 小时尿蛋白定量 0.084g，尿红细胞阴性。随访至今尿检正常。

【点评】本例紫癜性肾炎镜下血尿伴中等量蛋白尿，使用激素及免疫抑制剂尿检未转阴，但患者恐惧激素的副作用，至我处要求撤停激素。就诊时中医辨证为气阴两虚、兼夹湿热，予经验方紫癜肾 I 号方化裁益气养阴、清热利湿。守方治疗 1 年余，取了激素顺利撤停，尿检转阴的良好疗效。

验案 10

河北某男，23 岁。患者 2007 年不明原因出现下肢皮肤针尖样出血点、腹痛，于当地医院检查发现血尿、蛋白尿（不详），诊断为过敏性紫癜性肾炎，予激素治疗，皮肤紫癜消退，而血尿、蛋白尿反复发作，患者因畏惧激素的副作用，而自行停用激素，之后 24 小时尿蛋白定量升至 6.1g，肾功能正常。

2015 年 6 月 24 日为求中医药治疗至我处首诊。当时外院查 24 小时尿蛋白定量 6.1g，尿红细胞 70.5 个 /HPF。血压、血浆白蛋白及血脂正常。症见：乏力腰酸，怕热自汗，偶有咽痛，已无紫癜，纳眠可，二便调。舌红，苔薄白，脉沉细无力。中医辨证：气阴两虚，兼夹内热。拟益气养阴，兼清内热法，予经验方紫癜肾 I 号方加味。

处方：太子参、生地黄、仙鹤草、紫草、浮小麦各 15g，生黄芪、芡实、白芍、银柴胡、续断各 20g，旱莲草、金银花、乌梅、地龙各 10g，当归、灵芝各 12g，生石膏、小蓟各 30g，五味子 6g，三七粉 3g（冲入）。每日 1 剂，水煎服。

患者服药后 1 月余，上述诸症明显减轻，同年 8 月 10 日复查尿红细胞 70.1 个 /HPF，尿蛋白（++）。9 月 12 日复查尿红细胞 22.6 个 /HPF，24 小时尿蛋白定量 0.5g，尿蛋白明显下降。

【点评】本例紫癜性肾炎因对激素副作用的恐惧而自行停用激素后，24 小时尿蛋白定量增至 6.1g。初诊时患者乏力腰酸、怕热自汗、咽痛，辨证为气阴两虚、兼夹内热，予经验方紫癜肾 I 号方治疗。药后 1 月余，尿蛋白明显减少至 0.5g，血尿亦好转，同时诸症亦明显减轻。本例特点取效的时间较快。

验案 11

山西某男，15 岁。患者 1996 年 9 月感冒 1 个月后出现双腿及双踝部出血点，未重视，此后皮肤紫癜反复发作，尿检轻度异常，当地医院诊断为过敏性紫癜性肾炎。1999 年 11 月无明显诱因出现双下肢及臀部散在紫癜。

遂于同年 12 月 7 日为求中医药治疗至我处首诊。症见：双下肢及臀部散在紫癜，乏力伴双下肢沉重，口咽干燥，大便干结，盗汗，舌红，苔薄黄，脉沉细弱。查尿红细胞 15~20 个 /HPF，24 小时尿蛋白定量 1.6g，血压及肾功能正常。中医辨证：气阴两虚。治以益气养阴。予紫癜肾 I 号方加减。

处方：太子参、小蓟、金银花、芦根各 15g，生黄芪、生地黄、白芍、芡实、旱莲草、银柴胡、乌梅、地龙、五味子各 10g，丹参 6g，三七粉（冲入）1.5g，制大黄 5g。每日 1 剂，水煎服。

用药 1 个月后复诊，患者紫癜已退，乏力、口咽干燥、盗汗减轻，大便通畅，上方减芦根，余药未变再进 30 剂。

2000 年 2 月 3 日复诊，患者除感轻度乏力外，余症消失，化验 24 小时尿蛋白定量 0.15g，尿红细胞正常。经随访至今未有紫癜出现，尿化验检查在正常范围内。

【点评】本例紫癜性肾炎患者初诊时临床表现为比较典型的气阴两虚、兼夹内热证，予经验方紫癜肾 I 号方益气养阴、兼清内热，治疗仅 2 个月后，紫癜消退，尿检转阴，症状也得到明显改善，疗效满意。

方中加用的制大黄是为大便干燥而设，对于慢性肾脏病笔者在临床问诊中十分注意患者的大便情况，如大便秘结者，喜用大黄，根据证情的轻重选用制大黄或生大黄，通过通腑泄热可以釜底抽薪，有利于清肺止咳利咽、预防感冒、凉血止血、排泄浊毒等。

验案 12

河北某男，24 岁。该患者 2009 年秋无明显诱因出现皮肤紫癜，双下肢外侧满布。因一直反复发作，遂于 2010 年 10 月在当地用醋酸泼尼松 40mg/d，然激素用后 3 周紫癜丝毫未减。

同年 11 月中旬，患者为寻求中医药治疗而来我处就诊。初诊时突出症状为皮肤紫癜较重，稍乏力，心烦头晕，咽干痛，平素易感冒，手心热，二便调。舌红，苔薄黄而干，脉细数无力。尿红细胞 6~8 个 /HPF，血压及肾功能均正常，肝功异常。中医辨证：气阴两虚，兼有内热。拟益气养阴，清热化斑法，予紫癜肾Ⅰ号方化裁。

处方：太子参、生黄芪、五味子、莲子心各10g，白芍、生地黄、金银花、乌梅、紫花地丁、天麻各15g，牛蒡子、炒栀子、半边莲各12g，紫草、牡丹皮、银柴胡、板蓝根、黄芩各20g，小蓟30g，地龙6g，生石膏60g。每日1剂，水煎服。并逐渐嘱患者撤减激素。

患者坚持复诊，笔者一直以上方加减调治，2011年7月25日停用激素。患者紫癜完全消退。其他症状亦明显减轻，尿检完全转阴。患者继续坚持治疗，中药减为隔日1剂。至2012年7月复诊，紫癜一直未复发，并参加正常工作。

【点评】本例患者初诊时皮肤紫癜较重，用激素不能控制。同时伴有心烦、咽干痛、手心热、舌红苔黄而干等内热炽盛的表现。在经验方紫癜肾Ⅰ号方基础上加莲子心、生石膏、牡丹皮、黄芩、半边莲、紫花地丁等大量的清热解毒之品，以清热凉血化斑。药后半年，患者皮肤紫癜完全消退，尿检正常，激素已撤停，效果甚佳。

该例的特点是用激素不能控制的皮肤紫癜，用中药后得以控制。我认为对于紫癜性肾炎，"能中不西"的思路也是可行的。

验案13

山东某女，15岁。2013年2月因腹痛，皮疹，在当地医院住院治疗，查尿红细胞16.7个/HPF，24小时尿蛋白定量5.52g，2月19日肾穿刺结果为紫癜性肾炎（弥漫增生性改变伴毛细血管壁节段性硬化及坏死），予醋酸泼尼松龙静脉滴注治疗效果不佳。

2013年3月12日患者为求中医药治疗至我处初诊，当时口服醋酸泼尼松50mg/d，查尿红细胞37个/HPF，24小时尿蛋白定量4.7g，肾功能及血压均正常。症见：双下肢皮肤散在紫癜，面部痤疮较甚，乏力口干，心慌气短，纳眠可，月经量偏少，二便尚可。舌红，苔薄黄，脉细数弱。中医辨证：气阴两虚偏于阴虚，兼夹内热。拟益气养阴，兼清内热为法，予经验方参芪知芩地黄汤合生脉饮加味。

处方：知母、生地黄、山药、黄芩、紫花地丁各15g，牡丹皮、生黄芪、泽泻、连翘、麦冬各12g，茯苓、金银花、太子参、白芍、紫草、茺

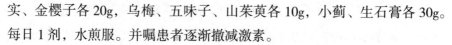

实、金樱子各20g，乌梅、五味子、山茱萸各10g，小蓟、生石膏各30g。每日1剂，水煎服。并嘱患者逐渐撤减激素。

药后2个月，2013年5月10日患者面部痤疮大部分消退，紫癜未再出，心慌气短明显好转。查尿红细胞1~3个/HPF，24小时尿蛋白定量2.63g。同年7月8日复查24小时尿蛋白定量1.3g，10月11日复查24小时尿蛋白定量0.5g。

2014年6月5日激素已完全撤停。复查24小时尿蛋白定量0.24g。之后多次复查尿检均为阴性，病情未再反复。

【点评】本例紫癜性肾炎表现为大量蛋白尿伴血尿，当地使用激素无效。初诊时患者仍有皮肤紫癜，24小时尿蛋白定量4.7g，尿红细胞37个/HPF，且皮肤痤疮较重。中医辨证为心肾气阴两虚偏于阴虚，兼夹内热，选用经验方参芪知芩地黄汤合生脉饮加味而取效。患者坚持中医药治疗1年3个月，尿检阴性，激素撤停，疗效显著。

验案14

陕西某男17岁。患者2013年5月无明显诱因出现双下肢及双踝散在皮疹，查尿蛋白（＋），尿红细胞30~50个/HPF，24小时尿蛋白定量0.33g，口服中成药后皮疹消失。2014年3月感冒后出现肉眼血尿，但无皮疹，2年来持续镜下血尿，24小时尿蛋白定量维持在1g左右。2016年2月12日因眼结膜发炎后再次出现肉眼血尿。血压及肾功能均正常，平素屡发咽痛及过敏性鼻炎。

2016年2月15日患者为求中医药治疗而来我处首诊，症见：皮肤无紫癜，乏力咽干痛，纳眠尚可，时有尿急尿痛，大便偏溏。舌淡红，苔薄黄，脉细数无力。中医辨证：气阴两虚，兼夹内热。以益气养阴，解毒利咽，凉血止血为法，予经验方紫癜肾Ⅰ号方加减化裁。

处方：太子参、金银花、杭菊花、野菊花、黄芩炭、炒栀子、白芍、泽泻各12g，炙黄芪、板蓝根、炒白术、茯苓各20g，生地黄、蒲公英、生地榆、淫羊藿各15g，芡实、小蓟各30g，当归10g，乌梅、防风各6g。每日1剂，水煎服。

患者服上方2月余，2016年4月25日复诊，尿红细胞6~9个/HPF，尿蛋白（－），乏力，口干咽痛等症状明显减轻。随访至今病情稳定。

【点评】本例患者因结膜炎诱发肉眼血尿而来我处就诊，突出的临床表现为肉眼血尿伴乏力咽痛，尿痛，中医证候为气阴两虚，兼夹内热。以益气养阴，解毒利咽，凉血止血为法而取良效。

验案 15

河北某女 13 岁。患者 2013 年 3 月无明显诱因出现双下肢出血点，3 天后发现血尿、蛋白尿，未肾穿，未用激素，肾功能正常。2014 年 12 月 10 日查尿红细胞满视野，24 小时尿蛋白定量 0.61g。

2015 年 1 月为求中医药治疗来我处初诊，当时查体：血压 90/60mmHg，双侧扁桃体 Ⅰ 度肿大，症见：皮肤无紫癜，乏力咽痛，怕热，平素易感冒，纳可眠差，大便 2 日 1 行，偏干，小便调。舌淡红，苔薄白，脉沉细弱。中医辨证：气阴两虚，兼夹内热。以益气养阴，兼清内热为法。予经验方紫癜肾 Ⅰ 号方加减。

处方：黄芪、生地黄、紫草、板蓝根、黄芩各 15g，银柴胡、仙鹤草、鱼腥草各 20g，五味子、牛蒡子、炒枣仁、佩兰各 10g，小蓟、生石膏各 30g，金银花、芡实、炒栀子、淡竹叶各 12g，地龙 6g，三七粉（冲入）3g。每日 1 剂，水煎服。

患者坚持在我门诊治疗，一直以上方加减化裁，血尿逐渐减少，纳眠便均调，已不易感冒。2016 年 1 月 25 日查尿红细胞 3~5 个/HP。

【点评】患者以过敏性紫癜性肾炎就诊，初诊时虽无皮肤紫癜，但血尿突出，结合临床表现，中医证候为气阴两虚，兼夹内热。拟益气养阴，兼清内热法治疗，选经验方紫癜肾 Ⅰ 号方加减化裁，而取得了控制血尿的显著效果。

验案 16

内蒙古某女，20 岁。2013 年 3 月感冒后出现腹痛、下肢皮肤紫斑，在当地检查发现血尿、蛋白尿，予激素及雷公藤多苷片治疗，皮肤紫癜消退，腹痛缓解，而血尿、蛋白尿未转阴。患者曾辗转于多家医院治疗，血尿及蛋白尿反复发作，缠绵难愈。

2016 年 2 月为求中医药治疗至我处首诊。当时外院查尿红细胞满视野，24 小时尿蛋白定量 0.64g，血压及肾功能正常。症见：无紫癜，乏力头晕，咽干痛，纳差胁胀，痛经。舌暗红，苔薄白，脉沉涩弱。中医辨证：气阴两虚，瘀血内阻。拟益气养阴，活血化瘀法，予经验方紫癜肾 I 号方加减。

处方 1：党参、紫苏梗、生地黄、牛蒡子、鸡内金、板蓝根、银柴胡 10g，生黄芪、芡实各 20g，金银花、天麻、当归尾 12g，砂仁、五味子各 6g，乌梅、地龙、防风、郁金各 5g，紫草、仙鹤草各 15g，小蓟 30g，三七粉（冲服，经期停用）3g。处方 1 经期以外服用，每日 1 剂，水煎服。

处方 2：上方去三七粉、加益母草 30g、红花 10g。处方 2 经期服用，每日 1 剂，水煎服。

患者一直坚持中医药治疗，笔者均以上方加减化裁。同年 7 月 1 日复查尿红细胞 4.4 个 /HPF，24 小时尿蛋白定量 0.25g。患者诸症减轻，随访至今尿检阴性。

【点评】本例紫癜性肾炎在院外使用激素紫癜得以控制，但血尿突出，运用激素无效。初诊时的中医证候为气阴两虚，瘀血内阻。用经验方紫癜肾 I 号方治疗取得了控制血尿的显著效果。

对于慢性肾脏病的女性患者，其临床表现既有血尿又有月经量少、痛经等血瘀的表现者，在平时和经期处方略有不同，平时加用三七粉以止血尿，经期则不用该药，在方中加用当归尾、红花、益母草等药以活血化瘀通经。两方交替使用，并行不悖。

验案 17

山西某男，14 岁。患者 2013 年 12 月不明原因出现双下肢紫斑并伴腹痛，于当地医院检查发现血尿、蛋白尿，予激素治疗后皮肤紫癜消退，尿检转阴。停用激素后皮肤紫癜及血尿反复发作，缠绵难愈。

2015 年 1 月 5 日为求中医药治疗至我处初诊。当时查尿红细胞 13 个/HPF，尿蛋白阴性，肾功能及血压正常。症见：四肢皮肤散在紫癜伴下肢肿胀感，乏力，咽干痛，纳眠可，二便调。舌红，苔薄黄腻，脉细数无力。中医辨证：气阴两虚，兼夹湿热。拟益气养阴，清热利湿法，予经验方紫癜肾 I 号方加减。

处方：太子参、白芍、板蓝根、灵芝各 12g，生黄芪、生地黄、黄芩、金银花、银柴胡、牡丹皮各 20g、冬瓜皮、薏苡仁、紫草、小蓟各 30g、地龙、五味子、牛蒡子、防风各 6g，乌梅 10g，生石膏 40g。每日 1 剂，水煎服。

患者坚持在我门诊中医药治疗，笔者一直予上方加减化裁。2016 年 6 月 22 日复查尿红细胞 1.4 个 /HPF，皮肤紫癜消退，无其他不适。患者目前仍定期复诊巩固疗效。

【点评】本例患者为紫癜性肾炎，虽然使用激素有效，但停用激素后皮肤紫癜及血尿等症状反复，遂转而求治于中医药。笔者根据其症状及舌脉，采用益气养阴，清热利湿法治疗，患者皮肤紫癜消退，尿检阴性，目前病情稳定未再复发。

验案 18

内蒙古某男，37 岁。患者 2012 年 12 月被虫蜇后出现双下肢皮肤针尖样出血点，在当地医院诊断为过敏性紫癜。2013 年 9 月复查发现尿蛋白及血尿，血压及肾功能正常，肾穿刺结果为过敏性紫癜性肾炎（Ⅲa），伴较多肾小球硬化（6/35），并伴有新月体形成（2/35）。建议其使用激素及免疫抑制剂但患者拒绝。

为求中医药治疗于 2013 年 12 月 2 日至我处首诊。当时外院查 24 小时尿蛋白定量 0.78g，尿红细胞 38.4 个 /HPF。症见：乏力怕热，咽干咽痛，纳食可，夜眠安，二便调。舌红，苔薄白，脉细数无力。中医辨证：气阴两虚，兼有内热。以益气养阴为法，予经验方紫癜肾Ⅰ号方加减。

处方：太子参、牛蒡子各 12g，生地黄、金银花、白芍、仙鹤草、黄芩炭各 15g，芡实、生黄芪各 20g，旱莲草、炒栀子、乌梅、五味子、地龙各 10g，小蓟、银柴胡、生石膏各 30g，防风 6g。每日 1 剂，水煎服。

之后半年，患者血尿、蛋白尿曾几次反复，仍坚持中医药治疗。2014 年 5 月复诊时诉平素经常大便溏泄，乏力畏寒，咽痛，小便不适，舌淡边有齿痕，苔薄白，脉沉弱。查 24 小时尿蛋白定量 0.6g，尿红细胞 56.13 个 /HPF。中医辨证：脾气虚弱、统摄无权。改拟健脾益气、摄精止血为法，予参苓白术散合过敏煎加减。

处方：太子参、山药、仙鹤草各15g，茯苓、炒白术、薏苡仁、金银花、芡实、板蓝根、炙黄芪、银柴胡、金樱子各20g，炙甘草、乌梅、五味子、地龙、砂仁、紫苏梗、竹叶、扁豆、牡丹皮各10g，大蓟、小蓟各30g，陈皮、防风、三七粉（冲服）各6g，竹茹、莲子肉各12g。每日1剂，水煎服。

2014年7月患者复诊已无明显不适，复查24小时尿蛋白定量0.274g，尿红细胞5.8个/HPF。2015年患者病情平稳，24小时尿蛋白定量控制在0.2~0.3g之间，尿红细胞控制在3~7个/HPF之间。长期随访，病情稳定。

【点评】本例紫癜性肾炎表现为镜下血尿伴少量蛋白尿，初诊时中医辨证为气阴两虚，阴虚为主，以经验方紫癜肾Ⅰ号方加味治疗，效果不显。后根据患者平素大便溏泄，改拟益气健脾法治疗，方用参苓白术散合玉屏风散加减，取得了完全缓解的显著效果。

验案19

河北某女，68岁。患者2016年12月不明原因出现全身皮肤紫癜，并见腹痛、腹泻、黑便及关节疼痛等症状，就诊于当地医院，检查发现尿检异常诊断为过敏性紫癜性肾炎，当地予每日口服甲泼尼龙10片疗效不佳，皮肤仍有大量紫癜，尿检仍异常。因稍活动紫癜即加重，故患者每日依赖轮椅不敢活动。

为求撤停激素寻求中医药治疗于2017年2月20日患者至我处首诊，鉴于患者紫癜较重且行动不便，故即收入我科住院观察。当时口服醋酸泼尼松30mg/d，查24小时尿蛋白定量2.316g，尿蛋白（+++），尿红细胞48个/HPF。血压及肾功能正常。症见：双下肢大量紫癜，动辄大量紫癜新出，乏力口干，汗出，纳食可，大便偏干，眠可，二便调。舌红，苔薄黄，脉沉细数。中医辨证：气阴两虚，兼夹内热。治疗拟益气养阴，兼清内热为法，予紫癜肾Ⅰ号方化裁。

处方：太子参、生地黄、小蓟、地龙各15g，生黄芪、芡实各20g，旱莲草、炒栀子、当归、银柴胡、乌梅各10g，金银花、白芍、黄芩炭各12g，三七粉3g（冲服），制大黄6g，火麻仁30g，生石膏30g。每日1剂，水煎服。

住院 1 周后患者即脱离轮椅能够行走。而在撤减激素过程中患者出现带状疱疹，胁肋部疼痛较重。症见：左侧胁肋部皮肤变红，散在疱疹，口干，腰酸困，胃脘嘈杂，纳食欠佳，汗出，夜间较甚，大便干，时有尿频，尿量可。舌红，苔黄，脉数。中医辨证：肝胆火旺。拟清肝泻火为法，予龙胆泻肝汤化裁。

处方：龙胆草、栀子、青黛、延胡索、生甘草、紫苏梗各 10g，黄芩、车前草、泽泻、赤芍各 15g，麻子仁、白芍各 30g，柴胡、通草各 3g，生地黄 12g，制大黄 6g，砂仁 5g。每日 1 剂，水煎服。

同年 5 月 3 日复诊查 24 小时尿蛋白定量 1.03g，尿红细胞 22 个 /HPF。激素亦撤停。诉仍时有左侧胁肋刺痛，胃痛、口干，舌红，苔黄，脉数。治法不变，原方中去青黛，加用芡实、玄参各 15g，金银花 10g，薏苡仁、生石膏、小蓟各 30g。每日 1 剂，水煎服。

同年 6 月 17 日复诊，胁肋部皮肤刺痛及疱疹已基本消退。患者坚持中医药治疗，笔者均以紫癜肾 I 号方化裁，紫癜一直未复发，尿检阴性。随访至今尿检阴性。

【点评】该患者初诊时紫癜严重，用大剂量激素未能控制，笔者在撤减及至撤停激素的同时，运用紫癜肾 I 号方取得了临床痊愈的卓效。期间患者出现带状疱疹时用龙胆泻肝汤得以控制。充分说明中医药显示的治疗优势。

验案 20

山西某女，22 岁。患者 2018 年 4 月无诱因出现双下肢皮肤紫癜，在当地医院检查发现血尿、蛋白尿。西医诊断为紫癜性肾炎，建议使用激素治疗但患者拒绝。

2018 年 5 月 2 日为求中医药治疗至我处首诊。当时外院查 24 小时尿蛋白定量 0.81g，尿蛋白（++），尿红细胞 41.65 个 /HPF，肾功能及血压正常。症见：乏力，周身满布紫癜，活动后加重，故活动依靠轮椅。汗出口干，眠差，大便干，尿频，纳可。月经后期色偏暗。舌暗红，苔薄黄，脉细数无力。中医辨证：气阴两虚，兼有内热。拟益气养阴，清热凉血化斑法，予经验方紫癜肾 I 号方化裁。

处方：生黄芪、白芍、芡实、蒲公英、生地榆、仙鹤草、益母草各15g，太子参、生地黄、天麻、酸枣仁、金银花各12g，五味子、乌梅、地龙各5g，银柴胡、紫草各20g，小蓟、生石膏、火麻仁各30g，麦冬10g。每日1剂，水煎服。

2018年5月26日复诊时紫癜及上述症状均明显减轻，查尿红细胞21.98个/HPF，尿蛋白（＋）。

守方3周后复诊，患者紫癜完全消失，脱离轮椅，住郊区亲戚家6楼，每日可自行上下楼梯。随访至今紫癜未复发，尿检阴性。

【点评】该例患者初诊时以周身满布紫癜伴血尿为主，以经验方紫癜肾Ⅰ号方加生石膏清胃化斑，在3周内单纯运用中药取得了控制紫癜的显著疗效。西医对于紫癜主要运用激素治疗。笔者长期以来单纯运用中医药能达到控制紫癜的可靠效果。

验案21

山东某女，58岁。患者2017年5月不明原因出现下肢皮肤紫癜，在当地医院查24小时尿蛋白定量0.86g，治疗后紫癜未消退，尿蛋白亦未转阴。该患者既往有抑郁症及2型糖尿病病史。

2018年1月2日患者为求中医药治疗至我处首诊。当时外院查24小时尿蛋白定量0.57g，尿红细胞阴性，用降压药控制血压，肾功能正常。症见：双下肢皮肤大量紫癜，乏力，怕热咽痛，眠差多梦，纳食可，二便调。舌红，苔薄黄，脉沉细数。中医辨证：气阴两虚，兼有内热。拟益气养阴，兼清内热法，予经验方紫癜肾Ⅰ号方化裁。

处方：生黄芪、生地黄、夜交藤、牡丹皮、银柴胡各15g，金银花、芡实各20g，生石膏、紫草、白芍各30g，柏子仁、野菊花各12g，灵芝、黄芩各10g，郁金、乌梅各6g，五味子5g。每日1剂，水煎服。

2018年1月30日复诊，患者上述诸症未见明显改善。遂将上方相关药物增加剂量：紫草加至30g，生石膏加至90g，牡丹皮加至30g，黄芩加至20g，生地黄加至15g以加强清斑化斑的作用。银柴胡加至20g，乌梅加至10g以加强抗过敏的作用。金银花加至20g，野菊花加至12g以加强利咽解毒的作用。白芍加至45g，加生甘草10g为芍药甘草汤，意在缓急止痛。另加酸枣仁 20g、天麻 15g 以平肝安神。

患者坚持在我处中医药治疗，笔者一直予上方加减化裁，药后 2 个月紫癜完全消退。2018 年 1 月 28 日复查 24 小时尿蛋白定量 0.377g，同年 5 月 24 日复查 24 小时尿蛋白定量 0.15g。随访至今病情未复发。

【点评】本例患者初诊时双下肢满布紫癜伴肢体关节疼甚，而不愿用激素。笔者在经验方紫癜肾Ⅰ号方中重用紫草 30g，生石膏 90g，使紫癜得以控制。并加白芍 45g、生甘草 10g（芍药甘草汤）缓急止痛，使肢体疼痛消失。患者甚为满意。

验案 22

北京某男，15 岁。患者 2018 年 5 月初不明原因出现双下肢皮肤紫癜，检查发现血尿伴蛋白尿，建议肾穿刺及使用激素治疗，患者父母拒绝。

同年 6 月 20 日为求中医药治疗至我处首诊。当时 24 小时尿蛋白定量 0.76g，尿红细胞 20~45 个 /HPF，肾功能及血压正常。症见：双下肢皮肤散在紫癜，乏力怕热，口干咽痛伴鼻塞，纳眠可，二便调。舌偏红，苔薄黄，脉细数。中医辨证：气阴两虚，兼夹内热。拟益气养阴，清热凉血法，予经验方紫癜肾Ⅰ号方化裁。

处方：生石膏、小蓟各 30g，生黄芪、金银花、山药各 15g，紫草 15g，乌梅、五味子、桑螵蛸、辛夷各 5g，金樱子、野菊花、牡丹皮各 10g，鱼腥草 20g，黄芩炭、芡实、银柴胡、北沙参各 12g，每日 1 剂，水煎服。

药后 2 个月患者紫癜完全消退，上述诸症亦明显改善，患者一直坚持每月复诊 1 次。

2018 年 7 月 24 日复查尿红细胞 25~35 个 /HPF，24 小时尿蛋白定量 0.42g。8 月 22 日复查尿红细胞 15~20 个 /HPF，24 小时尿蛋白定量 0.66g。9 月 22 日复查尿红细胞 4~6 个 /HPF，24 小时尿蛋白定量 0.25g。随访至今紫癜未复发及尿检阴性。

【点评】该例少年紫癜性肾炎患者，以紫癜伴中等程度的镜下血尿为主，经单纯中医药治疗后紫癜得以控制，且尿检转阴。近年来我喜用黄芩炭治疗紫癜及血尿，因"肺主皮毛"故肺热与紫癜亦有相关性，通过黄芩善清肺热，炒炭后亦入血分，能协同生石膏以加强清热化斑的作用，且能止血尿。

验案 23

黑龙江某男，37 岁。患者 2018 年 9 月不明原因出现全身皮肤紫癜伴便血，当地查尿红细胞 80~90 个 /HPF，24 小时尿蛋白定量 5.78g。给予激素及霉酚酸酯治疗，但其尿蛋白及血尿未转阴。

患者为求撤减激素改用中医药治疗于 2018 年 10 月 29 日至我处首诊。当时口服醋酸泼尼松 50mg/d，并配合吗替麦考酚酯胶囊（骁悉）治疗。24 小时尿蛋白定量 2.14g，尿红细胞 100~120 个 /HPF，血压及肾功能正常。双侧扁桃体Ⅰ度肿大。症见：双下肢散在皮肤紫癜，乏力伴汗出心悸，纳眠可，二便调。舌红，苔薄黄，脉细数无力。中医辨证：气阴两虚，兼夹内热拟益气养阴，兼清内热法，予经验方紫癜肾Ⅰ号方化裁。

处方：太子参、炒栀子、金银花、旱莲草、仙鹤草、黄芩炭各 12g，生黄芪、银柴胡、白芍、芡实各 20g，浮小麦、生地黄、紫草各 15g，生石膏、小蓟各 30g，乌梅、五味子、当归、麦冬、野菊花各 10g，地龙、桑螵蛸、三七粉（冲服）各 6g。每日 1 剂，水煎服。并嘱患者停用骁悉，逐渐撤减激素。

患者坚持中医药治疗并撤减激素，紫癜逐渐消退且诸症减轻。同年 12 月 5 日复查尿红细胞 116.2 个 /HPF，24 小时尿蛋白定量 0.94g。

2019 年 1 月 7 日查尿红细胞 91.8 个 /HPF，24 小时尿蛋白定量 0.40g。3 月 11 日查尿红细胞 27.1 个 /HPF，24 小时尿蛋白定量 0.25g。激素已撤停。随访至今病情稳定。

【点评】本例青年紫癜性肾炎患者，在当地用大剂量激素配合骁悉疗效不显，笔者嘱其停用骁悉，撤减及至停用激素，主要运用经验方紫癜肾Ⅰ号方，仅用 4 个月的时间紫癜得以完全控制，血尿显著下降，尿蛋白转阴。

验案 24

北京某男，31 岁。2011 年 8 月无明显诱因出现双下肢散在紫癜，查尿红细胞 20~25 个 /HPF，尿蛋白（−），肾功及血压正常。患者曾去多家医院就诊无效。

2013年6月3日患者为寻求中医治疗来我处初诊。当时尿红细胞20~25个/HPF，双侧扁桃体Ⅰ度肿大。症见：双下肢满布紫癜，乏力腰酸，咽干咽痛，口苦口干，平素易感冒，心悸多汗，夜眠差，大便偏干，小便可。舌红，苔黄腻，脉细数无力。中医辨证：心肾气阴两虚，兼夹内热。拟益气养阴，清热凉血化斑为法，予经验方紫癜肾Ⅰ号方合生脉饮化裁。

处方：太子参、生黄芪、芡实、金银花、牡丹皮、银柴胡、炒枣仁、紫草、板蓝根各20g，生地黄、天麻、夜交藤、黄芩炭各15g，小蓟、火麻仁、生石膏各30g，麦冬、灵芝、柏子仁、怀牛膝、淡竹叶、巴戟天各12g，五味子、莲子心各5g，桑螵蛸、乌梅各10g。每日1剂，水煎服。

2014年7月14日患者复诊。查尿红细胞1~3个/HPF，尿蛋白（－），血肌酐62μmol/L，扁桃体检查正常。患者诉双下肢紫癜已有3个月未出，药后一直未感冒，眠安，遂于上方去柏子仁、莲子心、板蓝根。之后笔者一直以上方加减化裁，紫癜一直未复发。随访至今尿检阴性。

【点评】本例紫癜性肾炎患者临床表现为双下肢满布紫癜伴血尿，选用经验方紫癜肾Ⅰ号方合生脉饮化裁心肾气阴双补，并加用生石膏凉血化斑，取得了较好的疗效。

验案25

北京某男，9岁。患者2013年6月不明原因出现双下肢紫癜伴关节痛及肉眼血尿，查24小时尿蛋白定量1.13g，使用激素后紫癜消失，但血尿、蛋白尿易反复。

2015年3月16日为寻求中医药治疗而来我处首诊。当时尿红细胞190/μL，24小时蛋白定量1g，肾功能及血压正常，右侧扁桃体Ⅰ度肿大，已停用激素。症见：双下肢已无紫癜，乏力腰酸，怕热自汗，平素有鼻炎史，纳眠可，二便调。舌偏红，苔薄黄，脉细数而无力。中医辨证：气阴两虚，兼夹内热。拟益气养阴兼清内热为法，予经验方紫癜肾Ⅰ号方化裁。

处方：小蓟、生石膏各30g，仙鹤草、茯苓、黄芩炭、生地黄各20g，

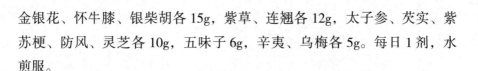

金银花、怀牛膝、银柴胡各 15g，紫草、连翘各 12g，太子参、芡实、紫苏梗、防风、灵芝各 10g，五味子 6g，辛夷、乌梅各 5g。每日 1 剂，水煎服。

患者坚持中医药治疗，笔者均以上方加减化裁。2016 年 1 月 11 日尿红细胞 18~22 个 /HPF，24 小时尿蛋白定量 0.44g。同年 6 月 27 日尿红细胞 3~5 个 /HPF，24 小时尿蛋白定量 0.3g。同年 12 月 12 日，查尿红细胞 0~2 个 /HPF，24 小时尿蛋白定量 0.2g。随访至今尿检阴性。

【点评】该紫癜肾患儿曾用激素能控制紫癜，但血尿及蛋白尿无效，来我处单纯运用中医药治疗后，取得了尿蛋白转阴及尿红细胞消失的显著效果，患儿家属十分满意。

验案 26

河北某女，36 岁。患者 2014 年初发现双下肢满布紫癜，当地查尿潜血（++），尿蛋白（−），口服激素 1 周，紫癜消退后自行停用。3 个月后紫癜复发，查尿潜血（+++），尿蛋白（++），肾功能及血压均正常，患者不想再用激素。

2018 年 4 月 11 日，患者为求中医药治疗来我处首诊。当时尿红细胞 79~87 个 /HPF，尿蛋白（++）。症见：双下肢散在紫癜，乏力腰酸，口干咽痛，汗多眠差，纳食及二便尚调。舌红，苔薄白，脉细数无力。中医辨证：气阴两虚，偏于阴虚内热，热伤血络。拟益气养阴，清胃凉血化斑止血，拟经验方紫癜肾 I 号方化裁。

处方：太子参、黄芪、金银花、白芍、巴戟天、炒枣仁各 15g，生地黄、芡实、金樱子各 20g，乌梅、银柴胡、地龙、五味子、紫草、旱莲草各 10g，生石膏、小蓟、浮小麦各 30g，三七粉 3g，黄芩炭、炒栀子、竹叶各 12g。每日 1 剂，水煎服。

药后 1 个半月，同年 5 月 30 日下肢紫癜已消退，且上述诸症亦明显减轻，复查尿红细胞 16~19 个 /HPF，尿蛋白（+）。11 月 13 日复查尿红细胞 2.6 个 /HPF，24 小时尿蛋白定量 0.21g。随访至今尿检阴性，紫癜未复发。

【点评】该患者初诊时以紫癜伴血尿为主要临床表现，以益气养阴，清胃凉血化斑止血法治疗取得了良好的效果。方中石膏的作用有三：一为清胃化斑；二为清热止渴；三为清热止汗。

验案 27

山东某女，51 岁。患者 2017 年 7 月 20 日发现双下肢散在紫癜，当地医院查 24 小时尿蛋白定量 2.73g，尿红细胞（＋），肾功能正常，血压升高。予激素治疗 3 天后紫癜未消，患者因惧怕激素的副作用而自行停用。

2017 年 10 月 24 日患者为求中医药治疗至我处首诊。当时 24 小时尿蛋白定量 2.57g，尿红细胞阴性，用降压药控制血压。症见：双下肢散在紫癜，乏力腰酸，双手指关节痛，口干咽干，眠不实，大便黏滞不爽，舌淡红，苔薄黄，脉沉细无力。中医辨证：气阴两虚。拟益气养阴法。方拟经验方紫癜肾 I 号方化裁。

处方：太子参、生黄芪、黄芩、金银花、炒枣仁各 12g，生地黄、白芍、紫草、巴戟天各 15g，麦冬、牡丹皮、天麻、白术、秦艽各 10g，芡实、银柴胡 20g，生石膏 40g，防风、地龙各 5g，牛蒡子、五味子各 6g。每日 1 剂，水煎服。

药后 2 个月，患者紫癜消失，其他症状亦明显减轻。患者坚持中医药治疗，笔者一直予上方加减化裁。2018 年 5 月 24 日 24 小时尿蛋白定量 2.02g，同年 11 月 24 小时尿蛋白定量 1.2g。

2019 年 1 月 13 日 24 小时尿蛋白定量 0.63g，同年 5 月 12 日 24 小时尿蛋白定量 0.06g。随访至今尿检阴性，紫癜未复发。

【点评】该患者初诊时以紫癜伴中等量蛋白尿为主要表现，拟气阴双补，兼以凉血化斑法取得了显著的效果。

验案 28

河北某女，9 岁。患者 2015 年不明原因出现双下肢皮肤紫癜，在当地医院检查发现血尿伴蛋白尿，肾穿刺结果为轻微病变性紫癜性肾炎，当地医院曾予雷公藤多苷片治疗，紫癜反复发作，尿检未恢复正常。

2018 年 8 月 8 日患者为求中医药治疗至我处首诊。当时尿红细胞 200.58 个/HPF，尿蛋白（＋＋），肾功能及血压正常。症见：双下肢皮肤散在紫癜，乏力腰酸，咽痛，大便干，纳眠及小便尚可。舌红，苔薄黄，脉

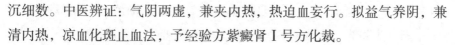

沉细数。中医辨证：气阴两虚，兼夹内热，热迫血妄行。拟益气养阴，兼清内热，凉血化斑止血法，予经验方紫癜肾Ⅰ号方化裁。

处方：太子参、仙鹤草、白芍各15g，生黄芪、山茱萸、牡丹皮、乌梅、紫草各10g，生地黄、怀牛膝、竹叶、连翘、板蓝根各12g，小蓟、生石膏、火麻仁各30g，银柴胡、黄芩炭、金银花各20g，地龙5g，三七粉（冲服）3g。每日1剂，水煎服。并嘱患者停用雷公藤多苷片。

患者坚持中医药治疗，笔者一直予上方加减化裁治疗。紫癜逐渐消退。2019年3月4日复查尿红细胞19个/HPF，尿蛋白（－）。同年8月11日复查尿红细胞2.5个/HPF，尿蛋白（－）。随访至今尿检阴性。

【点评】该患儿紫癜性肾炎，主要是紫癜伴血尿，拟益气养阴，兼清内热，凉血化斑止血法。予经验方紫癜肾Ⅰ号方化裁，取得了显著的疗效。

验案29

内蒙古某男，22岁。患者2017年春天因感冒后发现双下肢紫癜，当地用泼尼松治疗后效果不显，紫癜每因感冒复发。

患者2017年10月25日为求中医药治疗来我处就诊，当时血肌酐164μmol/L，24小时尿蛋白定量1.86g，尿红细胞664个/HPF，血压正常。症见：乏力伴后背、双下肢散在紫癜，右下腹偶有绞痛，偶有腹泻，纳眠可。舌淡红，苔薄黄腻，脉滑数无力。中医辨证：气阴两虚，脾不统血，兼有内热证。拟益气养阴，调理脾胃，凉血止血法，予参苓白术散合过敏煎化裁。

处方：太子参、炙黄芪、金银花、白芍各12g，茯苓、芡实、紫草、银柴胡、菟丝子、黄芩炭各20g，炒白术、莲子肉、砂仁、乌梅、防风各10g，生甘草、三七粉各6g，薏苡仁、大蓟、小蓟、牡丹皮、生石膏各30g，仙鹤草15g，五味子5g。每日1剂，水煎服。

患者一直坚持中医药治疗，每2个月来京复诊，自述药后上述诸症均逐渐减轻，偶发下肢紫癜。2018年12月27日，血肌酐155μmol/L，尿红细胞450个/HPF，24小时尿蛋白定量0.585g。

2019年3月20日紫癜已消退，血肌酐125μmol/L，24小时尿蛋白定量0.375g。7月17日血肌酐96μmol/L，尿红细胞253个/HPF，24小时尿蛋白定量 0.343g。12 月 9 日尿红细胞 204 个 /HPF，随访至今病情稳定。

【点评】该青年患者初诊时主要表现为紫癜伴血尿及肾功能不全，拟益气养阴，调理脾胃，凉血止血法，予参苓白术散合过敏煎化裁，坚持中药治疗 2 年取得了一定的效果。

验案 30

山西某女，29 岁。患者 2005 年感冒后出现皮肤紫癜伴双下肢疼痛，尿检血尿伴蛋白尿，24 小时尿蛋白定量 0.47g，肾功能正常。当地予激素治疗 1 个月。患者因恐惧副作用而自行停用。

2019 年 6 月 12 日因发烧病情加重而来我处求治于中医药。当时尿红细胞 177 个 /HPF，24 小时尿蛋白定量 0.37g。症见：双下肢散在紫癜，乏力腰酸痛，右下肢皮肤瘙痒，头晕时有恶心，眼睑及双手肿胀感，鼻干口干口苦，纳差牙痛痛经，睡眠及二便尚调。舌淡红，苔薄白，脉沉无力。中医辨证：气阴两虚，兼有里热。拟气阴双补，兼以清热止血法，方拟经验方紫癜肾 I 号方化裁。

处方：生黄芪、紫草、牡丹皮各 15g，太子参、生地黄、金银花各 12g，小蓟、生石膏 30g，牛蒡子、野菊花、栀子、乌梅、地龙、五味子各 10g，芡实、银柴胡各 20g，鹿角胶 6g。每日 1 剂，水煎服。并嘱患者清淡饮食。

药后 3 个月患者紫癜及上述诸症均减轻，同年 9 月 3 日复查尿红细胞 31~38 个 /HPF，尿蛋白（-）。上方去鹿角胶、栀子，加黄连 5g，当归、蒲公英、黄芩炭各 12g，益母草 30g，桃仁、鸡内金各 10g，改生石膏 40g、紫草、金银花各 12g。9 月 25 日复查尿红细胞 15~20 个 /HPF，同年 11 月 20 日尿红细胞 3 个 /HPF，24 小时尿蛋白定量 0.2g，紫癜已消退。随访至今尿检阴性。

【点评】该患者临床表现以紫癜伴血尿为主，根据辨证的结果拟气阴双补，兼以清热止血法取得了控制紫癜及血尿的较好疗效。尿红细胞由 177 个 /HPF 降为 3 个 /HPF。

验案 31

内蒙古某男，52 岁。患者 2019 年 8 月初无明显诱因出现双下肢散在紫癜，查尿潜血（+++），尿蛋白（+），血肌酐及血压正常，未用激素。

同年 8 月 31 日患者为求中医药治疗来我处就诊，当时尿红细胞 48.5 个 /HPF，24 小时尿蛋白定量 0.27g。症见：乏力伴双下肢散在少量紫癜，纳眠便尚调。舌红，苔薄白，脉沉数无力，中医辨证：气阴两虚，偏于阴虚，热迫血妄行。拟益气养阴，清热凉血止血法，予经验方紫癜肾 I 号方化裁。

处方：银柴胡、仙鹤草、芡实 15g，生石膏、小蓟 30g，乌梅、防风各 6g，五味子 5g，紫草、旱莲草、太子参各 10g，生地黄、黄芩炭各 12g。每日 1 剂，水煎服。并嘱患者清淡饮食。

药后半个月，双下肢紫癜消失，乏力减轻，2019 年 9 月 11 日复查尿红细胞 22.7 个 /HPF，24 小时尿蛋白定量 0.23g。继服上方 1 个月，同年 10 月 18 日 24 小时尿蛋白定量 0.05g。尿红细胞 10~12 个 /HPF。同年 12 月 28 日，尿红细胞 1~3 个 /HPF。随访至今尿检阴性。

【点评】该患者初诊时以紫癜及血尿为主要表现，拟经验方紫癜肾 I 号方化裁，经过 4 个月的中医药治疗取得了较好的疗效。方中的黄芩炭是为清热化斑止血而设，虽然黄芩归肺经，因肺主皮毛，皮肤紫癜及血尿与肺热也有一定的相关性，故近年来笔者治疗紫癜及血尿常用黄芩炭。

2. 脾虚证

验案 32

河北某女，21 岁。2006 年患者无明显诱因出现双下肢满布紫癜，尿检正常，当地医院给予激素治疗 1 个月后紫癜消失。2012 年患者无明显诱因紫癜复发，双下肢散在分布，尿检仍正常，当地继予激素治疗 1 个月后紫癜消失。2015 年至 2016 年底紫癜反复发作，均依赖激素。

2017 年 1 月 23 日患者为寻求中医药控制紫癜，不想再用激素来我处初诊。当时查尿红细胞 11.4 个 /HPF，尿蛋白（-），双侧扁桃体 I 度肿大。症见：双下肢仍偶发紫癜，平素易腹泻，胃脘稍胀痛，反酸烧心，纳可，失眠多梦，偶有痛经，舌淡，苔白脉沉细无力。中医辨证：脾气虚弱，血不归经。拟健脾益气止血为法，方以参苓白术散合民间验方过敏煎化裁。

处方：太子参、紫苏梗、天麻、板蓝根、山药、炒白术、防风各10g，茯神、益母草各15g，广木香、乌梅、五味子、辛夷各5g，炒枣仁、薏苡仁、夜交藤各12g，野菊花、生甘草、莲子肉各6g，小蓟20g，砂仁3g。每日1剂，水煎服。

同年3月17日复诊。患者诉紫癜一直未发，胃部症状好转，睡眠明显改善，便溏好转。诉手足心热，口干烦躁，遂于上方加栀子5g，黄芩炭、牡丹皮各10g，竹叶12g、生石膏30g、莲子心3g。

此后一直以上方加减治疗，紫癜一直未复发，多次复查尿常规阴性，随访至今，病情稳定。

【点评】本例紫癜性肾炎临床表现为紫癜伴镜下血尿。根据患者平素有胃胀腹泻之症，拟健脾益气止血法，方以参苓白术散合过敏煎化裁，取得了紫癜消退及控制血尿的良好效果。

验案 33

广西某男，25岁。患者2015年不明原因出现腹痛伴双下肢皮肤紫癜。2018年6月曾出现肉眼血尿，同年10月当地医院查24小时尿蛋白定量1.38g，肾穿刺结果为局灶增生性紫癜性肾炎。未用激素治疗。

2019年3月4日患者为求中医药治疗至我处首诊。当时24小时尿蛋白定量0.72g，尿红细胞10~20个/HPF，肾功能及血压正常。症见：双下肢皮肤散在紫癜，乏力腰酸痛，易腹泻，眠差多梦。舌淡边有齿痕，苔薄白，脉沉弱。中医辨证：脾气虚弱，血不归经证。拟益气健脾法，予参苓白术散化裁。

处方：太子参、炒白术、山药、银柴胡、白芍、灵芝各12g，生黄芪、紫草、首乌藤、白扁豆、金银花、防风、乌梅、天麻各10g，莲子、砂仁、陈皮、地龙、紫河车各6g，五味子5g，酸枣仁、炒薏苡仁、小蓟各30g，炙黄芪、巴戟天各20g。每日1剂，水煎服。

患者坚持中医药治疗，笔者一直予上方加减化裁。药后紫癜已消退。2019年6月24日复查尿红细胞5.4个/HPF，24小时尿蛋白定量0.57g。同年12月21日尿检阴性。随访至今病情稳定。

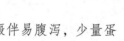

【点评】该患者属胃肠型紫癜性肾炎。初诊时紫癜伴易腹泻，少量蛋白尿伴血尿。笔者选参苓白术散化裁，单纯中医药治疗，取得了控制紫癜且尿检转阴的显著疗效。

3. 气虚血瘀证

验案 34

内蒙古某女，28 岁。患者 2004 年年初发现皮肤紫癜和尿检异常，当地用激素治疗有效而自行停用激素。2009 年因劳累后病情反复，出现蛋白尿。

2009 年 3 月 1 日患者为求中医药治疗至我处初诊。当时 24 小时尿蛋白定量 0.58g，尿红细胞 25 个 /HPF。血压及肾功能正常。症见：皮肤无紫癜，纳差恶心，乏力痰多，有痛经史。舌质淡，苔薄黄腻，脉细数无力。中医辨证：湿热中阻。拟清化湿热法，予黄连温胆汤化裁。

处方：黄连 6g，竹茹、枳壳、鸡内金、佩兰各 12g，陈皮、法半夏、紫苏梗各 10g，茯苓、生黄芪、瓜蒌皮各 15g，小蓟 30g，芡实 20g。每日 1 剂，水煎服。

同年 4 月 1 日复诊，患者诉药后恶心纳差症状已消失，适值经期，痛经较重，同时伴有乏力头晕、大便干，数日 1 行，并稍有尿频。中医辨证：气阴两虚，兼有瘀热。遂改拟益气养阴，清热化瘀法，予血府逐瘀汤加减。

处方：桃仁、竹叶各 12g，生地黄、当归尾、路路通、黄芩、决明子各 15g，天麻、制大黄、银柴胡、芡实、生黄芪、赤芍、白芍、川牛膝、怀牛膝各 20g，益母草、麻子仁、小蓟各 30g，红花 10g。每日 1 剂，水煎服。

同年 9 月 23 日复诊，患者自觉手麻，便秘，仍大便数日 1 行，舌质偏红，苔薄黄，尿蛋白转阴，尿红细胞 3~5 个 /HPF。仍守方加减化裁。

处方：桃仁、竹叶各 12g，生地黄、当归尾、决明子、黄芩各 15g，益母草、麻子仁、小蓟各 30g，生黄芪、赤芍、白芍、天麻、制大黄、银柴胡、芡实、川牛膝、怀牛膝各 20g，红花 10g。每日 1 剂，水煎服。

服药 1 个月后，患者复查尿蛋白及尿红细胞均转阴。随访至今病情稳定。

【点评】本例紫癜性肾炎表现为少量蛋白尿伴镜下血尿，初诊时中医辨证为气虚兼湿热内蕴，予黄连温胆汤加减清化湿热，湿热之症消失。鉴于患者有痛经史，且复诊时出现了明显的痛经，故改拟血府逐瘀汤加益气之品益气活血，坚持中医药治疗半年，获得了尿检转阴，且上述诸症亦缓解的良好效果。本例患者虽然尿检轻度异常，但临床症状复杂而多变，"法随证立"，在治疗的过程中，运用了清化湿热及活血化瘀法而取效，也说明了中医治疗的动态性，这也是中医的优势之一。

4. 肝郁脾虚证

验案 35

黑龙江某女，26 岁。患者 2015 年 9 月无诱因出现双下肢及足踝部皮肤紫癜伴血尿，当地医院治疗效果不佳。

2017 年 5 月 10 日患者为求中医药治疗至我处首诊。当时尿红细胞 49.2 个 /HPF，尿蛋白（－）。血压及肾功能正常。症见：双下肢皮肤紫癜反复发作，乏力怕冷，情绪抑郁，大便溏薄，尿频急，夜尿多。舌淡，苔薄黄，脉细弱。中医辨证：肝郁脾虚，兼夹湿热。拟健脾疏肝，清化湿热，予逍遥散化裁。

处方：党参、金银花、柴胡、竹叶各 12g，茯苓、紫苏梗、蒲公英各 15g，炙黄芪、菟丝子、车前草、土茯苓各 20g，炒白术、艾叶、麦冬、怀牛膝、黄柏各 10g，紫草、乌梅、五味子、桑螵蛸各 5g，小蓟 30g。每日 1 剂，水煎服。

患者坚持中医药治疗，笔者一直予上方加减化裁，药后患者紫癜明显消退未再反复，其他诸症亦明显改善。2019 年 3 月 29 日复查尿红细胞 13.8 个 /HPF，同年 5 月 21 日复查尿红细胞 3 个 /HPF。随访至今病情稳定。

【点评】该患者初诊时以皮肤紫癜伴尿血为突出表现，其中医辨证为肝郁脾虚，兼夹湿热。故拟健脾疏肝，清化湿热。予逍遥散化裁，取得了控制紫癜及血尿的显著效果。

（二）急性发作期验案

风热犯肺证

验案

河南某男，28岁。患者2015年12月因劳累出现双下肢紫癜伴关节疼痛，尿蛋白（++）但未重视。

2017年2月21日因感冒致紫癜加重，为寻求中医药治疗而来我处首诊。当时24小时尿蛋白定量1.55g，血肌酐74μmol/L，尿红细胞7~11个/HPF，血压正常。症见：双下肢散在紫癜，乏力伴关节疼痛，咳嗽咯痰，鼻塞流黄涕，口苦，纳眠及二便尚调。舌边尖红有齿痕，苔薄黄，脉浮细数。中医辨证：风热犯肺，热迫血妄行。拟疏散风热、清胃凉血化斑为法，予桑菊饮合经验方过敏煎化裁。

处方：生石膏、小蓟各30g，银柴胡、芡实、紫草各20g，生地黄、牡丹皮各15g，桑叶、菊花、威灵仙、秦艽、紫苏梗各12g，杏仁、薄荷、金银花、防风各10g，连翘、乌梅、砂仁各6g。每日1剂，水煎服。

药后1个月，同年3月27日复诊时，患者诉紫癜已消退，查尿红细胞6.39个/HPF，24小时尿蛋白定量0.18g，血肌酐63μmol/L。

鉴于患者诉易上火，失眠，笔者于上方去桑叶、菊花、杏仁，加生石膏至50g，夜交藤、柏子仁各12g，莲子心3g，炒枣仁20g以善后。随访至今病情稳定。

【点评】本例患者因感冒后再次出现紫癜伴关节疼痛来我处就诊，突出临床表现为紫癜伴咳嗽、咳痰、鼻塞、流涕、关节疼痛，中医辨证为外感风热兼夹阴虚内热，以辛凉解表、疏风清热、凉血止血为法而取良效。

第五章　慢性肾小球肾炎验案

一、概述

慢性肾小球肾炎是慢性肾炎的简称。一般多见于青年男性，起病缓慢，病情迁延，是由多种原因、多种病理类型组成的原发于肾小球的一组疾病。其肾小球的病变呈两肾一致性。临床表现多种多样，且轻重程度不等，持续性尿常规检查异常，大多数患者有程度不同的高血压，随着病情发展，会出现肾功能损害。本病预后较差，治疗有一定难度。

大多数慢性肾炎的病因并不清楚，其中仅极少数部分是由急性肾炎迁延不愈转化而成；大部分并非由急性肾炎迁延而来，而是一开始就患的是慢性肾炎。本病的大部分仍系免疫复合物性肾炎。其循环免疫复合物或原位免疫复合物沉积于肾小球的不同部位而引起组织损伤，因而形成了不同的病理类型。

中医古代文献中对慢性肾炎的认识，散在于"虚损""水气""眩晕""尿血"等病症中。鉴于慢性肾小球肾炎病程缠绵，"久病多虚"，故其证候多为虚证或虚实夹杂证。虚证的成因，由素体脾肾虚弱，劳倦情志所伤，外邪久羁伤正等多种。兼夹邪实的种类有水湿、湿热、瘀血、肝风等。其中瘀血的病机属于气血虚滞所致，中医学称为"久病入络"，这与西医学认为继发性凝血障碍是肾小球病变发展与恶化的重要因素极为吻合。结合慢性肾小球肾炎的临床特点，若以虚损的症状为主，伴有尿常规检查异常者，其病位重点在脾肾，因脾不升清统血失职、肾失封藏，故致蛋白尿或血尿。若以水肿的症状为主者，多系阴水的范畴，因脾气虚、脾阳虚而运化水湿失职，或肾气、肾阳虚衰主水无权。若以眩晕之症为主者，多伴有中等程度以上的高血压，其病机以肝肾阴虚，木少滋荣，肝阳上亢者居多。

虽然对慢性肾小球肾炎的治疗，在西医和中医方面均有一定的难度，然而抓紧早期进行中医治疗，并能坚持一段较长时间的中医治疗，对于减轻患者的症状，稳定病情，保护肾功能是有所裨益的。合理选用降压药及配合坚持中医治疗是慢性肾小球肾炎的最佳选择。

由于慢性肾炎的临床表现多种多样，而且同一个患者在病程中临床表现也有变化，因而从中医角度，应主要抓住其属于"虚损""水肿""眩晕"病症中的何种，而进行辨证治疗，方能突出重点，取得较好的疗效。慢性肾小球肾炎的证候多为虚证或虚实夹杂证，其病位的重心是肝、脾、肾，治疗以扶正补虚或补泻兼施居多。

二、验案

在以下慢性肾小球肾炎 29 例验案中，气阴两虚证 25 例，气虚血瘀证 3 例，血虚肝郁脾虚证 1 例。

1. 气阴两虚证

验案 1

河北某男，29 岁。患者 2014 年 12 月因腰痛至当地医院检查发现血尿、蛋白尿，24 小时尿蛋白定量 2.86g，血压及肾功能正常。当地医院建议肾穿刺、使用激素，患者均拒绝。

2015 年 3 月 23 日为求中医药治疗至我处首诊。当时外院查 24 小时尿蛋白定量 2.86g，尿红细胞 16.4 个 /HPF，血压及肾功能正常。症见：乏力腰酸痛，劳累后足踝部轻度水肿，尿量可，偶有尿频，咽痒，口干口苦，眠差，纳可，大便调。舌淡边有齿痕，苔薄黄，脉沉弱。中医辨证：气阴两虚，湿热内停。以益气养阴，清热利湿为法，予参芪地黄汤加味。

处方：太子参、生地黄、山药、蒲公英、酸枣仁、制首乌、仙鹤草各 15g，生黄芪、茯苓、芡实各 20g，山茱萸、牡丹皮各 10g，泽泻、天麻、金银花各 12g，冬瓜皮、小蓟各 30g。每日 1 剂，水煎服。

患者坚持中医药治疗，一直予上方加减治疗。2015年4月9日患者复查24小时尿蛋白定量0.608g，尿红细胞3个/HPF。偶有足跟痛，余无不适。患者目前仍在调治中。

【点评】本例患者乏力、腰酸、口干，为气阴两虚的表现，兼有口苦、尿频、轻度水肿、舌苔薄黄，说明兼有湿热内停，故以参芪地黄汤益气养阴，加蒲公英清热利湿治疗尿频，冬瓜皮利水消肿，芡实健脾涩精治疗蛋白尿，仙鹤草、小蓟止尿血，天麻、酸枣仁平肝养心安神。标本兼顾，取得了良效。

验案 2

河北某女，29岁。患者2008年6月妊娠8个月后出现双下肢水肿，伴有蛋白尿、高血压。同年8月份分娩后尿蛋白一度转阴。11月复查再次出现尿蛋白。

2008年11月12日为求中医药治疗至我处初诊。查24小时尿蛋白定量2.1g，肾功能正常，血压高，服用缬沙坦控制。症见：乏力伴全身酸痛，鼻干，口腔溃疡，便秘，2~3天1行，有痔疮史，眠差，纳食可，小便可。舌淡红，苔黄，脉细数。中医辨证：气阴两虚，兼有内热，精微不固。拟益气养阴，清热固精法，予参芪地黄汤加味。

处方：太子参、生黄芪、生地黄、山药、青风藤、地榆各15g，山茱萸、牡丹皮各10g，茯苓、芡实、金樱子、菟丝子、续断、炒枣仁、麻子仁、制大黄（单包）各20g，泽泻、天麻各12g，金银花、生石膏各30g。每日1剂，水煎服。

同年12月10日复查24小时尿蛋白定量1.75g，口腔溃疡消失，腰酸，于上方中去生石膏，加怀牛膝15g。

2009年2月25日复诊，查24小时尿蛋白定量0.62g。患者诉再次出现口腔溃疡，兼牙龈肿痛、大便干，腰酸。舌红，苔黄，脉滑。此胃火炽盛之征，予上方加生石膏30g先煎，黄芩15g，加生黄芪至20g、麻子仁至30g。

继以上方调理半年余，2009年9月9日复查24小时尿蛋白0.4g。诉易上火，手足心热，大便仍2日1行，舌尖红，苔薄黄，脉细数。予上方

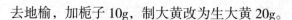

去地榆，加栀子 10g，制大黄改为生大黄 20g。

2009 年 11 月 25 日复查尿蛋白（−）。随访至今病情未复发。

【点评】本例患者证属气阴两虚偏于阴虚，兼夹内热。突出的内热症状是大便干结、口腔溃疡和牙龈肿痛。在气阴双补的基础上，本例加生石膏清胃热、麻子仁、制大黄重在通腑泄热。

验案 3

北京某女，58 岁。患者 30 年前行输卵管结扎术后感染上膀胱炎，经抗感染治疗后好转，其后反复出现肉眼血尿，伴尿频、尿急和腹痛，经抗感染治疗后症状可缓解，未予重视。2008 年春之后，患者自觉乏力，腰背酸痛，夜尿增多，2009 年 5 月发现血尿、蛋白尿及高血压，外院诊断为慢性肾小球肾炎。建议其肾穿刺，使用激素，患者拒绝。既往糖尿病史 5 年，血糖控制尚可。

患者为求中医药治疗曾于 2009 年 9 月 25 日在我科住院，同年 10 月 13 日请我会诊。当时尿红细胞 66.08 个 /HPF，24 小时蛋白定量 0.67g。血肌酐 61.4μmol/L。症见：乏力腰酸，低热口干，下肢轻度水肿，尿量可，夜尿频每晚 3~4 次，大便调。时有心慌，纳可眠差，舌淡红，苔薄黄少津，脉沉弱。西医诊断：①慢性肾小球肾炎；②2 型糖尿病；③高血压 1级。中医辨证：气阴两虚兼有内热。以益气养阴兼清内热为法，予参芪地黄汤合竹叶石膏汤加减。

处方：太子参、生黄芪、生地黄、茯苓、白芍各 20g，山茱萸、竹叶、五味子、黄芩炭各 10g，山药、牡丹皮、泽泻、天麻、仙鹤草、丹参各 15g，麦冬 12g，生石膏、炒枣仁、金银花、小蓟各 30g。每日 1 剂，水煎服。

同年 11 月 2 日复诊，坚持以上方加减治疗 3 周，查 24 小时尿蛋白定量 0.4g，尿红细胞 30.4 个 /HPF，症状明显减轻。

2009 年 11 月 12 日复诊，查尿蛋白（−），红细胞 16.8 个 /HPF，无明显不适。经治疗患者病情改善出院，随访 1 年余尿检转阴。

【点评】本例辨证为气阴两虚偏于阴虚，兼有内热，方用参芪地黄汤和竹叶石膏汤加减。用竹叶石膏汤清退内热。该方出自《伤寒论·辨阴阳易差后劳复病脉证并治》"伤寒解后，虚羸少气，气逆欲吐"。汪昂《医方集解》释："此手太阴、足阳明药也。竹叶、石膏辛寒以散余热；人参、甘草、麦冬、粳米之甘平以益肺安胃，补虚生津；半夏之辛温以豁痰止呕，故去热而不损其真，导逆而能益其气也。"气阴双补的基础上兼清内热，实为清补法的临床运用。

验案 4

北京某女，70 岁。患者 2009 年 8 月体检发现蛋白尿（+++）。于外院查 24 小时尿蛋白定量 2.06g，血压及肾功能正常。建议其肾穿刺并使用激素，患者拒绝。

2011 年 3 月 30 日为求中医药治疗至我处首诊。当时查 24 小时尿蛋白定量 2.21g。症见：乏力腰酸，手足心热，时有咽痛，大便偏干。舌淡，苔薄黄而稍干，脉细弱。中医辨证：气阴两虚，兼夹内热。拟益气养阴，兼清内热法，予参芪地黄汤加味。

处方：太子参、生地黄、山药、板蓝根、青风藤各 15g，生黄芪、火麻仁各 30g，茯苓、芡实、金樱子、金银花各 20g，泽泻、牡丹皮、巴戟天、续断、竹叶各 12g，牛蒡子、山茱萸各 10g。每日 1 剂，水煎服。

患者坚持复诊，笔者一直予上方加减化裁。同年 2011 年 5 月 26 日复查 24 小时尿蛋白定量 1.43g。2012 年 12 月患者尿蛋白转阴，已无不适。随访至今尿检正常。

【点评】患者中医证候为气阴两虚，兼见手足心热、咽痛、大便干等内热证，故以参芪地黄汤加竹叶清热，加牛蒡子、板蓝根、金银花利咽解毒，加火麻仁润肠通便。再加涩精治疗蛋白尿的药物标本兼顾而取良效。

验案 5

北京某女，28 岁。2013 年 10 月 10 日患者感冒后出现肉眼血尿，血压升高，最高达 160/90mmHg，使用降压药治疗。10 月 16 日在北京某三甲医院查尿蛋白（+），尿红细胞 690.6 个 /HPF。

2014 年 1 月 25 日为求中医药治疗至我处首诊。患者仍有肉眼血尿，查尿红细胞最高为 1146.4 个 /HPF，尿蛋白（++）。肾功能正常。症见：肥胖，近两年体重增长约 25kg，全身乏力明显，腰酸，咽痛咳嗽，夜眠较差。舌质红，苔黄腻，脉沉弱。中医辨证：气阴两虚，兼有湿热。拟益气养阴，清化湿热法，予经验方益气滋肾汤加减。

处方：太子参、小蓟、板蓝根各 30g，生黄芪、金银花、白芍各 20g，牛蒡子、黄芩炭、灵芝、佩兰各 12g，当归、旱莲草、炒栀子各 10g，仙鹤草、生地黄、巴戟天各 15g，三七粉（冲入）3g。每日 1 剂，水煎服。

同年 2 月 8 日复诊，尿红细胞降至 86.9 个 /HPF。已无肉眼血尿。自诉咽痛、心慌、时有腰痛。舌质红，苔黄，脉数而无力。遂于上方加麦冬、五味子各 10g，苦参、连翘各 12g，续断 20g。每日 1 剂，水煎服。

同年 3 月 8 日三诊，病情反复，尿红细胞 447.1 个 /HPF。但仍有乏力，大便次数较多，且不成形。舌淡红，苔黄，脉沉弱。于上方基础上将生黄芪加量至 30g 以益气；加用大蓟 30g，白茅根 20g 以止血；因大便次数多，牛蒡子减至 6g，去炒栀子及旱莲草。

2014 年 6 月 16 日四诊，尿红细胞 40 个 /HPF。本次患者就诊时十分喜悦，诉除尿红细胞明显减少外，体重明显减轻，自觉体力明显增强，其母亦感欣慰。

【点评】本例患者以大量血尿为主要表现，根据以上症状，可辨证为气阴两虚，兼有内热。且其形态肥胖，为痰湿内蕴的体质。故其治疗以益气养阴、清热化湿并行，方得取效。笔者对于血尿较重的患者，喜用三七粉 3~6g 入药，炒栀子能入血分，凉血止血，也是笔者常用止尿血的药物。

验案 6

内蒙古某女，41 岁。患者 2013 年 12 月无明显诱因出现眼睑及下肢水肿，检查发现蛋白尿、血尿，24 小时尿蛋白定量不详。建议其行肾穿刺及使用激素，患者均拒绝。既往有过敏性结肠炎病史。

为求中医药治疗于 2014 年 3 月 10 日至我处首诊。当时外院查 24 小时尿蛋白定量 2.6g，尿红细胞 60 个 /HPF，血浆白蛋白 31.5g/L，肾功能及血压正常。症见：乏力腰酸，低热，体温 37.6℃，双眼睑及颜面水肿，尿量尚可，尿频尿急，平素易感冒及腹泻。舌淡红，苔薄白，脉浮细数无力。中医辨证：气阴两虚，肺卫风热，下焦湿热。拟益气养阴，疏风清肺，清利湿热，止血涩精法，予参芪地黄汤加味。

处方：太子参、生地黄、车前草、山药、蒲公英各 15g，牡丹皮、泽泻、山茱萸各 10g，茯苓、青风藤、芡实、炒白术、板蓝根、鱼腥草、续断各 20g，当归、巴戟天、金银花各 12g，生黄芪、小蓟、生石膏各 30g，桑螵蛸、防风各 6g，三七粉 3g。每日 1 剂，水煎服。

药后低热消退，但腹泻加重，考虑患者有过敏性结肠炎，遂于上方去生石膏，加银柴胡 10g，莲子肉 12g，薏苡仁 30g，乌梅 10g，炒白术增为 30g。

患者坚持每月复诊 1 次，笔者一直予上方加减化裁。同年 11 月 18 日复查 24 小时尿蛋白定量 1.19g，尿红细胞转阴。2015 年 5 月 13 日复查 24 小时尿蛋白定量 0.65g，血浆白蛋白 42.8g/L。10 月 14 日复查 24 小时尿蛋白定量 0.51g。患者已无不适。

【点评】本例患者临床表现为血尿、蛋白尿、水肿，初起治疗着眼于气阴双补、兼清内热，药后虽然低热已退，然而腹泻症状加重，遂鉴于既往有过敏性结肠炎，易于腹泻的病史，遂改拟参苓白术散健脾止泻，并加用民间验方过敏煎的部分药物（如乌梅），守方治疗后取得了控制蛋白尿及血尿的显著效果。

验案 7

江西某男，41 岁。患者 2013 年 3 月发现颜面及双下肢水肿，查尿蛋白（+++），24 小时尿蛋白定量为 3.12g，无血尿，血压及肾功能正常。肾穿刺结果为"局灶节段性肾小球硬化"。曾在当地使用激素及环孢素 A 治疗 1 个月，虽然尿蛋白减少，但因药后出现类固醇性糖尿病、真菌性食管炎、双下肢肌容量减少及胃炎等副作用而自行停用西药。

患者为求中医治疗，于 2013 年 11 月 23 日至我处就诊。当时 24 小时尿蛋白定量 3.04g，血肌酐 77.5μmol/L，血浆白蛋白正常。症见：面色萎黄虚浮，头发稀少干枯，乏力腰酸明显，纳食及夜眠尚可，二便调。舌淡红，苔薄白，脉沉细弱。中医辨证：脾肾气阴两虚重症。以益气养阴，滋肾填精为法，予参芪地黄汤化裁。

处方：生黄芪、茯苓、金银花、芡实、丹参各 20g，生地黄、山药、巴戟天各 15g，泽泻 12g，太子参、山茱萸、牡丹皮 10g，防风 6g，紫河车

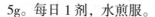

5g。每日 1 剂，水煎服。

此后一直守方加减化裁。至 2014 年 9 月 17 日复诊，面色已转红润，头发较前润泽且增多，乏力及腰酸均已消失。24 小时尿蛋白定量降为 0.67g，肾功能正常。2015 年 9 月复查尿蛋白转阴。

【点评】本例病理为局灶节段性肾小球硬化，予激素加环孢素 A 治疗虽然有效，但出现了严重的副作用，患者不堪忍受，自行停药。初诊时患者整体状况较差，辨证为脾肾气阴两虚重症。以参芪地黄汤加味治疗。患者坚持中医药治疗近 2 年，达到了尿蛋白转阴、症状缓解的效果。且患者面色较前红润，自诉无不适症状，生活质量得到明显提高。

验案 8

河北某女，40 岁。2015 年 10 月无明显诱因患者出现双下肢轻度水肿，检查发现尿蛋白（++），24 小时尿蛋白定量为 1.3g，未进行肾穿刺，且未用激素及免疫抑制剂，肾功能正常。高血压 2 年余，服用降压药控制血压。

2015 年 11 月 18 日为求中医药治疗来我处初诊。症见：乏力腰酸，眼睑及双下肢轻度浮肿，近日咳嗽有痰微喘，口渴微苦，喜冷饮，纳眠可，大便不成形，小便量尚可，时有尿频急感觉。舌淡红，苔薄黄，脉浮数而无力。中医辨证：气阴两虚，兼夹风热。以益气滋肾，兼以疏风散热、清肺降肺为法，予参芪地黄汤加减化裁治疗。

处方：太子参、生地黄、泽泻、金银花、萆薢、首乌、桑白皮各 15g，生黄芪、炒白术、茯苓、芡实、金樱子各 20g，生石膏、鱼腥草、冬瓜皮、丹参各 30g，紫苏子 12g，山茱萸、牡丹皮、巴戟天、黄连、苦杏仁、紫苏各 10g。每日 1 剂，水煎服。

患者一直在我门诊坚持中医药治疗，均以上方加减化裁，2016 年 3 月 23 日复查 24 小时尿蛋白 0.66g，自觉无不适症状。

【点评】该患者临床表现为中度蛋白尿。初诊时中医证候为气阴两虚，兼夹风热。一般情况下当患者有外感表证时，应急则治其标，先治表证，鉴于该案例无恶寒发热表气不疏之症，仅有咳嗽有痰微喘，故治法拟正邪兼顾。

方中选用的桑白皮性甘、寒，归肺经，取其泻肺平喘、利水消肿之功。笔者治疗水肿，对于身半以上的水肿者，常用五皮饮加减，方中的桑白皮具有泻肺利水消肿之功，用量15~20g。此例患者水肿兼有咳喘之症，桑白皮泻肺利水消肿恰合病机，亦即"提壶揭盖"之意。黄芩苦、寒，归肺、胆经，对于肺热的咳喘症我常用黄芩15~20g清解肺热。鱼腥草性辛，微寒，归肺经，以清热解毒见长，现代药理研究提示鱼腥草具有抗炎抗病毒的功效。笔者对于外感风热及肺热壅盛的咳喘之症，喜用本品20~30g，收效甚捷。

验案9

北京某女，32岁。患者2014年7月体检发现血尿、蛋白尿，24小时尿蛋白定量最多3.08g。在当地医院肾穿刺结果为不典型膜性肾病。建议使用激素及免疫抑制剂治疗，患者拒绝。

其为求中医药治疗遂于2015年5月18日至我处初诊。当时外院查24小时尿蛋白定量3.08g，尿红细胞18.7个/HPF。血浆白蛋白、血肌酐及血压均正常。症见：乏力腰酸，口干，尿频尿急，纳眠可，二便调。舌淡，苔薄白，脉沉弱。中医辨证：气阴两虚，下焦湿热。拟益气养阴，清热利湿法，予参芪地黄汤加味。

处方：太子参、生地黄、山药、蒲公英、车前草、续断、仙鹤草各15g，生黄芪、茯苓、芡实各20g，山茱萸、牡丹皮、泽泻、天冬、麦冬各10g，小蓟30g，青风藤、金银花各12g，桑螵蛸6g。每日1剂，水煎服。

患者坚持中医药治疗，笔者一直予上方加减化裁治疗。同年6月29日复查24小时尿蛋白定量2.27g，10月26日复查24小时尿蛋白定量1.6g，尿红细胞转阴。同年12月28日复查24小时尿蛋白定量1.31g。

2016年2月29日复查24小时尿蛋白定量1.15g，3月24日复查24小时尿蛋白定量1.28g，4月22日复查24小时尿蛋白定量1.24g，6月23日复查24小时尿蛋白定量0.57g。患者已无不适。目前仍在随诊中。

【点评】本例肾小球肾炎肾穿刺结果为不典型膜性肾病。鉴于其乏力、口干、腰酸、尿频尿急等表现，中医辨证为气阴两虚，下焦湿热证。以参芪地黄汤加味益气养阴、清热利湿。患者坚持中医药治疗，尿蛋白逐渐减

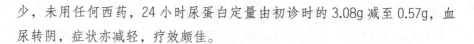

少，未用任何西药，24 小时尿蛋白定量由初诊时的 3.08g 减至 0.57g，血尿转阴，症状亦减轻，疗效颇佳。

验案 10

河北某男，36 岁。患者 2015 年 12 月体检发现蛋白尿，24 小时尿蛋白定量最多 2.7g，建议其肾穿刺及使用激素治疗，患者拒绝。

2016 年 3 月 11 日为求中医药治疗至我处初诊。当时外院查 24 小时尿蛋白定量 2.3g，血压及肾功能正常。症见：乏力，头晕耳鸣，眠差，有痰，二便调。舌淡红，苔薄白，脉细弱。中医辨证：气阴两虚偏于阴虚。拟益气养阴法，予参芪地黄汤加味。

处方：太子参、泽泻、茯苓、金银花、灵芝、杭菊花各 12g，炙黄芪、芡实、金樱子、菟丝子各 20g，生地黄、山药、夏枯草、黄芩、青风藤、瓜蒌皮各 15g，山茱萸、牡丹皮、柏子仁各 10g。每日 1 剂，水煎服。

服药 2 个月后同年 5 月 13 日复查 24 小时尿蛋白定量 1.12g。6 月 27 日复查 24 尿蛋白定量 0.92g。患者乏力、头晕、耳鸣等症状均减轻。随访至今病情稳定。

【点评】本例患者为慢性肾炎，表现为单纯蛋白尿。鉴于其在气阴两虚证的基础上兼有头晕、耳鸣等肝肾阴虚表现，予参芪地黄汤益气养阴，加用夏枯草、黄芩、菊花等清肝平肝。

验案 11

北京某女，28 岁。患者既往尿检不详，2014 年妊娠期间体检发现尿蛋白，查 24 小时尿蛋白定量 3g。分娩后尿蛋白未减轻，24 小时尿蛋白定量最多 6g。建议肾穿刺，使用激素及免疫抑制剂治疗，患者拒绝。

2015 年 8 月 19 日患者为求中医药治疗至我处首诊。当时外院查 24 小时尿蛋白定量 4.6g，血总胆固醇 11.39mmol/L，血浆白蛋白 30.6g/L，血压及肾功能正常。症见：轻度乏力，口干，纳眠可，二便调。舌淡，苔薄白，脉沉弱。中医辨证：气阴两虚。拟益气养阴法，予参芪地黄汤化裁。

处方：生黄芪、菟丝子、芡实各 20g，生地黄、山药各 15g，山茱萸、牡丹皮各 10g，泽泻、茯苓、青风藤各 12g。每日 1 剂，水煎服。

患者坚持中医药治疗，笔者一直予上方加减化裁。2016 年 6 月 15 日复查 24 小时尿蛋白定量 0.59g，血浆白蛋白及血脂正常，已无不适。

【点评】该患者初诊时中医证候为气阴两虚，予参芪地黄汤化裁治疗。患者坚持中医药治疗 1 年余，尿蛋白明显减轻，疗效颇佳。

验案 12

内蒙古某男，37 岁。患者 2011 年夏天检查发现蛋白尿，24 小时尿蛋白定量 3.6g，当地肾穿刺结果为局灶增生性肾小球病伴部分新月体形成。予激素及环磷酰胺治疗后效不显。

2011 年 11 月下旬患者为求撤减激素及运用中医药治疗至我处首诊。当时口服醋酸泼尼松 25mg/d，查 24 小时尿蛋白定量 3.62g，血浆白蛋白 33.5g/L，血肌酐 107.2μmol/L。症见：乏力腰酸，怕热易感冒，纳眠可，二便调。舌淡，苔薄黄，脉沉弱。中医辨证：气阴两虚。拟益气养阴法，予经验方加味参芪地黄汤化裁。

处方：太子参、生黄芪、芡实、茯苓、巴戟天、续断、金银花、菟丝子、鱼腥草各 20g，生地黄、山药、黄芩各 15g，山茱萸、牡丹皮各 10g，泽泻 12g，紫河车 6g，丹参 30g。每日 1 剂，水煎服。并嘱患者逐渐撤减激素。

患者坚持在我处中医药治疗 6 个月，笔者一直予上方加减化裁。4 个月后尿蛋白转为阴性，6 个月后激素已撤完，患者遂自行停用中药。之后每半年在当地复查相关理化指标。

2018 年 6 月 11 日复查时发现血肌酐升高为 161μmol/L，24 小时尿蛋白定量 1g。

2019 年 1 月 8 日又来我处复诊。当时血肌酐 206μmol/L，24 小时尿蛋白定量 1.17g。症见：乏力腰酸，易感冒，口微苦，纳眠可，二便调。舌淡，苔薄黄，脉沉弱。中医辨证：气阴两虚。拟益气养阴法，予经验方加味参芪地黄汤化裁。

处方：太子参、山药、茯苓各 15g，生黄芪、丹参、鱼腥草各 20g，黄连、桑螵蛸各 6g，生竹茹、金银花、生地黄各 12g，山茱萸 5g，牡丹皮、黄芩、当归各 10g，鹿角胶（烊入）3g。每日 1 剂，水煎服。

2019 年 2 月 28 日血肌酐 151μmol/L，24 小时尿蛋白定量 0.33g。同年 9 月 18 日血肌酐为 145μmol/L，24 小时尿蛋白定量 0.27g。同年 11 月 14

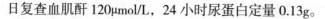

日复查血肌酐 120μmol/L，24 小时尿蛋白定量 0.13g。

【点评】该患者为"局灶增生性肾小球病伴部分新月体形成"，用西药后效不显。2011 年底为求撤减西药运用中药而来我处首诊。拟益气养阴法，治疗 4 个月尿蛋白由 3.62g 转为阴性，并在半年内撤完激素，之后未再坚持中医药治疗。

2018 年 6 月中旬发现血肌酐升高及 24 小时尿蛋白定量阳性，2019 年 1 月 8 日再次来我处求治，仍宗益气养阴法，予经验方加味参芪地黄汤化裁，同年 11 月 14 日复查血肌酐由 206μmol/L 降为 120μmol/L，24 小时尿蛋白定量由 1.17g 降为 0.13g，再次取得较好疗效。由此例说明坚持中医药治疗的重要性。

验案 13

河北某男，35 岁。患者 2016 年 1 月体检发现蛋白尿，24 小时尿蛋白定量 2g，未用激素。

同年 3 月 12 日患者为求中医药治疗至我处首诊。当时 24 小时尿蛋白定量 2.1g，血压及肾功能均正常。症见：乏力腰酸，咽干腹胀，眠欠安，纳食及二便正常。舌淡，苔薄白，脉沉而无力。中医辨证：气阴两虚。拟益气养阴法，予经验方加味参芪地黄汤化裁。

处方：生黄芪、芡实、菟丝子各 20g，生地黄、山茱萸、牡丹皮、桑螵蛸各 10g，巴戟天 15g，沙苑子、竹叶、酸枣仁、紫苏梗、青风藤、山药、灵芝、板蓝根、金银花各 12g。每日 1 剂，水煎服。

药后 2 个月患者诸症减轻，同年 5 月 10 日复查 24 小时尿蛋白定量 0.63g，同年 7 月 7 日复查 24 小时尿蛋白定量 0.08g。

患者一直坚持中医药治疗，笔者均以上方加减化裁，患者自觉无明显不适，很少感冒。随访至今尿检阴性。

【点评】该例患者为中等量的蛋白尿，拟益气养阴，兼以固肾涩精法取得了尿蛋白转阴的良好效果。方中的桑螵蛸味甘咸，性温，归肝肾二经，具有固肾固精缩尿的作用，近年来笔者用其治疗蛋白尿有一定的效果。

验案 14

山西某女，15 岁。患者 2016 年 5 月 8 日学校体检发现尿蛋白（＋），尿红细胞 10~15 个 /HPF，24 小时尿蛋白定量为 2.4g，血肌酐 83.3μmol/L。

同年 6 月 1 日患者为求中医治疗来我处初诊。当时 24 小时尿蛋白定量为 2.4g，尿红细胞 20 个 /HPF。血压及肾功能均正常。症见：面部痤疮，乏力多汗，口干咽干，纳可，多梦易醒，小便量多，多泡沫，大便干，2~3 日 1 行，月经量少痛经。舌淡红，苔薄白，脉沉细无力。中医辨证：气阴两虚偏于阴虚，兼夹热毒。拟益气养阴，清热解毒为法，予经验方益气滋肾汤合生脉饮化裁。

处方：麦冬、连翘各 12g，五味子、女贞子各 10g，紫花地丁、金银花、生地黄、太子参各 15g，芡实 20g，麻子仁、小蓟各 30g，桑螵蛸 6g，三七粉（冲入）3g。每日 1 剂，水煎服。

2016 年 7 月 4 日复诊。复查尿红细胞 9 个 /HPF。24 小时尿蛋白定量为 1.25g。患者诉口干咽干减轻，大便 1~2 日 1 行，余症同前。遂于前方去女贞子，加竹叶 12g，生黄芪 20g，制大黄 10g，紫河车 2g，黄芩 20g，黄连 10g，紫花地丁增为 20g。

同年 9 月 21 日来我处三诊。复查 24 小时尿蛋白定量为 0.59g，尿红细胞 2~3 个 /HPF。患者面部痤疮好转，大便每 2 日 1 行，月经量少，于前方去三七粉，加板蓝根 15g，莲子心 5g，鹿角胶（烊化）6g、益母草 30g。

2017 年 8 月查 24 小时尿蛋白定量为 0.25g，尿红细胞 1~2 个 /HPF，随访至今尿检阴性。

【点评】本案慢性肾炎患者，表现为血尿伴蛋白尿，中医辨证为气阴两虚兼夹热毒，治疗在益气滋肾汤益气养阴的基础上加用紫花地丁、莲子心、黄连、黄芩、制大黄等清热解毒，通便。紫河车、鹿角胶等血肉有情之品，补益精血以调经。鉴于患者乏力、多汗等心气虚之症，故合入生脉饮补益心之气阴两虚。

验案 15

北京某男，29 岁。患者 2016 年 4 月体检发现蛋白尿，24 小时尿蛋白定量为 0.95g，尿红细胞 3.7 个 /HPF，血肌酐 68μmol/L，服用降压药控制血压。未服用激素。

同年 9 月 12 日患者为求进一步中医治疗来我处初诊。当时 24 小时尿蛋白定量为 1.28g。症见：乏力腰酸，口干多汗，夜尿频，纳眠及二便均可。舌淡红，苔薄黄，脉细数无力。中医辨证：心肾气阴两虚。拟心肾气阴双补法，方以参芪地黄汤合生脉饮化裁。

处方：太子参、泽泻各 12g，白芍、石韦、茯苓、生黄芪各 20g，生地黄、炒杜仲、白术、蒲公英、车前草各 15g，山茱萸、芡实、麦冬、五味子、牡丹皮、桑螵蛸、益智仁、怀牛膝各 10g，丹参、生石膏各 30g。每日 1 剂，水煎服。

2016 年 10 月复查 24 小时尿蛋白定量为 0.66g，尿红细胞（－）。同年 11 月 7 日患者复诊时诉仍多汗，前方生石膏增至 60g，药后汗止，查 24 小时尿蛋白定量为 0.45g。取得了一定的疗效。

【点评】本例患者为中等量蛋白尿，拟心肾气阴双补为主，予参芪地黄汤和生脉饮化裁取得了一定疗效。重用生石膏 60g 意在清热止汗。

验案 16

北京人某男，43 岁。患者 2016 年 1 月体检发现尿蛋白（＋＋＋），24 小时尿蛋白定量为 2.55g，血压 160/90mmHg，肾功能正常，未使用激素。

同年 3 月 16 日患者为求中医治疗来我处初诊。当时 24 小时尿蛋白定量为 5.63g，尿红细胞 173/μL。症见：双下肢轻度水肿，乏力腰痛，偶有胸闷，纳眠及大便均可。舌淡胖，苔薄黄，脉细弱。中医辨证：气阴两虚，兼水湿内停。拟益气养阴，兼以利水消肿为法，予经验方加味参芪地黄汤化裁。

处方：太子参、生地黄、山药、山茱萸、茯苓、巴戟天、蒲公英、川牛膝、怀牛膝各 15g，生黄芪、小蓟、冬瓜皮、丹参各 30g，桑螵蛸、牡丹皮各 10g，旱莲草、芡实、菟丝子、青风藤各 20g，薤白、泽泻、金银花、黄芩各 12g。每日 1 剂，水煎服。

同年 7 月 11 日复查 24 小时尿蛋白定量为 1.05g，尿红细胞 17~21 个 /HPF，患者复诊诉双下肢浮肿已消退，腰痛不减，新增头晕之症，笔者遂于上方加天麻各 15g，杜仲 20g。

此后一直以上方加减治疗 1 年余，2017 年 4 月 11 日复查 24 小时尿蛋白定量为 0.34g，尿红细胞 4~6 个 /HPF。同年 10 月 25 日复查 24 小时尿蛋白定量为 0.39g，尿红细胞 2~3 个 /HPF。同年 11 月 26 日复查 24 小时尿蛋白定量为 0.08g，尿红细胞（－）。随访至今尿检阴性。

【点评】本例患者表现为大量蛋白尿伴血尿，拟益气养阴兼以止血涩精法，予经验方加味参芪地黄汤化裁取得了一定的疗效。

对于蛋白尿的治疗，我常用芡实、金樱子、菟丝子、山茱萸、桑螵蛸等药物，但必须在治本的基础上加用上述药物 1~3 种。

验案 17

北京某女，22 岁。患者 2003 年 9 月发现肉眼血尿伴蛋白尿，2004 年 5 月外院肾穿刺结果为局灶性系膜增生性肾小球肾炎，予甲强龙、环磷酰胺治疗后因效不显于 2008 年停药。

2017 年 5 月 24 日患者为寻求中医药治疗来我处初诊。当时尿红细胞 748 个 /HPF，24 小时尿蛋白定量为 4.94g，血压及肾功能正常。症见：乏力腰酸痛，咽痛尿频急，大便偏干，纳眠可。舌淡红，苔薄黄，脉沉细无力。中医辨证：气阴两虚、兼夹内热。拟益气养阴，凉血止血为法，予经验方加味参芪地黄汤化裁。

处方：太子参、生地黄、山药、泽泻、巴戟天、仙鹤草、蒲公英各 15g，连翘、山茱萸、牡丹皮各 10g，茯苓、生黄芪、续断、火麻仁各 20g，小蓟 30g。每日 1 剂，水煎服。

同年 6 月 26 日患者复查尿红细胞 96 个 /HPF，24 小时尿蛋白定量为 1.63g，患者月经量少，色暗，腰冷痛，在上方基础上加当归尾 10g，益母草 30g，鹿角胶（烊入）6g。

2018 年 2 月尿红细胞 34 个 /HPF，24 小时尿蛋白定量 0.8g，患者无明显不适。2019 年 4 月尿红细胞 15~20 个 /HPF，24 小时尿蛋白定量 0.5g。随访至今病情稳定。

【点评】本例患者初诊时重度血尿伴大量蛋白尿，拟益气养阴、凉血止血法，经过 1 年多的单纯中医药治疗，血尿由 748 个 /HPF 降为 15~20 个 /HPF，24 小时尿蛋白定量为 4.94g 降为 0.5g，取得了较好的疗效。

验案 18

山西某男，25 岁。患者 2016 年 12 月 4 日体检发现尿蛋白（+++），尿红细胞满视野，血肌酐 73μmol/L，血压 147/79mmHg。外院建议患者肾穿刺患者拒绝。

2016 年 12 月 19 日患者经熟人介绍来我处首诊。当时尿红细胞满视野，24 小时尿蛋白定量 2.44g。双侧扁桃体 Ⅰ 度肿大。症见：乏力腰酸，咽干痛，反复口腔溃疡，纳眠及二便尚可，舌红，少苔，脉细数无力。中医辨证：气阴两虚，兼夹热毒。拟益气养阴，清热解毒为法，予经验方加味参芪地黄汤化裁。

处方：太子参、茯苓、泽泻、金银花、野菊花、知母各 12g，生黄芪、芡实各 20g，生地黄、山药、麦冬、怀牛膝各 15g，山茱萸、牡丹皮各 10g，生石膏、小蓟 30g，鹿角胶（烊化）6g，三七粉（冲入）1.5g。每日 1 剂，水煎服。

患者坚持中医药治疗，笔者均以上方加减化裁，患者自诉上述症状均明显减轻。2017 年 3 月 5 日查尿红细胞 12~14 个 /HPF，24 小时尿蛋白定量 1.35g。同年 11 月 8 日查尿红细胞 2~4 个 /HPF，24 小时尿蛋白定量 0.86g。2019 年 10 月 8 日，查尿红细胞 1~3 个 /HPF，24 小时尿蛋白定量 0.5g。随访至今病情稳定。

【点评】该患者血尿突出伴中等量的蛋白尿。拟益气养阴、清热解毒法取得了一定的疗效。鉴于患者反复的口腔溃疡，处方中加入了"玉女煎"，如生地黄、知母、麦冬、生石膏、怀牛膝。该方对口腔溃疡患者有可靠疗效。

验案 19

北京某男，39 岁。患者 2011 年 9 月体检发现血尿、蛋白尿，24 小时尿蛋白定量 2.4g，未用激素治疗。

为寻求中医药治疗 2015 年 5 月 27 日来我处首诊。当时 24 小时尿蛋白定量 1.2g，尿红细胞 12 个 /HPF，肾功能正常，用降压药控制血压，初诊时仍服用雷公藤及来氟米特。症见：乏力腰酸，咽干痛，大便溏，尿分叉，纳眠可。舌淡边有齿痕，苔薄白，脉沉弱。中医辨证：脾肾气阴两虚偏于脾气虚，兼夹下焦湿热。拟脾肾气阴双补，兼以清利湿热为法，方选经验方加味参芪地黄汤化裁。

处方：生黄芪 30g，茯苓、巴戟天、芡实、菟丝子各 20g，太子参、生地黄、泽泻、青风藤、蒲公英、山药各 15g，炒白术、金银花各 12g，山茱萸、牡丹皮各 10g，桑螵蛸 5g。每日 1 剂，水煎服。并嘱患者停用雷公藤及来氟米特。

患者几年来一直坚持中医药治疗，笔者均以上方加减化裁。患者诉上述诸症明显减轻，生活质量得到明显改善。2016 年 5 月查 24 小时尿蛋白定量 0.62g，尿红细胞 4.1 个 /HPF。2017 年 11 月 8 日尿检转阴，随访至今尿检阴性。

【点评】该患者初诊时仍服用雷公藤及来氟米特，但 24 小时尿蛋白定量仍为 1.2g 不能完全控制，来我处撤减上述药物单用中药后尿蛋白转阴且未复发，患者甚为满意。

验案 20

北京某男，34 岁。2011 年体检发现尿红细胞（+++），尿蛋白（++），肾功能正常。同年 10 月外院做肾穿刺结果为局灶节段性肾小球硬化。未用西药。

2017 年 4 月 3 日为求中医药治疗来我处首诊，当时 24 小时尿蛋白定量 2.73g，红细胞 0~2 个 /HPF。用降压药控制血压。症见：乏力头晕，多汗伴关节痛，口干苦，纳眠便均调。中医辨证：气阴两虚，肝阳上亢。拟益气养阴，平肝潜阳法，方拟经验方麻菊地黄汤化裁。

处方：天麻、菊花、生黄芪、芡实各 20g，生地黄、山药、茯苓、蒲公英、泽泻、浮小麦、白芍、威灵仙各 15g，杜仲、竹茹各 12g，山茱萸、牡丹皮各 10g，桑螵蛸、黄连各 6g，生石膏、丹参各 30g。每日 1 剂，水煎服。

药后半个月乏力头晕多汗症状消失，同年 4 月 26 日复查 24 小时尿蛋白定量 0.68g，同年 12 月 6 日 24 小时尿蛋白定量 0.42g，取得了较好效果。随访至今病情稳定。

【点评】该患者肾穿刺为局灶节段性肾小球硬化，血压高伴中等量蛋白尿。在用降压药的同时拟经验方麻菊地黄汤化裁，取得了一定的效果。

验案 21

山东某男，13 岁。患者 2018 年 3 月 10 日无诱因出现颜面、双下肢水肿，至当地医院查 24 小时尿蛋白定量 2.77g，伴有血尿。当地医院建议肾穿刺及使用激素治疗而患者拒绝。

2018 年 3 月 11 日患者为求中医药治疗至我处首诊。当时 24 小时尿蛋白定量 4.4g，尿红细胞 11.7 个 /HPF，血浆白蛋白 30.03g/L，肾功能及血压正常。症见：乏力腰酸，咽痛口苦，大便干，纳眠尚可。舌淡，苔薄黄，脉细数无力。中医辨证：气阴两虚偏于阴虚内热。拟有益气养阴，兼以清热通便法，予经验方加味参芪地黄汤化裁。

处方：太子参、生地黄、茯苓、野菊花、金樱子、金银花各 12g，生黄芪、芡实、菟丝子、鱼腥草各 20g，山茱萸、桑螵蛸、牡丹皮各 10g，山药 15g，火麻仁、小蓟各 30g，黄连、鹿角胶（烊入）各 6g，制大黄 5g。每日 1 剂，水煎服。

患者坚持中医药治疗，患者诸症减轻及消失，笔者均以上方加减化裁，同年 9 月 18 日尿红细胞 12 个 /HPF，24 小时尿蛋白定量 2.4g。同年 10 月 16 日尿红细胞 9.7 个 /HPF，24 小时尿蛋白定量 1.9g。同年 12 月 9 日，24 小时尿蛋白定量 1.2g。

2019 年 6 月 7 日 24 小时尿蛋白定量 0.71g，同年 8 月 25 日 24 小时尿蛋白定量 0.46g，同年 11 月 11 日 24 小时尿蛋白定量 0.32g，随访至今病情稳定。

【点评】该患者有大量蛋白尿伴血尿，其中医辨证为气阴两虚偏于阴虚内热。以益气养阴，兼以清热通便法，选经验方加味参芪地黄汤，取得了一定的疗效。

验案 22

河北某女，67 岁。患者 2016 年 2 月出现眼睑及双下肢水肿，当地医院查 24 小时尿蛋白定量 3.8g，血浆白蛋白 28.87g/L，肾功能正常，予醋酸泼尼松治疗后尿蛋白有所下降。患者惧怕激素的副作用自行停用。既往高血压病史 20 余年用药控制血压。

2016 年 8 月 17 日患者为求中医药治疗来我处首诊。当时 24 小时尿蛋白定量为 3.94g，尿红细胞 86 个 /HPF。症见：乏力心慌怕冷，纳眠及二便尚可。舌淡红，苔薄白，脉沉弱无力。中医辨证：心肾气阴两虚证。拟益气养阴为法，方拟经验方加味参芪地黄汤合生脉饮化裁。

处方：党参、生地黄、山药各 15g，麦冬、泽泻各 12g，炙黄芪、茯苓、金银花、川牛膝、怀牛膝、芡实各 20g，山茱萸、牡丹皮、桑螵蛸各 10g，五味子 6g，小蓟 30g。每日 1 剂，水煎服。

药后 3 个月，同年 11 月 16 日复查 24 小时尿蛋白定量为 1.96g，尿红细胞 4.19 个 /HPF。上述诸症均明显减轻。随访至今病情稳定。

【点评】本例患者初诊时为大量蛋白尿伴重度血尿，拟心肾气阴双补法取得了显效。虽然患者有怕冷之症，我并未选用桂附等温阳之品，仅用党参及炙黄芪甘温益气。

验案 23

河北某男，31 岁。患者 2016 年 8 月体检 24 小时尿蛋白定量 3.54g，尿红细胞 2 个 /HPF，血肌酐正常，血压升高，未服用激素。既往有糖尿病史 1 年。

同年 10 月 12 日患者为寻求中医药治疗来我处首诊。当时 24 小时尿蛋白定量 6.2g。症见：双下肢轻度水肿，乏力腰酸，怕热多汗，眠尚可，二便尚调。舌偏红，少苔，脉数弱。中医辨证：气阴两虚，偏于阴虚内热。拟益气养阴，兼以清热为法，方拟经验方加味参芪地黄汤合生脉饮化裁。

处方：太子参、茯苓、丹参、生黄芪各 20g，麦冬、五味子、山茱萸、黄连、桑螵蛸各 10g，生地黄、山药、泽泻各 15g，牡丹皮 12g，生石膏（先煎）、冬瓜皮各 30g。每日 1 剂，水煎服。

药后 1 个月，同年 11 月 14 日复查 24 小时尿蛋白定量为 2.52g。下肢水肿消退，自汗好转，鉴于患者诉腹胀便秘，上方加厚朴 10g，火麻仁 30g 继服半个月。同年 12 月 4 日复查 24 小时尿蛋白定量 1.48g，随访至今病情稳定。

【点评】该患者来我处首诊时 24 小时尿蛋白定量为 6.2g，拟气阴双补兼以清热为法，单纯运用中医治疗 2 个月，24 小时尿蛋白定量降为

1.48g。

验案 24

河南某女，12 岁。患者 2013 年 1 月因发热当地就诊发现尿蛋白及血尿，经抗感染及激素治疗后无效而停用激素。

2015 年 7 月 29 日患者为求中医药治疗来我处首诊，当时尿红细胞 366 个 /HPF，24 小时尿蛋白定量 2.59g，血浆白蛋白 26.8g/L，肾功及血压正常。鼻窦炎病史 2 年。症见：口干咽痛喑哑，易感冒，五心烦热，腰酸伴小便灼热，纳眠大便尚调。扁桃体Ⅰ度肿大。舌淡红，苔薄黄，脉沉细数。中医辨证：气阴两虚，兼有里热。拟益气养阴，兼清里热，予经验方知芩地黄汤化裁。

处方：知母、牡丹皮、茯苓、牛蒡子、麦冬、栀子、沙参、木蝴蝶、桑螵蛸各 10g，生地黄、小蓟、板蓝根各 15g，山茱萸 6g，黄芩、山药、淡竹叶、金银花、连翘、鱼腥草各 12g，生石膏 30g，辛夷 5g。每日 1 剂，水煎服。

药后 1 个月患者诸症明显缓解，继续予上方化裁，一直坚持门诊治疗。2018 年 8 月 1 日复查 24 小时尿蛋白定量 0.08g，尿红细胞 0~2 个 /HPF。2019 年 1 月 25 日 24 小时尿蛋白定量 0.25g，7 月 6 日 24 小时尿蛋白定量 0.06g，取得了尿检转阴的显著效果。

【点评】该患者初诊时血尿突出伴中等量的蛋白尿，拟气阴双补兼清里热法，予经验方知芩地黄汤化裁治疗，取得了尿检转阴的良好效果。

方中的木蝴蝶是为咽痛声哑而设，辛夷有宣肺通窍，治疗鼻窦炎的作用。

验案 25

山东某男，15 岁。患者 2014 年 8 月在当地查 24 小时尿蛋白定量 1.9g，血肌酐 113μmol/L。肾穿刺结果为肾小球轻度系膜增生，予醋酸泼尼松 30mg/d，病情无明显变化。

2015 年 11 月 23 日为求中医治疗来我处首诊，当时血肌酐 139μmol/L，24 小时尿蛋白定量 1.8g。口服醋酸泼尼松 20mg/d。症见：咳嗽咯痰，乏力腰痛，口干，平素易感冒，纳眠可，二便调。舌边尖红，苔薄白，脉浮细数。中医辨证：风热犯肺，气阴两虚。拟益气养阴，清肺利咽法，予经验方加味参芪地黄汤化裁。

处方：太子参、白术、桑叶、枇杷叶各12g，黄芪、茯苓、芡实、续断、菟丝子、巴戟天、生金樱子、鱼腥草、生石膏各20g，生地黄、泽泻、板蓝根、威灵仙、青风藤、瓜蒌皮各15g，牡丹皮、山茱萸、桑螵蛸、补骨脂、黄芩、杏仁各10g。每日1剂，水煎服。并嘱逐渐撤减激素。

药后2周咳嗽咳痰消失，遂于上方去桑叶、枇杷叶、鱼腥草。其后患者坚持中医药治疗，笔者一直予上方加减。

2017年3月18日复查血肌酐97μmol/L，24小时尿蛋白定量0.54g。2018年7月中旬血肌酐96μmol/L，24小时尿蛋白定量0.2g。随访至今病情稳定。

【点评】该少年慢性肾炎患者在当地使用醋酸泼尼松30mg/d治疗1年后无效，遂来我处希望中医药治疗。拟经验方加味参芪地黄汤化裁，并撤停激素，坚持治疗近3年，取得了血肌酐正常并尿检阴性的良好效果。

方中的补骨脂有滋肾补骨的作用，对于使用激素的患者我常选用。补骨脂对于治疗和预防股骨头坏死有一定的作用。

2.气虚血瘀证

验案26

北京某男，58岁。患者2012年12月发现尿中泡沫增多及双下肢轻度水肿，至附近医院检查发现血尿及蛋白尿，24小时尿蛋白定量最多至3.2g，肾功能正常。2013年7月于某医院行肾穿刺结果为Ⅰ期膜性肾病，建议其用激素及免疫抑制剂治疗，患者拒绝。既往有高血压及脑出血病史。

为求中医药治疗于2014年8月来我处首诊。当时外院查24小时尿蛋白定量3.2g，尿红细胞19.9个/HPF，服用降压药控制血压，肾功能正常。症见：乏力腰酸，纳食可，夜眠可，二便尚调。舌质暗，苔薄白，脉沉涩无力。中医辨证：气虚血瘀，精血统摄无权。拟益气活血、摄精止血法，予当归芍药散加减。

处方：当归尾12g，赤芍、青风藤、小蓟各15g，川芎6g，芡实、炒杜仲、金银花、生黄芪、菟丝子各 20g，丹参 30g，桑螵蛸 5g，川牛膝、怀牛膝、泽泻各 10g。每日 1 剂，水煎服。

服药 3 周后，复查 24 小时尿蛋白定量为 0.5g。患者坚持中医药治疗，笔者一直用上方加减。2015 年 3 月复查 24 小时尿蛋白定量降至 0.32g。随访至今，尿检转阴，病情稳定。

【点评】本例患者肾穿刺为膜性肾病，没有水肿症状，仅为尿检异常。鉴于其乏力、舌暗、脉沉涩，并结合膜性肾病有高凝状态的认识，辨证为气虚血瘀证。治以经验方参芪当归芍药散加涩精止血之品，取得了尿检转阴，病情稳定的满意效果。

验案 27

内蒙古某男，71 岁。患者 2013 年 1 月因双下肢水肿，当地医院检查发现尿蛋白，24 小时尿蛋白定量 5g，血浆白蛋白 28.7g/L，血压及肾功能正常。建议肾穿刺，患者拒绝，使用激素治疗无效，1 年半后减停。

2014 年 9 月 12 日患者为求中医药治疗至我处首诊，查 24 小时尿蛋白定量 1.8g，血浆白蛋白 31.2g/L，总胆固醇 7.21mmol/L，甘油三酯 1.78mmol/L，血尿酸 462.5μmol/L，血压及肾功能正常。症见：乏力伴双下肢轻度水肿，尿量可。纳眠可，大便调。舌淡暗，苔薄白水滑，脉沉弱。中医辨证：气虚血瘀水停。拟益气活血利水法，予经验方加味当归芍药散化裁。

处方：太子参、金银花、芡实、金樱子、青风藤、川牛膝、怀牛膝各 20g，生黄芪、冬瓜皮、丹参、茯苓各 30g，当归、白术、灵芝、赤芍、白芍各 12g，泽兰叶、鸡血藤各 15g，川芎 6g。每日 1 剂，水煎服。

患者坚持复诊，笔者一直予本方加减化裁。2015 年 1 月 23 日复查 24 小时尿蛋白定量 0.72g，2015 年 3 月 9 日复查 24 小时尿蛋白定量 0.65g，血脂及血尿酸正常（未使用降脂及降尿酸药），水肿消退，已无不适。同年 10 月 16 日查 24 小时尿蛋白定量 0.25g。

【点评】本患者为轻度水肿伴中度蛋白尿，临床症状不突出，鉴于舌暗、乏力，故以经验方参芪当归芍药散加味治疗益气活血利水，不仅水肿消退，蛋白尿转阴，而且未用降脂及降尿酸药，血脂及血尿酸亦恢复正常，余症亦得以改善。

验案 28

北京某男，54 岁。患者 2015 年 2 月无诱因出现双下肢水肿，于某医院查 24 小时尿蛋白定量 5.98g，肾穿刺结果为膜性肾病 Ⅰ ~ Ⅱ 期。予甲强龙 48mg 加环磷酰胺 0.8g 静脉滴注冲击治疗 2 次，并加口服激素治疗。治疗 2 周后患者出现胃部不适，遂撤减激素，尿蛋白仍未转阴。

2015 年 6 月 24 日为求中医药治疗至我处首诊。当时口服甲泼尼龙 20mg/d，24 小时尿蛋白定量 1.74g，血浆白蛋白 36.9g/L，肾功能及血压正常。症见：双下肢中度可凹性水肿，小便量可，尿频急，面色晦滞，乏力腰酸，自汗口干，偶有咳嗽，纳食不馨，眠尚可，舌暗红，苔白滑，脉沉细涩。中医辨证：气阴两虚，血瘀水停。拟益气养阴，活血利水法，予生脉饮合当归芍药散加减。

处方：麦冬、五味子、当归、陈皮、紫苏梗各 10g，赤芍、泽兰、车前草、黄芩各 15g，茯苓、蒲公英、巴戟天、芡实各 20g，丹参、生石膏各 30g，淡竹叶、黄精、川牛膝、怀牛膝各 12g，生黄芪 40g。每日 1 剂，水煎服。并嘱患者逐渐撤减激素。

笔者治疗一直以上方加减化裁。同年 8 月 22 日二诊，查 24 小时尿蛋白定量 1.65g，9 月 23 日复查 24 小时尿蛋白定量 0.36g，激素减至 16mg/d。患者水肿已基本消退，余无不适。2016 年 1 月 8 日激素撤减至 8mg/d，复查 24 小时尿蛋白定量 0.33g。

【点评】本例患者为膜性肾病，激素用后尿蛋白有所减少，但未能转阴，因有胃的不适症状，患者不想继续用激素而求治于中医药。根据患者初诊时辨证为气阴两虚、血瘀水停，选用生脉饮合当归芍药散。方中选用陈皮、紫苏梗理气和胃，生石膏清胃止渴止汗。《伤寒论》中的白虎汤中具有四大症状（大热、大汗、大渴、脉洪大），临床上辨证为因热而汗出者，笔者常选用生石膏清热止汗。

3. 血虚肝郁脾虚证

验案 29

山东某女，59 岁。患者 2010 年夏因双下肢肿查尿蛋白升高，血压升高，肾功能正常。同年10月在北京某三甲医院肾穿结果为膜性肾病Ⅰ期并予醋酸泼尼松治疗。之后因患者出现抑郁副作用及自杀行为而停用。2018年8月出现颜面及双下肢水肿伴胸闷，24小时尿蛋白定量9.93g。

2019年4月22日患者为求中医药治疗来我处首诊，当时24小时尿蛋白定量1.15g，血红蛋白89g/L，肾功正常。用降压药控制血压。症见：情志抑郁，腰酸痛，头晕耳鸣眠差，大便偏干，纳食尚可。舌淡，苔薄白，脉沉弦细无力。中医辨证：血虚肝郁脾虚。拟养血疏肝健脾为法，方拟逍遥散化裁。

处方：柴胡3g，鸡内金，郁金、桑螵蛸、龙眼肉各10g，炒白术、火麻仁、天麻、首乌藤、酸枣仁各20g，金银花、灵芝12g，当归、白芍、丹参、夏枯草各15g，鹿角胶（烊入）6g。每日1剂，水煎服。

患者每月规律复诊，笔者均以上方化裁。药后2个月患者上述症状明显减轻。同年10月2日查24小时尿蛋白定量1.01g，12月19日查尿24小时尿蛋白定量0.61g，血红蛋白99g/L（未用促红素）。随访至今病情稳定。

【点评】该患者因膜性肾病激素治疗后出现了严重的副作用而停用。来我处就诊时中医辨证为血虚肝郁脾虚，方拟逍遥散化裁，治疗半年后蛋白尿下降及血红蛋白上升，取得了一定的效果。方中的柴胡有疏肝解郁的作用，但因患者血压高，柴胡有升阳劫肝阴之弊故只用3g，并加郁金以增强疏肝解郁的作用。

第六章　隐匿型肾炎验案

一、概述

隐匿型肾炎多发生在儿童和青年，一般多在体检或偶然的情况下发现尿常规检查异常，其血压及肾功能均正常。临床表现有 3 种类型：无症状性血尿、无症状性蛋白尿、无症状性血尿和蛋白尿。其 24 小时尿蛋白定量小于 2g。本病虽有隐匿持续的特点，但由于其肾功能的发展趋势是良好的，故预后也是良好的。隐匿型肾炎的病因多与感染和劳累相关。由于其临床表现的特点不同，因此其病理类型的侧重也不同，但多为免疫复合物性肾炎。

笔者认为若为单纯性血尿，无论是肉眼血尿还是镜下血尿，可归属于中医"尿血"病证名的范畴。其血尿的中医病机与阴虚内热、血络受伤及气阴两虚、血不归经有关。若为单纯性蛋白尿，可看作中医学的"虚损"病证，其中医病机属脾肾虚损、统摄精微物质无权所致，但程度较轻。隐匿型肾炎的中医病因有素体虚弱以及过劳、湿热或热毒内阻等诸种。

虽然隐匿型肾炎无水肿、高血压及肾功能减退的表现，笔者认为可仔细地运用中医四诊的手段采集辨证的相关资料，得出中医辨证的结果，以便进行相应的治疗。再者，该病多见于儿童和青年，体质多为至阴之体，"阴常不足，阳常有余"，故治疗时应慎用温补之品，以免更伤阴血。

二、验案

在以下隐匿型肾炎 22 例验案中，气阴两虚证 18 例，气虚血瘀证 1 例，阳虚证 1 例，脾胃不和证 1 例，阴虚内热证 1 例。

1. 气阴两虚证

验案 1

吉林某女，29 岁。2008 年体检发现尿红细胞 80 个 /HPF，当地医院诊为隐匿型肾炎。

2012 年 3 月 21 日患者求诊我处，查尿红细胞 62.9 个 /HPF，肾功能及血压均正常。症见：神疲乏力，腰膝酸软，情绪焦虑，纳可，眠不实，尿热，小腹不适，大便时干时稀，月经量少。舌红，苔薄黄，边有齿痕，脉细数。中医辨证：气阴两虚，兼下焦湿热。拟益气养阴，兼清湿热法，予参芪地黄汤加减。

处方：太子参、生地黄、山药、仙鹤草、蒲公英、车前草各 15g，生黄芪、小蓟各 30g，山茱萸、牡丹皮各 10g，泽泻、鹿角胶（烊入）各 12g，茯苓、金银花、续断、芡实各 20g，三七粉（冲入）6g，紫河车 5g。每日 1 剂，水煎服。

1 个月后，患者情绪转佳，上述症状均明显好转。查尿红细胞 57.6 个/HPF。仍守方治疗，嘱患者查尿红细胞位相及双肾静脉彩超。2012 年 7 月患者复诊肾静脉彩超提示：左肾静脉胡桃夹。尿红细胞位相提示：20% 正常红细胞，80% 畸形红细胞。尿红细胞 117.5 个 /HPF，未诉明显不适。

此后患者坚持复诊。2013 年 6 月患者复查尿红细胞 23 个 /HPF，双肾静脉彩色多普勒转为正常。2014 年 8 月复查尿红细胞 15 个 /HPF。2015 年 10 月复查尿红细胞 6 个 /HPF。

【点评】本例患者同时患有隐匿型肾炎和胡桃夹现象，突出的临床表现是血尿，由于兼有尿热，是下焦湿热之症。故予参芪地黄汤加车前草、蒲公英兼以清利湿热，标本兼顾使血尿得以控制。

验案 2

河北某女，36 岁。患者 2014 年 10 月体检发现镜下血尿，于当地医院静脉滴注抗生素后尿红细胞转阴。同年 12 月劳累后出现肉眼血尿，检查亦发现蛋白尿，尿蛋白定量不详。当地医院建议其肾穿刺、使用激素，患者拒绝。

2015 年 2 月 11 日患者为求中医药治疗至我处首诊，查 24 小时尿蛋白定量 1.6g，尿红细胞 20~25 个 /HPF，肾功能正常。症见：乏力心悸，手心汗出，咽痛易感冒，口苦，纳眠可，大便调。舌淡红，苔薄黄，脉沉弱。中医辨证：心肾气阴两虚，兼夹内热。拟气阴双补，兼清内热法，予生脉饮合经验方益气滋肾汤加减。

处方：太子参、续断、芡实各 20g，生地黄、金银花、蒲公英、板蓝根、仙鹤草各 15g，生黄芪、生石膏、浮小麦、小蓟各 30g，白芍、灵芝各 12g，五味子、麦冬各 10g，黄连、桑螵蛸各 6g，当归 5g。每日 1 剂，水煎服。

患者坚持复诊，笔者一直予上方化裁。同年 3 月 20 日复查尿红细胞转阴。2015 年 4 月 29 日复查 24 小时尿蛋白定量 0.76g，病情稳定。

【点评】本例患者血尿兼蛋白尿，兼有乏力、心悸、汗出等心气虚之症，故心肾气阴双补，合入生脉饮。生脉饮药虽三味，但补益心之气阴两虚效果较好，笔者喜用该方，辨证要点为心悸、易出汗，方中的参根据气虚证情的轻重，可选用太子参、党参、西洋参、人参。因患者有咽痛口苦等内热证，因而方中加金银花、板蓝根清热解毒利咽，黄连苦寒清热。小蓟为凉血止尿血之品，桑螵蛸、芡实涩精以治蛋白尿。

验案 3

北京某男，30 岁。患者 2012 年因发作急性胃肠炎于北京某医院检查发现尿中红细胞满视野，尿红细胞位相示：90% 变形红细胞。肾功能正常。建议其行肾穿刺，患者拒绝。

2014 年 1 月 5 日为寻求中医药治疗至我处初诊。当时外院查尿红细胞272 个 /HPF，尿蛋白（－）。症见：就诊前 3 日曾感冒，已缓解，目前仍有

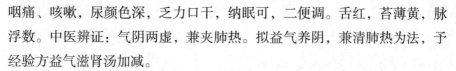

咽痛、咳嗽，尿颜色深，乏力口干，纳眠可，二便调。舌红，苔薄黄，脉浮数。中医辨证：气阴两虚，兼夹肺热。拟益气养阴，兼清肺热为法，予经验方益气滋肾汤加减。

处方：太子参、白术、牡丹皮、淡竹叶、牛蒡子各 12g，生黄芪、生地黄、板蓝根、灵芝、仙鹤草、蒲公英、黄芩炭各 15g，旱莲草、炒栀子、连翘各 10g，金银花、芡实各 20g，小蓟、生石膏、鱼腥草各 30g，三七粉（冲入）3g。每日 1 剂，水煎服。

患者第 2 次就诊时咽痛、咳嗽症状明显减轻，原方去鱼腥草，生黄芪减至 15g，牡丹皮加至 12g。

此后患者坚持单纯中医药治疗，笔者均以上方加减进退。2015 年 2 月 10 日复查尿红细胞 21.42 个 /HPF，同年 3 月 12 日复查尿红细胞 15.2 个 /HPF，同年 4 月 22 日复查尿红细胞 4.8 个 /HPF。此后患者多次复查尿红细胞均在 4~8 个 /HPF 之间。同年 10 月尿检阴性。随访至今病情稳定。

【点评】本例患者为单纯血尿，就诊前 3 日曾外感风热，就诊时仍有咽痛、咳嗽等症，说明表邪未尽，治疗在益气养阴的基础上加金银花、连翘、牛蒡子、鱼腥草、生石膏、黄芩炭等清肺利咽之药。疏散风热、清肺利咽解毒是中医治疗外感风热的特点，如金银花、连翘疏散风热，牛蒡子利咽，鱼腥草、生石膏清解肺热，黄芩能清肺，炒炭后又能凉血止血。

验案 4

北京某女，42 岁。2004 年 12 月发现尿检异常，在北京某医院肾穿刺结果为毛细血管内增生性肾炎。

2010 年 6 月 9 日为求中医药治疗至我处首诊。查 24 小时尿蛋白定量 1.26g，尿红细胞 41 个 /HPF，血压及肾功能正常。症见：乏力头晕，腰酸冷痛，咽部不适，易上火，易感冒。舌质红，苔薄白，脉沉数无力。中医辨证：气阴两虚，兼夹内热。拟益气养阴，兼清内热法，予经验方益气滋肾汤加减。

处方：太子参、生黄芪、生地黄、天麻、巴戟天各 15g，白术、旱莲草各 12g，当归、防风、栀子各 10g，白芍、芡实、杜仲各 20g，金银花、小蓟各 30g，丹参 6g。每日 1 剂，水煎服。

同年 6 月 23 日复诊，患者头晕等症状缓解，仍咽部不适，乏力腰酸，又增胁胀之症。查尿蛋白（++），红细胞 22 个 /HPF，遂于前方加连翘 12g 利咽，郁金 12g 活血，续断 20g 壮腰膝，去天麻。

同年 8 月 6 日复诊，已无明显不适。查 24 小时尿蛋白定量 0.4g，尿红细胞 7 个 /HPF。随访半年，尿检转阴，病情稳定。

【点评】该病例为血尿伴蛋白尿，血压正常而有明显头晕症状，中医辨证属肝阳上亢之证，方中用天麻平肝止头晕，天麻有"定风草"之别称，为平肝潜阳止头晕的专药。方中丹参仅用 6g，取止血而不留瘀之义，丹参为和血之品，较为缓和，笔者在止尿血的方中常喜用丹参，剂量为 3~10g。

验案 5

河南某男，17 岁。患者 2005 年 5 月无明显诱因出现肉眼血尿，于当地医院肾穿刺结果为轻度系膜增生性肾炎。后多次出现肉眼血尿，于当地医院治疗，效果不佳。

2007 年 4 月 16 日为求中医药治疗至我处初诊。查 24 小时尿蛋白定量 0.65g，尿红细胞 207.4 个 /HPF，血压及肾功能正常。扁桃体Ⅱ度肿大。症见：乏力，劳累后腰部酸痛，时有咽痛及关节痛，纳差，眠可，二便调。舌红，苔黄腻，脉沉细。中医辨证：气阴两虚兼内热。拟益气养阴，清热利咽法，予益气滋肾汤加减。

处方：太子参、牡丹皮、生地黄、旱莲草、当归、丹参、白芍、芡实、炒栀子、秦艽、连翘、玄参、牛蒡子各 10g，仙鹤草、大蓟、小蓟各 15g，佛手、紫河车各 6g，金银花 20g。每日 1 剂，水煎服。

同年 9 月 19 日复诊，诸症改善，唯纳、眠差。尿红细胞 56.8 个 /HPF。于前方基础上加鸡内金 10g 健胃，天麻、炒酸枣仁各 20g 安眠。

上方加减治疗 5 月余，2008 年 2 月 20 日复查尿红细胞 5.6 个 /HPF。随访至今尿检阴性。

【点评】该患者属反复发作的肉眼血尿且程度较重，对于血尿是否需要治疗，学术界是有争议的，部分西医认为血尿不必治。笔者认为肾小球性血尿是部分肾脏疾病的重要表现，而且患者有治疗的强烈需求，因而长期以来，笔者致力于单纯用中医药控制血尿的临床研究，实践证明有较好的疗效。从本例患者初诊时的脉症及舌象来看，中医证候属于气阴两虚兼夹湿热，治以益气养阴，清热利湿，解毒利咽为法，用笔者的经验方益气滋肾汤加减，获得了控制反复发作的肉眼血尿的明显效果。

验案 6

吉林某男，22 岁。因外感后出现肉眼血尿 3 天，于 2005 年 11 月 16 日来我处就诊。查尿红细胞 280.9 个 /HPF，白细胞 68.3 个 /HPF，尿蛋白（+++）。症见：乏力低热，头痛咽痛，易汗出，面部痤疮，纳眠尚可，二便调。舌淡红，苔薄白，脉沉细弱。既往反复发作扁桃体炎，查扁桃体 II 度肿大。中医辨证：气阴两虚，兼夹热毒。拟益气养阴，清热解毒法，予益气滋肾汤合生脉饮加减。

处方：太子参、生黄芪、旱莲草、麦冬、连翘各 12g，生地黄、白芍、知母、黄芩、仙鹤草、紫花地丁各 15g，丹参、芡实、金银花各 20g，炒栀子、五味子各 10g，小蓟 30g，当归 6g。每日 1 剂，水煎服。

服药 1 周后复查尿检转阴，上述诸症好转。守上方加减治疗 1 年，期间多次复查尿检阴性，无不适，面部痤疮亦完全消退。

【点评】本例患者血尿较重，兼夹热毒也较盛，如低热、面部痤疮、咽痛（扁桃腺 II 度肿大）。治以气阴双补、清热解毒、凉血止血并行为法，方中紫花地丁为笔者治疗痤疮的常用药物，用量 15~30g。

验案 7

山西某女，20 岁。2008 年 6 月发现肉眼血尿及蛋白尿，当地医院诊为肾炎，未肾穿刺，曾于当地服雷公藤多苷片效不显。

2010 年 3 月为求中医药治疗来我处初诊。查尿红细胞 229 个 /HPF，24 小时尿蛋白定量为 0.336g。主症：乏力腰痛，眠差，口腔溃疡，咽痛，情绪抑郁，胁痛。舌稍红，苔薄白，脉细数。中医辨证：气阴两虚，兼夹内热。拟益气养阴，兼清内热为法，予经验方益气滋肾汤化裁。

处方：太子参、生黄芪、芡实、金银花、炒酸枣仁各 20g，生石膏、小蓟各 30g，牡丹皮、鹿角胶（烊入）、炒栀子各 10g，生地黄、知母、白芍、天麻各 15g，郁金、麦冬各 12g，当归、牛蒡子各 6g。每日 1 剂，水煎服。

患者坚持复诊，笔者基本以上方化裁调治，药后上述诸症逐渐减轻及至消失。2012年10月29日尿红细胞19.6个/HPF，尿蛋白阴性。2013年复查尿红细胞6个/HPF。随访至今，尿检转阴，病情稳定。

【点评】本例患者血尿突出，证属气阴两虚，热毒壅盛，治疗以益气滋肾汤益气养阴，凉血止血。加牛蒡子清利咽喉。鉴于患者口腔溃疡，方中含有玉女煎的大部分药物（生地黄、麦冬、生石膏、知母），意在清胃滋肾。玉女煎出自《景岳全书》，笔者在临床上，对于口腔溃疡的患者，运用本方屡试屡验，值得推荐。

验案8

北京某男，34岁。患者2016年3月18日体检发现尿检异常，尿红细胞166.3个/HPF，尿蛋白（++），24小时尿蛋白定量0.62g，血肌酐104μmol/L。血压正常，不愿肾穿刺。

同年3月23日为求中医药治疗而来门诊首诊，症见：乏力腰酸软，咽干痛，平素易感冒，大便偏干，纳可，眠不实。舌边尖红，苔薄白，脉细弱。中医辨证：气阴两虚，偏于阴虚，血不归经。治以益气养阴，凉血止血，方以参芪地黄汤加减。

处方：生地黄、山药各20g，太子参、生黄芪、仙鹤草、茯苓、牡丹皮、金银花各15g，炒栀子、牛蒡子、山茱萸、巴戟天、芡实、炒枣仁各12g，小蓟30g，三七粉（冲入）3g。每日1剂，水煎服。

患者坚持门诊复诊，笔者均以上方加减化裁，2016年4月27日查尿红细胞105.7个/HPF，尿蛋白（+），同年5月4日尿红细胞64.08个/HPF，尿蛋白（±），同年6月1日尿红细胞18.83个/HPF，尿蛋白（-）。患者乏力、腰酸等症亦明显减轻。

【点评】该患者就诊时以明显镜下血尿为主要临床表现，中医辨证属气阴两虚，偏于阴虚，血不归经。治以益气养阴，凉血止血。清代医家唐容川在《血证论》中所述的"见血休止血"，就是指的对于出血证要注重治病求本。本例患者的镜下血尿，是由于气阴两虚，血不归经所致，故治疗选用参芪地黄汤加减，拟在益气养阴，扶正固本的基础上，加用凉血止

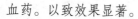

血药。以致效果显著。

验案 9

北京某男，15 岁。患者 2015 年 5 月因尿频至外院就诊，检查发现尿红细胞满视野，尿蛋白（＋）。查肾脏血管彩超示：左肾静脉异常，考虑胡桃夹现象。查尿红细胞相位差结果示：畸形红细胞 100%。西医诊断：①肾炎血尿；②胡桃夹现象。患者曾服用多种中成药及西药，疗效不佳，经常出现肉眼血尿。

为求中医药治疗于 2016 年 4 月 11 日至我处首诊。当时查尿红细胞满视野，24 小时尿蛋白定量 0.62g。肾功能及血压正常。查体：扁桃体 I 度肿大。症见：乏力腰酸，心悸汗出，咽干咽痛，牙痛纳差，眠可，二便调。舌淡，苔薄黄，脉细数。中医辨证：心气阴两虚，热毒内蕴。拟补心之气阴，清热解毒法，予生脉饮合玉女煎加味。

处方：太子参、牛蒡子、焦山楂、焦神曲、鸡内金各 10g，麦冬、野菊花、怀牛膝各 12g，黄芩炭、蒲公英、生地黄、浮小麦、知母各 15g，生黄芪、紫花地丁各 20g，小蓟、生石膏各 30g，五味子 5g。每日 1 剂，水煎服。

药后 2 个月 2016 年 6 月 18 日复查尿红细胞 11.9 个 /HPF，24 小时尿蛋白定量 0.15g。患者诸症减轻。

【点评】本例血尿的特点为肾炎血尿及胡桃夹现象同时存在。根据其临床表现，辨证为心之气阴两虚，热毒内蕴。以生脉散补心之气阴，玉女煎滋阴清热，并合用清热解毒药。

玉女煎出自《景岳全书》，由生石膏、知母、熟地黄、麦冬、怀牛膝组成，具有滋肾清胃之功。我常用玉女煎治疗口舌生疮及口腔溃疡，屡试屡验，临床运用时以生地易熟地，天麦冬同用。该例患者虽无口腔溃疡，但咽痛牙痛明显，故也选用本方，并加用了野菊花、蒲公英、紫花地丁等清热解毒药。

验案 10

内蒙古某女，43 岁。患者于 2016 年 4 月体检发现血尿、蛋白尿，在当地医院查 24 小时尿蛋白定量最多 1.82g，建议其肾穿刺及使用激素治疗患者拒绝。

为求中医药治疗于 2016 年 6 月 16 日至我处首诊。当时外院查 24 小时尿蛋白定量 1.82g，尿红细胞 21.42 个 /HPF，肾功能及血压正常。症见：乏力腰酸，咳嗽咽痛，时有尿痛，夜尿 2~3 次，纳眠可，大便调。舌淡，苔薄黄，脉沉细。中医辨证：气阴两虚，湿热内蕴证。拟益气养阴，清热利湿法，予参芪地黄汤加减。

处方：太子参、黄芩炭各 10g，生黄芪、杜仲、金银花、竹叶、野菊花各 12g，小蓟 30g，仙鹤草、蒲公英、金樱子各 15g，芡实、续断各 20g，山茱萸 6g，桑螵蛸 5g。每日 1 剂，水煎服。

药后 1 月余复查，8 月 1 日 24 小时尿蛋白定量为 0.34g，尿红细胞 10.31 个 /HPF，患者诸症减轻。

【点评】本例肾炎患者的尿检特点为中等量蛋白尿伴血尿。鉴于中医辨证为气阴两虚、湿热内蕴，拟参芪地黄汤加减益气养阴、清热利湿，患者仅服用中药 1 个月，尿蛋白即明显减少，疗效显著。

验案 11

山东某男，23 岁。患者 2017 年 7 月感冒后出现肉眼血尿，在当地医院检查发现蛋白尿（++），未曾使用激素。

同年 8 月 30 日患者为求中医药治疗至我处首诊。当时尿红细胞满视野，24 小时尿蛋白定量 1.3g，肾功能及血压正常。症见：尿呈洗肉水色，乏力口干，怕热汗出，纳眠可，二便调。舌红，苔薄黄，脉细数。中医辨证：心肾气阴两虚，兼有内热。以心肾气阴双补，清热凉血为法，予生脉饮合六味地黄汤化裁。

处方：太子参、黄芩炭、牡丹皮各 12g，麦冬、生地黄、山药、山茱萸、炒栀子各 10g，仙鹤草 15g，小蓟、生石膏、浮小麦各 30g，芡实 20g，桑螵蛸 6g，三七粉（冲服）3g。每日 1 剂，水煎服。

患者坚持中医药治疗，笔者一直予上方加减化裁。2017 年 9 月 30 日复查尿红细胞 0~4 个 /HPF，24 小时尿蛋白定量 1.36g，同年 11 月 30 日尿红细胞 4 个 /HPF，24 小时尿蛋白定量 1.24g。

2018 年 1 月 30 日复查 24 小时尿蛋白定量 0.77g，同年 3 月 24 日复查

24 小时尿蛋白定量 0.46g，同年 7 月 28 日复查 24 小时尿蛋白定量 0.27g，同年 9 月 29 日复查 24 小时尿蛋白定量 0.21g，同年 12 月 8 日尿蛋白阴性，尿红细胞阴性。

2019 年 4 月 20 日复查 24 小时尿蛋白定量 0.21g。随访至今尿检阴性。

【点评】该患者初诊时以肉眼血尿伴中等量的蛋白尿为特点，拟心肾气阴双补、兼以清热凉血为法，予生脉饮合六味地黄汤化裁，取得了尿检转阴的捷效。

方中的生石膏是为清热止汗而设。因该例患者血尿较重故用三七粉止血，一般三七粉的用量为每日 1~6g 冲服。

验案 12

山西某男，24 岁。患者 2018 年 2 月因感冒后出现肉眼血尿，24 小时尿蛋白定量最多 0.7g，未曾使用激素治疗。

2018 年 3 月 25 日患者为求中医药治疗至我处首诊。当时 24 小时尿蛋白定量 0.69g，尿红细胞满视野。症见：乏力咽痛，易出汗，时有尿痛，大便偏溏。舌红，苔薄白，脉细数无力。中医辨证：气阴两虚，兼夹湿热。拟益气养阴，兼清热利湿为法，予经验方参芪地黄汤化裁。

处方：太子参、生地黄、茯苓、炒白术、山茱萸、桑螵蛸、黄芩炭各 10g，生黄芪、小蓟各 30g，仙鹤草、车前草、菟丝子各 15g，牡丹皮、竹叶、浮小麦、白芍各 12g，芡实 20g，牛蒡子 5g，三七粉（冲服）1g。每日 1 剂，水煎服。

药后患者上述症状均明显减轻。2018 年 4 月 25 日复查尿红细胞 20 个 /HPF，24 小时尿蛋白定量 0.57g。同年 5 月 29 日复查 24 小时尿蛋白定量 0.69g，尿红细胞 12 个 /HPF。

2019 年 5 月 10 日尿红细胞 2~3 个 /HPF，24 小时尿蛋白定量 0.2g，随访至今尿检阴性。

【点评】本例患者初诊时大量血尿伴少量蛋白尿，中医辨证为气阴两虚，兼夹湿热。拟益气养阴，兼以清热利湿法，取得了显著疗效。

方中的浮小麦是为该患者有易出汗之症而设。浮小麦甘、凉，归心经，有益气除虚热，敛汗止汗之功效。

验案 13

河南某男，12 岁。患者 2017 年 4 月发热后出现眼睑及双下肢轻度浮肿、尿色发红，当地治疗后水肿消退，但血尿反复发作。

同年 11 月 8 日患者为求中医药治疗至我处首诊。当时尿红细胞 1698 个 /HPF，24 小时尿蛋白定量 0.33g，肾功能及血压正常。症见：乏力口干，咳嗽无痰，怕热汗出，纳眠可，二便调。舌淡，苔薄黄，脉沉细数。中医辨证：气阴两虚，兼夹内热。以益气养阴、兼清内热为法，予经验方参芪地黄汤化裁。

处方：太子参、金银花、麦冬、山茱萸、牡丹皮、旱莲草各 10g，生黄芪、生地黄、山药、浮小麦各 15g，茯苓、淡竹叶、知母、白芍、白茅根、黄芩炭各 12g，小蓟、生石膏各 30g，鱼腥草 20g。每日 1 剂，水煎服。

药后 2 周咳嗽已除，且诸症均减轻。2017 年 12 月 2 日复查尿红细胞 3.6 个 /HPF，尿蛋白（－）。2018 年 1 月 15 日复查尿红细胞 1.5 个 /HPF，尿蛋白（－）。随访至今尿检阴性。

【点评】该患者初诊时重度血尿，以益气养阴、兼清内热法，仅用药 1 个月就取得了控制血尿的显效，且随访近 2 年未复发。

方中的生石膏为口干、怕热汗出之症而设。黄芩炭能清肺热且止血。一般青少年的血尿患者以内热伤络为多。

验案 14

河北某女，50 岁。患者 2014 年体检发现尿蛋白（＋），24 小时尿蛋白定量为 0.54g，尿红细胞 720 个 /HPF，尿相差显微镜示畸形率＞78%。未治疗。

2017 年 1 月患者为求中医药治疗来我处初诊。当时查 24 小时尿蛋白定量为 0.9g，尿红细胞 72 个 /HPF，血肌酐及血压正常。症见：腰痛乏力，耳鸣如蝉，口干喜冷饮，手足心热，夜寐多梦，胸闷憋气，纳可，小便多泡沫，大便调。舌红，苔薄黄，脉沉细。中医辨证：气阴两虚偏于阴虚内热。拟益气养阴清热为法，予经验方参芪知芩地黄汤化裁。

处方：太子参、生黄芪、知母、茯苓、炒栀子、野菊花、全瓜蒌各 12g，黄芩炭、生地黄、仙鹤草、山药、夏枯草各 15g，山茱萸、牡丹皮、泽泻、薤白各 10g，鹿角胶（烊入）6g，小蓟 30g。每日 1 剂，水煎服。

同年 2 月 8 日复诊。诉腰痛乏力减轻、耳鸣减轻，偶有口苦口干，夜寐可，皮肤瘙痒。查 24 小时尿蛋白定量为 0.38g，尿红细胞 6.2 个 /HPF。予前方牡丹皮改为 20g，加生石膏 30g，乌梅、五味子各 10g，芡实 20g，黄连 5g。此后一直以上方加减治疗，2017 年底患者尿蛋白转阴，尿红细胞 2 个 /HPF。

【点评】该例患者血尿突出。鉴于其中医辨证为气阴两虚偏于阴虚内热，选用经验方参芪知芩地黄汤，仅用药 1 月余就取得了显著效果。

验案 15

北京某女，28 岁。患者 2017 年 1 月体检发现尿红细胞 12.3 个 /HPF，24 小时尿蛋白定量 1.5g，肾功能及血压正常，未用激素。既往甲亢病史 5 年。

同年 2 月因感冒发热咳嗽，而致病情加重，4 月 12 日为求中医治疗来我处首诊，当时查尿红细胞 47 个 /HPF，24 小时尿蛋白定量 1.5g。症见：乏力腰酸痛，怕热多汗，咽干痛，纳佳易饥，二便尚调。中医辨证：气阴两虚，偏于阴虚，兼夹内热。拟益气养阴清热法，予经验方参芪麦味地黄汤化裁。

处方：太子参、麦冬、茯苓、连翘、野菊花、鹿角霜各 12g，生地黄、山药、浮小麦各 15g，五味子、山茱萸、泽泻、牡丹皮、郁金、桑螵蛸各 10g，生黄芪 30g，小蓟、生石膏各 30g，巴戟天 20g。每日 1 剂，水煎服。

药后 1 个月，同年 5 月 8 日复诊时上述诸症均明显减轻，复查 24 小时尿蛋白定量 0.72g，尿红细胞 8~10 个 /HPF。同年 10 月 12 日 24 小时尿蛋白定量 0.4g，尿红细胞 5~6 个 /HPF。随访至今病情稳定。

【点评】该患者初诊时为中等量的蛋白尿伴血尿，拟气阴双补兼以清热为法，取得了一定的疗效。方中的鹿角霜是为腰酸痛且尿血而选入，鹿角霜是鹿角熬制鹿角胶后剩余的骨渣，味咸、涩，性温，其功效是温补肾阳、收敛止血，且价格较鹿角胶便宜。

验案 16

河北某男，6 岁。患者 2019 年春感冒后出现血尿，同年 3 月 30 日当地医院查尿红细胞 102 个 /HPF，尿位相镜检提示异形红细胞 >80%。血压及肾功能正常。

患者同年 4 月 28 日经人介绍为求中医药治疗来我处首诊，当时尿红细胞 162 个 /HPF。双侧扁桃体 I 度肿大。症见：平素易感冒，怕热咽干痛，大便偏干，纳可眠安。舌红，苔薄黄，脉细数。中医辨证：阴虚内热，迫血妄行。拟养阴清热，利咽解毒，凉血止血法，方拟经验方益气滋肾汤化裁。

处方：金银花、野菊花、连翘、炒栀子、黄芩炭、旱莲草、竹叶、麦冬、牡丹皮各 10g，麻子仁 15g、生石膏 20g、小蓟 30g、三七粉（冲服）1g，生地黄、仙鹤草 12g，防风、太子参各 6g。每日 1 剂，水煎服。

患者坚持中医药治疗，笔者均以上方加减化裁，同年 5 月 18 日复查尿红细胞 50~60 个 /HPF。同年 6 月 15 日复查尿红细胞 20~30 个 /HPF。因患者诉有自汗尿频，遂于上方加浮小麦、蒲公英、车前草各 15g。同年 11 月 8 日尿红细胞 5~8 个 /HPF。随访至今病情稳定。

【点评】该患儿初诊时尿血突出，拟养阴清热、利咽解毒、凉血止血法，取得了控制血尿的良好效果。

验案 17

河南某女，12 岁。患者 2013 年 1 月因发热当地就诊发现尿蛋白及血尿，经抗感染及激素治疗后无效而停用激素。

2015 年 7 月 29 日患者为求中医药治疗来我处首诊，当时尿红细胞 366 个 /HPF，24 小时尿蛋白定量 2.59g，血浆白蛋白 26.8g/L，肾功能及血压正常。鼻窦炎病史 2 年。症见：口干咽痛喑哑，易感冒，五心烦热，腰酸伴小便灼热，纳眠大便尚调。扁桃体 I 度肿大。舌淡红，苔薄黄，脉沉细数。中医辨证：气阴两虚，兼有里热。拟益气养阴，兼清里热，予经验方知芩地黄汤化裁。

处方：知母、牡丹皮、茯苓、牛蒡子、麦冬、栀子、沙参、木蝴蝶、桑螵蛸各 10g，生地黄、小蓟、板蓝根各 15g，山茱萸 6g，黄芩、山药、淡竹叶、金银花、连翘、鱼腥草各 12g，生石膏 30g，辛夷 5g。每日 1 剂，水煎服。

药后 1 个月患者诸症明显缓解，继续予上方化裁，一直坚持门诊治疗。2018年8月1日复查24小时尿蛋白定量0.08g，尿红细胞0~2个/HPF。2019年1月25日24小时尿蛋白定量0.25g，7月6日24小时尿蛋白定量0.06g，取得了尿检转阴的显著效果。

【点评】该患者初诊时血尿突出伴中等量的蛋白尿，拟气阴双补兼清里热法，予经验方知芩地黄汤化裁治疗，取得了尿检转阴的良好效果。

方中的木蝴蝶是为咽痛声哑而设，辛夷有宣肺通窍，治疗鼻窦炎的作用。

验案18

山东某男，15岁。患者2014年8月在当地查24小时尿蛋白定量1.9g，血肌酐113μmol/L。肾穿刺结果为肾小球轻度系膜增生，予醋酸泼尼松30mg/d，病情无明显变化。

2015年11月23日为求中医治疗来我处首诊，当时血肌酐139μmol/L，24小时尿蛋白定量1.8g。口服醋酸泼尼松20mg/d。症见：咳嗽咯痰，乏力腰痛，口干，平素易感冒，纳眠可，二便调。舌边尖红，苔薄白，脉浮细数。中医辨证：风热犯肺，气阴两虚。拟益气养阴，清肺利咽法，予经验方加味参芪地黄汤化裁。

处方：太子参、白术、桑叶、枇杷叶各12g，黄芪、茯苓、芡实、续断、菟丝子、巴戟天、生金樱子、鱼腥草、生石膏各20g，生地黄、泽泻、板蓝根、威灵仙、青风藤、瓜蒌皮各15g，牡丹皮、山茱萸、桑螵蛸、补骨脂、黄芩、杏仁各10g。每日1剂，水煎服。并嘱逐渐撤减激素。

药后2周咳嗽咳痰消失，遂于上方去桑叶、枇杷叶、鱼腥草。其后患者坚持中医药治疗，笔者一直予上方加减。

2017年3月18日复查血肌酐97μmol/L，24小时尿蛋白定量0.54g。2018年7月中旬血肌酐96μmol/L，24小时尿蛋白定量0.2g。随访至今病情稳定。

【点评】该少年慢性肾炎患者在当地使用醋酸泼尼松30mg/d治疗1年后无效，遂来我处希望中医药治疗。拟经验方加味参芪地黄汤化裁，并撤停激素，坚持治疗近3年，取得了血肌酐正常并尿检阴性的良好效果。

方中的补骨脂有滋肾补骨的作用，对于使用激素的患者笔者常选用。

补骨脂对于治疗和预防股骨头坏死有一定的作用。

2. 气虚血瘀证

验案 19

山东某男，51 岁。患者 2012 年体检时发现血尿、蛋白尿，曾于当地医院查 24 小时尿蛋白定量最多 3g，建议其肾穿、使用激素，患者拒绝。

为求中医药治疗于 2013 年 10 月 28 日来我处首诊。当地医院查 24 小时尿蛋白定量 1~2g，尿红细胞 400~500 个 /μL，血压及肾功能正常。症见：面色晦暗，乏力腰酸，夜眠差，时有尿频、尿急，纳食尚可，舌淡暗，苔薄黄，脉沉涩无力。中医辨证：气虚血瘀，下焦湿热。以益气活血，清热利湿为法。予当归芍药散加味。

处方：太子参、泽泻、蒲公英、车前草、仙鹤草各 15g，生黄芪、炒枣仁、芡实、赤白芍、茯苓、川牛膝、怀牛膝各 20g，当归、白术、天麻各 12g，三七粉（冲入）3g，小蓟 30g。每日 1 剂，水煎服。

服药 1 个月后复诊，自诉乏力好转，而口干明显，遂于上方中加生石膏 30g，山药 15g，三七粉加至 6g。

患者坚持复诊，笔者一直予上方加减化裁。2014 年 2 月复诊查 24 小时尿蛋白定量 0.25g，尿红细胞 2~5 个 /HPF。2015 年 3 月 30 日复查 24 小时尿蛋白定量 0.18g。随访至今，尿检阴性，病情稳定。

【点评】鉴于患者在血尿、蛋白尿的同时，有面色晦暗，乏力，舌暗，脉沉涩无力等症，证属气虚血瘀，遂选经验方参芪当归芍药散加味治疗，尿频、尿急，舌薄黄，是下焦湿热的表现，故加车前草、蒲公英清利湿热。本方止血活血并行不悖取得良效。

3. 阳虚证

验案 20

北京某女，21 岁。患者 2012 年 7 月体检发现血尿。于某医院作尿红细胞位相示：畸形红细胞 100%。后行肾静脉彩超示：左肾静脉血流速度改变符合胡桃夹现象。西医诊断：①肾炎血尿；②胡桃夹现象。于外院治疗效果不佳。

2015 年 5 月 27 日为求中医药治疗至我处初诊。当时外院查尿红细胞 107.99 个 /HPF，尿蛋白（－），血压及肾功能正常。症见：乏力畏寒，腰酸咽痛，四肢关节痛，纳眠可，二便调。月经量少。舌淡暗，苔薄白，脉沉涩。中医辨证：气虚血瘀，血不归经。以益气活血止血为法。

处方：党参、牛蒡子各 12g，益母草、续断、生黄芪各 20g，小蓟 30g，白茅根、秦艽各 15g。每日 1 剂，水煎服。

同年 6 月 1 日复诊，尿红细胞 87.69 个 /HPF。症见：畏寒腰酸减轻，仍有乏力，服药期间曾来月经，出现痛经症状。在原方基础上以太子参易党参以防助火，加小蓟 30g、三七粉（冲入）3g、仙鹤草 15g 以止血尿，加金银花、连翘各 12g 以利咽，加白芍 20g、当归尾 15g 以活血柔肝以治疗痛经。

同年 6 月 15 日三诊，尿红细胞 30~35 个 /HPF。症见：畏寒明显，腹中冷，喜热饮，四肢关节冷痛，眠差，舌淡暗边有齿痕，苔薄白。中医辨证：脾阳虚，血不归经。遂改以温中止血，兼以活血为法，予理中汤加减。

处方：党参、金银花各 12g，秦艽、当归尾、白茅根、仙鹤草各 15g，益母草、生黄芪、续断、白芍各 20g，炒白术、酸枣仁各 10g，小蓟 30g，牛蒡子 6g，干姜 3g。每日 1 剂，水煎服。

同年 7 月 1 日四诊，尿红细胞 25~30 个 /HPF。症见：腰腹及四肢关节冷痛较甚，舌淡边有齿痕，苔薄白，脉沉迟。遂以附子理中汤加减。

处方：党参、金银花、补骨脂各 12g，秦艽、炒白术、白茅根、仙鹤草、当归各 15g，续断、生黄芪、白芍各 20g，三七粉（冲入）、干姜各 3g，肉桂、制附片、牛蒡子各 6g，小蓟 30g。每日 1 剂，水煎服。

之后笔者一直运用上方加减化裁，2015 年 9 月 16 日患者复查尿红细胞 10~12 个 /HPF。上述诸症亦明显缓解。2016 年 4 月 25 日复查尿红细胞 10~13 个 /HPF。

【点评】本例患者为单纯血尿，最初考虑为气虚血瘀阻络，血不归经，遂以益气活血止血为法，指标有所改善。鉴于其阳虚内寒较盛，改拟温中散寒止血法，选用理中汤及附子理中汤加止尿血药（小蓟、仙鹤草、三七粉），药后取得了显著疗效。本案为温中止血法的典型验案。说明中医的辨证准确及选药精当是取得疗效的关键。

4. 脾胃不和证

验案 21

北京某女，36岁。患者2012年体检发现尿蛋白（++）未重视。2015年11月复查24小时尿蛋白定量2g。未用激素及免疫抑制剂。

2017年4月8日为求中医治疗来我处首诊，当时24小时尿蛋白定量1.94g，血肌酐60μmol/L，血压正常。症见：神疲乏力，胃部隐痛，呃逆反酸，咽痛，眠不实，二便调。舌淡红，苔薄白，脉沉而无力。中医辨证：脾胃不和。拟调理脾胃法，予方香砂六君子汤化裁。

处方：广木香、桑螵蛸、炙甘草、延胡索、旋覆花（包煎）各6g，陈皮、白术、酸枣仁、鸡内金各10g，姜半夏、党参各12g，生黄芪、芡实各20g，茯苓15g，牛蒡子5g。每日1剂，水煎服。

5月16日复查24小时尿蛋白定量0.46g。患者诉胃痛减轻，呃逆反酸消失，胃怕凉。上方去延胡索、旋覆花。生黄芪易为炙黄芪并加高良姜6g、郁金6g。

患者坚持中药治疗，笔者均以上方加减化裁，2019年1月8日复查24小时尿蛋白定量0.2g。取得了较好的效果。

【点评】本例患者初诊时有少量蛋白尿，但脾胃症状突出，拟香砂六君子汤化裁调理脾胃，不仅脾胃症状得以控制，且蛋白尿转阴。方中的旋覆花宜包煎入药，对呃逆有可靠疗效。

5. 阴虚内热证

验案 22

湖南某男，13岁。患者2017年6月体检发现血尿，在当地医院诊断为隐匿型肾炎。

同年7月17日患者为求中医药治疗至我处首诊。当时尿红细胞114个/HPF，尿蛋白（−）。肾功能及血压正常。症见：口干咽痛，鼻炎易感冒，眠不实，纳可及二便调。舌红，苔薄黄，脉细数。中医辨证：阴虚内热，迫血妄行。拟滋阴清热，凉血止血法。予小蓟饮子化裁。

处方：野菊花、牡丹皮、竹叶、藕节炭、白茅根、生地榆各12g，板蓝根、仙鹤草、生地黄、炒栀子各15g，小蓟、黄芩炭各30g，酸枣仁、茯苓各10g，辛夷、牛蒡子各5g，鱼腥草20g。每日1剂，水煎服。

患者坚持中医药治疗，定期到我处门诊复诊，自诉上述诸症均明显减轻。2017年12月7日复查尿红细胞42个/HPF。

2018年6月16日复查尿红细胞11个/HPF。2019年7月9日复查尿红细胞15个/HPF。同年9月28日复查尿红细胞2~6个/HPF。随访至今尿检阴性。

【点评】该患者初诊时血尿突出，拟滋阴清热、凉血止血法，予小蓟饮子化裁，坚持中医药治疗2年余，取得了控制血尿的良好效果。

该患者有鼻炎史，平素易感冒，故方中选择了辛夷、鱼腥草、板蓝根等药物，有治未病之意。

第七章　糖尿病肾病验案

一、概述

糖尿病性肾小球硬化症简称糖尿病肾病。该病是糖尿病全身性微血管并发症之一，它属于继发性肾脏病中代谢性疾病肾损害的范畴。糖尿病肾病是我国终末期肾衰的主要病因之一。

糖尿病肾病不是免疫复合物性肾炎，而是由于慢性糖代谢异常而引起的肾损害。其肾脏基本病理改变以肾小球硬化症为主要特征，表现在肾小球基底膜增厚和系膜基质的增生，具体可分为结节型肾小球硬化和弥漫型肾小球硬化两型。其中结节型肾小球硬化具有特异性，而弥漫型肾小球硬化的糖尿病肾病更易进展至尿毒症。

本病是以蛋白尿、水肿、高血压及慢性肾衰竭为主要临床表现，如果早期未能有效的控制，则导致肾小球进一步硬化，以致肾衰竭不可避免。而且糖尿病肾病患者如果血肌酐达到451μmol/L（5mg/dL），其进展到尿毒症的时间较其他肾脏病为快。

关于糖尿病肾病的临床分期，Mogensen 根据 1 型糖尿病（IDDM）患者肾功能和结构病变的演进及临床表现，建议分为 5 期。这一分期对 2 型糖尿病（NIDDM）患者肾损害的进程是否完全适用仍在探讨之中，可供参考。

糖尿病可归属于中医"消渴病"的范畴，其病因主要责之恣食肥甘厚味、情志抑郁与过劳。根据糖尿病肾病的病程特点，其中医病名可从"消渴""虚劳""水气病""关格"等门中求之。其中医病机演变的过程是初为阴虚燥热，由于气血阴阳的互根关系，终至气阴两虚或阴阳两虚。肾藏精与主水的功能皆失职，因而出现大量蛋白尿和水肿。肾气衰惫，浊阴不能从下窍而出，遂滞留体内，壅塞三焦，以致关格。再者"久病入络"，瘀血阻滞是本病重要的病机环节之一。

糖尿病肾病的治疗有一定难度，应当采用中西医结合的方法进行治疗。西医治疗强调控制血糖，限制蛋白质的入量及降压治疗。近年来多主张用血管紧张素转换酶抑制剂（ACEI）和血管紧张素Ⅱ受体拮抗剂（ARB），主要通过降低肾小球内动脉压的机制，而达到减少蛋白尿和延缓慢性肾功能不全进程的目的。

笔者治疗糖尿病肾病主要从患者的不同中医证候入手，分早、中、晚三期，并权衡其正邪标本缓急的情况，正虚仍是以气阴两虚为主，病位以肝脾肾为重心，邪实常见瘀血、湿热浊毒滞留。之后选用相应的治法与方剂。糖尿病肾病经中医药干预后，不仅可在不同程度上减轻患者的症状，同时可以协同西药，具有降血糖、降低蛋白尿及改善肾功能的良好作用。中西医结合治疗并行不悖，相得益彰。但是值得提出的是，糖尿病肾病早期治疗和坚持治疗是十分重要的。

二、验案

在以下糖尿病肾病 10 例验案中，气阴两虚、瘀血内阻证 2 例，气滞水停证 1 例，阳虚水停证 1 例，胸阳不振、血瘀水停证 1 例，气虚血瘀水停证 1 例，气虚湿热水停证 1 例，心肾气阴两虚、湿热内蕴证 1 例，心脾两虚、肝阳上亢证 1 例，水气凌心，风热犯肺证 1 例。

1. 气阴两虚，瘀血内阻证

验案 1

河北某男，56 岁。患者 2006 年无明显诱因间断出现双下肢水肿，尿检发现尿蛋白，近 2 个月来水肿加重。既往有 2 型糖尿病史 10 余年，使用胰岛素控制血糖，效果不理想。有高血压病史 5 年，目前服用氯沙坦钾片控制血压，胰岛素皮下注射控制血糖，查眼底提示糖尿病视网膜病变。

2008 年 3 月 5 日患者为求中医药治疗至我科住院，3 月 16 日邀余会诊。

当时查尿蛋白（+++），24 小时尿蛋白定量 3.56g，肾功能正常。症见：面色少华，乏力腰酸，双下肢轻度水肿，尿量偏少，大便干。舌淡暗、有瘀斑，少苔，有裂纹，脉沉细弱。西医诊断：糖尿病肾病。中医辨证：气阴两虚，血瘀水停。以益气养阴，活血利水涩精为法，予参芪地黄汤合当归芍药散加减。

处方：太子参、山药、泽泻、当归尾、益母草、金樱子、赤白芍、川牛膝、怀牛膝各 15g，山茱萸、白术各 12g，生黄芪、茯苓、车前子（包煎）各 30g，丹参、芡实各 20g，川芎、制大黄各 6g，桃仁 10g。每日 1 剂，水煎服。并嘱患者低盐低糖清淡饮食。

经上方加减治疗 2 月余，患者病情明显缓解，二便调，水肿基本消失，复查 24 小时尿蛋白定量 1.3g。2008 年 12 月复查 24 小时尿蛋白定量 0.5g，已无不适，病情稳定。

【点评】本例糖尿病肾病的临床特点为大量蛋白尿，属糖尿病肾病中期，鉴于患者有乏力腰酸，口渴欲饮，大便干，舌暗瘀斑的表现，辨证为气阴两虚、兼夹瘀血。选用参芪地黄汤合当归芍药散益气养阴、补肾涩精、活血利水。患者服药 2 个月后，诸证明显缓解，指标亦有所改善。

验案 2

山西某女，50 岁。患者既往有 2 型糖尿病，2017 年 3 月出现双下肢中度水肿，于当地医院查 24 小时尿蛋白定量最多 5.75g。当地医院诊断为糖尿病肾病。未用任何西药治疗。

2017 年 12 月 4 日患者为求中医药治疗至我处首诊。当时 24 小时尿蛋白定量 3.11g，尿红细胞 59/ 微升，血浆白蛋白 33.1g/L，肾功能正常。症见：乏力腰酸，咽痛汗出，胃胀，纳食不馨，尿频尿急，眠可，大便调。舌暗，苔薄白，脉细弱。中医辨证：气虚血瘀、兼夹湿热证。拟益气活血，兼清热利湿法，予经验方参芪当归芍药散化裁。

处方：太子参、茯苓、金银花、怀牛膝、蒲公英、野菊花、浮小麦各 12g，生黄芪、菟丝子、丹参各 30g，赤芍、巴戟天、川牛膝各 15g，芡实、金樱子、青风藤各 20g，桑螵蛸、牛蒡子、炒白术、鸡内金、木香、紫苏梗各 10g，鹿角胶（烊化）6g。每日 1 剂，水煎服。

患者坚持中医药治疗，上述诸症明显减轻。10 月 26 日复查 24 小时尿蛋白定量 1.16g，血浆白蛋白 41.5g/L。同年 12 月 28 日复查 24 小时尿蛋白定量 0.73g。

2019 年 3 月 7 日复查 24 小时尿蛋白定量 0.16g，5 月 6 日复查 24 小时尿蛋白定量 0.15g，血浆白蛋白 45.8g/L。同年 8 月 18 日复查 24 小时尿蛋白定量 0.1g，尿红细胞 7 个 /μl，血浆白蛋白 49.4g/L。随访至今尿检阴性。

【点评】该糖尿病肾病患者初诊时 24 小时尿蛋白定量 3.11g，中医辨证为气虚血瘀兼夹湿热，予经验方参芪当归芍药散化裁，坚持 2 年多的时间终于取得了尿检阴性的良效。糖尿病肾病较为难治，该患者的中医药治疗贵在坚持。

2. 气滞水停证

验案 3

山西某女，50 岁。患者既往 2 型糖尿病 10 年，2005 年 10 月出现周身水肿，胸水、腹水，检查发现尿蛋白（++++），血压升高，于北京某医院肾穿刺结果为糖尿病肾病。

2008 年 8 月 25 日患者为求中医药治疗至我科住院。最初多次静滴白蛋白、低分子右旋糖酐、利尿、超滤及抗凝、降压、降糖对症治疗后效果不理想。9 月 11 日邀余会诊，查 24 小时尿蛋白定量 10.92g。血红蛋白 88g/L。血肌酐 76μmol/L，血浆白蛋白 17.6g/L。血压 210/103mmHg。症见：双下肢重度水肿，胸水、腹水，尿少（每日 300mL），乏力，纳差腹胀。舌质淡，苔白，脉沉细弱。西医诊断：糖尿病肾病Ⅳ期。中医辨证：脾肾气虚，气滞水停。拟行气利水，健脾益气法，予导水茯苓汤加减

处方：茯苓、冬瓜皮、车前子（包煎）各 30g，大腹皮 20g，麦冬、白术、紫苏梗、当归各 12g，桑白皮、槟榔、泽泻、生黄芪、猪苓各 15g，砂仁、广木香各 10g。浓煎，每日 1 剂，水煎服。并嘱患者低盐低糖清淡饮食。

配合经验食疗方黄芪鲤鱼汤：赤小豆、薏苡仁、冬瓜皮、生黄芪、车

前子各 30g，芡实 20g，白术 12g，砂仁 10g。上药用纱布包，加葱姜，不入盐，与鲤鱼或鲫鱼 250g 同煎半小时，弃去药包，吃鱼喝汤，每周 2 次。

服上方 7 剂后，患者尿量明显增加至 1500mL，体重减轻 6kg，仍腹胀、纳差，前方加厚朴、苍术、陈皮各 10g 以增健脾行气除满之功。4 周后水肿消失，体重减轻 18kg，24 小时尿蛋白定量降至 2.3g，血浆白蛋白升至 22.4g/L。同年 10 月 12 日病情好转出院。并拟参芪地黄汤加味善后调治。

【点评】本例糖尿病肾病临床表现为重症肾病综合征。该患者在院外及入院初期曾用大量利尿药、输白蛋白和血液滤过均无效。笔者会诊时根据患者在水停的同时有脘腹胀满之症，辨证为气滞水停，选用了《奇效良方》的导水茯苓汤加减，并配合经验食疗方黄芪鲤鱼汤治疗，未用任何利尿药，1 周后患者水肿明显减轻，1 个月后基本消失，效果显著。尿量明显增加，体重减轻了 18kg，24 小时尿蛋白定量由 10.92g 降至 2.3g。本验案充分说明即使是肾病型水肿，"能中不西"也是可行的。笔者认为中医几千年来治疗水肿的经验应当努力挖掘与推广应用。

3. 阳虚水停证

验案 4

吉林某男，55 岁，患者 2000 年无明显诱因出现口干、多饮、多食症状，诊断为 2 型糖尿病。2006 年 5 月出现下肢水肿，腹胀。2007 年以来，全身水肿加重，伴阴囊肿胀坠痛，2007 年至 2008 年间因胸闷、憋气、水肿多次住院，检查发现尿蛋白（++++），诊断为糖尿病肾病，治疗效果不佳。既往有冠心病病史 5 年。

2008 年 10 月 15 日患者为求中医药治疗至我科住院。10 月 27 日邀余会诊。查 24 小时尿蛋白定量 5.58g，血肌酐 129μmol/L，超声心动报告：心脏射血分数：28%，心脏增大，心胸比 0.64。血压 146/76mmHg。症见：颜面及双下肢高度水肿，阴囊肿大坠痛，每日尿量约为 1000~1200mL，全身乏力，活动后气促，畏寒怕冷，四肢末端麻木发凉，视物模糊，大便干，纳可。舌质淡，苔薄白，脉沉迟。西医诊断：①糖尿病肾病；②冠心

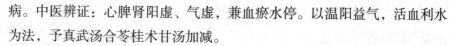

病。中医辨证：心脾肾阳虚、气虚，兼血瘀水停。以温阳益气，活血利水为法，予真武汤合苓桂术甘汤加减。

处方：制附片（先煎）、桂枝、广木香、川牛膝、怀牛膝各 10g、生白术、赤芍、猪苓各 15g，茯苓、大腹皮、车前子（包煎）、冬瓜皮各 30g，当归尾 12g，西洋参（另煎兑入）、制大黄各 6g。每日 1 剂，水煎服。

同年 11 月 10 日复诊，患者诸症明显减轻，尿量 1500~2000mL，体重下降 6kg，仍有双下肢轻度水肿。继续上方加丹参 30g，制附片减至 6g（先煎）。

上方加减治疗月余，患者病情好转，水肿基本消失，畏寒怕冷减轻，血肌酐 96μmol/L，24 小时尿蛋白定量 2.6g。好转出院。

【点评】该例糖尿病肾病重症水肿伴心衰，中医辨证为心脾肾阳虚、气虚，兼血瘀水停。治疗上选用真武汤合苓桂术甘汤温肾强心、益气活血利水。真武汤出自《伤寒论》，是治疗脾肾阳虚、水湿泛溢的基础方。苓桂术甘汤出自《金匮要略·痰饮咳嗽病脉证并治》"心下有痰饮，胸胁支满，目眩，苓桂术甘汤主之。"为"病痰饮者，当以温药合之"的基础方。药后患者水肿消退，体重减轻 6kg，尿蛋白定量由 5.58g 降至 2.6g，疗效显著。

4. 胸阳不振，血瘀水停证

验案 5

黑龙江某男，55 岁。患者 1995 年因多饮易饥于当地医院诊断为 2 型糖尿病，使用胰岛素治疗。2006 年 10 月因间断胸闷憋气及心前区疼痛诊断为冠心病。2009 年 5 月患者出现双下肢水肿，查尿蛋白（++），诊断为糖尿病肾病。

2010 年 5 月 27 日患者为求中医药治疗至我科住院。6 月 12 日邀余会诊。查 24 小时尿蛋白定量 2.09g，血浆白蛋白 38.4g/L，血肌酐 99μmol/L，尿素氮 8.1mmol/L，心电图提示：ST 段改变。症见：患者形体偏胖，双下肢轻度水肿，时有胸闷憋气，偶有心前区疼痛，气短，纳可，二便尚调。舌质淡暗，苔薄白，脉沉细弱。中医辨证：心气阴两虚、胸阳不振、血瘀水停。以益气养阴，通阳宣痹，活血利水为法，予生脉饮合瓜蒌薤白半夏汤合当归芍药散加减。

处方：生黄芪、党参、全瓜蒌、当归、赤芍、泽泻各 15g，麦冬、五味子、薤白、法半夏、川牛膝、怀牛膝各 10g，丹参、茯苓各 30g，砂仁、川芎各 6g，白术 12g。每日 1 剂，水煎服。并嘱患者低盐低糖清淡饮食。

服上方 1 周后，患者胸闷及水肿等症状减轻，继服上方 3 周后患者精神体力明显好转，胸闷憋气消失、水肿消退，复查 24 小时尿蛋白定量 0.8g，病情稳定出院。

【点评】该患者为糖尿病肾病伴冠心病，中医病名为消渴、水气病和胸痹并存。笔者对于胸痹的治疗通常以瘀血为主者用血府逐瘀汤，以痰浊为主者用瓜蒌薤白半夏汤治疗。本例选用生脉饮主要针对心气阴两虚证，当归芍药散加减能活血利水。该例病情复杂，故上述四方合用，取得了转危为安的良好效果。

5. 气虚血瘀水停

验案 6

北京某男，57 岁。患者有 2 型糖尿病病史 10 余年。2012 年 1 月出现双下肢中度可凹性水肿，之后全身重度水肿并伴有胸腹腔积液。在某医院诊断为糖尿病肾病、肾病综合征、心功能不全，两次在外院住院治疗，疗效均不佳。

2012 年 9 月 26 日为求中医药治疗于我处首诊。症见：颜面及周身重度水肿，每日尿量不足 1000mL，神疲乏力，目干涩，胃胀，眠可，大便偏干。舌暗胖边有齿痕，苔薄白，脉沉弱。当时血肌酐 210μmol/L，24 小时尿蛋白定量 5.8g，血浆白蛋白 31.6g/L，血红蛋白 106g/L，腹部 B 超提示中度腹水。中医辨证：气虚血瘀水停。拟益气活血利水法，予经验方参芪当归芍药散加味。

处方：太子参、天麻、白芍、泽泻、金银花各 15g，生黄芪、火麻仁、川牛膝、怀牛膝各 20g，当归、白术、谷精草、杭菊花各 12g，赤芍、泽兰各 15g，川芎、猪苓各 6g，茯苓、大腹皮、冬瓜皮、车前子（包煎）、丹参、薏苡仁各 30g，广木香 10g。每日 1 剂，水煎服。并嘱患者清淡饮食。

并配合经验食疗方黄芪鲤鱼汤：生黄芪、茯苓各 20g，赤小豆、炒白术各 15g，冬瓜皮 30g，砂仁 10g。上述药物用纱布包好，选活鲤鱼或活鲫鱼 250g，加葱姜少许同煎，不入盐，文火炖 30 分钟后，弃去药包，吃鱼喝汤，每周 2 次。

药后一月余，10 月 31 日复诊，水肿明显消退，尿量增至每日 2000mL，精神转佳。

2013 年 4 月 3 日复查腹部 B 超腹水消失，血肌酐 175μmol/L，24 小时尿蛋白定量 4.6g，血浆白蛋白 35.6g/L，血红蛋白 116g/L，取得了较好的效果。

【点评】本例为糖尿病肾病 V 期的患者，其突出的临床表现是重度水肿。结合其神疲乏力、舌暗等表现，中医辨证为气虚血瘀水停。予经验方参芪当归芍药散加味化裁。药后患者尿量明显增加至每日 2000mL，水肿明显消退，同时血肌酐下降，尿蛋白减少，取得了较好的效果。

6. 气虚湿热水停证

验案 7

北京某男，54 岁。患者 2003 年体检发现血糖升高，使用胰岛素控制血糖。2014 年 4 月无诱因现双下肢水肿，在外院查 24 小时尿蛋白定量 6.1g，血压 180/80mmHg，诊断为糖尿病肾病。2016 年 1 月检查发现血肌酐升高至 130μmol/L，后血肌酐逐渐升高，在外院治疗无效。

为求中医药治疗遂于 2016 年 8 月 29 日至我处首诊。当时外院查血肌酐 573μmol/L，血红蛋白 84g/L，血浆白蛋白 24g/L，24 小时尿蛋白定量 4.5g。症见：双下肢重度可凹性水肿，小便量可，恶心呕吐，时有胸闷憋气，不能平卧，纳可，眠差，便秘，大便 1 周未行。舌红，苔黄腻，脉沉弱。中医辨证：湿热内蕴、气虚水停。拟清热化湿，益气利水法，予黄连温胆汤与葶苈大枣泻肺汤化裁。

处方：黄连、陈皮各 10g，竹茹、枳壳、天麻、酸枣仁各 12g，茯苓

20g，大腹皮、葶苈子、太子参、车前草、生大黄各15g，茯苓皮、冬瓜皮、生石膏各30g，姜半夏9g。浓煎，每日1剂，水煎服。并嘱患者淡素饮食。

同年9月26日复诊，患者恶心呕吐、胸闷喘憋均减轻，血肌酐450μmol/L，取得了一定的疗效。

【点评】该患者为糖尿病肾病Ⅴ期，就诊时血肌酐573μmol/L，已达透析指标，为重症患者。鉴于其呕恶胸憋，湿热中阻与水凌心肺并见，选用黄连温胆汤与葶苈大枣泻肺汤加减化裁使患者转危为安。

7. 心肾气阴两虚、湿热内蕴证

验案8

北京某女，82岁。患者2018年1月体检时发现血肌酐150μmol/L，辗转多家医院治疗均未见效。既往有2型糖尿病40余年。

2018年8月16日患者为求中医药治疗至我处首诊。当时外院查血肌酐165μmol/L，血红蛋白105g/L，血尿酸625μmol/L，服用降压药控制血压。症见：乏力心慌，汗出口干，双下肢轻度水肿，头晕，偶有口苦，尿频尿急。纳眠可，大便干2天1次。舌淡，苔黄腻，脉沉细无力。中医辨证：心肾气阴两虚，湿热内蕴。拟心肾气阴双补兼以清热利湿法，予生脉散加味。

处方：太子参、蒲公英、当归、竹叶、天麻、川牛膝、怀牛膝各12g，生黄芪、麻子仁、生石膏、冬瓜皮各30g，生地黄、浮小麦各15g，菟丝子20g，制大黄、五味子、黄连、桑螵蛸各5g，白芍、麦冬、苦参各10g。每日1剂，水煎服。并嘱患者淡素饮食。

同年9月15日患者复诊诉上述诸症均明显减轻，查血肌酐98.5μmol/L，血尿酸485μmol/L。11月10日复查血肌酐110μmol/L，血尿酸415μmol/L，取得了一定的疗效。

【点评】该患者为高龄糖尿病肾病患者，鉴于其心慌汗出之症突出，从补心之气阴入手予生脉散加味治疗，取得了一定的疗效。血肌酐由165μmol/L降为98.5μmol/L，血尿酸由625μmol/L降为415μmol/L。（并未用

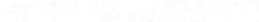

降尿酸药）

8. 心脾两虚、肝阳上亢证

验案 9

吉林某男，59 岁。患者 2006 年体检发现血肌酐升高为 120μmol/L，未予重视。既往有高血压及 2 型糖尿病病史。

2019 年 4 月 17 日患者为求中医药治疗至我处首诊。当时血肌酐 457μmol/L，血红蛋白 111g/L。服用降压药及降糖药。症见：乏力心悸，纳差恶心，胃胀痛，头晕眠差，大便偏干，小便尚可。舌淡，苔薄黄腻，脉沉弱无力。中医辨证：心气虚，脾胃不和，肝阳上亢证。拟调理脾胃、补心平肝法，予生脉饮合香砂六君子汤化裁。

处方：木香、砂仁、陈皮、炒白术、麦冬、金银花、佛手、生甘草、延胡索各 10g，姜半夏 5g，茯苓、火麻仁、生黄芪、丹参各 20g，太子参、紫苏梗各 12g，黄连 3g，五味子 6g，天麻、酸枣仁各 15g，生龙骨、生牡蛎各 30g（先煎）。每日 1 剂，水煎服。并嘱患者淡素饮食。

药后 1 个月，患者诸症减轻。同年 5 月 18 日复查血肌酐 385μmol/L。随访至今病情稳定。

【点评】该患者初诊时属关格病关格期，予生脉散合香砂六君子汤加减，取得了一定的疗效。

9. 水气凌心，风热犯肺证

验案 10

河北某男，62 岁。患者 2 型糖尿病病史 20 余年，高血压病史 2 年，2019 年 5 月 6 日无诱因出现双下肢水肿，当地医院查尿蛋白（+++），血浆白蛋白 25.5g/L，血肌酐 264.2μmol/L，血红蛋白 89g/L，B 型脑钠肽前体 32622pg/mL。在当地医院治疗疗效不佳。

同年 5 月 20 日为求中医药治疗至我处首诊并收住院。当时血肌酐 427μmol/L，血浆白蛋白 28.42g/L，24 小时尿蛋白定量 3.4g，B 型脑钠肽前体 16000pg/mL，胸部 CT 提示：双侧胸腔积液，心包少量积液，左肺上叶感染性病变。症见：双下肢重度水肿，小便量可，胸闷喘憋，乏力心悸，咳嗽咳痰，口干口苦，纳食不馨，大便干，2 日 1 行。舌淡，苔薄黄水滑，脉沉细无力。中医辨证：水气凌心，风热犯肺证。予生脉饮合葶苈大枣泻肺汤化裁。

处方：太子参、桑叶、鸡内金各 12g，麦冬、五味子、酒大黄、紫苏子、青黛（布包煎）、金银花各 10g，葶苈子、火麻仁各 20g，鱼腥草、冬瓜皮、生石膏各 30g，黄芩、瓜蒌皮各 15g，黄连 6g。每日 1 剂，水煎服。并嘱患者低盐低糖限水，淡素饮食。患者 5 月 21 日入院，遂开始服用上方。

药后 1 周患者水肿明显减轻，胸闷喘憋、咳嗽咳痰、乏力心悸已均明显改善，食欲转佳。同年 5 月 29 日复查血肌酐 284μmol/L，血红蛋白 97g/L，B 型脑钠肽前体 14000pg/mL。鉴于风热犯肺及水气凌心的症状已消失，故在原方基础上去葶苈子、紫苏子、酒大黄、桑叶、青黛，加紫苏梗、焦山楂、焦神曲各 10g，芡实 20g 增加食欲以善后。该患者于同年 5 月 30 日好转出院。

【点评】患者因上呼吸道感染而致病情急剧加重，血肌酐由 264.2μmol/L 上升为 427μmol/L，拟疏散风热与补心、泻肺、利水法取得了明显效果，药后一周血肌酐降为 284μmol/L。方中葶苈子泻肺利水功不可没，因该患者为糖尿病患者，故未配用大枣。

第八章 乙型肝炎病毒相关性肾炎验案

一、概述

乙型肝炎病毒相关性肾炎简称乙肝肾，它的诊断必须依靠肾穿刺结果，即在肾活体组织病理切片中必须找到 HBV 抗原。我国为乙型肝炎高发地区，因而乙型肝炎病毒相关性肾炎也并非少见。本病多见于儿童，且以男性居多。其病理类型以膜性肾病多见，其次为系膜毛细血管性肾炎和系膜增生性肾炎。其预后与病理类型存在着相关性。

顾名思义，"乙型肝炎病毒相关性肾炎"说明乙型肝炎病毒是其病因，但乙型肝炎病毒通过何种途径引起肾炎的呢？西医认为已知的发病机制有如下 3 个方面：① HBV 抗原与抗体复合物致病；② HBV 感染导致自身免疫致病；③ HBV 直接感染肾脏。

中医文献并无"乙型肝炎病毒相关肾炎"的名称，但从本病的临床特点来看，可以归属于中医"肝水""尿血""虚损"等范畴。从病位的重心来看，主要是肝、脾、肾三脏的失调。其原发于肝而波及脾肾。中医理论认为肝肾乙癸同源，为母子之脏，因而病理上相互影响。肝与脾在五行学说中为相克的关系，因而肝病及脾最为常见。儿童为稚阴之体，肝肾阴精未充，易于感受湿热毒邪。肝病及脾，湿热毒邪困阻脾土，则脾不制水而现水肿；脾不升清而现蛋白尿和血尿。肝肾同病则藏血与藏精的功能失职，以致出现血尿和蛋白尿；肝气郁结和肾不主水则水湿潴留为患。本病迁延难愈，正邪搏结，其正虚的重心为阴虚与气阴两虚；其邪实的重心为湿热毒邪与瘀血内阻。

对于乙型肝炎病毒相关肾炎的治疗，目前尚无特效药。就本病的肾脏病变来看，由于其病理类型有膜性肾病和系膜毛细血管性肾炎，故而激素多数无效，而且激素可以促进乙型肝炎病毒复制，导致病情加重。再者针对本病的肝脏病变，目前出现了一些有希望的抗乙型肝炎病毒的药物，如干扰素、阿糖腺苷和阿昔洛韦。但是这些药物价格昂贵，而且副作用较大。

鉴于上述现状，用中医药治疗本病则具有简便有效的优势，而且无毒副作用。由于乙型肝炎病毒相关肾炎病程缠绵，且治疗有一定的难度，需要患者充满信心，坚持长期治疗十分关键。笔者运用中医药治疗本病的特色是在辨证论治的基础上加用有效的抗乙肝病毒的中药。

二、验案

以下 5 例乙型肝炎病毒相关性肾炎验案中，气阴两虚证 3 例，气虚血瘀证 2 例。

1. 气阴两虚证

验案 1

北京某男，57 岁。患者 2004 年 6 月份体检时发现尿蛋白（++），同年 9 月在外院查 24 小时尿蛋白定量为 2.05g，乙肝五项示：乙肝 e 抗体（+），乙肝核心抗体（+），肾脏 B 超：左肾 10.3 cm×5.6 cm×4.6cm，皮质厚度 1.6cm；右肾 10.1cm×5.4cm×4cm，皮质厚度 1.4cm，肾功能正常。并于该院行肾穿刺结果为膜性乙肝病毒相关性肾炎。

2005 年 2 月 7 日患者为求中医药治疗来我处初诊。当时查 24 小时尿蛋白定量为 3.99g。症见：乏力气短，腰酸纳差，眠可，二便调。舌淡暗，苔薄黄，脉沉弱。中医辨证：气阴两虚，兼夹瘀血。拟益气养阴、活血化瘀法，予参芪归芍地黄汤加味。

处方：太子参、生黄芪、芡实、丹参各 20g，当归尾、山茱萸、牡丹皮、紫河车、佛手各 10g，白芍、山药、茯苓、泽泻各 15g，生地黄、鸡血藤、半枝莲、金银花各 12g，陈皮 6g。每日 1 剂，水煎服。

同年 3 月 5 日二诊，查 24 小时尿蛋白定量为 2.08g，患者诉乏力腰痛，夜尿2~3次，于上方生黄芪加量至30g，加桑螵蛸10g，杜仲20g。此后一直以上方加减调治，眠差加天麻、炒枣仁，咽痛加牛蒡子、黄芩、麦冬，纳差则加佛手、陈皮以行胃气。至2006年6月份复诊患者已无不适，查24小时尿蛋白定量为0.11g。患者深表感谢。

【点评】乙肝病毒相关性肾炎，古代无此病名，据脉症此例患者属于中医"虚劳"范畴，其病机为肝、脾、肾三脏功能失调。肝肾同处下焦，乙癸同源，肝藏血，肾藏精，若肝肾精血不足，可至邪毒着肝侵肾，久则耗气伤阴，可见腰膝酸软，乏力，气短；此外肝体阴而用阳，主疏泄，肝血不足常可致疏泄失司，肝木克脾土，久则气血生化乏源，脾不升清，统摄功能失职则可见精微下泄。正如《金匮要略》所述："见肝之病，知肝传脾，当先实脾。"故治疗以参芪地黄汤益气养阴，加当归、白芍养血柔肝以补肝体，丹参、鸡血藤补血活血，太子参、生黄芪、山药、芡实健脾益气，升清固涩，以半枝莲、金银花清解肝经热毒，以黄芪、陈皮、佛手健脾和胃。乙肝肾属疑难病，本例用中医药取效，提示中医药治疗本病有一定的潜力。

验案 2

辽宁某女，57岁。患者2005年因全身水肿至当地医院查：尿蛋白（++++），24小时蛋白定量2.9g。血压最高达190/120mmHg，肾功能正常，予对症治疗，水肿消退，血压控制稳定，未用激素。

同年12月患者来我处住院治疗，当时查24小时尿蛋白定量3.2g，无血尿，肾功能及血压均正常，肾穿刺为乙型肝炎病毒相关性肾炎。症见：腰酸乏力，心悸耳鸣，全身轻度水肿，尿量偏少，纳可。舌淡，苔薄白水滑，脉沉细无力。中医辨证：心肾气阴两虚。拟益气养阴法，予参芪地黄汤合生脉饮加减。

处方：太子参、鸡血藤、夏枯草各15g，白术、陈皮、五味子、灵芝各10g，当归、川牛膝、怀牛膝、天麻、炒枣仁、菟丝子、金樱子、白芍、续断、芡实、生黄芪、金银花、杜仲、青风藤、何首乌、薏苡仁各20g，紫河车3g，半枝莲、沙苑子、麦冬各12g。每日1剂，水煎服。

1个月后出院，此后患者定期复查，尿蛋白逐渐减少。2009年复查尿检阴性。随访至今未复发，肾功及血压正常。

【点评】本例乙肝相关性肾炎表现为肾病综合征。根据其腰酸乏力、心悸的表现，中医辨证为心肾气阴两虚，予参芪地黄汤合生脉饮加减治疗。患者坚持治疗长达4年，取得了尿检转阴、病情稳定未复发的良好疗效。

半枝莲味辛、苦，性寒，入肝、肺、肾经，具有清热解毒，止血消肿的作用。对于乙肝肾及肝功能异常者，我喜用半枝莲12~20g清肝解毒。

验案3

河北某男，46岁。患者2013年1月因全身重度水肿，尿量减少，查24小时尿蛋白定量9.6g，血肌酐正常；当地肾穿刺结果为乙型肝炎相关性肾病，予口服甲泼尼龙40mg/d，及环孢素A75mg，2次/天，治疗后患者24小时尿蛋白降至4g；但出现了肾静脉血栓及重症肺部感染，故停用环孢素A，激素逐渐减量。

2013年8月来我处初诊，当时患者口服甲泼尼龙32mg/d，24小时尿蛋白定量4g，血压及血肌酐均正常。症见：神疲乏力，下肢水肿较明显，尿量减少，口干咽痛，易感冒，大便偏干。舌偏红，苔薄黄，脉沉细无力。嘱患者逐渐将激素减停。中医辨证：气阴两虚，兼夹湿热。拟益气养阴，清热利湿法，予经验方参芪知苓地黄汤化裁。

处方：太子参、泽泻、板蓝根、芡实、金樱子各20g，生黄芪、茯苓、冬瓜皮各30g，生地黄、山药、山茱萸、丹参、麦冬、金银花各15g，牡丹皮、牛蒡子各10g，知母、黄芩各12g。每日1剂，水煎服。

并配用经验食疗方黄芪鲤鱼汤：生黄芪、赤小豆、薏苡仁、冬瓜皮各30g，芡实、茯苓各20g，金银花、当归、黄精、砂仁各10g，上述药物用纱布包好，选活鲤鱼或活鲫鱼250g，加葱姜少许同煎，不入盐，文火炖30分钟后，弃去药包，吃鱼喝汤，每周2次。

患者服药1个半月后水肿消退，乏力及口干明显好转。此后一直以上方加减化裁，患者一般情况均可，2014年04月患者甲泼尼龙已减至12mg/d，查24小时尿蛋白为1g。2015年8月激素撤停，24小时尿蛋白定量0.5g。

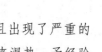

【点评】本例乙肝肾患者使用激素及环孢素 A 无效，且出现了严重的副作用，故来我处求治于中医。中医辨证为气阴两虚、兼夹湿热，予经验方参芪知芩地黄汤加味并配合经验食疗方黄芪鲤鱼汤而取得显著效果，并且撤停激素。

2. 气虚血瘀证

验案 4

内蒙古某男，23 岁。患者 2011 年 12 月 22 日因眼睑及双下肢水肿 1 周在当地住院治疗，查尿蛋白（+++），红细胞计数 6~8 个 /HPF，24 小时尿蛋白定量为 14.4g，血浆白蛋白 19g/L，血脂偏高，血压及肾功能正常。当地诊断为原发性肾病综合征。次日给予甲基泼尼松龙 40mg/d，静脉滴注后复查 24 小时蛋白定量 9.57g，血浆白蛋白 18.4g/L，于 1 月 9 日给予环磷酰胺 0.2g 静脉注射，并建议患者肾穿刺。

2012 年 1 月 29 日患者因感冒后再次出现水肿，遂至北京某医院住院治疗，查 24 小时蛋白定量 8.16g，血浆白蛋白 22g/L，肝功能及血脂异常，血压及肾功能仍正常。1 月 31 日肾穿刺结果为乙型肝炎病毒相关性肾病。予他克莫司 2.0mg、1.5mg 早晚口服，并口服泼尼松龙 40mg/d，患者出现心率加快及面部痤疮等副作用。之后患者出院，继续上述治疗并定期复查。

同年 6 月患者仍服用泼尼松龙 40mg/d，因再次出现水肿，复查 24 小时尿蛋白定量 6.91g，血浆白蛋白 16g/L，血脂偏高，血压及肾功能正常。经病友介绍求医于我处。症见：颜面及双下肢重度水肿，并伴腹水，面部痤疮，易感冒，纳食可，夜眠欠佳，小便量少，大便可。舌质暗，苔黄腻，脉弦滑。中医辨证：血瘀水停。拟活血利水法，予经验方加味当归芍药散化裁。

处方：茯苓、何首乌、芡实、赤芍、白芍、川牛膝、怀牛膝、太子参、生黄芪、金银花、丹参、板蓝根各 20g，半边莲、当归尾、泽兰叶、紫花地丁、杜仲各 15g，白术、连翘各 12g，桑螵蛸、紫河车、阿胶（烊入）各 6g，冬瓜皮、车前子（包煎）各 30g，陈皮 10g。每日 1 剂，水煎服。

并配用经验食疗方黄芪鲤鱼汤：生黄芪、赤小豆、薏苡仁、冬瓜皮各30g，芡实、茯苓各20g，金银花、当归、黄精、砂仁各10g，上述药物用纱布包好，选活鲤鱼或活鲫鱼250g，加葱姜少许同煎，不入盐，文火炖30分钟后，弃去药包，吃鱼喝汤，每周1次。并嘱患者逐渐撤减激素。

2个月后患者复诊，水肿基本消退，面部痤疮减少，诸症明显好转。查24小时尿蛋白定量1.91g，血浆白蛋白23g/L，血压及肌酐正常，嘱患者继服上方治疗。2012年11月初患者激素已撤完。

2013年1月患者复查24小时尿蛋白已转阴，血浆白蛋白40g/L，继服上方调治。随访至今各项指标均已正常，患者精神及身体情况已如常人，已恢复工作。2014年6月16日复查尿蛋白阴性，血浆白蛋白50.1g/L，血脂正常。随访至今，病情稳定。

【点评】本例乙型肝炎病毒相关性肾炎，临床表现为重症肾病综合征，使用激素及免疫抑制剂后无效。中医辨证为血瘀水停，以经验方加味当归芍药散化裁，并配合经验食疗方黄芪鲤鱼汤治疗1年，取得了撤停激素及尿检阴性的显著效果，其中血浆白蛋白由初诊时的16g/L最终升至50.1g/L。

乙肝病毒病机为湿热、热毒蕴结于肝，笔者常在方中加半边莲、半枝莲等清热解毒药，并且选当归、白芍养血柔肝以保护肝功能。

验案 5

北京某男，44岁。患者于2002年底突发脑出血，经抢救治疗病情稳定，治疗过程中发现尿蛋白（++++），24小时尿蛋白定量12g，血肌酐140μmol/L。使用金水宝、贝那普利、硝苯地平控释片等药物治疗后尿蛋白曾降至3g。2003年1月初于北京某医院肾穿刺结果为膜增殖性乙型肝炎病毒相关性肾炎。既往有高血压病史20年，服用降压药控制血压。银屑病史10年。

2003年3月为求中医药治疗入住我科，4月5日邀笔者会诊。症见：乏力腰酸痛，双下肢水肿并见皮肤散在红色斑丘疹，面色晦暗，纳眠可，二便调。舌质淡暗，苔白腻，脉细弱。查24小时尿蛋白定量7.8g，血浆白蛋白 19.8g/L，血肌酐 136μmol/L，尿素氮 7.6mmol/L。中医辨证：气虚血瘀，兼夹湿热毒邪。拟益气活血，清热解毒化湿法，予经验方加味当归芍药散化裁。

处方：当归尾、佩兰、杜仲各 12g，赤白芍、茯苓、益母草、生黄芪、芡实、丹参各 20g，白术、川芎各 10g，泽泻、半枝莲、半边莲各 15g，金银花、太子参各 30g。每日 1 剂，水煎服。

并配合经验食疗方黄芪鲤鱼汤：生黄芪、赤小豆、薏苡仁、冬瓜皮各 30g，芡实、茯苓各 20g，生姜、砂仁各 10g，与鲤鱼 250g 同煎，不入盐，饮汤食鱼，每周两次。

笔者以上述基本方随症加减，治疗 49 天后患者诸症均明显减轻，水肿消退，复查血肌酐 123μmol/L，血浆白蛋白 28.6g/L，24 小时尿蛋白定量 0.2g，病情平稳。

【点评】该病例病情复杂，中医辨证属气虚血瘀湿热。以经验方加味当归芍药散活血利水，金银花、半枝莲、半边莲清热解毒，太子参、生黄芪、芡实益气补虚涩精。全方益气活血利水，兼以解毒、涩精，取得了较好的疗效。

第九章 尿路感染验案

一、概述

尿路感染简称尿感，是指尿路内有大量微生物繁殖而引起的尿路炎症。临床上细菌性尿感最为常见，而最常见的致病菌为革兰阴性菌中的大肠埃希菌。

尿路感染是一种常见病，据统计在我国的发病率是0.91%，而在女性人群的发病率为2.05%。本病女性居多，男女性别发病之比为1：8。女性之中，由于月经、性生活、妊娠的因素，生育年龄的已婚妇女有症状的尿感最为多见。60岁以上的女性10%~12%可见无症状性细菌尿。男性之中，50岁以后7%的患者因前列腺肥大而易发尿路感染。一般情况下男性较少发生本病。再者，糖尿病患者也易发生尿路感染。本病一般预后良好，主要问题是容易反复发作。

尿路感染的西医治疗主要是应用抗生素以控制菌尿使其阴转，对于首次发作的急性尿路感染者确有一定的效果。然而本病的特点易反复发作，若长期应用抗生素则有一定的耐药性和一定的毒副作用，况且菌尿的阴转率也不理想。

中医学将尿路感染归属于"淋证"的范畴。淋证是中医病名，它是指小便频数短涩，滴沥刺痛，欲出未尽，小便拘急，或痛引腰腹的病证。中医学的"淋证"与西医学所称的"淋病"概念截然不同，不应混为一谈。关于淋证的分类有"五淋""七淋""八淋"之说。通过临床实践体会，《诸病源候论》中"气、血、膏、石、劳、寒、热"七种淋证的分类，内容全面且较实用。

关于淋证的中医病机，其病位重心是在下焦的肾与膀胱；其病性以膀胱湿热蕴结居多。其膀胱湿热多因恣食肥甘厚味和酒酪所致，也有因于心火移热于小肠及膀胱。热迫血妄行而见血淋；湿热长期煎熬尿液结成砂石而为石淋；湿热下注，膀胱气化不行，脂液失于制约而下流可见膏淋。故热淋、血淋、膏淋、石淋多由膀胱湿热所致。此外，由于情志不遂肝气郁结或中期虚陷可知气淋。劳淋是淋证迁延，因劳而反复发作，此为虚中夹实证。而正虚多为肾虚，其中又有肾气虚、肾阴虚、肾阳虚、肾气阴两虚和肾阴阳两虚之异。虚实之中又有虚多实少、实多虚少、虚实并重之分。寒淋多责之脾肾阳虚气化失司。

中医药的治疗优势在于通过辨证论治可以明显改善或消除患者的症状，长期调治无毒副作用，而且能明显提高机体的免疫力，这对于菌尿的阴转具有积极的作用。

二、验案

在以下 5 例尿路感染验案中，心肝火旺、湿热下注证 1 例，心脾气虚，肝气郁结证 1 例，气阴两虚、湿热下注证 3 例。

1. 心肝火旺、湿热下注证

验案 1

河北某女，28 岁。患者 2009 年 11 月因尿频、尿急、尿痛在当地医院治疗无效。

同年 12 月 1 日为求中医药治疗至我处初诊。当时外院查尿白细胞 15~20 个 /HPF。症见：尿频、尿急、尿痛，睡眠不安，大便秘结，2 日 1 次，情绪烦躁不宁。舌尖红，苔薄黄，脉弦而无力。中医辨证：心肝火旺，湿热下注。拟清心疏肝泻火，清热利湿为法，予经验方加味导赤散加减。

处方：竹叶、黄芩各 12g，生地黄、生黄芪、车前草、生甘草梢各 15g，天麻、制大黄、石韦、炒枣仁、川牛膝、怀牛膝各 20g，白芍 30g，柴胡 10g，通草 3g。每日 1 剂，水煎服。

2009 年 12 月 3 日复诊，患者诉服药 2 剂后尿路刺激症状明显减轻，睡眠转佳，大便调，继服上方 7 剂，临床症状消失，尿检正常。

【点评】加味导赤散是笔者治疗尿路感染的经验方。在尿路感染的治疗上笔者的用药特点为：①强调通调大便，前后分消，大黄为常用之品，不惟大便秘结，大便不爽者亦常用之；②注意调心，常以导赤散清心，天麻安神；③注重疏肝，常以柴胡、黄芩疏泄肝火。④重用白芍，以缓小便疼痛；川牛膝、怀牛膝并用补肾活血，以治腰痛。

2. 心脾气虚，肝气郁结证

验案 2

山西某女，47 岁。患者 2006 年因劳累外感后出现尿频、尿急、尿痛，当地医院诊断为尿路感染，予抗生素治疗后，症状缓解。但其后 3 年内反复发作多次，每因劳累诱发，致患者情绪低落。

2009 年 3 月 18 日患者为求中医药治疗至我处首诊。当时外院查尿白细胞 10~15 个 /HPF。症见：患者常尿意频频，20~30 次 /d，尿不尽感，小腹坠胀，腰酸困，劳累后更甚，乏力气短，胸闷心慌，情绪低落，常感焦虑，纳眠差，大便干，每日 1 次。舌淡，苔白，脉细弱。诊断为尿路感染。中医辨证：心脾气虚，肝气郁结。拟健脾养心，益气疏肝法，予补中益气汤合生脉饮、小柴胡汤加减。

处方：生黄芪、炒枣仁各 20g，白术、五味子各 10g，太子参、白芍、麦冬、川牛膝、怀牛膝各 15g，柴胡、黄芩各 6g，当归 12g，麻子仁 30g，升麻 3g。每日 1 剂，水煎服。

患者服上方后，诸症均见减轻，遂又自服 7 剂。同年 4 月 6 日复诊，尿白细胞转阴。偶有尿频，腰酸痛，余无明显不适，于初诊方去白术，加续断 15g，继服以巩固疗效。患者坚持门诊复诊，长期随访未再复发。

【点评】该案属中医劳淋范畴，正如《内经》所云："中气不足，则溲便为之变。"中气不足，失其升清统摄之职，则可见尿频、尿不尽，故以补中益气汤为主组方，参入生脉散以补益心气，且方中有当归、白芍、炒枣仁、柴胡、黄芩相伍以柔肝疏肝安神。如此，不着眼于通淋而淋自治，此即"治病求本"之义。

3. 气阴两虚，湿热下注证

验案 3

北京郊县某女，28 岁。患者 2012 年 6 月性生活后出现尿频、尿急。之后每次性生活后即见尿频、尿急症状明显加重，并有小便不畅，外院诊断为尿路感染，先后予抗生素口服及静脉滴注，症状改善不明显，又至某三甲医院就诊，诊断为尿道炎，合并支原体感染，予尿道射频治疗，症状缓解 2 周后复发。最多时白天小便 10 余次、夜间 4~5 次，每次尿量最多 20mL，少则几滴，给患者带来了极大的痛苦。

2013 年 4 月 1 日为求中医药治疗来我处初诊。当时查尿白细胞：98.4 个 /HPF、细菌 422.5 个 /HPF。症见：尿频、尿急、小便淋漓不畅，阴部瘙痒，已严重影响到生活且不能继续工作，焦虑烦躁，乏力腰酸，夜不能寐，纳眠可。舌淡，苔黄腻，脉细数无力。中医辨证：气阴两虚，湿热下注。拟益气养阴，清热利湿法，予经验方加味导赤散加味。

处方：生地黄、黄芩、土茯苓、车前草、柴胡、天麻各 15g，淡竹叶、太子参、佩兰、灵芝各 12g，石韦、金银花、酸枣仁、续断、盐杜仲、蒲公英、川牛膝、怀牛膝各 20g，白芍 30g，通草 3g。每日 1 剂，水煎服。

患者坚持门诊复诊，笔者一直予上方加减化裁。同年 4 月 15 日复查尿检转阴，诸症减轻，诉夜尿 4~5 次。2014 年 2 月 19 日夜尿已减至 1~2 次，无不适。随访至今病情稳定。

【点评】本例尿路感染合并有阴道炎，皆属湿热下注的表现。鉴于患者兼有乏力腰酸的症状，辨证为气阴两虚，湿热下注。予经验方加味导赤散加太子参等化裁益气养阴，清利湿热。

加味导赤散是笔者通治尿路感染和尿道综合征辨证属湿热内蕴证的经验方。方中以通草、车前草、石韦清利湿热；制大黄通腑泄热；生甘草清热而调和诸药，用"梢"，可直达茎中止淋痛；生地黄滋阴清热；竹叶、黄芩清心、肝之热，白芍、生甘草可缓急止痛，川牛膝、怀牛膝同用有补肾、通利腰膝之效。柴胡作用有二：一是疏肝解郁；二是现代药理学研究认为柴胡有抗大肠埃希菌的作用。全方共奏清热、通淋之功，收效甚捷。

验案4

北京某女，55岁。患者2003年劳累后出现肉眼血尿，经静脉滴注抗生素后好转。但是之后每因劳累或情绪刺激则血尿反复发作。

2018年3月28日患者为求中医药治疗至我处首诊。当时尿红细胞20.9个/HPF，白细胞18.3个/HPF，尿蛋白（－）。血压及肾功能正常。症见：尿频尿急，乏力腰酸，咽痛咳嗽，眠差多梦，大便干，2日1行。舌红，苔薄黄，脉沉细数。中医辨证：气阴两虚，偏于阴虚内热，热迫血妄行。以益气养阴，凉血止血，清热利湿为法，予经验方加味导赤散化裁。

处方：太子参、生地黄、夜交藤、蒲公英、怀牛膝各15g，淡竹叶、金银花各12g，炙黄芪、白芍、黄芩炭、天麻、柏子仁、酸枣仁各20g，小蓟、火麻仁各30g，牛蒡子、紫苏梗、生甘草各10g，柴胡、炒栀子、熟大黄各5g，鹿角胶（烊入）6g，通草3g。每日1剂，水煎服。

同年6月13日复查尿红细胞1个/HPF，尿白细胞0.5个/HPF。7月11日复查尿红细胞1个/HPF，尿白细胞0.5个/HPF。且诸症减轻或消失。随访至今尿检阴性。

【点评】本例尿路感染患者伴血尿反复发作，中医辨证为气阴两虚，偏于阴虚内热，热迫血妄行。选用经验方加味导赤散化裁。尿频尿急及血尿迅速得到控制，且未再复发，疗效颇佳。

验案5

北京某女，69岁。患者自2015年起反复尿频、尿急、尿痛伴小腹憋胀，反复使用抗生素无效。患者十分痛苦。

2018年2月18日为求中医药治疗而来我处首诊，当时尿白细胞满视野/HPF，尿红细胞满视野/HPF，肾功能正常。症见：乏力腰痛伴尿频、尿急、尿痛、尿热。胃胀反酸，眠不实，大便偏干。中医辨证：下焦湿热。拟清热利湿法，予经验方加味导赤散化裁。

处方：生地黄、竹叶、黄芩、川牛膝、怀牛膝、紫苏梗、黄柏、佩兰、决明子各12g，通草3g，生甘草、麦冬、金银花、佛手各10g，柴胡6g，白芍、生黄芪、炒枣仁、太子参、麻子仁各20g，车前草、蒲公英各

15g，石膏、煅瓦楞子（先煎）各30g。每日1剂，水煎服。

患者坚持每半月来我处复诊，笔者均以上方加减，未用抗生素。治疗后患者上述诸症明显减轻，2019年1月23日复查尿红细胞、尿白细胞均转阴。随访至今尿检阴性。

【点评】本例患者尿白细胞及红细胞均满视野病情较重，曾在外院长期使用抗生素无效，来我处单纯运用中医药治疗，选经验方加味导赤散化裁，取得了症状明显减轻且尿检转阴的显著效果。笔者对于尿路感染的患者长期单纯运用中医药治疗，经验方加味导赤散具有可靠的疗效。

第十章　尿道综合征验案

一、概述

尿道综合征是指以尿频、尿急、尿痛或排尿不适、膀胱区疼痛，而尿常规检测正常，中段尿培养无细菌生长等为主的一组症候群，该病多发于女性。其诱因不一，且病情反复发作，影响患者的生活质量。尿道综合征与尿路感染的区别是临床表现均有尿道综合征，但尿道综合征尿检阴性，尿路感染则有菌尿。因为尿道综合征无菌尿，所以无特殊治疗的西药。

笔者认为尿道综合征仍属中医"淋证"病名的范畴。急性期多呈现热淋、气淋和血淋的表现，而病情迁延、反复发作者多为劳淋。

尿道综合征的中医病机，在传统的辨肾与膀胱虚实寒热的基础上，笔者较为重视心、肝二脏。因心与小肠相表里，心火下移于小肠，可见小便赤涩、灼痛，热甚还可灼伤脉络而见尿血，从而导致热淋和血淋的发生。足厥阴肝经"循股阴，入毛中，过阴器，抵少腹"，《灵枢·经脉》曰："是主肝所生病者……遗溺，闭癃。"故肝与前阴、溺之约利不无联系；且肝肾同处下焦，乙癸同源，为子母之脏，肝之疏泄条达与否会直接影响三焦水液运行及膀胱的气化功能。故肝气条畅与否有淋证有着密切的关系。而且本病多见于女性患者，部分患者常因情志不遂，肝气郁结而引发本病，即中医学"气淋"之病机之一。肝郁化火，热伤血络，即可见热淋、血淋证，这足以证明肝气条达的重要性。

基于以上中医病机的认识，笔者在治疗尿道综合征时十分重视心、肝两脏的调治及兼顾诸淋的特点，并通过长期的临床实践拟定了通治尿道综合征的经验方——加味导赤汤，取得了较好的疗效。

二、验案

以下 4 例尿道综合征验案均为心肝火旺、湿热下注证。

心肝火旺、湿热下注证

验案 1

河北某女，24 岁。患者 1 个月前出现尿频、尿急，查尿常规及中段尿细菌培养均无异常，但患者症状明显，感冒及生气时加重。

2008 年 8 月 27 日为求中医药治疗至我处初诊。症见：尿频、尿急，偶有尿痛，夜尿 3~4 次，时感腰酸不适，大便干结 3~4 日 1 次，平素心烦急躁易怒。舌红，苔黄腻，脉弦细。诊断为尿道综合征。中医辨证：心肝火旺、湿热下注。拟清心疏肝泻火，清利湿热法，予经验方加味导赤汤化裁。

处方：生地黄、黄芩、车前草、蒲公英、制大黄（后下）、川牛膝、怀牛膝各 15g，生甘草梢、柴胡各 10g，白芍、石韦各 20g，金银花、麻子仁各 30g，通草 3g，淡竹叶 12g。每日 1 剂，水煎服。并嘱多饮水，忌食辛辣。

同年 9 月 8 日复诊，尿频、尿急减轻，夜尿 1~2 次，已无腰酸不适，大便通畅，心情较前舒畅。上方制大黄减为 10g。1 个月后患者已无不适。

【点评】本例为青年女性尿道综合征患者。笔者治疗尿道综合征重视心、肝二脏，认为心火下移于小肠、肝郁化火是导致尿路综合征的主要病机，故自拟经验方加味导赤散。方中用导赤散原方导心火从小便而出，加柴胡、黄芩疏肝清肝，白芍柔肝，合生甘草成芍药甘草汤缓急止痛，牛膝可引药力下行，直达病所，川牛膝、怀牛膝并用补肾活血并行，对腰痛效果较好，并加入大黄、麻子仁以通腑泄热。尿道综合征的患者大部分有大便干结的症状，故通畅大便也有利于清热通淋。

验案 2

北京某女，71 岁。患者 2 年前开始无明显诱因出现尿频、尿急且时有尿痛，每遇劳累或情绪波动时发病，曾经多次查尿常规及中段尿培养均显示无明显异常，曾用过抗生素及中成药治疗，症状改善均不明显，发作频率逐渐增加。近 1 个月伴见双下肢水肿，严重影响生活质量。

2013 年 2 月 20 日为求中医药治疗至我处初诊。症见：尿频、尿急，时有尿痛，双下肢轻 - 中度水肿，夜尿 2~3 次，大便干 4~5 日 1 次，时感腰酸，心烦易怒。舌红，苔薄黄腻，脉滑。诊断为尿道综合征。中医辨证：心肝火旺，湿热下注。拟清心、疏肝、泻火，清利湿热法，予经验方加味导赤汤加减。

处方：淡竹叶、郁金各 12g，制大黄（后下）、生地黄、黄芩、车前草各 15g，生甘草梢、柴胡各 10g，白芍、石韦、川牛膝、怀牛膝各 20g，冬瓜皮 30g，通草 3g。每日 1 剂，水煎服。

2013 年 2 月 27 日复诊，尿频、尿急及下肢水肿减轻，尿痛基本消失，夜尿 1~2 次，大便通畅每日 1~2 次，心情转佳，仍时感腰酸，纳呆，时有胃脘胀满。上方去生甘草梢，制大黄减至 5g，加紫苏梗 12g、砂仁 10g 以理气和胃，加巴戟天 20g 以补肾强腰膝，继服 7 剂。

同年 3 月 6 日复诊，患者尿频、尿急明显缓解，水肿消失，仍有胃胀及纳食不香，乏力神倦，劳累后腰酸，大便调，舌淡边有齿痕，苔薄白，脉细弱。治疗上方去冬瓜皮，加太子参 20g、白术 10g 以益气健脾，继服 14 剂。同时嘱患者适量饮水、避免憋尿、忌食辛辣。后随访患者，精神佳，心情好，纳食恢复，病情未再反复。

【点评】本例为老年尿道综合征患者，辨证为心肝火旺，湿热下注。运用经验方加味导赤散而取效，方中选用的黄芩义在清泄肝火，白芍酸甘微寒，有柔肝泄肝的作用，且芍药配甘草为芍药甘草汤，有缓急止痛的作用，能治疗尿痛及下腹部胀痛。

验案 3

北京某女，9 岁。患者 6 个月时，见小便时哭闹不止且排尿不畅，就诊于北京某医院明确诊断为泌尿道感染，除外尿路畸形，考虑为使用纸尿裤而致尿道逆行感染，予抗生素治疗后好转。但因患儿不能主诉症状的好坏，且家长也没有足够重视，故导致当时没有彻底治愈，以至于几年来反复发作尿频、尿急、尿痛等症状。起初尿检提示有白细胞，抗生素治疗有效。近年来，发作时虽然症状明显，但多次尿常规及尿培养检查均为正常，且服用抗生素后症状也得不到改善，诊断为尿道综合征。1周前因憋尿症状再次反复，病人及家长均感到很痛苦。

2013年2月6日为求中医药治疗至我处初诊。症见：尿频、尿急、尿痛，脾气急，夜眠差，易感冒，大便干，2~3天1行（依靠开塞露）。舌淡红，苔薄淡黄微腻，脉滑。中医辨证：心肝火旺，湿热下注。拟清心、疏肝、泻火，清利湿热法，予经验方加味导赤散加减。

处方：生甘草梢、天麻、酸枣仁、黄芩、川牛膝、怀牛膝各10g，柴胡、制大黄各6g，石韦、白芍各20g，生地黄、车前草、金银花、蒲公英各15g，火麻仁20g，淡竹叶12g，通草3g。每日1剂，水煎服。

2013年2月13日复诊，尿频、尿急、尿痛明显缓解，自诉几年来小便从未如此通畅，心情亦随之转佳，夜眠转佳，可自行大便，1~2日1次，略干，未见感冒。原方去蒲公英、金银花减至10g，火麻仁增至30g，继续服药2周后，患者尿道刺激征消失，睡眠好，大便通利，心情极佳，对治疗效果非常满意。

【点评】本例为儿童尿道综合征，可归属中医"热淋""气淋"范畴。根据其临床表现，中医辨证为心肝火旺，湿热下注膀胱，运用清肝泄肝柔肝、清利湿热法，取得了良好的效果。临床上气淋的患者并不少见，其辨证要点为有胁痛口苦、心烦易怒、情绪不佳等肝气郁结及肝郁化火之症。因而治疗淋证笔者喜用心肝同治，清心清肝，清利湿热法，拟经验方加味导赤散而治疗热淋、气淋。八正散虽为清热通淋的常用方剂，但笔者考虑方中有木通伤肾及苦寒伤胃的弊病而不选用。

验案4

新疆某女，60岁。2011年患者因子宫肌瘤行子宫及其附件切除术后，出现反复泌尿系感染，尿中白细胞、红细胞明显增多，并伴有尿痛。患者曾在多处医院就诊，虽尿检转阴，但尿频、尿急及尿道刺痛症状较明显，生活质量严重下降，深感痛苦。既往有高血压及糖尿病病史，服用降压药及降糖药，尚可控制。

2013 年 11 月 25 日为求中医药治疗至我处首诊。当时尿检阴性，症见：表情痛苦，尿频、尿急及尿道刺痛明显，若排尿不及时，则尿痛难忍，夜尿 8~9 次。急躁易怒，纳差，眠差头痛，大便稍干，时有腰部不适。舌质红，苔黄，脉弦滑。诊断为尿道综合征。中医辨证：心肝火旺，下焦湿热。拟清心肝之火，清利湿热法，予经验方加味导赤散加味。

处方：生地黄、淡竹叶、黄芩、蒲公英各 15g，石韦、白芍、火麻仁、炒枣仁、川牛膝、怀牛膝各 20g，砂仁、紫苏梗、柴胡、益智仁 10g，黄连、桑螵蛸、蔓荆子 6g。每日 1 剂，水煎服。

服药 7 剂后复诊，诉服药后自觉全身稍感轻松，尿道热痛较前好转，但仍有尿频，尿急症状，若解小便不及时，仍尿道刺痛，并诉口干、乏力明显。舌质红，苔黄，脉滑数稍弱。改拟清热利湿，兼以补气扶正。于上方基础上加用猪苓、太子参各 10g，黄柏 12g，草薢 15g。

2014 年 1 月 3 日复诊，患者及家属面带笑容，患者自觉全身明显轻松，可与家人长时间出游，生活质量大大提高。尿频好转，虽仍有尿急，但较初次就诊时憋尿时间延长，尿道热痛感减轻，夜尿减至 5 次，纳眠均可，大便调。继续守方加减治疗。同年 6 月 7 日复诊时患者夜尿减至 2~3 次，余无不适。随访至今病情稳定。

【点评】本例为老年尿道综合征患者，其症状较重，痛苦不堪。笔者根据中医辨证运用经验方加味导赤散治疗，2 个月后症状明显减轻，心情转佳。尿道综合征虽然尿检正常，但患者尿频尿急尿痛的症状使患者生活质量明显下降，西医无治疗药物，通过长期的临床实践，笔者认为中医药治疗本病有较大的优势，且疗效确切。

第十一章　其他验案

"其他验案"指的是非慢性肾脏病验案，故合并为一章，共12例。内容包括特发性水肿验案4例、围绝经期综合征验案1例、腰痛验案1例、阳痿验案2例、干燥综合征验案1例、肾结石验案1例、口腔溃疡验案1例，腹痛验案1例。

一、特发性水肿验案

（一）概述

特发性水肿是一种水盐代谢紊乱的综合征，好发于中青年妇女，主要表现为下肢及眼睑或其他的轻度肿胀，其病因复杂，多与内分泌紊乱和毛细血管的通透性有关。

本病仍属于中医"水气病"的范畴。其病因多为素体脾肾虚弱，加之肝气不舒，气滞血瘀，终成脾虚血瘀水停之证。脾居中焦，主运化水湿。若脾虚失于健运，则导致水湿内停，溢于皮肤而为水肿。故《素问·至真要大论》曰："诸湿肿满，皆属于脾。"即是强调了脾在水液代谢中的重要作用。其辨证要点为在水肿的同时有脾虚的症状。

"水能病血"，说明水肿以后可以导致血瘀，"血能病水"，说明血瘀之后也可导致水肿，二者常相因为病。正如《金匮要略·水气病脉证并治》所言，"经水前断，后病水，名曰血分"；"血不利则为水，名曰血分"。唐容川《血证论·阴阳水火气血论》曰："瘀血化水亦发水肿，是血病而兼水也。"皆提示了血瘀水停的病机。

临床上特发性水肿多见于中年女性患者，起病隐匿，时轻时重，每当月经期间、情绪变化及劳累时常加重，患者常面色晦暗，心情郁闷不舒，急躁易怒，自觉有肿胀感。常伴有痛经，月经量少，色暗，有血块。舌暗红，可见瘀点或瘀斑。

（二）验案

验案1

天津某女，45岁。患者2008年3月份出现双下肢水肿，其后水肿反复发作，时轻时重，经当地医院多次检查血压、血生化、血常规、尿常规，均未发现异常。

2009年4月23日为求中医药治疗至我处初诊。症见：双下肢轻度可凹性水肿，腿胀沉重，每因情绪变化加重，胸胁满闷，急躁易怒，面色晦暗，纳差，手心热，痛经，月经量少，色暗，有血块。舌红，边有瘀斑，苔薄黄，脉弦细数。西医诊断：特发性水肿。中医辨证：肝郁血瘀水停证。拟疏肝解郁、活血利水法，予经验方加味当归芍药散化裁。

处方：当归尾、泽泻、生地黄、益母草、赤芍、白芍各15g，柴胡、黄芩、薄荷、桃仁、红花、炒栀子各10g，川芎6g，白术12g，茯苓30g。每日1剂，水煎服。

同年4月30日复诊，患者水肿明显减轻，心情较前舒畅，诸症减轻。继服上方。

同年5月14日复诊，正值月经来潮，痛经未发作，月经量较前增多，水肿消退，余无不适。嘱再进10剂以资巩固。

【点评】特发性水肿临床并不少见，虽然尿检正常，但患者自觉症状多，很痛苦。笔者认为该病以血瘀水停多见，常见病机为肝郁脾虚。故用经验方加味当归芍药散化裁以治之，该患者方中加入了柴胡、黄芩、薄荷，栀子以疏肝清肝解郁，加生黄芪、鸡内金健运中焦脾胃。并加桃仁、红花以加强活血化瘀之功。

验案 2

北京某女，32 岁。患者 2006 年 2 月份出现双下肢水肿，当时未予注意，其后水肿反复发作，时轻时重，经某医院多次检查血生化、血常规、尿常规、心电图等，均未发现异常，曾服用利尿剂无效，因此患者常感心情烦闷。

2007 年 4 月 23 日为求中医药治疗至我处初诊。症见：双下肢轻度可凹性水肿，自感胀紧不适，情绪变化时加重，胸胁满闷，急躁易怒，纳眠差，手心热，面色晦暗，伴痛经，月经量少，色暗，有血块。舌红边有瘀斑，苔薄黄，脉弦细数。西医诊断：特发性水肿。中医辨证：脾虚血瘀水停证。拟疏肝健脾，活血利水法，予黑逍遥散合经验方加味当归芍药散化裁。

处方：当归尾、白术、赤白芍各 12g，茯苓、泽泻、生地黄、益母草各 15g，柴胡、黄芩、薄荷（后下）、桃仁、红花各 10g，炒枣仁 20g，川芎 6g。每日 1 剂，水煎服。

2007 年 5 月 14 日复诊，自述服药后，肿胀较前减轻，心情较前舒畅，眠亦转佳。此次就诊，正值月经来潮，痛经未发作，经量较前增多，余症均明显改善。嘱守方再进 10 剂以资巩固。

【点评】本例特发性水肿患者情绪抑郁、烦躁易怒，实为肝郁化火之象。治疗一方面以黑逍遥散加黄芩柔肝、疏肝、清肝，另一方面以经验方加味当归芍药散活血利水。药后效如桴鼓。

验案 3

河北某女，40 岁。患者 2007 年 6 月初无明显诱因出现眼睑及四肢水肿，经各项理化检查未见异常。

2007 年 9 月 26 日为求中医药治疗至我处首诊。症见：双眼睑水肿，四肢肿胀，劳累时加重，常感乏力，纳差，时感腰部胀痛，大便稀溏。舌质暗，苔白，脉沉涩。诊断为特发性水肿。中医辨证：肝郁血瘀水停证。拟健脾调胃，活血利水法，予经验方加味当归芍药散化裁。

处方：当归尾、鸡内金各 10g，茯苓、生黄芪、赤白芍各 12g，炒白术、泽泻、川牛膝、怀牛膝各 15g，冬瓜皮 30g，车前子（布包）30g，川芎 6g，续断 12g。每日 1 剂，水煎服。

2007 年 10 月 10 日复诊，服上药后主症均见减轻，上方 7 剂继服以善后。

【点评】本例特发性水肿患者有乏力、纳差、便溏、舌暗的表现，中医辨证为脾胃气虚、血瘀水停。在经验方加味当归芍药散基础上加生黄芪、鸡内金以益气健运中焦脾胃，脾气得健可运化水湿，并加冬瓜皮、车前子以增强利水消肿之力，取效甚捷。

验案 4

浙江某女，43 岁。患者 2018 年 7 月无诱因出现双下肢水肿，多次尿检阴性，当地医院治疗无效。

同年 8 月 23 日患者为求中医药治疗至我处首诊。因慢性肾脏病的相关检查均正常，故西医诊断为特发性水肿。症见：双下肢中度水肿但尿量正常，尿频尿急，咽痛咳嗽，咳少量黄痰，纳食欠佳，时有胃痛，夜眠欠安，大便干，2 日 1 行。舌红，苔薄黄，脉细数。中医辨证：湿热内蕴，拟清热利湿法，予经验方加味导赤散化裁。

处方：乌贼骨、竹叶、浙贝、黄芩各 12g，酸枣仁、生地黄、蒲公英各 15g，白芍、川牛膝、怀牛膝各 20g，制大黄、紫苏梗各 10g，冬瓜皮、车前子（包煎）、火麻仁各 30g，姜半夏、牛蒡子各 6g，柴胡 5g，通草 3g。每日 1 剂，水煎服。

药后 2 个月患者水肿完全消退，而且上述诸症亦明显减轻。随访至今未复发。

【点评】该患者特发性水肿中医辨证为湿热内蕴，拟清热利湿法，予经验方加味导赤散化裁，取得了水肿完全消退的良好效果。

二、围绝经期综合征验案

验案 5

山西某女，44 岁。患者平素心情压抑，2014 年 5 月起月经不调，易烦躁、汗出，近2个月来出现失眠，9月曾在当地医院检查，诊断为围绝经期综合征。曾使用中成药不缓解。

为求中医药调治于2014年11月3日至我处首诊，当时症见：月经先后无定期，量少，烦躁易怒，时而情绪低落，失眠多梦，乏力头晕，自汗心悸，纳食可，二便调。舌红，苔薄黄，脉细数。中医辨证：肝郁化火，伤阴耗气，心神不宁。拟疏肝清火，益气养阴，养心安神为法，予丹栀逍遥散合生脉饮加减。

处方：太子参、菊花各12g，麦冬、五味子、郁金、牡丹皮、生甘草、薄荷各10g，天麻、白芍、茯苓、酸枣仁、茯神各20g，浮小麦30g，当归6g，柴胡3g，夜交藤15g。每日1剂，水煎服。并辅以情绪疏导。

患者坚持服用上方1个月，复诊时诉心烦较前减轻，情绪亦较前好转，夜间可睡5小时，多梦亦减轻，要求继续服用本方。效不更方，原方再进60剂。2015年2月复诊，患者诸症均已消失。

【点评】患者长期心情压抑，郁久化火，加之更年期将至，肾水不足，肝木失养，肝郁化火，故可见烦躁、情绪低落、失眠等症状。予丹栀逍遥散柔肝、疏肝、清肝，加天麻、菊花平肝潜阳，加生脉饮、浮小麦、夜交藤、酸枣仁养心安神、止汗。

笔者对汗证的治疗从以下几个方面入手：①补心敛汗。辨证要点为伴有心的气阴两虚证。主方生脉饮加味。②调和营卫。辨证要点为兼有表证、虚证。主方为桂枝汤加生黄芪。③肺胃内热。辨证要点为口渴甚、苔黄。主方白虎汤或在处方中加生石膏30g。常用的止汗药有浮小麦、麻黄根、白芍、生黄芪。

三、腰痛验案

验案6

北京某女，50岁。患者半年前无诱因出现腰痛，时轻时重，迁延不愈。

2014 年 8 月 11 日为求中医药治疗至我处首诊。症见：腰背酸重疼痛，劳累尤甚，遇阴雨天则明显加重，纳食可，夜眠安，大便干，2 日 1 行。舌淡红，苔薄黄，脉沉弦。血尿检无异常。中医辨证：肝肾阴虚，风湿阻络。治以益肾活血，祛风除湿，兼以通腑为法，予独活寄生汤加减。

处方：独活、防风、当归、桂枝、炙甘草各 10g，桑寄生、秦艽、生地黄、巴戟天 15g，白芍、茯苓、杜仲、川牛膝、怀牛膝各 20g，太子参 15g，火麻仁 30g，制大黄 5g，川芎 6g。每日 1 剂，水煎服。

2 周后复诊，腰痛已明显减轻，大便亦通畅。效不更方，原方再进 14 剂以善后，巩固疗效。

【点评】患者腰痛性质为酸痛、沉重，劳累尤甚，遇阴雨天加重，结合舌脉，中医辨证为肾虚，兼夹风寒湿邪痹阻，治以益肾活血，祛风除湿，兼以通腑为法，予独活寄生汤加减。方中牛膝、巴戟天、杜仲补肝肾、壮腰膝，四物汤养血和血，独活、防风、秦艽祛风散寒胜湿止痛，桂枝温经通络，太子参、茯苓益气健脾；因患者大便干，故在上方基础上加火麻仁、制大黄润肠通便。

腰痛一证迁延难愈，笔者常常从以下几个方面入手：①有外感风湿或遇寒湿加重者，或腰冷痛者，常用方为独活寄生汤加味。②因外伤而致的腰痛，常用身痛逐瘀汤加味。③腰膝酸软，遇劳加重者，常用参芪地黄汤加味。治腰痛的药物常川牛膝、怀牛膝并用，而且续断、巴戟天、鹿角胶为喜用之品。

四、阳痿验案

验案 7

河北某男，34 岁。患者由于房事频繁，2012 年 1 月起开始出现阳痿早泄，讳疾忌医，症状逐渐加重，渐至阳痿不举。

同年 3 月 7 日为求中医药治疗来我处首诊。症见：阳痿，五心烦热，汗出，腰酸痛，眠差，急躁易怒，尿频。舌红，苔黄腻，脉细数。中医辨证：肝肾阴虚，相火妄动。拟燮理阴阳，调肝益肾法，予知柏地黄汤合二仙汤、二至丸、水陆二仙丹化裁。

处方：知母、灵芝、蒲公英各12g，黄柏、山茱萸、牡丹皮、旱莲草、当归、女贞子、龙胆草、栀子各10g，生地黄、山药、茯苓、泽泻、淫羊藿、仙茅、巴戟天各15g，芡实、金樱子、白芍、浮小麦20g。每日1剂，水煎服。同时配合心理疏导，告知此为机体自我保护反应，应减少房事，清心节欲。

2012年3月28日复诊，患者烦躁症状缓解，睡眠改善，汗出较前减少，上方去龙胆草，继服14剂。至4月25日复诊，患者诉阳痿早泄明显好转，仍嘱其节制房事，上方加巴戟天20g以资巩固。

【点评】本例患者房劳过度，致伤肝肾之阴，肝肾阴虚，相火妄动，则见阳痿早泄。笔者选方知柏地黄汤清补肝肾，苦寒坚阴，清泄相火。因患者汗出较多，加二至丸滋阴清虚热敛汗，加水陆二仙丹健脾补肾涩精，加白芍、当归柔肝缓急，加龙胆草清肝除烦，加灵芝安神，加仙茅、淫羊藿寓二仙汤义，调整肾之阴阳平衡，坚持服用，取得了较好的效果。

验案8

东北某男，41岁。患者形体偏胖，平素嗜烟酒，喜食肥甘之品，生活不规律。近1个月，患者感房事力不从心，患者正值壮年，忧愁恐惧，心理负担极重。

2011年9月16日为求中医药治疗至我处初诊。症见：阳痿，乏力口苦，寝食难安，心烦，腹胀，尿频、尿急，大便黏滞不爽。舌红，苔黄厚腻，脉弦数。中医辨证：痰热内扰。拟清热化湿法，予黄连温胆汤合二仙汤化裁

处方：黄连、陈皮、枳壳、竹茹、荷叶、柴胡、木香、仙茅、淫羊藿各10g，熟大黄6g，法半夏9g，黄芩15g，茯苓20g，蒲公英30g。每日1剂，水煎服。同时嘱患者节制饮食，生活作息规律。

同年9月23日复诊，患者口苦、心烦减轻，纳眠、二便均改善，头目明显清爽，略感口干。处方用药恰中病机，效不更方，上方加白茅根30g继服。

2011年11月26日患者复诊，诉除轻度尿频外，余无明显不适，已可行正常夫妻生活。

【点评】该例阳痿患者病机为痰湿内蕴，气机阻滞。选用黄连温胆汤合二仙汤加减化裁而取得良好效果。

阳痿一证不能一味地补肾壮阳，临床当辨析病机的虚实而给予相应的处理。若属肾阴虚火旺者，以知柏地黄汤加味；肝郁化火者，以丹栀逍遥散加味；湿热内蕴者，以黄连温胆汤加味；肾阳虚衰者，以金匮肾气丸加味。同时辅以心理指导，树立治疗的信心。一般青中年阳痿患者是可以治好的。

五、干燥综合征验案

验案 9

北京某女，41岁。1983年秋分时节，患者开始出现两眼干涩少泪，口干，进食困难，全身关节疼痛，尤以膝关节为甚，大便干结，数日1行。1984年1月在北京某医院诊断为干燥综合征。自2月7日起住院治疗，每月周期性发热 2~4 天，多为高热，以致神疲乏力，终日卧床，生活不能自理。5月曾在门诊服用归芍地黄汤、一贯煎加味等润燥剂，唯除大便稍调外，余症均无缓解。

患者为求中医药治疗于1984年7月24日以干燥综合征入住我科。入院时症见：高热不退，体温39.7℃，以午后及入夜为甚。双眼干涩少泪，鼻干，口干，进食困难，必饮水方能咽下。周身关节痛楚。口干喜冷饮，但饮水又不多。颜面虚浮无华，神疲乏力，终日卧床，不能行走，生活不能自理。纳呆，每日至多进食100g。大便偏干，小便黄。舌干无苔，绛如猪腰，脉细数而无力。

查血红蛋白 63g/L，血沉 133mm/h，抗核抗体（＋），白细胞分类计数正常，尿蛋白（＋＋）。查西蒙实验：右眼 12mm，左眼 4mm。泪膜破碎时间：右眼 8s，左眼 4s，含糖实验（＋）。胸片正常，心电图轻度 T 波改变。

入院初，先以青蒿鳖甲汤养阴透热不应，热势仍高。后拟气营两清法，于清营汤加石膏，每日3剂，4天后热退，然神情呆滞，喘喝如脱，耳聋尿闭，脉微汗多，此为热退正脱之兆。急以生脉散（红参15g，麦冬12g，五味子10g）益气敛汗固脱。经采用上述措施后，患者方转危为安。然诸干燥症丝毫未减，患者每于进餐则紧锁双眉，苦于口干难以下咽。时值葡萄下市，患者每日三餐必用1kg左右葡萄送饭。两眼干涩少泪，因终日卧床，遂起压疮，每当翻身时患者气喘吁吁，虚汗顿起，良久方定。

辨析此证属中医内燥证范畴，乃阴津不足，官窍失于濡润。滋阴生津实为正法，门诊虽已进养阴之剂，然益气助阳易于见功，滋养阴液尚需时日，宜守法以图缓功，遂仍以滋润为法，投一贯煎、沙参麦冬饮，连进40剂，唯感大便稍畅以外，眼干、口干如故。

深入剖析病机，推求医理，该患者临床表现不仅有阴津亏乏之症，同时亦有气虚之象，从口干、舌面无苔来看，认为"脾主散精""脾主升清""脾开窍于口""胃气生苔"，亦即一身之阴津赖于脾运，方能"水精四布，五经并行"。宜运用"气旺津生""善补阴者，必于阳中求阴"之理论，求治于中，握枢而运，遂改拟补中益气汤合益胃汤加减。

处方：党参、生地黄各15g，青皮、陈皮、砂仁各10g，白术、当归、天冬、麦冬各12g，南沙参、北沙参各20g，生黄芪30g，柴胡、升麻、甘草各6g。每日1剂，水煎服。

药进8剂后，口中津液续生，精神转振，已不气短。效不更方，仅于上方加丹参15g，以兼理血分，再守方二旬，眼已不干，口中有津，进食复如常人，不须水送，食欲大增，一顿能吃半只烧鸡，舌淡红而润，舌面生有一层薄白苔，脉应指有力。之后一直以此方调理，体力逐渐恢复，由原来需人搀扶方能走动好转为步履自如，面色红润，精神振作。体重由入院时51.5kg增至61.5kg。复查血沉23mm/h，血红蛋白138g/L，尿常规正常，抗核抗体阴性，西蒙实验：右眼17mm，左眼9mm。泪膜破碎时间：右眼13s，左眼15s。鉴于患者病情明显好转，于1985年元旦出院。出院后随访病情稳定。

【点评】本例干燥综合征患者病情复杂而危重。初诊针对高热不退，选用了气营两清的清营汤，每日3剂，未用抗生素（因患者对多种抗生素过敏），取得了退热的显著效果。

对于患者的内燥重证，运用中医"气旺津生""善补阴者，必于阳中求阴"的理论，求治于中，以补中益气汤合益胃汤加减，而取得完全缓解的效果。

六、肾结石验案

验案 10

北京某女，27 岁。既往有肾结石病史 2 年，曾于外院行体外碎石。但 2 个月前体检时，B 超再次发现双肾多发结石，最大者直径为 0.8cm。

2013 年 6 月 5 日为求中医药治疗至我处初诊。症见：时有腰部酸痛，偶有绞痛，乏力，纳食可，夜眠安，大便日行 1 次，偏溏，时有尿急、尿痛等排尿不适感。舌质暗，舌体胖，苔黄腻，脉沉略细。中医辨证：下焦湿热，兼有气虚。以经验方三金排石汤加味清利下焦湿热，通淋排石。

处方：金钱草、生黄芪各 30g，海金沙、生甘草各 10g，生地黄、王不留行各 15g，淡竹叶、炒白术各 12g，鸡内金、石韦、续断、川牛膝、怀牛膝各 20g，通草 3g，白芍 45g。每日 1 剂，水煎服。

上方两周后，患者腰痛及排尿不适感均明显缓解。之后一直坚持中医药治疗，2013 年 12 月 4 日复查 B 超示右肾已无结石，左肾仅有 1 个结石，直径为 0.5cm。患者已无不适，仍在定期随诊中。

【点评】本例结石患者为青年女性，职业为话剧演员，因工作忙碌，平素喝水少且常憋尿，久则湿热下注结为砂石。正如《诸病源候论·石淋候》云："石淋者，淋而出石也。肾主水，水结则化为石，故肾客砂石。肾虚为热所乘，热则成淋。"笔者以经验方三金排石汤清利下焦湿热，通淋排石。治疗结石笔者常用金钱草、海金砂、鸡内金清热通淋化石，鸡内金常用 20g；喜用芍药甘草汤缓急止痛，对于重症肾绞痛患者，白芍常重用至 90g 以加强缓急止痛之力。方中选用生黄芪意在补气以助排石。

七、口腔溃疡验案

验案 11

北京某男，32 岁，2014 年 5 月 7 日因口腔溃疡反复发作而来我处首诊。症见：平素易发口腔溃疡，近 2 周加重，吃热的食物及刺激性食物均疼痛，伴咽痛及口渴。轻度乏力腰痛。舌稍红，苔薄黄，脉细数。中医辨证：气阴两虚偏于阴虚，兼夹内热。拟益气养阴清热法，予玉女煎加味。

处方：生黄芪、知母、连翘、黄芩各 12g，生地黄、怀牛膝各 15g，续断、板蓝根各 20g，牛蒡子、麦冬各 10g，生石膏 40g。每日 1 剂，水煎服。

服用上方 7 剂后，口干渴即消失，口腔溃疡亦逐渐好转，进食后已无明显疼痛感觉，服用 2 周后，溃疡彻底消失，之后未再发作，患者十分满意。

【点评】口腔溃疡属中医"口疮""口疳"等范畴，其病机为肾阴亏虚，胃火上炎。本患者在口腔溃疡的同时并伴有口干口渴之症。运用张景岳的玉女煎取得显著效果。笔者在运用该方时往往天、麦冬同用，并重用生石膏。生石膏入肺胃经，辛甘大寒，具有清热泻火、生津止渴的功效。《本草纲目》记载生石膏"除胃热肺热，散阴邪，缓脾益气。止阳明经头痛，发热恶寒，日哺潮热，大渴引饮，中暑潮热，牙疼"。笔者用生石膏用量一般为 30~60g，可以与诸药同煎。

八、腹痛验案

验案 12

河北某女，47 岁。患者自 2016 年 2 月起经常出现右下腹疼痛，有时甚至疼痛难忍而哭泣。在当地医院多次检查一直未能明确诊断，经多方医治无效。

2018 年 3 月 20 日患者经熟人介绍慕名至我处首诊。症见：右下腹痛甚，由家人搀扶而来，乏力伴手足冷，纳差胃胀，大便干 2 日 1 行，时有尿频。月经血块多。舌暗，苔薄黄，脉涩。中医辨证：肝气郁结，血瘀阻络。拟疏肝解郁，活血化瘀为法，予四逆散化裁。

处方：柴胡、乌药、砂仁各 6g，白芍 30g，枳壳、紫苏梗、桂枝各 12g，炙甘草、当归尾、广木香、艾叶、郁金、红花各 10g，蒲公英、火麻仁、益母草各 15g，制大黄 5g，生黄芪 20g。每日 1 剂，水煎服。

药后 1 周其腹痛即完全缓解，继续坚持服用药 1 个月，余症亦明显减轻。随访至今未复发。

【点评】该患者两年来经常出现右下腹痛甚，患者十分痛苦，笔者拟四逆散加味疏肝解郁、活血化瘀，药后 1 周腹痛即完全缓解，患者十分满意。

四逆散出于《伤寒论》，药物组成为柴胡、白芍、枳实、炙甘草。其功能为疏肝行气、畅达阳气。治疗因阳气闭郁而致四肢冷及大便干结有奇效。

第十二章 肾脏病患者的调养要点

一、积极治疗咽炎及扁桃体炎

咽炎、扁桃体炎是肾炎血尿、蛋白尿反复发作及慢性肾衰加重的常见诱因，应积极给予防治。中医认为咽喉是肺胃的门户，咽红、咽痛责之于肾阴下亏，肺胃热毒上攻，与此同时热盛亦可迫血下行以致肾炎血尿。在慢性咽炎阶段，一方面患者应注意避免烟、酒及辛辣食物，并保持大便通畅，以防助热上火。另一方面可选用一些养阴清咽、利咽的中成药，如麦味地黄丸、养阴清肺口服液、金莲花片、穿心莲片等，选用1~2种即可。还可以采用笔者经验方银菊玄麦海桔汤稍加冰糖以开水浸泡代茶，每日饮用。在咽炎急性发作阶段，患者应及时请医生诊治。中医治法为清利咽喉。

对于长期扁桃体Ⅱ度及Ⅲ度肿大的肾脏病患者，应毫不犹豫地进行扁桃体摘除术，因为这时的扁桃体已不能发挥正常的防卫功能，相反是一个慢性病灶，对肾脏病患者是一个极为不利的影响因素。当扁桃体摘除后，大部分的肾炎患者病情会有明显的改善。

何时行扁桃体摘除术？要根据患者的病情而定。一是肾炎患者一般全身状况较好，二是急性扁桃体炎得到有效控制以后。至于尿检中仍有血尿、蛋白尿，这种情况对手术没有妨碍，因为扁桃体不摘除，尿检改善是难以实现的。一般术后短时间内会出现"激惹现象"以致血尿增多，患者不必惊慌，只要在手术前后配合应用抗生素，血尿会很快减轻和稳定的。

二、如何掌握盐的摄入量

盐的成分是氯化钠，其中钠离子是维持细胞外液晶体渗透压的主要成分，由此而维系细胞内外、机体内外的水液平衡。肾脏保钠的功能较好，肾小球滤液中的钠离子 99% 以上被肾小管和集合管重吸收，24 小时尿钠的排出量为 3~5g。正常人每日盐的摄入量为 10g。

如果肾脏病患者没有水肿或高血压的情况不必限盐，可与正常人一样每日进盐 10g。限制盐的摄入量主要是针对水肿和高血压的患者。因为水肿患者本身有水钠潴留，若不限盐则加重水钠潴留，必然影响利尿药的效果使水肿难以消退。如何掌握水肿患者盐的摄入量？下面介绍日本肾脏学会营养委员会关于肾病综合征添加食盐的规定意见：

处于少尿水肿期，每日食盐量学龄儿童患者不超过 2g，成人患者不超过 3g。处于利尿期每日食盐量学龄儿童患者为 2~3g，成人患者为 3~5g。处于水肿消失期，每日食盐量学龄儿童患者为 3~5g，成人患者为 5~8g。处于症状稳定期每日食盐量学龄儿童为 5~7g，成人为 8~10g。值得注意的是长期限盐的患者应经常检测血钠的水平，谨防出现低钠血症。由于盐是调味品，限盐以后往往影响患者的食欲，因而有的水肿患者不遵守限盐的医嘱，自己添加有盐的食品，致使利尿效果甚微。

高血压的患者为什么也要限盐呢？因为摄入盐量过多，会增加水钠潴留，使血容量扩张继之引起血压升高。限盐以后可以减少血容量使血压下降。血压高的患者可根据自己具体的血压情况，参照上述水肿患者摄盐量的要求适当限制盐的摄入量。

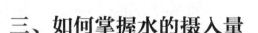

三、如何掌握水的摄入量

肾脏病患者如果没有尿少水肿的情况是不需要控制水的摄入量。水肿的患者主要应根据尿量及水肿的程度来掌握水的摄入量，一般而言，如果水肿明显时，除进食以外水的摄入量最好限制在 500~800mL/d 较为适宜。

患尿路感染之后。为了避免和减少细菌在尿路停留与繁殖，患者应多饮水勤排尿，以达到经常冲洗膀胱和尿道的目的。

尿路结石的患者也应大量饮水，因为尿量减少是尿路结石形成的主要原因之一，大量饮水可以冲淡尿晶体浓度，避免尿液过度浓缩，减少沉淀的机会。一般要求每日饮水 2000~3000mL，使每日尿量保持在 2000~4000mL 以上。而且尿量增多也可以促使小的结石排出，且尿液稀释后可以延缓结石增长的速度和避免手术后结石的再发。

四、如何掌握蛋白质的摄入量

对于慢性肾衰竭的患者需要限制蛋白质的摄入量，这样可以减少血中的氮质滞留，从而减轻肾脏的负担延缓慢性肾衰竭的进程，这种方法称为低蛋白饮食疗法（LPD）。关于什么时候开始应用低蛋白饮食疗法，一般认为血肌酐在 200μmol/L 以上时实施低蛋白饮食较为适宜。

如何掌握低蛋白质的摄入量？一般主张根据体重摄入蛋白每日 0.6g/kg，对大多数患者可以维持氮质平衡，其中要求优质蛋白应占 50%~70%，而且应均匀分配在三餐以利吸收。优质蛋白宜选用动物蛋白，如鸡蛋、牛奶、瘦肉等，其中含必需氨基酸较高，而且在体内分解后产生的含氮物质较少，因为生物利用度高，营养价值高，所以称之为"优质蛋白"。植物蛋白如豆制品、玉米、面粉、大米等，因为其中含必需氨基酸较少，而含非必需氨基酸较多，生物效价低，故称为"低质蛋白"，应予适当限量。

对于肾病综合征患者的蛋白质的摄入量也有一定的要求。过去存在着两种不正确的倾向，一种是不顾肾病综合征患者的低蛋白血症状况，为了追求尿蛋白暂时减少的表面现象，严格控制蛋白质的摄入量，致使血浆蛋白持续低下，患者的营养状况越来越差，抵抗力下降，易发感染，水肿反复，病情日趋加重。

另一种倾向是鉴于患者低蛋白血症的情况，过分强调高蛋白饮食，而忽视了高蛋白饮食可以引起肾小球的高滤过，久之则促进肾小球硬化的不利因素。因而目前主张肾功能正常的肾病综合征患者，每日蛋白质的摄入量以 1g/kg 体重为宜，而且要以优质蛋白质为主。

五、紫癜性肾炎的饮食宜忌

紫癜性肾炎是一种变态反应性疾病，其过敏原有多种，食物过敏为已知的病因之一。最容易引起过敏的食物有虾、鱼、蛋等，中医认为这些食物为"发物"，即易诱发或加重疾病的意思。如果经变态反应原的检查能明确是何种食物致敏，患者应避免进食相关的过敏食物。如果检查后未能明确过敏原，也应注意在一段时间里忌食容易致敏的食物，特别是海鲜类食物。这对于减少紫癜的复发，促进肾脏早日康复是十分有利的。如果不经检查，盲目地绝对禁食各种异体蛋白，将会造成营养不良，免疫功能下降。

从中医的角度来认识，尿血、肌衄、咽喉肿痛是紫癜性肾炎常见的临床表现，机体多属阴虚内热，因而饮食宜清淡而富有营养。凡是性温热的食物应当限制，如煎炸食物，辛辣之品，羊肉、狗肉均性热，生姜、大蒜、葱等调料也宜少食。

如伴有高血压或水肿，应限制盐的摄入量。如果紫癜性肾炎患者出现肾功能不全，应限制蛋白质的摄入量。

六、痛风肾患者的饮食宜忌

痛风肾患者本身血尿酸升高，如仍过食嘌呤含量高的食物，则可使嘌呤代谢的终末产物——尿酸续增，致使血尿酸更加升高。而且含嘌呤多的肉类使尿液呈酸性，促进尿酸结石的形成。因而痛风肾患者应忌食嘌呤含量高的食物：如心、肝、肺、肾、肠、舌等内脏类食物；牛肉、猪肉、鸽肉、火腿等肉类食物；鱼类之中沙丁鱼、鲱鱼、金枪鱼、带鱼；其他如虾、豆腐、扁豆、花生米、腰果、海参、紫菜、香菇、啤酒等。痛风肾患者应多吃新鲜蔬菜、水果，及富含维生素的食物，这些食物在体内最终代谢产物是碱性的，可使尿液碱化，并有利于防治尿酸结石。

七、尿路感染、尿道综合征患者的饮食宜忌

由于尿路感染的中医病机多为下焦湿热蕴结，因而饮食宜清淡而富有营养，以免生湿助热。一般应从以下几个方面注意：

1.因肥甘厚味易助湿生热故不宜过食。羊肉、狗肉性热助火，也应避免之。

2.忌食辛辣及煎炸之品以防助热。

3.多吃蔬菜及水果以保持大便通畅，如梨、香蕉、绿叶蔬菜等。西瓜、冬瓜、绿豆、赤小豆、藕等有清热利湿之功，服之则可助通利小便。

附录

一、聂莉芳已出版的肾病著作

1.《肾炎的中医证治要义》，人民卫生出版社，1986

2.《肾脏病中医诊治与调养》，金盾出版社，2000

3.《实用常见肾脏病防治》，金盾出版社，2002

4.《血尿的诊断与中医治疗》，人民军医出版社，2007

5.《慢性肾功能衰竭的诊断与中医治疗》，人民军医出版社，2008

6.《蛋白尿的诊断与中医治疗》，人民军医出版社，2011

7.《慢性肾衰竭名医妙治》第 2 版，人民军医出版社，2013

8.《血尿名医妙治》第 2 版，人民军医出版社，2014

9.《蛋白尿名医妙治》第 2 版，人民军医出版社，2016

10.《聂莉芳治疗肾病经验辑要》，北京科学技术出版社，2016

11.《聂莉芳肾病验案精选》，中国医药科技出版社，2016

12.《聂莉芳中医辨治肾病经验》，中国医药科技出版社，2018

二、聂莉芳曾主讲的电视讲座

1. 1996 年 3 月，电视门诊栏目：肾脏病学讲座

2. 1999 年 10 月 22 日，中央教育台《中医药走向世界》栏目：肾脏病的中医药治疗优势

3. 2001 年 5 月 31 日，北京电视台生活频道：血尿的中医药治疗

4. 2001 年 6 月 21 日，北京电视台生活频道：肾病综合征的中医药治疗

5. 2002 年 8 月 21 日，中央电视台二套《健康之路》栏目：中医治疗肾炎血尿

6. 2003 年 9 月，中国教育电视台《健康你我他》栏目：慢性肾病的中

医药治疗

7. 2011 年 3 月 10 日，北京电视台科教频道《健康大智慧》栏目：肾脏病日讲座

8. 2012 年 2 月 27~28 日，北京卫视《养生堂》栏目：被忽视的肾脏隐患

8. 2020 年 2 月 2 日，凤凰卫视中文台《凤凰大健康》栏目：隐藏的肾脏杀手